Guia Prático de Otorrinolaringologia e Cirurgia de Cabeça e Pescoço

Urgência e Emergência – Volume V

Conteúdo *on-line*

Acesse o conteúdo *on-line* através dos *QR Codes/Links* indicados nos respectivos capítulos!

Thieme Revinter

Guia Prático de Otorrinolaringologia e Cirurgia de Cabeça e Pescoço

Urgência e Emergência – Volume V

Editores da Série
Luiz Paulo Kowalski
Ricardo Ferreira Bento
Richard Louis Voegels
Vergilius J. F. de Araujo Filho

Editores do Volume
Marília D.G. Brescia
Henry Ugadin Koishi
Felipe F. Magnabosco
Gilberto Formigoni

Thieme
Rio de Janeiro • Stuttgart • New York • Delhi

Dados Internacionais de Catalogação na Publicação (CIP)
(eDOC BRASIL, Belo Horizonte/MG)

U75
Urgência e emergência/Marília D. G. Brescia... [et al.]. – Rio de Janeiro, RJ: Thieme Revinter, 2025.

21 x 28 cm – (Guia Prático de Otorrinolaringologia e Cirurgia de Cabeça e Pescoço; v. 5)
Inclui bibliografia.
ISBN 978-65-5572-301-4
eISBN 978-65-5572-302-1

1. Otorrinolaringologia. 2. Emergências otorrinolaringológicas. I. Brescia, Marília D. G. II. Koishi, Henry Ugadin. III. Magnabosco, Felipe F. IV. Formigoni, Gilberto.

CDD 617.51026

Elaborado por Maurício Amormino Júnior – CRB6/2422

Contato com os autores:
biblioteca@forl.org.br
circabpesc.ichc@hc.fm.usp.br

Nota: O conhecimento médico está em constante evolução. À medida que a pesquisa e a experiência clínica ampliam o nosso saber, pode ser necessário alterar os métodos de tratamento e medicação. Os autores e editores deste material consultaram fontes tidas como confiáveis, a fim de fornecer informações completas e de acordo com os padrões aceitos no momento da publicação. No entanto, em vista da possibilidade de erro humano por parte dos autores, dos editores ou da casa editorial que traz à luz este trabalho, ou ainda de alterações no conhecimento médico, nem os autores, nem os editores, nem a casa editorial, nem qualquer outra parte que se tenha envolvido na elaboração deste material garantem que as informações aqui contidas sejam totalmente precisas ou completas; tampouco se responsabilizam por quaisquer erros ou omissões ou pelos resultados obtidos em consequência do uso de tais informações. É aconselhável que os leitores confirmem em outras fontes as informações aqui contidas. Sugere-se, por exemplo, que verifiquem a bula de cada medicamento que pretendam administrar, a fim de certificar-se de que as informações contidas nesta publicação são precisas e de que não houve mudanças na dose recomendada ou nas contraindicações. Esta recomendação é especialmente importante no caso de medicamentos novos ou pouco utilizados. Alguns dos nomes de produtos, patentes e design a que nos referimos neste livro são, na verdade, marcas registradas ou nomes protegidos pela legislação referente à propriedade intelectual, ainda que nem sempre o texto faça menção específica a esse fato. Portanto, a ocorrência de um nome sem a designação de sua propriedade não deve ser interpretada como uma indicação, por parte da editora, de que ele se encontra em domínio público.

Thieme Revinter Publicações Ltda.
Rua do Matoso, 170
Rio de Janeiro, RJ
CEP 20270-135, Brasil
http://www.thieme.com.br

Thieme USA
http://www.thieme.com

Design de Capa: © Thieme
Imagem da Capa: imagem da capa combinada pela Thieme usando a imagem a seguir:
Anatomia Caveira Masculina © decade3d/depositphotos.com
Assistência Editorial: Adilson Montefusco

Impresso no Brasil por Forma Certa Gráfica Digital Ltda.
5 4 3 2 1
ISBN 978-65-5572-301-4

Também disponível como eBook:
eISBN 978-65-5572-302-1

APRESENTAÇÃO DO VOLUME

O atendimento de urgência e emergência demanda um conhecimento sempre atualizado e uma atuação de excelência. Quando se trata de situações agudas que envolvem a região da cabeça e do pescoço, a gravidade do cenário se intensifica, dada a sua alta morbimortalidade. Lesões nessa áCCrea podem evoluir rapidamente para complicações severas, exigindo intervenções imediatas e adequadas.

Este livro foi concebido com o objetivo de fornecer aos profissionais atuantes em serviços de pronto-socorro um recurso atualizado, cientificamente embasado, de fácil leitura e rápido acesso. De forma análoga ao suporte de vida avançado no trauma (ATLS), os capítulos são estruturados para incluir informações diretas, com pontos-chave destacados e fluxogramas que facilitam uma consulta ágil e eficiente.

É importante ressaltar que a obra não se destina apenas a especialistas em cirurgia de cabeça e pescoço ou otorrinolaringologia, mas a todos os profissionais que atuam no contexto de emergências. O conteúdo foi elaborado para abranger desde conceitos básicos, mas fundamentais, até tópicos mais específicos que muitas vezes não estão prontamente disponíveis em outras publicações. A padronização de procedimentos, portanto, é crucial para garantir a proteção dos pacientes, visando reduzir a mortalidade tanto em contextos pós-operatórios quanto em situações de afecções agudas.

Para a elaboração dos diversos temas abordados, foi constituída uma equipe de autores composta por renomados especialistas que atuam ou já atuaram no Hospital das Clínicas da Faculdade de Medicina da Universidade de São Paulo. Esta equipe multidisciplinar inclui profissionais de áreas como Cirurgia de Cabeça e Pescoço, Otorrinolaringologia, Cirurgia Plástica, Cirurgia Vascular, Cirurgia Geral, Cirurgia Torácica, Cirurgia do Aparelho Digestivo, Radiologia, Radioterapia, Anestesiologia, Neurocirurgia, Patologia, Endocrinologia, Oncologia, Medicina Nuclear, Cuidados Paliativos, Odontologia e Nutrição. A diversidade de conhecimentos e experiências dos colaboradores enriquece o material, viabilizando uma abordagem abrangente e fundamentada.

Agradecemos a todos os colaboradores pela dedicação na confecção deste material e, principalmente, pela busca incessante pela qualidade. Acreditamos que a padronização, aliada a um treinamento específico em situações de urgência e emergência, é fundamental para a excelência na assistência e para a segurança do paciente.

Esperamos que este livro atenda às expectativas dos leitores em relação aos objetivos propostos e que sirva como um guia valioso nas complexas situações que a medicina de emergência impõe. Desejamos a todos uma boa leitura.

Luiz Paulo Kowalski
Ricardo Ferreira Bento
Richard Louis Voegels
Vergilius J. F. de Araujo Filho
Editores da Série

Marília D´Elboux Guimarães Brescia
Henry Ugadin Koishi
Felipe Ferraz Magnabosco
Gilberto Formigoni
Editores do Volume

PREFÁCIO

Este é o quinto volume da Série Guia Prático de Otorrinolaringologia e Cirurgia de Cabeça e Pescoço, editada pelo Disciplina de Otorrinolaringologia e a Disciplina de Cirurgia de Cabeça e Pescoço da Faculdade de Medicina da Universidade de São Paulo. Os editores *Marília D'Elboux Guimarães Brescia, Henry Ugadin Koishi, Felipe Ferraz Magnabosco e Gilberto Formigoni*, especialistas renomados na área, elencaram no Volume V temas voltados às Urgência e Emergência na área da Otorrinolaringologia e Cabeça e Pescoço, destacando a importância do manejo adequado em situações críticas dentro dessas especialidades médicas.

Essas áreas muitas vezes envolvem intervenções rápidas para evitar complicações graves e salvar vidas. O objetivo é fornecer orientações práticas, baseadas em evidências e de fácil acesso para profissionais que atuam em emergências.

Este volume foi estruturado em sete partes, que cobrem diferentes aspectos das emergências otorrinolaringológicas e cirúrgicas. Os capítulos foram distribuídos em temas voltados às urgências infecciosas, síndrome oto-vestibulares, sangramentos, traumas, vias aéreas, investigação, tratamento e complicações, e avaliação por imagem. Portanto, é um livro que pode auxiliar e orientar médicos otorrinolaringologistas, cirurgiões de cabeça e pescoço, residentes da área clínica ou cirúrgica, emergencistas e outros profissionais de saúde que lidam com urgências nas áreas mencionadas.

Parabenizamos os editores da Série Luiz P. Kowalski, Ricardo F. Bento, Richard L. Voegels, Vergilius J. F. de Araujo Filho, pela coletânea abrangente nas duas especialidades médicas, um instrumento que orienta a assistência de qualidade aos doentes. Estamos convencidos de que o uso contínuo desta Série pelos médicos, contribuirá em muito para a excelência das atividades assistenciais.

Prof. Edivaldo M. Utiyama
Diretor Clínico do HCFMUSP
Chefe do Departamento de Cirurgia da FMUSP
Prof. Titular da Disciplina de Cirurgia Geral e Trauma do Departamento de Cirurgia da FMUSP

EDITORES DA SÉRIE

LUIZ PAULO KOWALSKI
Professor Titular da Disciplina de Cirurgia de Cabeça e Pescoço da Faculdade de Medicina da Universidade de São Paulo (FMUSP)

RICARDO FERREIRA BENTO
Professor Titular da Disciplina de Otorrinolaringologia da Faculdade de Medicina da Universidade de São Paulo (FMUSP)
Presidente do Comitê de Otologia e Otoneurologia da IFOS (International Federation of Otorhinolaryngological Societies)

RICHARD LOUIS VOEGELS
Professor Associado e Livre-Docente da Faculdade de Medicina da Universidade de São Paulo (FMUSP)
Diretor de Rinologia do Hospital das Clínicas da FMUSP
Presidente da Fundação Otorrinolaringologia

VERGILIUS JOSÉ FURTADO DE ARAUJO FILHO
Professor Associado da Disciplina de Cirurgia de Cabeça e Pescoço do Departamento de Cirurgia da Faculdade de Medicina da Universidade de São Paulo (FMUSP)

EDITORES DO VOLUME

MARÍLIA D'ELBOUX GUIMARÃES BRESCIA

Médica Assistente da Divisão de Cirurgia de Cabeça e Pescoço do Hospital das Clínicas da Faculdade de Medicina da Universidade de São Paulo (HCFMUSP)
Especialista em Cirurgia de Cabeça e Pescoço pela Sociedade Brasileira de Cirurgia de Cabeça e Pescoço (SBCCP) e pelo HCFMUSP
Membro da Unidade de Paratireoide do Laboratório de Investigação Médica do HCFMUSP – LIM 28
Titular do Colégio Brasileiro de Cirurgiões (CBC)
Doutorado e Pós-Doutorado pela FMUSP
Lattes: http://lattes.cnpq.br/4017868589297680

HENRY UGADIN KOISHI

Médico Assistente da Disciplina de Otorrinolaringologia do Hospital das Clínicas da Faculdade de Medicina da Universidade de São Paulo (HCFMUSP)
Doutorado pela Disciplina de Otorrinolaringologia pela FMUSP
Médico Supervisor do Pronto-Socorro de Otorrinolaringologia do HCFMUSP

FELIPE FERRAZ MAGNABOSCO

Médico Assistente da Divisão de Cirurgia de Cabeça e Pescoço do Hospital das Clínicas da Faculdade de Medicina da Universidade de São Paulo (FMUSP)
Médico Assistente do Serviço de Cirurgia de Cabeça e Pescoço do Hospital de Clínicas Municipal de São Bernardo do Campo, SP
Especialista em Cirurgia de Cabeça e Pescoço pela Sociedade Brasileira de Cirurgia de Cabeça e Pescoço (SBCCP) e pelo Hospital das Clínicas da FMUSP
Lattes: http://lattes.cnpq.br/8275898119832845

GILBERTO FORMIGONI

Doutor pela Faculdade de Medicina da Universidade de São Paulo (FMUSP)
Professor Colaborador da FMUSP
Médico Assistente do Hospital das Clínicas da FMUSP
Lattes: http://lattes.cnpq.br/7624063854156593

COLABORADORES

ALBERTO BITRAN
Médico Assistente
Doutor da Divisão de Clínica Cirúrgica III do Hospital das Clínicas da Faculdade de Medicina da Universidade de São Paulo (HCFMUSP)
Membro Titular do Colégio Brasileiro dos Cirurgiões (CBC)
Membro Titular do Colégio Brasileiro de Cirurgia Digestiva (CBCD)
Membro Titular da Sociedade Brasileira de Atendimento Integrado ao Traumatizado (SBAIT)
Fellow do American College of Surgeons (ACS)
Lattes: http://lattes.cnpq.br/7488208144649571

ALEXANDRE BEZERRA DOS SANTOS
Médico Assistente do Serviço de Cabeça e Pescoço do Instituto de Câncer do Estado de São Paulo (ICESP)
Mestre Profissional em Andamento em Novas Tecnologias pelo ICESP
Doutorado em Ciências pela Faculdade de Medicina da Universidade de São Paulo (FMUSP)
Lattes: http://lattes.cnpq.br/2103393224220645

ALI MAHMOUD
Médico Assistente do Hospital das Clínicas da Faculdade de Medicina da Universidade de São Paulo (HCFMUSP)
Lattes: http://lattes.cnpq.br/8169006153819818

ANA ADELINA GIANTOMASSI DELLA TORRE
Otorrinolaringologista pela Faculdade de Medicina de Jundiaí
Médica Assistente do Hospital das Clínicas da Faculdade de Medicina da Universidade de São Paulo (HCFMUSP)
Especialização em Otologia e Neurotologia pela FMUSP
Lattes: http://lattes.cnpq.br/9393591336742523

ANA CAROLINA PIRES DE MELLO
Otorrinolaringologista pela Universidade Estadual do Rio de Janeiro (UERJ)
Fellowship em Otologia pela Universidade de São Paulo (USP)
Lattes: Lattes: http://lattes.cnpq.br/8566155199917060

ANA KOBER NOGUEIRA LEITE
Pós-Doutorado e Doutorado pela Faculdade de Medicina da Universidade de São Paulo (FMUSP)
Residência em Cirurgia de Cabeça e Pescoço pelo Hospital das Clínicas da FMUSP
Docente da Faculdade de Medicina do Hospital Israelita Albert Einstein
Médica Assistente do Instituto de Câncer do Estado de São Paulo (ICESP)
Associada da Sociedade Brasileira de Cirurgia de Cabeça e Pescoço (SBCCP)
Lattes: http://lattes.cnpq.br/6448558300089150

ANDRÉ ALCANTARA CSORDAS
Otorrinolaringologista pela Faculdade de Medicina da Universidade de São Paulo (FMUSP)
Médico Assistente do Hospital das Clínicas da FMUSP
Lattes: http://lattes.cnpq.br/7826464473870260

ANDRÉ BANDIERA DE OLIVEIRA SANTOS
Graduação em Medicina pela Faculdade de Ciências Médicas da Santa Casa de São Paulo
Residência em Cirurgia Geral e Cirurgia de Cabeça e Pescoço pela Faculdade de Medicina da Universidade de São Paulo (FMUSP)
Doutorado em Ciências (Clínica Cirúrgica) pela FMUSP
Cirurgião de Cabeça e Pescoço do Instituto do Câncer do Estado de São Paulo (ICESP)
Professor Facilitador de Propedêutica Cirúrgica e Professor Facilitador de Projeto Integrador na Universidade Nove de Julho
Lattes: http://lattes.cnpq.br/3987757350912170

ANDRÉ CAROLI ROCHA
Divisão de Odontologia do Hospital das Clínicas da Faculdade de Medicina da Universidade de São Paulo (HCFMUSP)
Cirurgião Bucomaxilofacial do Serviço de Estomatologia do Hospital A.C.Camargo Center
Mestre em Patologia Bucal pela Faculdade de Odontologia da Universidade de São Paulo (FOUSP)
Doutorado em Odontologia (Diagnóstico Bucal) pela FOUSP
Lattes: http://lattes.cnpq.br/6819282651781701

ANDRÉ FERNANDES D'ALESSANDRO
Cirurgião de Cabeça e Pescoço Formado pelo Hospital das Clínicas da Faculdade de Medicina da Universidade de São Paulo (HCFMUSP)
Cirurgião de Cabeça e Pescoço da Saúde Suplementar do HCFMUSP
Lattes: http://lattes.cnpq.br/4255356314282165

ANDRÉ VICENTE GUIMARÃES
Professor Livre-Docente pela Faculdade de Medicina da Universidade de São Paulo (FMUSP)
Assistente da Disciplina de Cirurgia de Cabeça e Pescoço do Hospital das Clínicas da FMUSP
Professor da Residência do Serviço de Cirurgia de Cabeça e Pescoço do Hospital Ana Costa e Santa Casa de Santos, SP
Lattes: http://lattes.cnpq.br/3518204979473758

ANDRÉA FELICE DOS SANTOS MALERBI
Médica Assistente do Grupo de Otologia do Hospital das Clínicas da Faculdade de Medicina da Universidade de São Paulo (HCFMUSP)
Doutorado em Ciências pela FMUSP
Residência Médica em Otorrinolaringologia pelo HCFMUSP
Graduação pela Faculdade de Medicina do ABC
Lattes: http://lattes.cnpq.br/1000365345909355

ANTONIO EDUARDO ZERATI
Chefe da Equipe de Cirurgia Vascular e Endovascular do Instituto do Câncer do Estado de São Paulo (Icesp)
Professor Livre-Docente da Disciplina de Cirurgia Vascular e Endovascular da Faculdade de Medicina da Universidade de São Paulo (FMUSP)
Lattes: http://lattes.cnpq.br/7995777650174419

ARLINDO C. LIMA NETO
Pesquisador Responsável pelo Ambulatório de Tonturas Vasculares do Setor de Otoneurologia do Hospital das Clínicas da Faculdade de Medicina da Universidade de São Paulo (HCFMUSP)
Lattes: http://lattes.cnpq.br/2031372494648827

AURÉLIO TEIXEIRA SOUZA
Médico do Serviço de Radioterapia do Instituto do Câncer do Estado de São Paulo "Octavio Frias de Oliveira" do Hospital das Clínicas da Faculdade de Medicina da Universidade de São Paulo (Icesp/HCFMUSP)
Médico Radio-Oncologista do Hospital Santa Paula (Dasa, SP)
Especialista em Radioterapia pela Sociedade Brasileira de Radioterapia (SBR)
Lattes: Lattes: http://lattes.cnpq.br/1573306925321267

BRUNO SIMAAN FRANÇA
Cirurgião de Cabeça e Pescoço pelo Hospital das Clínicas da Faculdade de Medicina da Universidade de São Paulo (FMUSP)
Médico Preceptor da Divisão de Cirurgia de Cabeça e Pescoço do Hospital das Clínicas da FMUSP
Lattes: http://lattes.cnpq.br/4691081760358659

CARLOS AUGUSTO METIDIERI MENEGOZZO
Médico Assistente da Divisão de Clínica Cirúrgica III do Hospital das Clínicas da Faculdade de Medicina da Universidade de São Paulo (HCFMUSP)
Lattes: http://lattes.cnpq.br/9597480993370962

CECILIA EUGENIO
Cirurgiã de Cabeça e Pescoço e Mestre pela Universidade Federal de São Paulo (Unifesp)
Área de Atuação em Medicina Paliativa pela Associação Médica Brasileira (AMB)
Doutora pela Faculdade de Medicina da Universidade de São Paulo (FMUSP)
Docente do Centro Universitário São Camilo
Lattes: http://lattes.cnpq.br/4017202579858701

CÉSAR BERTOLDO GARCIA
Otorrinolaringologista
Fellowship em Otoneurologia
Doutor em Ciências Médicas pela Faculdade de Medicina da Universidade de São Paulo (FMUSP)
Lattes: http://lattes.cnpq.br/7923746718934787

CHIN SHIEN LIN
Médico Assistente da Equipe de Cirurgia de Cabeça e Pescoço do Instituto do Câncer do Estado de São Paulo (Icesp)
Lattes: http://lattes.cnpq.br/6377804310891843

CHRISTIANA MARIA RIBEIRO SALLES VANNI
Doutorado em Cirurgia pela Faculdade de Medicina da Universidade de São Paulo (FMUSP)
Residência em Cirurgia de Cabeça e Pescoço pela Faculdade de Medicina do ABC
Formação pela Universidade Santo Amaro (UNISA)
Especialista em Cirurgia Robótica pelo Hospital Israelita Albert Einstein
Médica Assistente do Instituto do Câncer do Estado de São Paulo
Associada da SBCCP, SOBRACIL, AHNS
Lattes: https://lattes.cnpq.br/0015992915263064

CLÁUDIO ROBERTO CERNEA
Professor Associado ao Departamento de Cirurgia da Faculdade de Medicina da Universidade de São Paulo (FMUSP)
Ex-Presidente da Sociedade Brasileira de Cirurgia de Cabeça e Pescoço (SBCCP)
Presidente do Conselho da International Federation of Head and Neck Oncologic Societies
Lattes: http://lattes.cnpq.br/6710177070118224

CLAYSON ALAN DOS SANTOS
Doutorando em Otorrinolaringologia pela Faculdade de Medicina da Universidade de São Paulo (FMUSP)
Fellowship em Bucofaringolaringologia pelo Hospital das Clínicas da FMUSP
Lattes: http://lattes.cnpq.br/6467576329331925

DANIEL DE ALMEIDA ROCHA VALENTE
Especialista em Cirurgia Plástica pelo Hospital das Clínicas da Faculdade de Medicina da Universidade de São Paulo (FMUSP)
Preceptor do Serviço de Cirurgia Plástica e Queimaduras do Hospital das Clínicas da FMUSP
Lattes: http://lattes.cnpq.br/6581280763160490

DANIEL LORENA DUTRA
Doutor em Ciências pela Faculdade de Medicina da Universidade de São Paulo (FMUSP)
Fellowship em Cirurgia Endoscópica Endonasal e Base de Crânio pelo HCFMUSP e Adelaide University, South Australia
Lattes: http://lattes.cnpq.br/7228770313747833

DANIEL MARIN RAMOS
Graduação em Medicina pela Faculdade de Medicina da Universidade de São Paulo (FMUSP)
Residência Médica em Cirurgia Geral e Cirurgia de Cabeça e Pescoço pela FMUSP
Médico Assistente do Instituto do Câncer do Estado de São Paulo (Icesp) do Hospital das Clínicas da FMUSP
Lattes: http://lattes.cnpq.br/4434903727774265

DANIEL PERIN
Doutor em Ciências pela Faculdade de Medicina da Universidade de São Paulo (FMUSP)
Leadership em *Airway Training* pela University of Chicago
Médico Anestesiologista do Hospital Israelita Albert Einstein
Lattes: http://lattes.cnpq.br/3750103049324195

DÉBORA LÚCIA SEGURO DANILOVIC
Doutora e Pós-Doutora em Endocrinologia pela Faculdade de Medicina da Universidade de São Paulo (FMUSP)
Médica do Instituto do Câncer do Estado de São Paulo (Icesp) e do Hospital das Clínicas da FMUSP
Pesquisado do Laboratório de Endocrinologia Celular e Molecular (LIM 25) da FMUSP
Professora do Programa de Pós-Graduação em Endocrinologia da FMUSP
Lattes: http://lattes.cnpq.br/2265832664151038

DORIVAL DE CARLUCCI JR
Cirurgião de Cabeça e Pescoço
Médico Assistente, Doutor e Chefe do Grupo de Glândulas Salivares do Hospital das Clínicas da Faculdade de Medicina da Universidade de São Paulo (FMUSP)
Instrutor do ATLS (Advanced Trauma Life Support)
Docente de Medicina na Universidade Anhembi-Morumbi
Lattes: http://lattes.cnpq.br/9414491656135994

ELOÍSA MARIA SANTIAGO GEBRIM
Doutora em Radiologia pela Faculdade de Medicina da Universidade de São Paulo (FMUSP)
Coordenadora da Tomografia Computadorizada do Departamento de Radiologia do Hospital das Clínicas da FMUSP
Coordenadora do Grupo de Cabeça e Pescoço do Departamento de Radiologia do Hospital das Clínicas da FMUSP e do Hospital Sírio-Libanês
Lattes: http://lattes.cnpq.br/5131221971488633

FÁBIO DE FREITAS BUSNARDO
Professor Livre-Docente pelo Departamento de Cirurgia da Faculdade de Medicina da Universidade de São Paulo (FMUSP)
Chefe da Cirurgia Plástica no Instituto do Câncer do Estado de São Paulo (Icesp)
Lattes: http://lattes.cnpq.br/3580337121314887

FABIO DE REZENDE PINNA
Livre-Docência em Otorrinolaringologia pela Faculdade de Medicina da Universidade de São Paulo (FMUSP)
Professor Colaborador de Otorrinolaringologia da FMUSP
Diretor Técnico de Rinologia do Hospital das Clínicas da FMUSP
Lattes: http://lattes.cnpq.br/7290743563909440

FÁBIO LUIZ DE MENEZES MONTENEGRO
Graduação, Residência Médica, Doutorado e Livre-Docência pela Faculdade de Medicina da Universidade de São Paulo (FMUSP)
Médico-Cirurgião de Cabeça e Pescoço
Coordenador do Grupo de Paratireoide da Divisão de Cirurgia de Cabeça e Pescoço do Hospital das Clínicas da FMUSP
Lattes: http://lattes.cnpq.br/3704079269184820

FELIPE AUGUSTO BRASILEIRO VANDERLEI
Médico da Divisão de Cirurgia de Cabeça e Pescoço do Hospital das Clínicas da Faculdade de Medicina da Universidade de São Paulo (HCFMUSP)
Mestre e Doutor em Ciências pela Universidade Federal de São Paulo (Unifesp)
Lattes: http://lattes.cnpq.br/1630590773520567

FELIPE FERRAZ MAGNABOSCO
Médico Assistente da Divisão de Cirurgia de Cabeça e Pescoço do Hospital das Clínicas da Faculdade de Medicina da Universidade de São Paulo (FMUSP)
Médico Assistente do Serviço de Cirurgia de Cabeça e Pescoço do Hospital de Clínicas Municipal de São Bernardo do Campo, SP
Especialista em Cirurgia de Cabeça e Pescoço pela Sociedade Brasileira de Cirurgia de Cabeça e Pescoço (SBCCP) e pelo Hospital das Clínicas da FMUSP
Lattes: http://lattes.cnpq.br/8275898119832845

FERNANDO SASAKI
Médico Professor Assistente da Plástica Facial da Otorrinolaringologia do Hospital Servidor Público Estadual de São Paulo (HSPE/IAMSPE)
Fellowship em Cirurgia Plástica e Funcional da Face pelo Hospital das Clínicas da Faculdade de Medicina da Universidade de São Paulo (HCFMUSP)
Residência Médica em Otorrinolaringologia pelo HCFMUSP
Graduado pela FMUSP
Membro da Associação Brasileira de Otorrinolaringologia e Cirurgia Cérvico-Facial (ABORL-CCF)
Membro da Academia Brasileira de Cirurgia Plástica da Face (ABCPF)
Membro da Sociedade Brasileira de Rinoplastia (SBR)
Lattes: http://lattes.cnpq.br/4967087114243138

FLÁVIO CARVALHO SANTOS FILHO
Otorrinolaringologista pelo Hospital das Clínicas da Faculdade de Medicina da Universidade de São Paulo (HCFMUSP)
Fellow em Otologia e Base Lateral de Crânio pelo HCFMUSP
Graduação pela Universidade de Pernambuco (UPE)
Lattes: http://lattes.cnpq.br/8364577545773757

FLAVIO ROBERTO TAKEDA
Especialista em Cirurgia do Aparelho Digestivo pelo Hospital das Clínicas da Faculdade de Medicina da Universidade de São Paulo (HCFMUSP)
Professor Colaborador, Doutorado e Livre-Docência pelo Departamento de Gastroenterologia da FMUSP
Médico Assistente do Instituto do Câncer do Estado de São Paulo (Icesp), Hospital das Clínicas da FMUSP
Membro do Colégio Brasileiro de Cirurgiões (CBC)
Membro do Colégio Brasileiro de Cirurgia Digestiva (CBCD)
Membro da International Society of Doctors for Environment (ISDE)
Membro da Society of Surgical Oncology (SSO)
Membro da Society for Surgery of the Alimentary Tract (SSAT)
Membro do Grupo Brasileiro de Tumores Gastrointestinais (GTG)
Lattes: http://lattes.cnpq.br/6739236066210887

FLAVIO WELLINGTON DA SILVA FERRAZ
Divisão de Odontologia do Hospital das Clínicas da Faculdade de Medicina da Universidade de São Paulo (HCFMUSP)
Cirurgião Bucomaxilofacial do Hospital Universitário da USP
Especialização em Planejamento Cirúrgico Virtual (*Fellowship*) no Houston Methodist Research Institute, HMRI, Estados Unidos
Lattes: http://lattes.cnpq.br/6769009616635543

GEORGE BARBERIO COURA FILHO
Graduação em Medicina
Residência Médica em Medicina Nuclear e Doutorado em Ciências pela Universidade de São Paulo (USP)
Médico Nuclear do Instituto do Câncer do Estado de São Paulo (Icesp) e da Dimen Medicina Nuclear
Ex-Presidente da Sociedade Brasileira de Medicina Nuclear (SBMN – Gestão: biênio 2021-2022
Lattes: http://lattes.cnpq.br/5596720151787076

GILBERTO CASTRO JUNIOR
Professor Colaborador da Disciplina de Oncologia da Faculdade de Medicina da Universidade de São Paulo (FMUSP)
Médico do Serviço de Oncologia Clínica do Instituto do Câncer do Estado de São Paulo "Octavio Frias de Oliveira" (Icesp) do Hospital das Clínicas da FMUSP
Título de Professor Livre-Docente pela FMUSP
Médico do Centro de Oncologia do Hospital Sírio-Libanês Lattes: http://lattes.cnpq.br/9380674942905578

GILBERTO FORMIGONI
Doutor pela Faculdade de Medicina da Universidade de São Paulo (FMUSP)
Professor Colaborador da FMUSP
Médico Assistente do Hospital das Clínicas da FMUSP
Lattes: http://lattes.cnpq.br/7624063854156593

GILBERTO MENDES MENDERICO JÚNIOR
Médico Assistente da Disciplina de Cirurgia de Cabeça e Pescoço do Hospital das Clínicas da Faculdade de Medicina da Universidade de São Paulo (HCFMUSP)
Doutor em Ciências pela FMUSP
Professor Coordenador da Disciplina de Patologia da Faculdade de Ciências Médicas de Santos (FCMS)
Lattes: http://lattes.cnpq.br/0142522863780516

GILVAN VINÍCIUS DE AZEVEDO MAIA
Fellowship em Cirurgia Endoscópica Nasossinusal e de Base de Crânio no Hospital das Clínicas da Faculdade de Medicina da Universidade de São Paulo (HCFMUSP)
Médico Otorrinolaringologista FMUSP
Lattes: http://lattes.cnpq.br/2210328205334706

GIOVANNA MANATA BARBOSA DE SOUZA
Otorrinolaringologista pelo Hospital das Clínicas da Faculdade de Medicina da Universidade de São Paulo (HCFMUSP)
Fellow em Otologia e Base Lateral de Crânio pelo HCFMUSP
Graduação pela Universidade de Salvador (UNIFACS)
Lattes: http://lattes.cnpq.br/0518326512308637

GLAUCO FERNANDES SAES
Médico Assistente da Equipe de Cirurgia Vascular e Endovascular do Instituto do Câncer do Estado de São Paulo (Icesp)
Lattes: http://lattes.cnpq.br/7379871919160705

GRACE CARVAJAL MULATTI
Médica Supervisora do Pronto-Socorro de Cirurgia Vascular do Hospital das Clínicas da Faculdade de Medicina da Universidade de São Paulo (HCFMUSP)
Doutora em Ciências pelo Departamento de Clínica Cirúrgica da FMUSP
Lattes: http://lattes.cnpq.br/9428197778874072

GUSTAVO BORGES MANTA
Médico Assistente da Disciplina de Cirurgia de Cabeça e Pescoço do Hospital das Clínicas da Faculdade de Medicina da Universidade de São Paulo (HCFMUSP) no Instituto do Câncer do Estado de São Paulo (Icesp)
Lattes: Lattes: http://lattes.cnpq.br/4480939696151348

GUSTAVO HENRIQUE VIEIRA DE ANDRADE
Doutor em Medicina pela Faculdade de Medicina da Universidade de São Paulo (FMUSP)
Radiologista Intervencionista e Professor Associado da University of Iowa, USA
Membro Titular da Sociedade Brasileira de Radiologia Intervencionista e Cirurgia Endovascular (SOBRICE) e do Colégio Brasileiro de Radiologia (CBR)
Lattes: http://lattes.cnpq.br/2958796950932707

HÉLIO MINAMOTO
Médico Assistente
Doutor na Disciplina de Cirurgia Torácica no Instituto do Coração (InCor) - Hospital das Clínicas da Faculdade de Medicina da Universidade de São Paulo (HCFMUSP)
Lattes: http://lattes.cnpq.br/8614464817492671

HENRY UGADIN KOISHI
Médico Assistente da Disciplina de Otorrinolaringologia do Hospital das Clínicas da Faculdade de Medicina da Universidade de São Paulo (HCFMUSP)
Doutorado pela Disciplina de Otorrinolaringologia pela FMUSP
Médico Supervisor do Pronto-Socorro de Otorrinolaringologia do HCFMUSP

HUDSON SÁ SODRÉ
Patologista pelo Hospital das Clínicas da Faculdade de Medicina da Universidade de São Paulo (HCFMUSP)
Médico da Divisão de Anatomia Patológica do Hospital das Clínicas da FMUSP
Médico do Setor de Anatomia Patológica do Grupo Fleury
Lattes: http://lattes.cnpq.br/6317881281751640

HUGO LUIS DE VASCONCELOS CHAMBI TAMES
Médico Radiologista do Grupo de Cabeça e Pescoço do Instituto de Radiologia do Hospital das Clínicas da Faculdade de Medicina da Universidade de São Paulo (HCFMUSP) e do Hospital Israelita Albert Einstein
https://orcid.org/0000-0002-1323-8355

HUGO STERMAN NETO
Médico Assistente de Neurocirurgia do Instituto do Câncer do Estado de São Paulo (Icesp) ICESP-HCFMUSP.ESP-HCFMUSP
Lattes: http://lattes.cnpq.br/781185023954653

ISAAC MASSAUD AMIM AMARAL
Especialista em Cirurgia do Aparelho Digestivo pelo Hospital das Clínicas da FMUSP
Lattes: http://lattes.cnpq.br/9024879977246161

ISABELLE FERNANDES KULCSAR
Nutricionista do Instituto do Câncer do Estado de São Paulo, Hospital das Clínicas da FMUSP
Lattes: http://lattes.cnpq.br/4451135897172245

JEANNE OITICICA
Chefe do Grupo de Pesquisa em Zumbido do Departamento de Otorrinolaringologia do Hospital das Clínicas da Faculdade de Medicina da Universidade de São Paulo (HCFMUSP)
Doutora em Otorrinolaringologia pela Faculdade de Medicina da Universidade de São Paulo (FMUSP)
Médica Assistente Concursada do HCFMUSP
Lattes: http://lattes.cnpq.br/0768372344057642

JOAQUIM EDSON VIEIRA
Professor Associado MS5-2, Disciplina de Anestesiologia, Departamento de Cirurgia, da Faculdade de Medicina da Universidade de São Paulo (FMUSP)
Médico Anestesiologista, Hospital das Clínicas da FMUSP
Professor, Curso de Medicina da Faculdade Israelita de Ciências da Saúde Albert Einstein
Lattes: http://lattes.cnpq.br/4361277676832631

JOAQUIM MAURÍCIO DA MOTTA LEAL FILHO
Doutor em Ciências pelo Departamento de Radiologia da Faculdade de Medicina da Universidade de São Paulo (FMUSP)
Radiologista Intervencionista no Instituto do Câncer do Estado de São Paulo (Icesp) na Universidade de São Paulo (USP)
Professor e Orientador da Pós-Graduação do Instituto de Radiologia (INRAD) da Universidade de São Paulo (USP)
Membro Titular e Presidente da Sociedade Brasileira de Radiologia Intervencionista e Cirurgia Endovascular (SOBRICE) – Gestão: biênio 2021-2022
Lattes: http://lattes.cnpq.br/1799550093722968

JOSÉ CELSO RODRIGUES DE SOUZA
Otorrinolaringologista pela Universidade de São Paulo (USP)
Médico Assistente do Hospital das Clínicas da Faculdade de Medicina da USP
Doutorado em Otorrinolaringologia pela USP
Lattes: Lattes: http://lattes.cnpq.br/0904956251228403

JOSÉ LUIZ TEIXEIRA RODRIGUES
Médico Professor Assistente e Coordenador da Divisão de Plástica Facial da Clínica do Departamento de Oftalmologia e Otorrinolaringologia do Hospital das Clínicas da Faculdade de Medicina da Universidade de São Paulo (HCFMUSP)
Fellowship em Cirurgia Plástica e Funcional da Face pelo HCFMUSP
Residência Médica em Otorrinolaringologia pelo HCFMUSP
Graduado pela Faculdade de Ciências Médicas de Santos (FCMS)
Membro da Associação Brasileira de Otorrinolaringologia e Cirurgia Cérvico-Facial (ABORL-CCF)
Membro da Academia Brasileira de Cirurgia Plástica da Face (ABCPF)
Membro da Sociedade Brasileira de Rinoplastia (SBR)
Sócio Benemérito da Fundação Otorrinolaringologia (FORL)
CEO-Fundador da Clínica Ícone
ORCID: 0009-0001-5796-3460
Lattes: http://lattes.cnpq.br/9454831201907474

LANA LEIMI SANO OKADA
Cirurgiã de Cabeça e Pescoço pelo Hospital das Clínicas da Faculdade de Medicina da Universidade de São Paulo (HCFMUSP)
Cirurgiã de Cabeça e Pescoço da Saúde Suplementar do Hospital das Clínicas da FMUSP
Lattes: http://lattes.cnpq.br/2040944596499898

LEANDRO LUONGO MATOS
Professor Livre-Docente do Departamento de Cirurgia, Disciplina de Cirurgia de Cabeça e Pescoço da Faculdade de Medicina da Universidade de São Paulo (FMUSP)
Médico Assistente do Instituto do Câncer do Estado de São Paulo, Hospital das Clínicas da FMUSP
Professor Titular da Disciplina de Clínica Cirúrgica, Faculdade Israelita de Ciências da Saúde Albert Einstein
Lattes: http://lattes.cnpq.br/6671537492263094

LEDO MAZZEI MASSONI NETO
Cirurgião de Cabeça e Pescoço pelo Hospital das Clínicas da Faculdade de Medicina da Universidade de São Paulo (HCFMUSP)
Doutor em Cirurgia pela FMUSP
Médico Assistente do Serviço de Cirurgia de Cabeça e Pescoço do Hospital das Clínicas da FMUSP
Lattes: http://lattes.cnpq.br/6589762093069770

LUCIANA RAGAZZO ARAÚJO TEIXEIRA
Médico Assistente da Equipe de Cirurgia Vascular e Endovascular do Instituto do Câncer do Estado de São Paulo
Lattes: http://lattes.cnpq.br/2084051902492413

LUIS FELIPE DE BARROS URA
Médico pela Universidade Federal de Mato Grosso do Sul (UFMS)
Cirurgião de Cabeça e Pescoço pelo Hospital das Clínicas da Faculdade de Medicina da Universidade de São Paulo (HCFMUSP)
Médico Paliativista pelo Hospital do Servidor Público Estadual de São Paulo (IAMSPE)
Lattes: http://lattes.cnpq.br/3093944124317549

LUIZ ANTONIO PRATA DE FIGUEIREDO
Professor Colaborador da Disciplina de Otorrinolaringologia da Faculdade de Medicina da Universidade de São Paula (FMUSP)
Médico Assistente da Divisão de Otorrinolaringologia do Hospital das Clínicas da FMUSP

LUIZ PAULO KOWALSKI
Professor Titular de Cirurgia de Cabeça e Pescoço da Faculdade de Medicina da Universidade de São Paulo (FMUSP)
Head do Centro de Referência em Tumores de Cabeça e Pescoço do A. C.Camargo Cancer Center
Vice-chair do Latin American Cooperative Oncology Group (LACOG) – Head and Neck
Titular do Colégio Brasileiro de Cirurgiões (CBC)
Mestre e Doutor em Otorrinolaringologia pela Universidade Federal de São Paulo (Unifesp)
Livre-Docente em Oncologia pela FMUSP
Lattes: http://lattes.cnpq.br/1030369301187376

LUIZ UBIRAJARA SENNES
Professor Livre-Docente e Associado da Faculdade de Medicina da Universidade de São Paulo (FMUSP)
Coordenador do Programa de Pós-Graduação em Otorrinolaringologia da USP
Lattes: http://lattes.cnpq.br/7615446106334727

LUIZA CAMPOS DE PAULA
Médica pela Universidade Federal de Juiz de Fora (UFJF)
Residente de Otorrinolaringologia pela Universidade de São Paulo (USP)
Lattes: Lattes: http://lattes.cnpq.br/3194235943791053

MARCELO ANTUNES DE SOUZA
Fellowship em Cirurgia Endoscópica Nasossinusal e de Base de Crânio no Hospital das Clínicas da Faculdade de Medicina da Universidade de São Paulo (HCFMUSP)
Graduação Médica pela Universidade Estadual de Campinas e Otorrinolaringologista pela FMUSP
Lattes: http://lattes.cnpq.br/7319384932462605

MARCELO MINHARRO CECCHETTI
Mestrado, Doutorado e Pós-Doutorado em Cirurgia e Traumatologia Bucomaxilofacial pela Universidade de São Paulo (USP)
Supervisor Técnico da Divisão de Odontologia do Instituto Central do Hospital das Clínicas da Faculdade de Medicina da USP
Membro Titular do Colégio Brasileiro de Cirurgia e Traumatologia Bucomaxilofacial (CBCTBMF)
Lattes: https://lattes.cnpq.br/9828196805944241

MARCO AURÉLIO VAMONDES KULCSAR
Professor Livre-Docente pela Faculdade de Medicina da Universidade São Paulo (FMUSP)
Chefe de Clínica do Instituto do Câncer do Estado de São Paulo (Icesp)
Presidente da Sociedade Brasileira de Cirurgia Cabeça e Pescoço (SBCCP) – Gestão: biênio 2021-2023
Lattes: https://lattes.cnpq.br/0391213663313830

MARCOS ROBERTO DE MENEZES
Doutor em Ciências pelo Departamento de Radiologia da Faculdade de Medicina da Universidade de São Paulo (FMUSP)
Chefe do Centro de Intervenção Guiada por Imagem do Icesp/Inrad
Coordenador Médico do Centro de Intervenção Guiada por Imagem do Hospital Sírio Libanês
Membro Titular e Presidente da Sociedade Brasileira de Radiologia Intervencionista e Cirurgia Endovascular (SOBRICE) – Gestão: biênio 2019-2020
Lattes: http://lattes.cnpq.br/0963858150470187

MARCOS ROBERTO TAVARES
Professor Livre-Docente pelo Departamento de Cirurgia da Faculdade de Medicina da Universidade de São Paulo (FMUSP)
Chefe do Grupo de Tireoide do Departamento de Cirurgia de Cabeça e Pescoço do Hospital das Clínicas da FMUSP
Ex-Presidente da Sociedade Brasileira de Cirurgia de Cabeça e Pescoço (SBCCP)
Lattes: http://lattes.cnpq.br/1021693060010784

MARCUS VINÍCIUS LOPES HORIUCHI
Especialista em Cirurgia de Cabeça e Pescoço pela Sociedade Brasileira de Cirurgia de Cabeça e Pescoço (SBCCP) e pelo Hospital das Clínicas da Faculdade de Medicina da Universidade de São Paulo (HCFMUSP) (MEC)
Fellow em Cirurgia de Base de Crânio na Disciplina de Cirurgia de Cabeça e Pescoço do Hospital das Clínicas da FMUSP, Instituto do Câncer do Estado de São Paulo (Icesp)
Lattes: http://lattes.cnpq.br/1643952658084962

MARIANA FACCINI TEIXEIRA
Médica Assistente da Disciplina de Cirurgia de Cabeça e Pescoço do Instituto do Câncer do Estado de São Paulo (Icesp)
Lattes: http://lattes.cnpq.br/6963985433258780

MARIANA GONÇALVES RODRIGUES
Graduação em Medicina pela Faculdade de Medicina da Universidade de São Paulo (FMUSP)
Residência Médica em Cirurgia Geral e Cirurgia de Cabeça e Pescoço pela FMUSP
Especialização em Laringe e Voz pela Escola Paulista de Medicina da Universidade Federal de São Paulo (Unifesp)
Lattes: http://lattes.cnpq.br/2176512399481149

MARÍLIA D'ELBOUX GUIMARÃES BRESCIA
Médica Assistente da Divisão de Cirurgia de Cabeça e Pescoço do Hospital das Clínicas da Faculdade de Medicina da Universidade de São Paulo (HCFMUSP)
Especialista em Cirurgia de Cabeça e Pescoço pela Sociedade Brasileira de Cirurgia de Cabeça e Pescoço (SBCCP) e pelo HCFMUSP
Membro da Unidade de Paratireoide do Laboratório de Investigação Médica do HCFMUSP – LIM 28
Titular do Colégio Brasileiro de Cirurgiões (CBC)
Doutorado e Pós-Doutorado pela FMUSP
Lattes: http://lattes.cnpq.br/4017868589297680

MATHEUS GERHARD ROSENFELD
Médico Colaborador da Divisão de Cirurgia de Cabeça e Pescoço do Hospital das Clínicas da Faculdade de Medicina da Universidade de São Paulo (HCFMUSP)
Especialista em Cirurgia de Cabeça e Pescoço pela Sociedade Brasileira de Cirurgia de Cabeça e Pescoço (SBCCP) e pelo HCFMUSP
Lattes: http://lattes.cnpq.br/8133928791689330

NATÁLIA MARTINS MAGACHO DE ANDRADE
Médica Assistente da Disciplina de Cirurgia de Cabeça e Pescoço do Hospital das Clínicas da Faculdade de Medicina da Universidade de São Paulo (HCFMUSP) e da Universidade de Santo Amaro (UNISA)
Lattes: https://lattes.cnpq.br/7945282727385049

NIVALDO ALONSO
Doutorado em Clínica Cirúrgica pela Faculdade de Medicina da Universidade de São Paulo (FMUSP)
Professor Livre-Docente pela FMUSP
Responsável pelo Serviço de Cirurgia Craniomaxilofacial da Disciplina de Cirurgia Plástica da FMUSP
Professor Associado da FMUSP
Lattes: http://lattes.cnpq.br/2568309874628055

PATRICIA VERÓNICA AULESTIA VIERA
Residência em Cirurgia e Traumatologia Bucomaxilofacial Hospital das Clínicas da Faculdade de Medicina da Universidade de São Paulo (HCFMUSP)
Mestre em Ciências Odontológicas pela Faculdade de Odontologia da Universidade de São Paulo (FOUSP)
Doutorado em Ciências Odontológicas pela Faculdade de Odontologia Universidade de São Paulo (FOUSP)
Lattes: http://lattes.cnpq.br/4634597135093629

PAULA TARDIM LOPES
Médica do Grupo de Implante Coclear do Hospital das Clínicas da Faculdade de Medicina da Universidade de São Paulo (HCFMUSP)
Otorrinolaringologista pelo HCFMUSP
Fellow do Programa de Aprimoramento em Otologia, Otoneurocirurgia e Cirurgia de Base do Crânio da FMUSP
Doutora em Ciências do Programa de Pós-Graduação *Strictu Sensu* em Otorrinolaringologia da FMUSP
Lattes: http://lattes.cnpq.br/4955855451301232

RAFAEL MAMORU CARNEIRO TUTIHASHI
Graduação em Medicina pela Universidade de São Paulo (USP)
Residência Médica em Cirurgia Geral e Cirurgia Plástica no Hospital das Clínicas da Faculdade de Medicina da USP
Doutorado pela Clínica Cirúrgica da Faculdade de Medicina da USP
Médico Assistente da Cirurgia Plástica no Instituto do Câncer do Estado de São Paulo (Icesp)
Lattes: http://lattes.cnpq.br/9270374080685137

REGINA LÚCIA ELIA GOMES
Doutora em Radiologia pela Faculdade de Medicina da Universidade de São Paulo (FMUSP)
Supervisora do Programa de Residência Médica em Radiologia e Diagnóstico por Imagem da FMUSP
Médica Assistente do Grupo de Cabeça e Pescoço do Departamento de Radiologia do HCFMUSP e do Hospital Israelita Albert Einstein
Lattes: http://lattes.cnpq.br/7233697179319108

REGINA MATSUNAGA MARTIN
Graduação, Residência Médica e Doutorado pela Faculdade de Medicina da Universidade de São Paulo
Médica Endocrinologista Responsável pela Unidade de Doenças Osteometabólicas da Disciplina de Endocrinologia e Metabologia do Hospital das Clínicas da Faculdade de Medicina da Universidade de São Paulo (HCFMUSP)
Lattes: http://lattes.cnpq.br/4863131882206170

RENAN AGUERA PINHEIRO
Graduação em Medicina pela Universidade de Marília
Residência Médica em Cirurgia Geral, Cirurgia de Cabeça e Pescoço pelo Hospital das Clínicas da Universidade de São Paulo (USP)
Médico Assistente do Setor de Saúde Suplementar da Cirurgia de Cabeça e Pescoço – ICHC HCFMUSP
Lattes: http://lattes.cnpq.br/0550566839789054
ORCID: https://orcid.org/0000-0002-2453-7158

RENATA C. DI FRANCESCO
Professora Livre-Docente da Disciplina de Otorrinolaringologia da Faculdade de Medicina da Universidade de São Paulo (FMUSP)
Médica Assistente da Divisão de Otorrinolaringologia do Hospital das Clínicas da FMUSP e Coordenadora da Otorrinolaringologia Infantil
Lattes: http://lattes.cnpq.br/0288459603134081

RENATA REGINA DA GRAÇA LORENCETTI MAHMOUD
Graduação em Medicina pela Faculdade de Medicina de Jundiaí
Residência Médica em Cirurgia Geral pela Faculdade de Medicina de Jundiaí
Residência Médica em Cirurgia de Cabeça e Pescoço pela Faculdade de Medicina da Universidade de São Paulo (MEC)
Especialista em Cirurgia de Cabeça e Pescoço pela Sociedade Brasileira de Cirurgia de Cabeça e Pescoço (SBCCP)
Membro da Sociedade Brasileira de Cirurgia de Cabeça e Pescoço (SBCCP)
Membro da Sociedade Latinoamerica de Tireoide
Lattes: http://lattes.cnpq.br/4553228298851431

RENATO NOBUTAKA GOTODA
Graduação em Medicina pela Faculdade de Medicina da Universidade de São Paulo (FMUSP)
Residência Médica em Cirurgia Geral e Médico Pesquisador em Cirurgia de Cabeça e Pescoço pelo Hospital das Clínicas da Faculdade de Medicina da Universidade de São Paulo
Título de Especialista em Cirurgia de Cabeça e Pescoço pela Sociedade Brasileira de Cirurgia de Cabeça e Pescoço
Médico Assistente da Disciplina de Cirurgia de Cabeça e Pescoço do Hospital das Clínicas da Faculdade de Medicina da Universidade de São Paulo

RICARDO FERREIRA BENTO
Professor Titular da Disciplina de Otorrinolaringologia da Faculdade de Medicina da Universidade de São Paulo (FMUSP)
Diretor da Divisão de Otorrinolaringologia do Hospital das Clínicas da FMUSP
Presidente do Comitê de Otologia e Otoneurologia da IFOS (International Federation of Otorhinolaryngological Societies)
Lattes: http://lattes.cnpq.br/9269935300396222

RICHARD LOUIS VOEGELS
Professor Associado e Livre-Docente da Faculdade de Medicina da Universidade de São Paulo (FMUSP)
Diretor de Rinologia do Hospital das Clínicas da FMUSP
Presidente da Fundação Otorrinolaringologia
Lattes: http://lattes.cnpq.br/2210898294467789

ROBERTO ANDREA CARLO BONANOMI
Médico Assistente da Divisão de Otorrinolaringologia do Hospital das Clínicas da Faculdade de Medicina da Universidade de São Paulo (HCFMUSP)
Mestre em Ciências pela FMUSP
Lattes: http://lattes.cnpq.br/7658484123621241

ROBERTO MIQUELINO DE OLIVEIRA BECK
Médico Assistente do Hospital das Clínicas da faculdade de Medicina da Universidade de São Paulo (FMUSP)
Doutorado pela FMUSP
Lattes: http://lattes.cnpq.br/3771960460065716

ROBERTO RASSLAN
Médico Assistente da Divisão de Clínica Cirúrgica III do Hospital das Clínicas da Faculdade de Medicina da Universidade de São Paulo (HCFMUSP)
Doutor em Ciências pela FMUSP
Professor Colaborador do Departamento de Cirurgia da Faculdade de Medicina da Universidade de São Paulo
Lattes: http://lattes.cnpq.br/4546227390325475

ROGÉRIO APARECIDO DEDIVITIS
Professor Livre-Docente do Departamento de Cirurgia da Faculdade de Medicina da Universidade de São Paulo (FMUSP)
Professor de Cirurgia do Centro Universitário Lusíada e da Universidade Metropolitana de Santos
Lattes: Lattes: http://lattes.cnpq.br/3071654720277304

ROGÉRIO RAFAEL DA SILVA MENDES
Graduação em Medicina pela Universidade Federal da Bahia (UFBA)
Residência Médica em Cirurgia Geral e Cirurgia Plástica no Hospital das Clínicas da Faculdade de Medicina da Universidade de São Paulo (HCFMUSP)
Médico Colaborador da Divisão de Cirurgia Plástica do HCMFUSP/Icesp
Lattes: http://lattes.cnpq.br/7922054058592309

ROLF GEMPERLI
Professor Titular de Cirurgia Plástica da Faculdade de Medicina da Universidade de São Paulo (FMUSP)
Chefe do Serviço de Cirurgia Plástica do Hospital das Clínicas da FMUSP
Membro da Academia Nacional de Medicina
Lattes: http://lattes.cnpq.br/2833597149045145

ROSELI SARAIVA MOREIRA BITTAR
Professor Colaborador do Setor de Otoneurologia do Hospital das Clínicas da Faculdade de Medicina da Universidade de São Paulo (HCFMUSP)
Lattes: http://lattes.cnpq.br/3967952791891701

RUI IMAMURA
Professor Livre-Docente pela Faculdade de Medicina da Universidade de São Paulo (FMUSP)
Diretor do Serviço de Bucofaringolaringologia do Hospital das Clínicas da FMUSP
Lattes: http://lattes.cnpq.br/1829725221332276

SÉRGIO GONÇALVES
Especialista em Cirurgia de Cabeça e Pescoço pela Sociedade Brasileira de Cirurgia de Cabeça e Pescoço e pelo Hospital das Clínicas da Faculdade de Medicina da Universidade de São Paulo (HCFMUSP)
Médico Assistente do Instituto do Câncer do Estado de São Paulo (Icesp) e do Instituto Central do HCFMUSP
Chefe do Grupo de Cirurgia da Base do Crânio, Tumores de Seios Paranasais e Nasofaringe da Disciplina de Cirurgia de Cabeça e Pescoço do HCFMUSP
Médico Chefe de Equipe do Grupo de Cirurgia Craniomaxilofacial do Hospital Israelita Albert Einstein
Lattes: http://lattes.cnpq.br/3858990658166442

SÉRGIO SAMIR ARAP
Especialista em Cirurgia de Cabeça e Pescoço pela Sociedade Brasileira de Cirurgia de Cabeça e Pescoço e pelo Hospital das Clínicas da Faculdade de Medicina da Universidade de São Paulo (HCFMUSP)
Orientador Permanente do Programa de Pós-Graduação do Instituto de Ensino e Pesquisa do Hospital Sírio Libanês
Superintendente do Centro Cirúrgico e dos Serviços de Anestesia e Endoscopia do Hospital Sírio Libanês
Titular do Colégio Brasileiro de Cirurgiões (CBC)
Doutorado e Livre-Docência pela FMUSP
Lattes: http://lattes.cnpq.br/0213586338686793

STEPHANIE RUGERI DE SOUZA NOVARETTI
Graduada em Medicina com Residência Médica em Otorrinolaringologia pelo Hospital das Clínicas da Faculdade de Medicina da Universidade de São Paulo (HCFMUSP)
Fellow do programa de Aprimoramento em Otologia, Otoneurocirurgia e Cirurgia de Base do Crânio da FMUSP
Médica Colaboradora do Grupo de Otologia do HCFMUSP
Doutoranda do Programa de Pós-Graduação *Strictu Sensu* em Otorrinolaringologia da FMUSP
Lattes: http://lattes.cnpq.br/7172957703622778

SUEMI MARUI
Graduação em Medicina pela Faculdade de Medicina da Universidade de São Paulo (FMUSP)
Residência em Endocrinologia e Metabologia no Hospital das Clínicas da FMUSP
Preceptoria do Hospital das Clínicas da FMUSP
Doutorado e Pós-Doutorado em Endocrinologia e Metabologia pela FMUSP
Chefe da Unidade de Tireoide – Disciplina de Endocrinologia e Metabologia do Hospital das Clínicas da FMUSP
Lattes: http://lattes.cnpq.br/0478102522128808

TATIANA ABDO
Fellow de Cirurgia Endoscópica Endonasal do Hospital das Clínicas da Faculdade de Medicina da Universidade de São Paulo (HCFMUSP)
Doutora em Ciências pela FMUSP
Médica Assistente do Grupo de Rinologia do HCFMUSP
Lattes: http://lattes.cnpq.br/5737141943917153

THAILA PINE GONDEK
Residência em Cirurgia de Cabeça e Pescoço pelo Hospital das Clínicas da Faculdade de Medicina da Universidade de São Paulo (HCFMUSP)
Fellowship em Cirurgia de Base de Crânio e Craniofacial pelo do Instituto do Câncer do Estado de São Paulo (Icesp)
Médica Assistente do Icesp
https://lattes.cnpq.br/9217038602507147

THAÍS BIANCA BRANDÃO
Cirurgiã-Dentista Chefe do Serviço do Instituto do Câncer do Estado de São Paulo "Octavio Frias de Oliveira" do Hospital das Clínicas da Faculdade de Medicina da Universidade de São Paulo (Icesp/HCFMUSP)
Mestre em Prótese Bucomaxilofacial pela Faculdade de Odontologia da USP
Doutora em Estomatopatologia pela Faculdade de Odontologia da Universidade Estadual de Campinas (Unicamp)
Lattes: https://lattes.cnpq.br/0044015217952435

VERGILIUS FURTADO ARAÚJO FILHO
Professor Livre-Docente pela Faculdade de Medicina da Universidade de São Paulo (USP)
Professor Associado no Departamento de Cirurgia, Disciplina de Cirurgia de Cabeça e Pescoço, da Faculdade de Medicina da Universidade de São Paulo (FMUSP)
Lattes: http://lattes.cnpq.br/8919295458447681

SUMÁRIO

PARTE V
VIAS AÉREAS

PARTE VI
INVESTIGAÇÃO, TRATAMENTOS E COMPLICAÇÕES

PARTE VII
EMERGÊNCIAS CLÍNICAS EM CABEÇA E PESCOÇO

PARTE VIII
AVALIAÇÃO POR IMAGEM

Guia Prático de Otorrinolaringologia e Cirurgia de Cabeça e Pescoço

Urgência e Emergência – Volume V

Conteúdo *on-line*

Acesse o conteúdo *on-line* através dos *QR Codes/Links* indicados nos respectivos capítulos!

Thieme Revinter

PARTE I INFECÇÕES

LARINGITES INFLAMATÓRIA E INFECCIOSAS

Renata C. Di Francesco ▪ Luiz Antonio Prata de Figueiredo

O conteúdo deste capítulo (págs. 3 a 6), encontra-se disponível on-line.

Para acessá-lo, aponte a câmera do seu smartphone ou tablet para a imagem acima.

FARINGOAMIGDALITES

Ali Mahmoud ▪ Roberto Miquelino de Oliveira Beck

O conteúdo deste capítulo (págs. 7 a 12), encontra-se disponível on-line.

Para acessá-lo, aponte a câmera do seu smartphone ou tablet para a imagem acima.

COMPLICAÇÕES DAS RINOSSINUSITES

Fábio de Rezende Pinna ▪ Richard Louis Voegels
Marcelo Antunes de Souza ▪ Gilvan Vinícius de Azevedo Maia

O conteúdo deste capítulo (págs. 13 a 22), encontra-se disponível on-line.

Para acessá-lo, aponte a câmera do seu smartphone ou tablet para a imagem acima.

OTITES EXTERNAS E COMPLICAÇÕES

Ana Adelina Giantomassi Della Torre ▪ José Celso Rodrigues de Souza
Ana Carolina Pires de Mello ▪ Luiza Campos de Paula

RESUMO

A otite externa é uma inflamação da epiderme do conduto auditivo externo (CAE), pode ser aguda ou crônica e infecciosa ou não infecciosa. É uma doença relativamente comum e com grande prevalência na prática clínica otorrinolaringológica.

Palavras-chave: otite externa, otalgia, necrotizante, fúngica, herpética, otite bolhosa, pericondrite e oto-hematoma.

INTRODUÇÃO

A otite externa é uma inflamação da epiderme do conduto auditivo externo (CAE), podendo invadir o pavilhão auditivo e a base do crânio. Pode ser aguda ou crônica e infecciosa ou não infecciosa.[1]

Em condições normais, a orelha externa tem seus mecanismos de defesa: pH ácido e as propriedades hidrofóbicas do cerúmen são fatores protetores contra infecções. A diminuição do diâmetro do CAE (por estenose ou exostose), a umidade, a presença de água, a ausência de cerume, a descamação e o trauma por manipulação são fatores que predispõem à otite externa.[2]

A infecção mais comum é a bacteriana. Geralmente multimicrobiana e, dependendo da virulência da cepa e do estado imune do hospedeiro, pode manifestar-se como otite externa difusa aguda ou até mesmo um quadro grave, como a otite externa necrotizante.

É uma doença relativamente comum, com grande prevalência em emergências otorrinolaringológicas. Nos Estados Unidos, estima-se a prevalência de 8 casos de otite externa a cada 1.000 consultas na emergência.[3] Não há diferença de prevalência entre os gêneros e é mais comum durante o verão.

O objetivo deste capítulo é descrever as infecções mais prevalentes da orelha externa em um contexto de emergência, orientando de modo conciso seu diagnóstico e tratamento.

OTITE EXTERNA FÚNGICA OU OTOMICOSE

Na infecção fúngica do conduto auditivo externo ou otomicose, os microrganismos mais comuns são *Aspergillus niger* e *Candida albicans*, cuja presença é comum em regiões de calor e umidade e ocorre nos casos de conduto auditivo externo úmido, descamativos e uso constante de gotas otológicas.[2]

Caracteriza-se principalmente por prurido intenso, podendo estar associada a plenitude auricular e discreta otalgia. Na otoscopia, visualiza-se conduto hiperemiado com micélios fúngicos.[4]

O tratamento consiste em limpeza local com remoção completa dos micélios e nos casos refratários é recomendado o uso de antifúngicos tópicos como cetoconazol, miconazol e o clotrimazol 1% na posologia de 3 gotas, 2 vezes ao dia por 10 a 14 dias.[4] Caso haja perfuração de membrana timpânica, optar pelos não ototóxicos, como miconazol, clotrimazol, nistatina. Drogas sistêmicas são utilizadas em caso de processo disseminado e em imunodeprimidos, como o fluconazol, itraconazol, cetoconazol e anfotericina B. A reavaliação é necessária a cada 3 dias por 2 semanas, para limpeza otológica com remoção de fungos remanescentes e assepsia local.

OTITE EXTERNA AGUDA LOCALIZADA

Em seu terço lateral, o conduto auditivo externo contém glândulas pilossebáceas, que podem infectar-se, formando desde uma pequena pústula até grandes abscessos. Os principais sintomas são otalgia e plenitude aural, no caso de obstrução do CAE.[2]

O agente etiológico mais frequente é o *Staphylococcus aureus*.[1]

Nos casos mais brandos, sem sinais sistêmicos e sem formação de coleções, o tratamento se baseia na limpeza e assepsia com povidine, pomada de neomicina, corticoide e controle da dor, podendo-se fazer uso de compressas quentes.[1] No caso de grandes coleções associadas a febre, otalgia refratária aos analgésicos comuns, sinais flogísticos no pavilhão auditivo ou acometimento de estruturas adjacentes, a drenagem e o uso de antibióticos são necessários (Fluxograma 4-1).

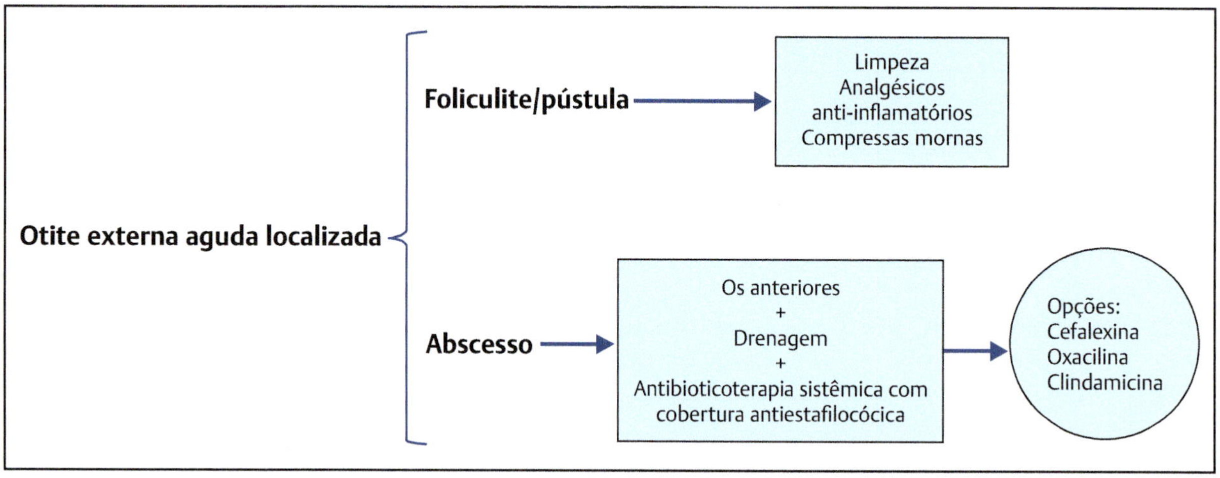

Fluxograma 4-1. Otite externa aguda localizada.

OTITE EXTERNA DIFUSA AGUDA

A otite externa difusa aguda (OEA), conhecida como otite do nadador, consiste em uma inflamação difusa do conduto auditivo externo. Pode estender-se para a membrana timpânica e o pavilhão auricular.[2]

Quanto à fisiopatologia, ocorre quando há trauma local com remoção da camada lipídica de proteção, permitindo a entrada das bactérias. A mais comum é a *Pseudomonas aeruginosa*, mas também há casos provocados por *Staphylococcus epidermidis* ou *aureus*.[1,2]

O diagnóstico é clínico e os pacientes apresentam-se com hiperemia, edema e formação de debris em conduto auditivo, otorreia clara que vai tornando-se seropurulenta e otalgia intensa, sobretudo durante mastigação ou palpação de *tragus*.

O tratamento consiste em cuidados locais, com limpeza do conduto auditivo, remoção da otorreia e das descamações, assepsia com povidine tópico e pomada com antibiótico associada com corticoide, além de orientação de proteção otológica contra água. A analgesia pode ser feita com dipirona, paracetamol, anti-inflamatórios não hormonais. Geralmente o tratamento é tópico, com pomada de neomicina ou gentamicina, com ou sem corticoide e gotas otológicas, geralmente contendo ciprofloxacino.

A formulação da gota otológica de escolha: ciprofloxacino 0,2% + hidrocortisona 1%, usualmente na dose de 3 gotas, 2 vezes ao dia por 10 dias.[4] Opta-se por antibioticoterapia oral nos casos de disseminação infecciosa além do conduto auditivo, pacientes diabéticos ou imunodeprimidos. Como adjuvantes, podem ser utilizados antissépticos e soluções acidificantes tal como o ácido acético, por sua ação antimicrobiana, desde que haja integridade da membrana timpânica. Nos casos refratários ao tratamento clínico, sugere colher cultura do material para excluir associação fúngica (Fluxograma 4-2).

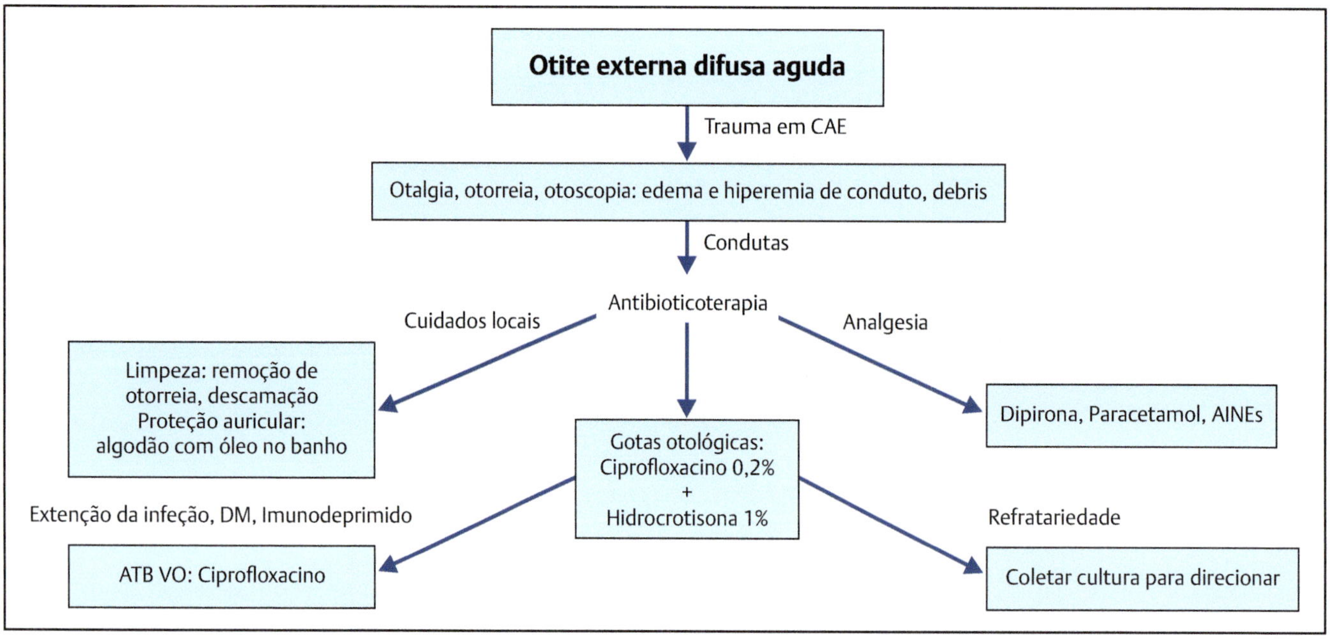

Fluxograma 4-2. Otite externa difusa aguda. CAE: conduto auditivo externo; ATB: ; AINEs: anti-inflamatórios não esteroides; DM: diabetes melito.

OTITE EXTERNA NECROTIZANTE

A otite externa necrotizante (OEN), antes chamada de otite externa maligna, é uma entidade clínica com grande potencial de gravidade, visto que pode envolver a base do crânio e gerar complicações. Muitas vezes, devido ao atraso no diagnóstico, os pacientes acometidos já apresentam complicações irreversíveis, como paralisia facial periférica e queda importante do estado geral.

Dessa maneira, é imprescindível o estudo dessa doença, para que os diagnósticos sejam realizados de forma breve e o tratamento instaurado o mais rápido possível.

Deve-se suspeitar de OEN em todo paciente com otalgia intensa e refratária aos analgésicos comuns, muitas vezes associada à paralisia facial periférica (PFP) pelo acometimento do nervo facial. Outros nervos cranianos também podem estar envolvidos, como o vago, espinhal, hipoglosso e glossofaríngeo.[5]

O paciente geralmente é portador de diabetes melito (DM) descompensada ou de outras comorbidades que possam acarretar a imunossupressão. Acredita-se que a doença esteja relacionada à microangiopatia do diabetes, o que dificultaria a quimiotaxia e fagocitose de células de defesa.[5,6]

A otoscopia do paciente com OEN é variável, podendo contar com diversos achados, como tecido de granulação, pólipos, otorreia purulenta, edema do conduto auditivo externo, entre outros (Fig. 4-1). A presença de linfadenopatia cervical é comum. Nos casos em que há acometimento por contiguidade da articulação temporomandibular, pode haver trismo.

A etiologia geralmente é multimicrobiana, sendo o mais prevalente a *Pseudomonas aeruginosa*.[6,7]

O diagnóstico é clínico sendo indicado iniciar precocemente analgesia intravenosa e antibioticoterapia com cobertura para *Pseudomonas*. O antibiótico classicamente utilizado é o ciprofloxacino, no entanto, nos últimos anos, vem aumentando a resistência a ele.[5] Nesse caso, podemos utilizar a ceftazidima (cefalosporina de terceira geração) ou piperacilina-tazobactam. É recomendado acompanhamento conjunto com infectologista para definição do tempo de antibioticoterapia.

Quando o resultado das culturas for disponibilizado, deve-se guiar a antibioticoterapia através dele.

Antes de iniciar a antibioticoterapia, deve-se colher material para cultura e realizar biópsia para estudo anatomopatológico. É importante o diagnóstico diferencial com neoplasias malignas, sobretudo carcinoma espinocelular.

O controle das doenças de base, principalmente o DM, é um ponto-chave no tratamento.

É fundamental a coleta de exames laboratoriais no momento da internação e séries, contendo hemograma, VHS, PCR e hemoglobina glicada, para o acompanhamento.

O exame de imagem é necessário para avaliação da extensão da infecção. Os mais utilizados são a tomografia computadorizada (TC) de ossos temporais, a ressonância magnética (RM) de ossos temporais e a cintilografia óssea com gálio-67 ou tecnécio-99 (Fluxograma 4-3).[2]

A TC de ossos temporais avaliará a erosão óssea do conduto auditivo externo, o acometimento de orelha média e mastoide e a invasão da base do crânio; também é útil no planejamento pré-operatório no caso de abordagens cirúrgicas. Os achados principais são erosão na camada cortical do osso temporal e material com densidade de partes moles no conduto auditivo externo e estruturas adjacentes (Figs. 4-2 a 4-4).[6]

A RM de ossos temporais, por sua vez, é muito útil no diagnóstico de coleções ou abscessos associados, além de verificar a presença de complicações, como trombose do seio sigmoide (Fig. 4-5).[6]

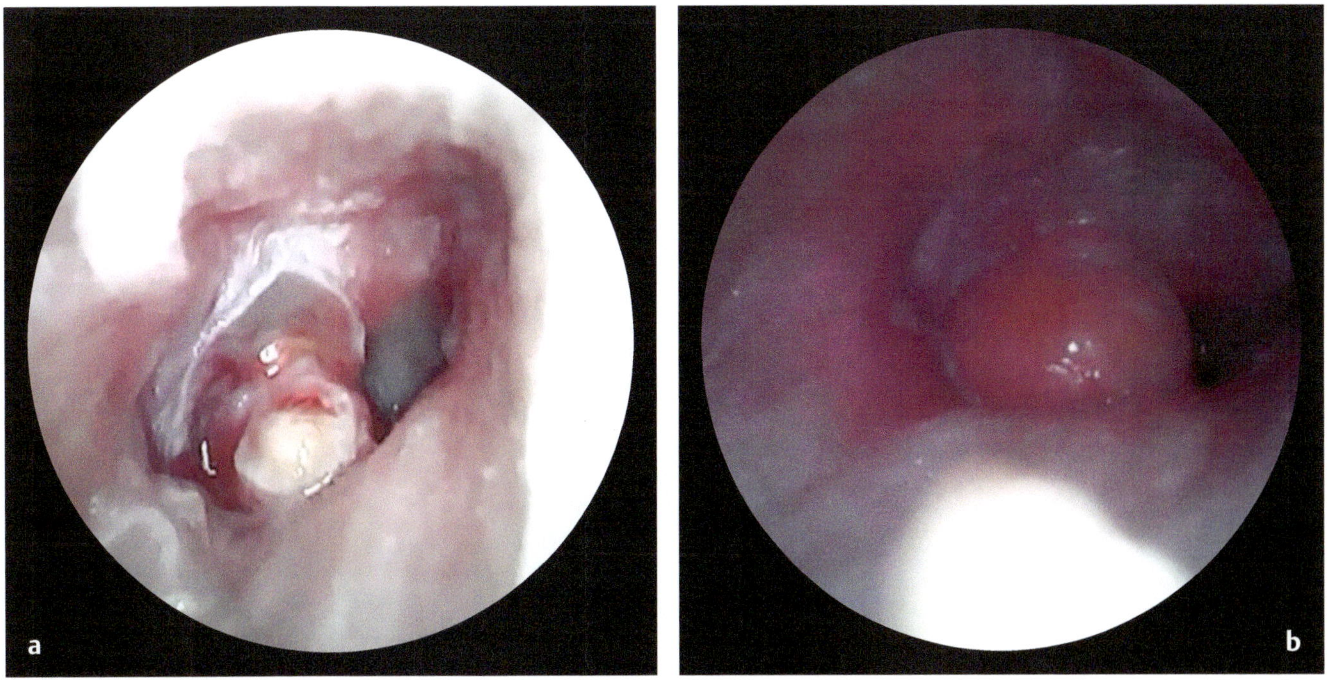

Fig. 4-1. (**a**, **b**) Meatoscopia em OEN, demonstrando a presença de pólipos e otorreia no CAE.

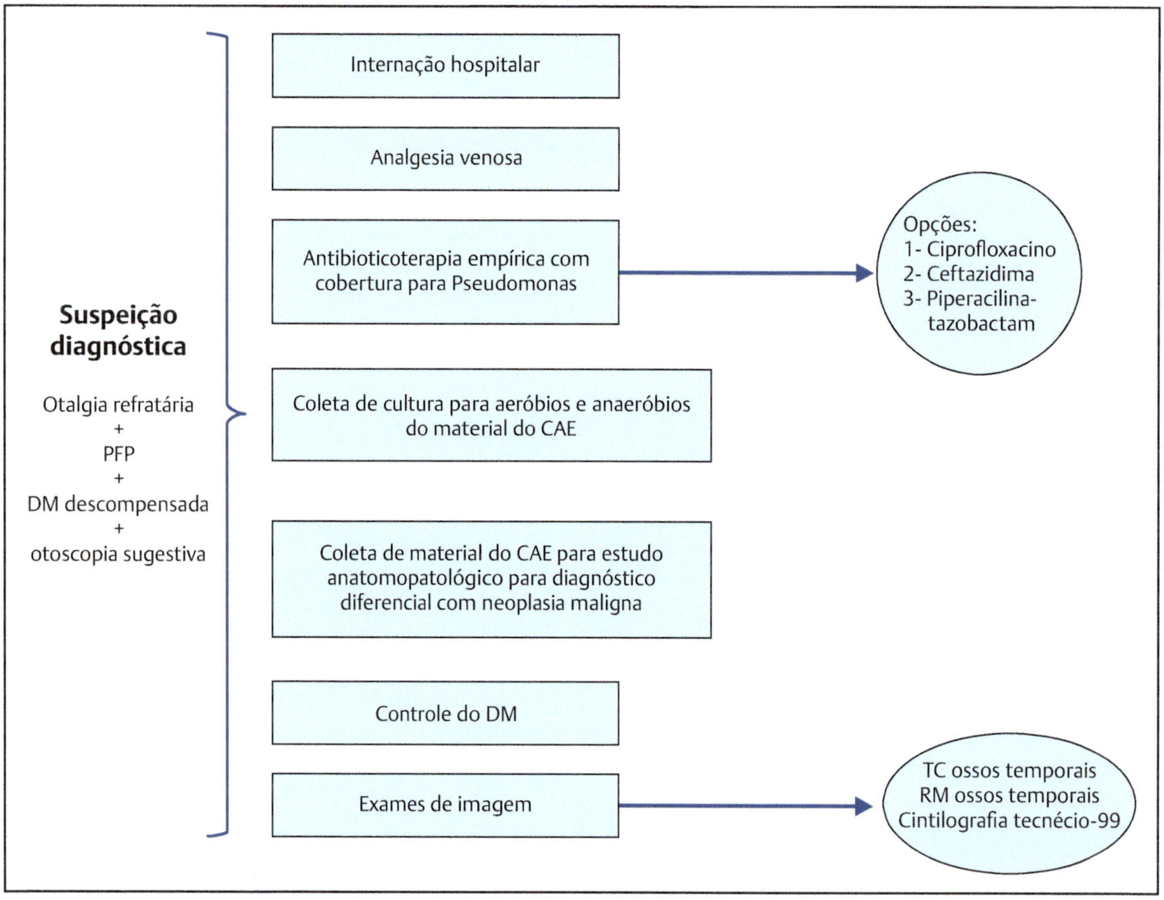

Fluxograma 4-3. Diagnóstico da otite externa necrotizante. CAE: conduto auditivo externo; TC: tomografia computadorizada; RM: ressonância magnética; PFP: paralisia facial periférica; DM: diabetes melito.

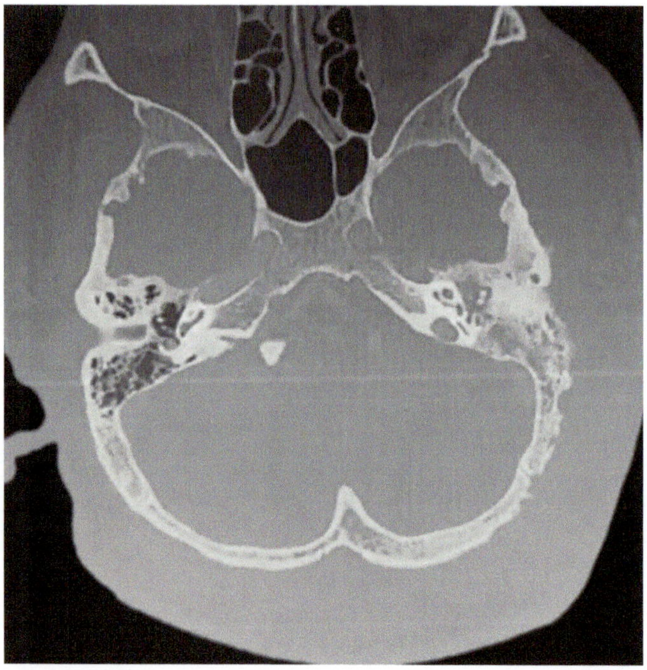

Fig. 4-2. Tomografia computadorizada em corte axial de janela óssea, demonstrando erosão da cortical do osso temporal à esquerda, além de velamento das células da mastoide e da orelha média, em paciente com OEN.

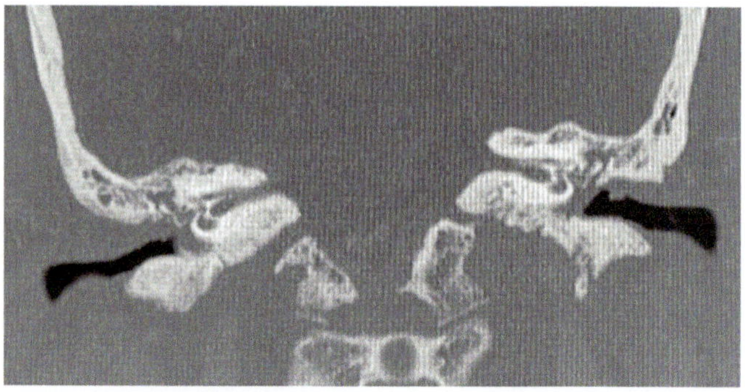

Fig. 4-3. Tomografia computadorizada de ossos temporais em corte coronal, janela óssea com preenchimento bilateral da orelha média por material de densidade de partes moles e epitímpano, além de espessamento da pele do meato acústico externo.

A cintilografia com gálio-67 é útil para monitorar a resposta ao tratamento, podendo inclusive ser usada para controle de cura, no entanto, ela não é útil para diagnóstico de osteomielite.[6]

No Hospital de Clínicas da USP, priorizamos a realização de TC e RM de ossos temporais na admissão do paciente.

Deve-se realizar limpeza com curativos diários na orelha externa acometida, realizando a assepsia e cauterizações de pólipos e granulomas com povidine tópico, ácido tricloroacético (50-60%) ou policresuleno solução (albocresil®).

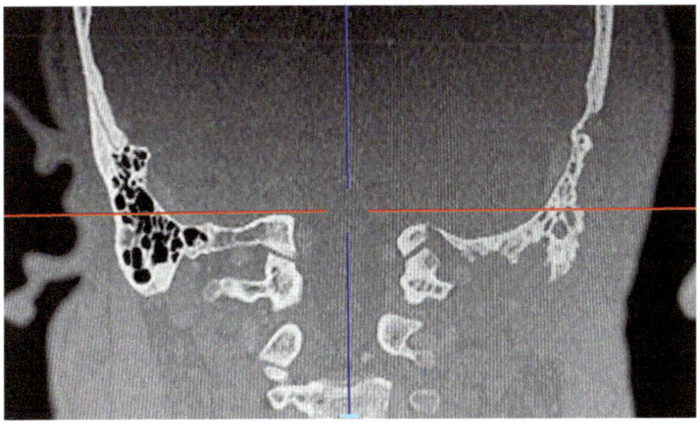

Fig. 4-4. TC de ossos temporais em corte coronal de janela óssea demonstrando erosão da camada cortical do osso temporal à esquerda, além do preenchimento das células da mastoide deste lado por material com densidade de partes moles.

A abordagem cirúrgica na OEN é controversa.[7,8] As principais indicações para sua realização são a ausência de melhora ou piora do quadro clínico em vigência de antibioticoterapia guiada pela cultura e a presença de paralisia facial periférica (Fluxograma 4-4).

Peled *et al.*[8] em seu estudo retrospectivo com 20 pacientes portadores de OEN, concluíram que a cirurgia é benéfica para um determinado grupo de pacientes: aqueles sem melhora clínica após 2 semanas de antibioticoterapia intravenosa e aqueles com acometimento extenso do osso temporal ou de estruturas adjacentes, determinando grandes áreas de erosão. No mesmo estudo, eles recomendam a realização da menor cirurgia possível, planejando uma mastoidectomia fechada, mas podendo convertê-la à aberta se necessária melhor exposição da orelha média.

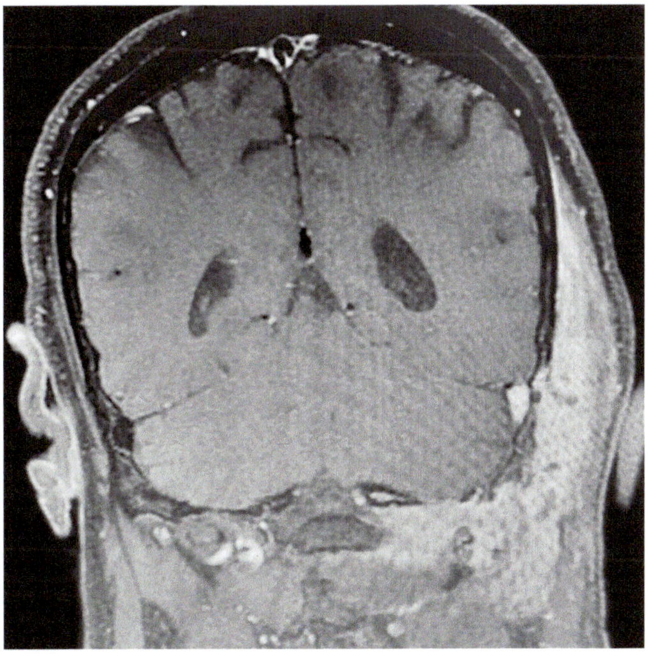

Fig. 4-5. RM de ossos temporais T1 com gadolínio em corte coronal demonstrando espessamento de pele e subcutâneo adjacentes ao osso temporal à esquerda, além de coleção na área adjacente.

O tratamento com oxigenoterapia hiperbárica pode ser uma opção para manutenção do tratamento ou para aqueles refratários sem possibilidade de serem submetidos à abordagem cirúrgica.[9,10]

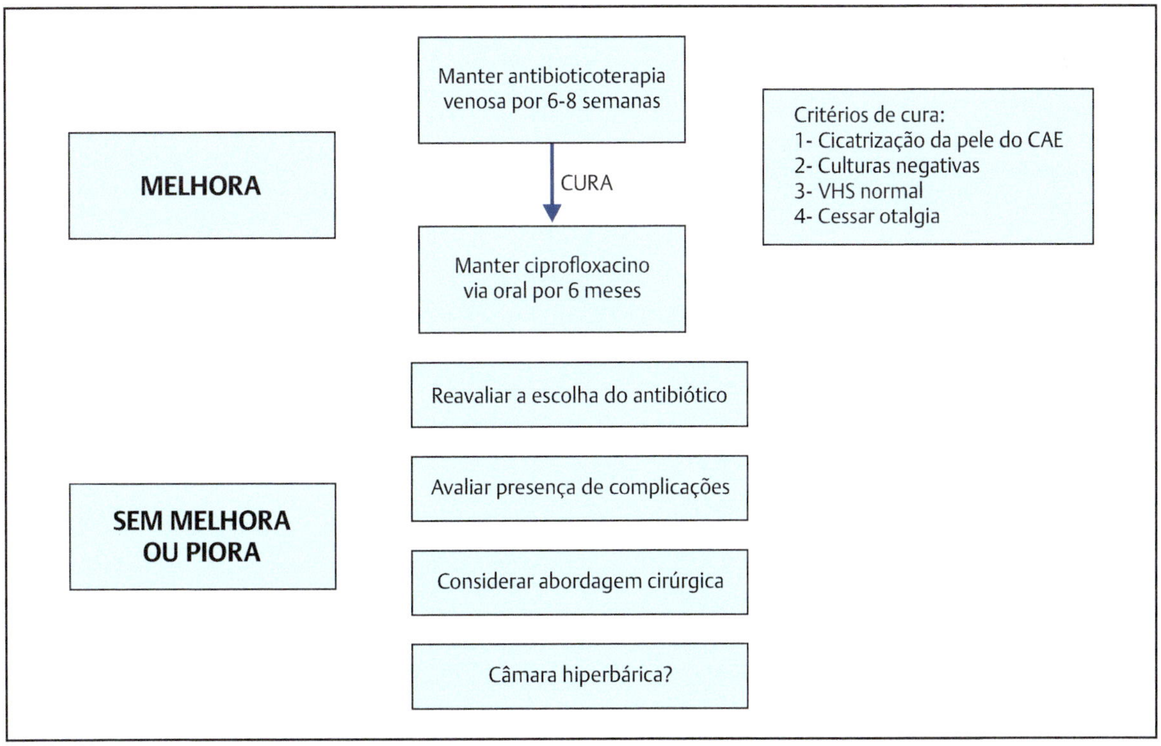

Fluxograma 4-4. Seguimento da OEN. CAE: conduto auditivo externo.

OTITE EXTERNA HERPÉTICA: HERPES ZÓSTER E SÍNDROME DE RAMSAY-HUNT

A otite ocasionada pelo vírus da herpes zóster cursa com dor intensa e presença de vesículas no pavilhão auditivo, mais comum na 7ª e 8ª décadas de vida. Sua causa é a reativação do vírus latente em gânglios nervosos, em pacientes que já tiveram a primoinfecção. Para ocorrer essa reativação, o paciente deve ter algum fator que gere um estado de imunossupressão, como infecções, diabetes melito, HIV, leucemias etc. Já foram descritos casos da doença secundária à vacinação contra o varicela-zóster.[11]

A otite herpética simples geralmente evolui para a cura em até 4 semanas,[1] mesmo sem a realização do tratamento medicamentoso (Fluxograma 4-5).

Quando a otite herpética é acompanhada de paralisia facial periférica (PFP), hipoacusia e vertigem, caracteriza a síndrome de Ramsay-Hunt. Segundo Goswami Y,[11] menos de 1% das infecções pelo varicela-zóster evoluem para esta síndrome.

O diagnóstico é clínico, através de anamnese detalhada e exame físico.

O tratamento deve ser iniciado o mais rápido possível, já que isto está ligado diretamente à resolução completa dos sinais. Segundo Murakami *et al.*,[12] 75% dos pacientes que iniciaram o tratamento em até 3 dias do início do quadro tiveram sua resolução completa, enquanto os que iniciaram tratamento com 7 dias do início do quadro apenas 30% tiveram resolução completa.

O uso do corticoide em associação com o antiviral melhora a nevralgia pós-herpética, além de auxiliar na resolução da paralisia facial periférica.

MIRINGITE BOLHOSA OU OTITE EXTERNA HEMORRÁGICA

A miringite bolhosa, também conhecida como otite externa bolhosa ou otite externa hemorrágica, é uma condição intensamente dolorosa caracterizada pela presença de bolhas ou vesículas na membrana timpânica. A erupção das bolhas pode causar otorreia serossanguinolenta. A otalgia diminui com a drenagem das bolhas.[1]

A doença está associada a uma infecção de vias aéreas superiores prévia e seu principal agente etiológico é o *Mycoplasma* sp. A maior parte dos casos ocorre em crianças do sexo masculino. O diagnóstico é realizado através da otoscopia.[13]

O tratamento é semelhante ao da otite média aguda (OMA), com uso de antibioticoterapia e analgesia.

PERICONDRITE

A condrite do pavilhão auricular é geralmente causada por *Pseudomonas aeruginosa*, porém *Staphylococcus aureus* também pode estar envolvido. Ocorre após trauma, mais comumente uso de *piercing*, ou extensão de processos infecciosos, cursando com dor, hiperemia e descamação. Orelha se apresenta endurecida e hiperemiada e o CAE hiperemiado e obstruído (Fig. 4-6).[2]

O tratamento consiste em antibioticoterapia, geralmente ciprofloxacino ou ceftazidima. Caso haja formação de abscesso, o mesmo deve ser drenado.

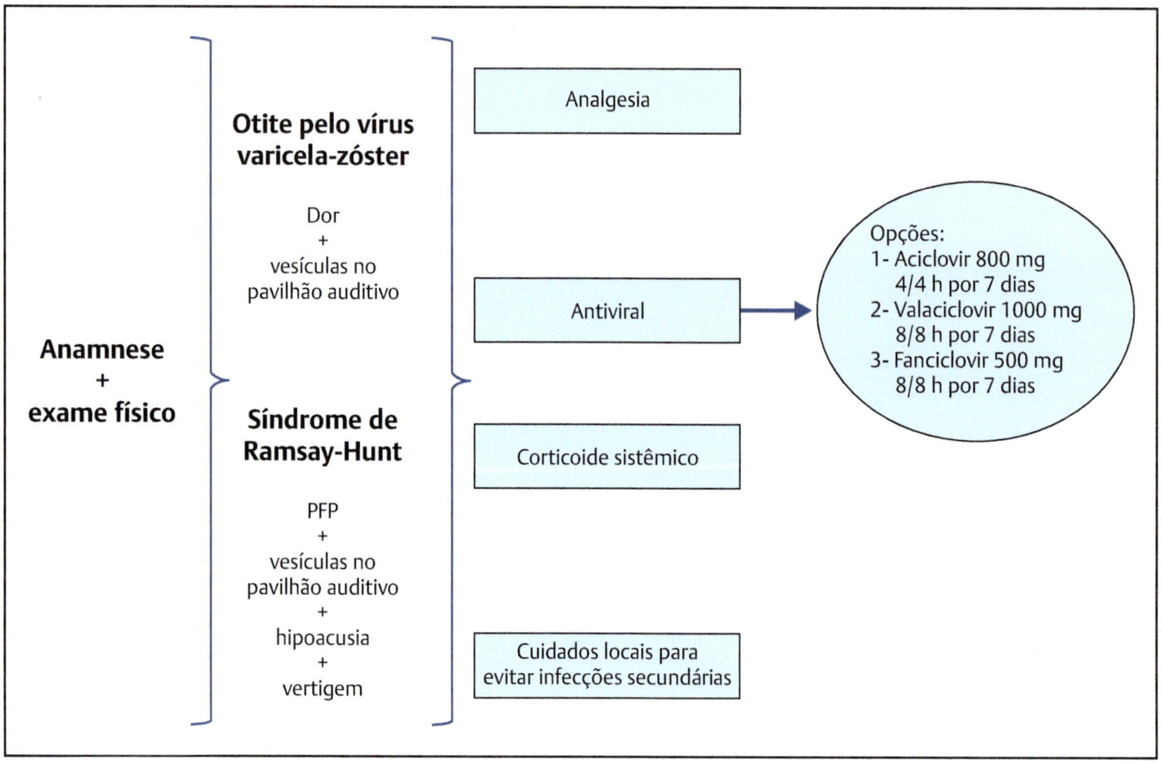

Fluxograma 4-5. Otite Externa Herpética.

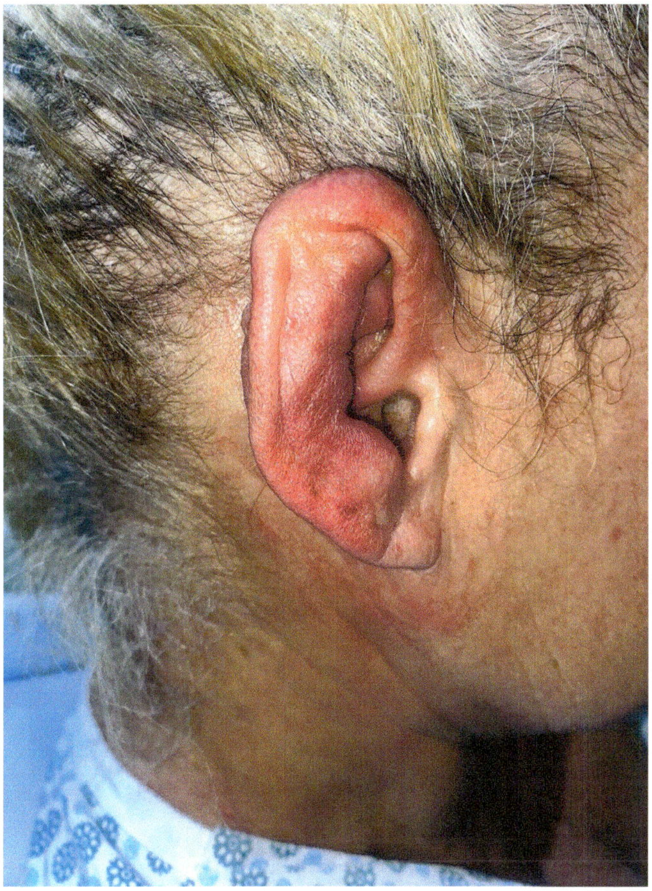

Fig. 4-6. Pericondrite em pavilhão auricular.

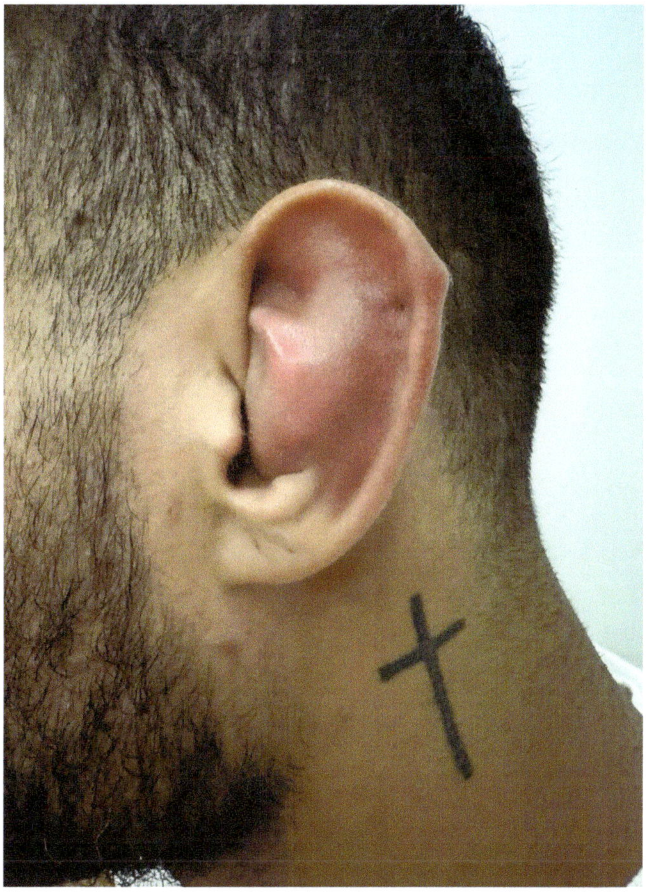

Fig. 4-7. Oto-hematoma em paciente lutador de jiu-jítsu após trauma.

OTO-HEMATOMA

O oto-hematoma geralmente ocorre após trauma e consiste em acúmulo de sangue na porção superior do espaço subcondral, levando a abaulamento, hiperemia e dor e durante a palpação não é doloroso de densidade de partes moles de densidade de partes moles de densidade de partes moles (Fig. 4-7).[2]

Sua evolução é lenta, porém mesmo na ausência de infecção é possível a destruição da cartilagem com deformidades e prejuízo estético.[2]

Devem ter seu conteúdo removido através de drenagem, seguido de uso de curativo compressivo com ponto captonado e dreno mantidos por 10 dias, para evitar recidiva da coleção. O uso de antibioticoterapia sistêmica com ação contra bactérias Gram-negativas é indicado para prevenir infecção secundária.[2]

Como tal acometimento é mais comum em atletas, é indicado que permaneçam afastados de esportes de contato por pelo menos 1 semana. Geralmente evoluem com deformidades crônicas da cartilagem, conhecidas como "orelha em couve-flor".

REFERÊNCIAS BIBLIOGRÁFICAS

1. Pignatari SSN, Anselmo-Lima WT, editores. Tratado de otorrinolaringologia. 3a ed. Rio de Janeiro: Elsevier; 2018. 991 p.
2. Bento RF, Pinna FR. Manual de Residência em Otorrinolaringologia. 1a ed. Barueri: Manole; 2018.
3. Gruber M, Damry D, Ibrahim N, Glikman D, Ronen O. Pediatric acute otitis externa: characteristics and predictors for hospital admission. Int J Pediatr Otorhinolaryngol. 2021 Jan;140:110534.
4. Munguia R, Daniel SJ. Ototopical antifungals and otomycosis: a review. Int J Pediatr Otorhinolaryngol. 2008 Apr;72(4):453-9.
5. Kaushik V, Malik T, Saeed SR. Interventions for acute otitis externa. Cochrane Database Syst Rev. 2010 Jan 20;(1):CD004740.
6. Frost J, Samson AD. Standardised treatment protocol for necrotizing otitis externa: retrospective case series and systematic literature review. J Glob Antimicrob Resist. 2021 Sep;26:266-271.
7. de Souza SAL, Laurindo RSS, Gutfilen-Schlesinger G, Felix F, Amarante Junior JLM, Gutfilen B. The use of 99m-TC-mononuclear leukocyte scintigraphy for necrotizing external otitis diagnosis. Diagnostics (Basel). 2023 Feb 3;13(3):570.

8. Peled C, Parra A, El-saied S et al. Surgery for necrotizing otitis externa – indications and surgical findings. Eur Arch Otorhinolaryngol. 2020 May;277(5):1327-1334.
9. Marszal J, Wierzbicka M, Bartochowska A. Is facial nerve decompression justified in malignant external otitis? Literature review and own experience. J Int Adv Otol. 2023 Jun;19(3):191-198.
10. Byun YJ, Patel J, Nguyen SA, Lambert PR. Hyperbaric oxygen therapy in malignant otitis externa: a systematic review of the literature. World J Otorhinolaryngol Head Neck Surg. 2020 May 4;7(4):296-302.
11. Goswami Y, Gaurkar S. Ramsay Hunt Syndrome: an introduction, signs and symptons, and treatment. Cureus. 2023 Jan 12;15(1):e33688.
12. Murakami S, Hato N, Horiuchi J, Honda N, Gyo K, Yanagihara N. Treatment of Ramsay Hunt syndrome with acyclovir-prednisone: significance of early diagnosis and treatment. Ann Neurol. 1997 Mar;41(3):353-7.
13. Kasinathan S, Kondamudi NP. Bullous Myringitis. [Updated 2023 Aug 12]. In: StatPearls [Internet]. Treasure Island (FL): StatPearls Publishing; 2024 Jan-. Disponível em: https://www.ncbi.nlm.nih.gov/books/NBK553029/

CAPÍTULO 5

OTITE MÉDIA E COMPLICAÇÕES

Flávio Carvalho Santos Filho ■ Giovanna Manata Barbosa de Souza
Andréa Felice dos Santos Malerbi ■ Roberto Andrea Carlo Bonanomi

O conteúdo deste capítulo (págs. 31 a 36), encontra-se disponível on-line.

Para acessá-lo, aponte a câmera do seu smartphone ou tablet para a imagem acima.

ABSCESSOS ODONTOGÊNICOS

Marcelo Minharro Cecchetti ■ Renata Regina da Graça Lorencetti Mahmoud

O conteúdo deste capítulo (págs. 37 a 42), encontra-se disponível on-line.

Para acessá-lo, aponte a câmera do seu smartphone ou tablet para a imagem acima.

ABSCESSOS DE CABEÇA E PESCOÇO COM ABORDAGEM INTRAORAL

Clayson Alan dos Santos ▪ Rui Imamura ▪ Luiz Ubirajara Sennes

O conteúdo deste capítulo (págs. 43 a 48), encontra-se disponível on-line.

Para acessá-lo, aponte a câmera do seu smartphone ou tablet para a imagem acima.

ABSCESSOS CERVICAIS PROFUNDOS

Felipe Ferraz Magnabosco ■ Marília D'Elboux Guimarães Brescia

PONTOS-CHAVE

1. As infecções cervicais profundas são potencialmente graves e com rápida progressão, não se devendo subestimar sua real extensão ou gravidade.
2. O conhecimento dos compartimentos cervicais e dos espaços interfasciais é essencial para a compreensão da patogênese, das manifestações clínicas, das possíveis vias de disseminação de infecções e do planejamento terapêutico ideal.
3. Abscessos cervicais profundos geralmente são constituídos por flora polimicrobiana originária da cavidade oral, faringe, trato respiratório, glândulas salivares ou estruturas cervicais adjacentes.
4. Paciente com história de infecção de mucosa do trato aerodigestivo superior, manipulação dentária, adenites, presença de cateteres implantáveis de longa duração ou traumas penetrantes que evoluam com abaulamento cervical ou da parece mucosa, trismo, dor, rigidez cervical, disfagia, sialorreia, odinofagia, disfonia, dispneia, tosse ou toxemia sistêmica devem levantar suspeita para infecção cervical profunda.
5. Qualquer indício de uma infecção cervical profunda demanda a realização de exame de imagem seccional contrastado (geralmente tomografia computadorizada) a fim de confirmar o diagnóstico, localizar a extensão do processo infeccioso e planejar o tratamento.
6. Na vigência de obstrução franca ou iminente de vias aéreas, a garantia de patência da mesma deve ser prioridade. A via aérea definitiva por intubação orotraqueal, sempre que possível, deve ser priorizada. Quando não é possível, a via aérea cirúrgica deve ser imediata.
7. Abscessos retrofaríngeos são particularmente graves, uma vez que podem se estender diretamente para o mediastino. Quando isso ocorre, a mortalidade pode chegar a 40%, mesmo com emprego de terapia apropriada.
8. É importante a lembrança de colher material para cultura (tanto de sangue quanto de secreção purulenta), de preferência antes da instalação da antibioticoterapia intravenosa, a fim de se traçar o agente etiológico responsável, bem como o perfil de resistência antimicrobiana.
9. O tratamento inicial dos abscessos cervicais profundos envolve, de modo geral, suporte clínico, avaliação e garantia de via aérea, antibioticoterapia intravenosa empírica de largo espectro e drenagem cirúrgica ampla e agressiva das regiões acometidas.
10. O uso de glicocorticoides ainda é controverso, podendo ter certo benefício em pacientes selecionados com obstrução iminente de vias aéreas.

INTRODUÇÃO

As infecções profundas do pescoço, apesar de apresentarem baixa incidência, geralmente têm início rápido e podem progredir para complicações potencialmente fatais devido ao risco de obstrução das vias aéreas superiores e disseminação da infecção para estruturas vitais do pescoço e mediastino.[1] Assim, médicos clínicos e cirurgiões, além de terem conhecimento de tais afecções, não devem subestimar a sua potencial extensão ou gravidade.

CONSIDERAÇÕES ANATÔMICAS

O conhecimento dos compartimentos cervicais e dos espaços interfasciais é essencial para a compreensão da patogênese (Fig. 8-1), das manifestações clínicas e das possíveis vias de disseminação de infecções envolvendo esses espaços. Desse modo, as fáscias cervicais podem ser divididas como a seguir.

Fáscia cervical – os músculos, vasos e estruturas viscerais do pescoço são envolvidos pela fáscia cervical, que possui um componente superficial e outro profundo.

A) *Fáscia cervical superficial*: consiste nos tecidos subcutâneos do pescoço, que envolvem completamente a cabeça e o pescoço e são contínuos com o músculo platisma anteriormente.
B) *Fáscia cervical profunda*: possui três camadas, discriminadas a seguir, que definem uma série de compartimentos cilíndricos que se estendem longitudinalmente da base do crânio até o mediastino. Todas as três camadas da fáscia cervical profunda contribuem para a bainha carótida, que forma um compartimento neurovascular que envolve a artéria carótida, a veia jugular interna e o nervo vago.
   1. Camada superficial (ou de revestimento da fáscia cervical profunda): envolve todas as partes mais profundas do pescoço, começando na linha nucal e estendendo-se anteriormente, dividindo-se para envolver os músculos trapézio, esternocleidomastóideo e músculos longos do pescoço, bem como as glândulas submandibulares e parótidas.
   2. Camada média (ou pré-traqueal): envolve as vísceras cervicais, incluindo faringe, esôfago, laringe, traqueia, tireoide e glândulas paratireoides.

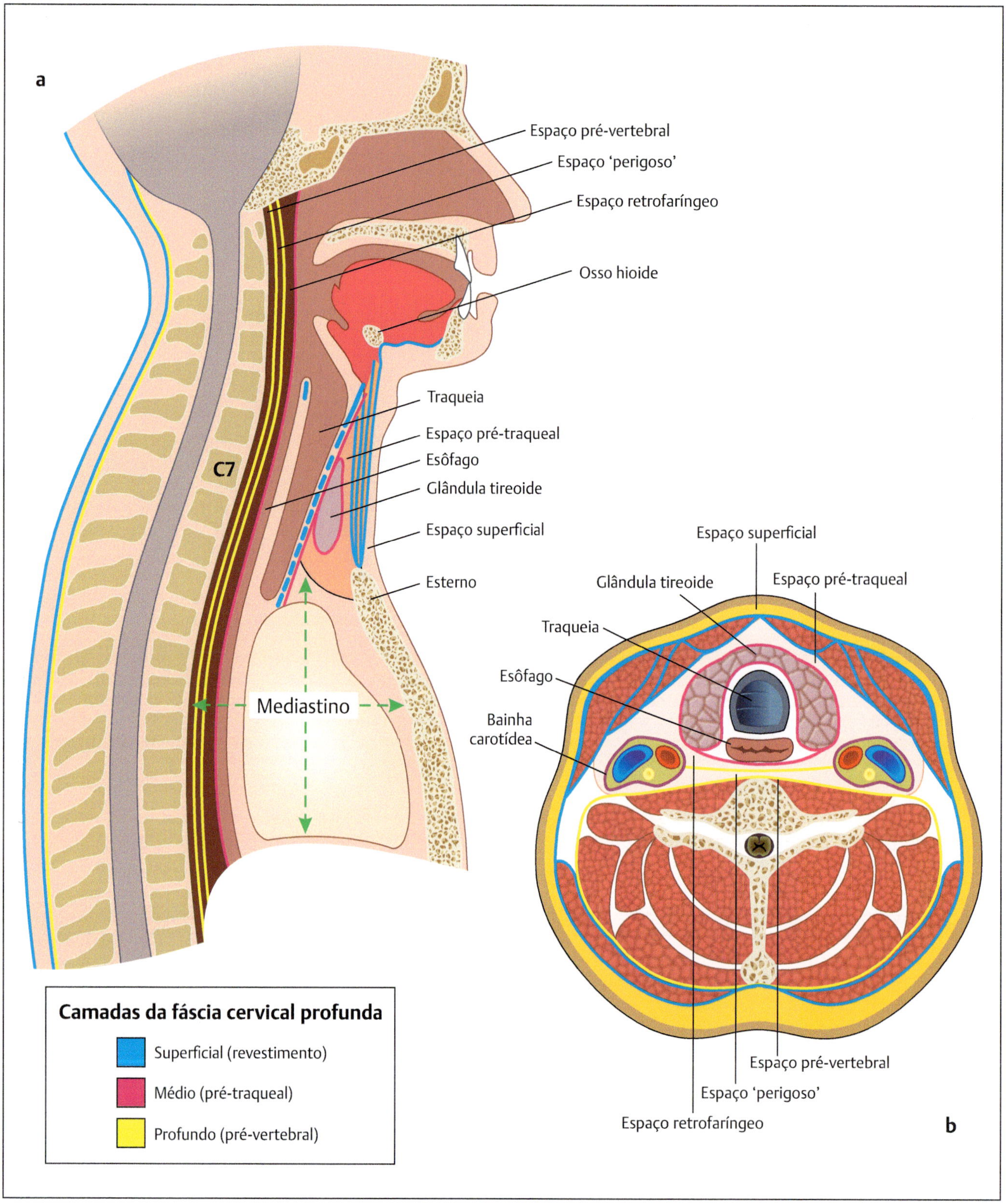

Fig. 8-1. Fáscias e espaços cervicais profundos. (**a**) Corte sagital do segmento cervicotorácico. (**b**) Corte transversal do pescoço na altura de C7.

3. Camada profunda (ou pré-vertebral): origina-se posteriormente nos processos espinhosos da coluna vertebral e circunda os músculos esplênio, eretor da espinha e semiespinhal. Antes de completar seu círculo anterior aos corpos vertebrais, ele se funde aos processos transversos. Neste ponto, ela é dividida em duas camadas: a fáscia alar anteriormente e a fáscia pré-vertebral posteriormente.

Já os espaços anatômicos cervicais desempenham um papel crucial na patogênese e no manejo dos abscessos cervicais. Esses espaços, que são delimitados por camadas de tecido conectivo e as fáscias supracitadas, podem servir como locais de disseminação de infecção bacteriana no pescoço.

Existem três espaços entre os planos da fáscia cervical profunda que são de grande importância clínica: os espaços submandibular, parafaríngeo e retrofaríngeo:[2]

A) *Espaço submandibular:* é composto pelos seguintes espaços menores (Fig. 8-2):[3]
   1. Submandibular: delimitado anteriormente pela mandíbula, superiormente pelo músculo milo-hióideo, inferiormente pelo osso hioide, medialmente pelo ventre anterior dos músculos digástricos e lateralmente também pela mandíbula.
   2. Sublingual: está superior ao espaço submandibular e é separado pelo músculo milo-hióideo. No entanto, as porções posteriores dos espaços estão em comunicação entre si, o que permite a disseminação contígua da infecção dentro dos espaços fasciais. A infecção dentro do espaço sublingual resulta em inchaço grosseiro da língua, o que pode resultar em obstrução aguda das vias aéreas. É este espaço que está principalmente envolvido na angina de Ludwig.
   3. Submentoniano: compreendido entre os ventres anteriores do músculo digástrico.

B) *Espaço parafaríngeo (ou faríngeo lateral ou faringomaxilar):* está localizado na região lateral do pescoço e tem a forma de um cone invertido, com sua base no crânio e seu ápice no osso hioide (Fig. 8-3). Encontra-se profundo ao músculo constritor da faringe e é contíguo medialmente com a fáscia pré-traqueal do compartimento visceral e lateralmente com a fáscia superficial (que envolve a glândula parótida), o músculo pterigóideo interno e a mandíbula. O espaço parafaríngeo é dividido em dois compartimentos pelo processo estiloide e seus músculos

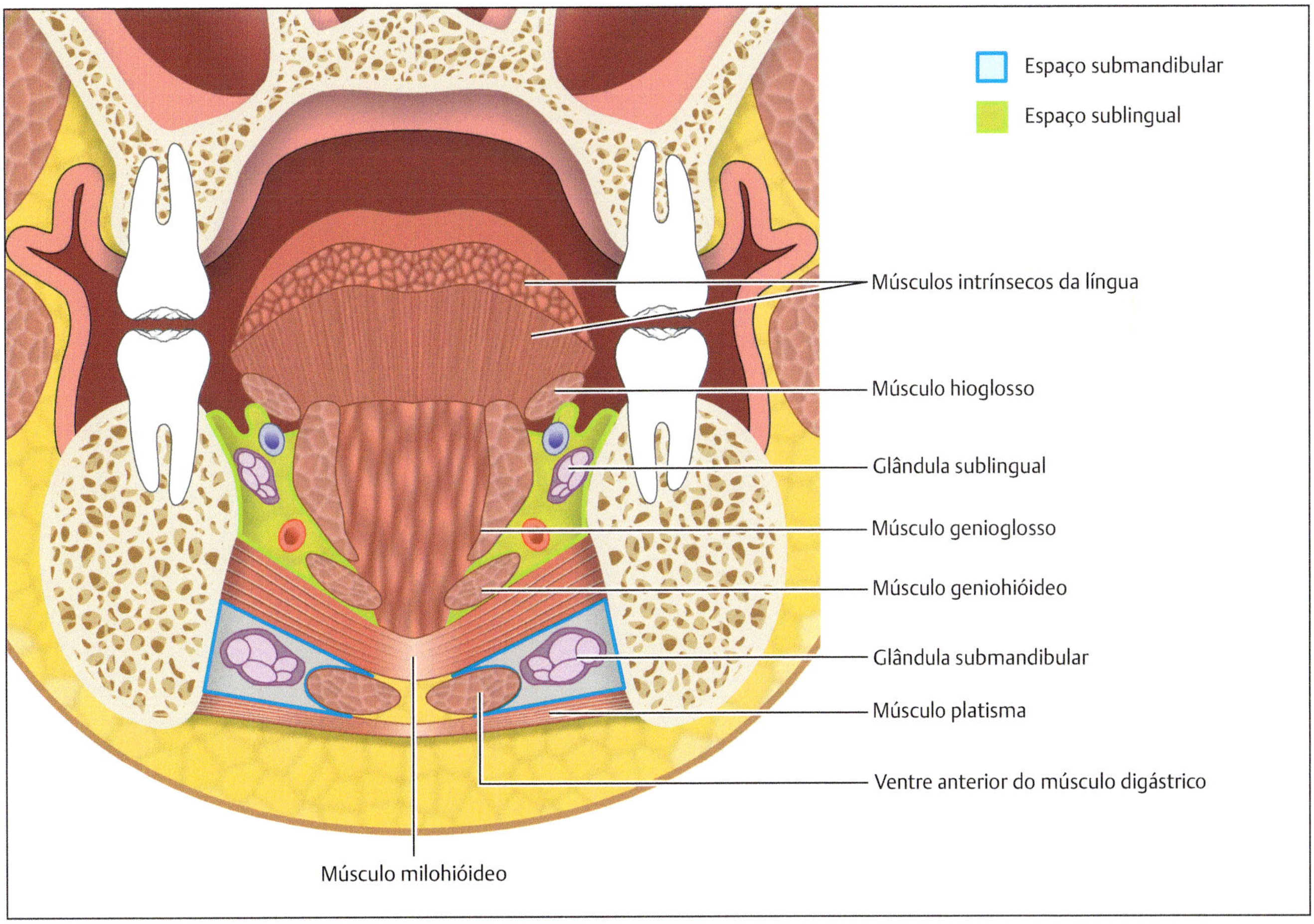

Fig. 8-2. Ilustração dos espaços submandibular e sublingual em corte coronal.

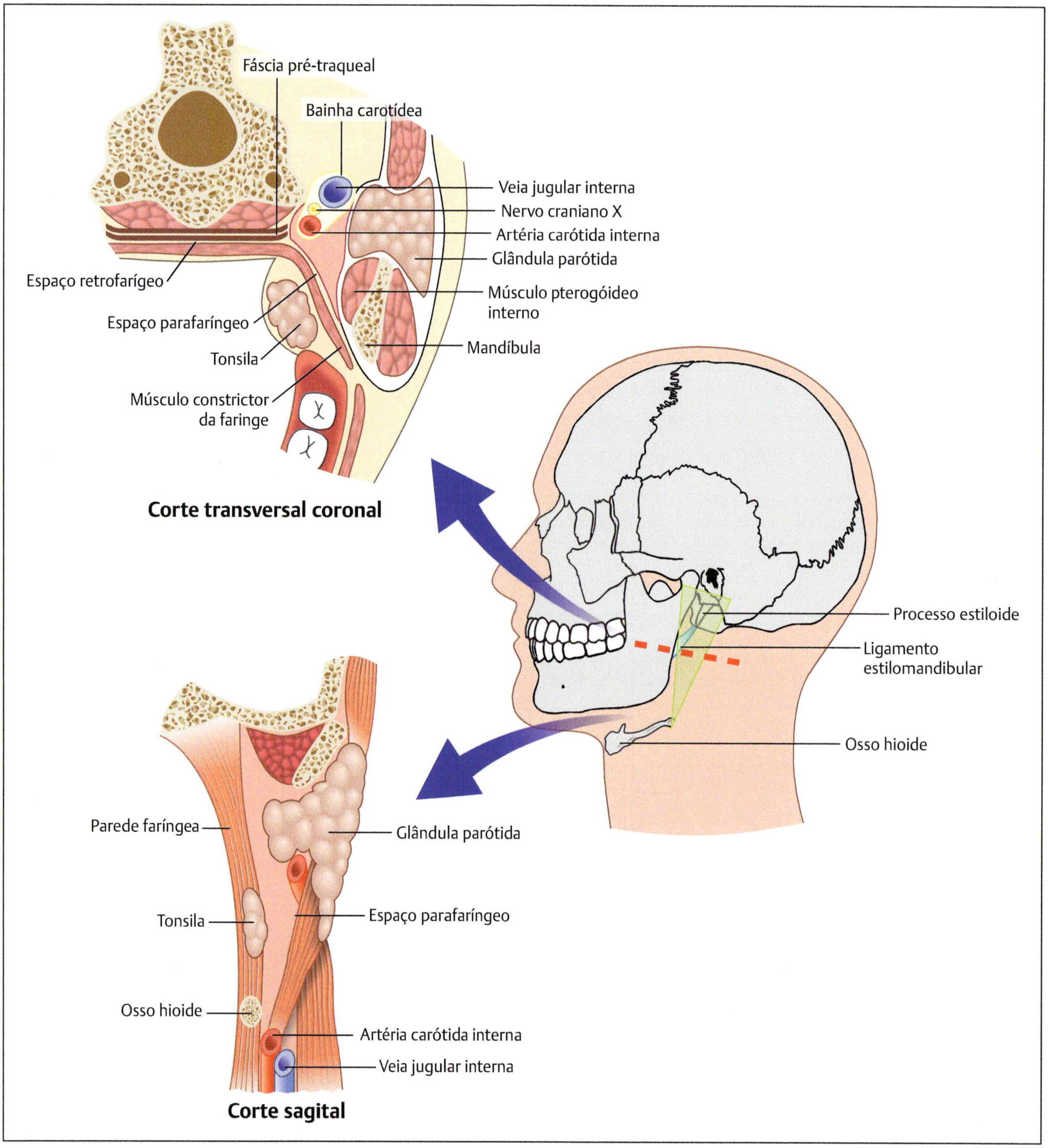

Fig. 8-3. Ilustração do espaço parafaríngeo nos cortes coronal e sagital.

anexos, o ligamento estilomandibular e a inserção dessas estruturas no osso hioide:

1. Compartimento anterior (pré-estiloide ou muscular): não contém estruturas vitais, apenas gordura, linfonodos, tecido conjuntivo e músculo. É o compartimento mais próximo da fossa tonsilar e do músculo pterigóideo interno.
2. Compartimento posterior (retroestiloide ou neurovascular): contém os nervos cranianos do X ao XII superiormente e o X nervo craniano mais inferiormente, a bainha carotídea e seu conteúdo, e o tronco simpático cervical. A bainha carotídea, que corre na parte posterior do espaço parafaríngeo, perfura o cone em seu ápice para entrar no mediastino.

As infecções do espaço parafaríngeo podem resultar de faringite, amigdalite, parotidite, otite ou mastoidite, bem como de infecções odontogênicas, especialmente se o espaço mastigador estiver envolvido.

C) *Espaço retrofaríngeo*: é delimitado anteriormente pela fáscia bucofaríngea, que envolve de perto os músculos constritores do pescoço, e posteriormente pela camada alar da fáscia cervical profunda, onde se juntam em T1 ou T2. Está situado atrás da hipofaringe e do esôfago, e fica entre a fáscia alar posteriormente e a parte posterior da fáscia pré-traqueal anteriormente. Comunica-se lateralmente com o espaço parafaríngeo, onde residem as bainhas carotídeas.

Outros espaços originários da fáscia cervical com potencial para infecções profundas no pescoço incluem: o espaço "perigoso" (também conhecido como *danger space*), o espaço pré-vertebral, o espaço pré-traqueal, o espaço peritonsilar e o espaço parotídeo.

A) *Espaço "perigoso" (danger space)*: está posterior ao espaço retrofaríngeo, delimitado anteriormente pela fáscia alar e posteriormente pela fáscia pré-vertebral. Estende-se desde a base do crânio e desce livremente através de todo o mediastino posterior até o nível do diafragma (T11 a T12). Assim, o espaço perigoso proporciona a rota anatômica mais importante para a disseminação contígua entre o pescoço e o tórax.

B) *Espaço pré-vertebral:* é delimitado pela fáscia pré-vertebral, que se origina posteriormente nos processos espinhosos e circunda os músculos esplênios, eretores da espinha e semiespinhais. Antes de completar seu círculo anterior aos corpos vertebrais, ela se funde aos processos transversos. Neste ponto, é dividida em duas camadas: a fáscia alar anteriormente e a fáscia pré-vertebral posteriormente. O espaço pré-vertebral estende-se desde a base do crânio até o cóccix, permitindo assim que organismos se espalhem até a bainha do músculo psoas.

C) *Espaço pré-traqueal:* O espaço pré-traqueal compreende a parte anterior do compartimento visceral e circunda completamente a traqueia e o esôfago. É contíguo com a bainha carotídea lateralmente e com o mediastino superior inferiormente.

D) *Espaço peritonsilar*: está situado entre a cápsula da amígdala palatina (faucial) medialmente, o músculo constritor superior lateralmente e os pilares tonsilares anteriormente e posteriormente. Uma temida complicação de um abscesso peritonsilar é a ruptura através do músculo constritor superior e a extensão direta para o espaço parafaríngeo, que está localizado posterior ao leito tonsilar.

E) *Espaço parotídeo*: é formado pela divisão da fáscia de revestimento ao nível do ligamento estilomandibular para envolver a glândula parótida dentro de uma cápsula superficial e uma cápsula profunda (Fig. 8-4). A cápsula superficial é espessa e forte, aderente firmemente ao polo superficial da glândula parótida. A cápsula profunda é adjacente ao lobo dorsal da glândula parótida. No entanto, é fina e a infecção na glândula pode penetrar facilmente por essa cápsula e estender-se através do túnel estilomandibular para o espaço parafaríngeo. O ligamento estilomandibular efetivamente separa o espaço parotídeo do espaço submilo-hióideo.

F) *Espaço mastigador*: está situado lateral e anterior ao espaço parafaríngeo. Consiste nos espaços massetérico, pterigóideo e temporal. A infecção do espaço mastigador surge mais frequentemente dos dentes molares, particularmente dos terceiros molares (dentes do siso).

Os espaços fasciais cervicais profundos são, normalmente, unidos por tecido conjuntivo frouxo e intercomunicam-se em variados graus. Os potenciais caminhos de extensão de um espaço para outro estão ilustrados no Fluxograma 8-1. Uma compreensão completa das potenciais rotas anatômicas de infecção não apenas fornece informações valiosas sobre a natureza e a extensão da infecção, mas também sugere a abordagem cirúrgica ideal para uma drenagem eficaz. A supuração contígua das fáscias pode avançar rapidamente – particularmente para os espaços retrofaríngeos e de "perigo", podendo atingir o mediastino inferiormente ou a base do crânio superiormente, aumentando a morbimortalidade.

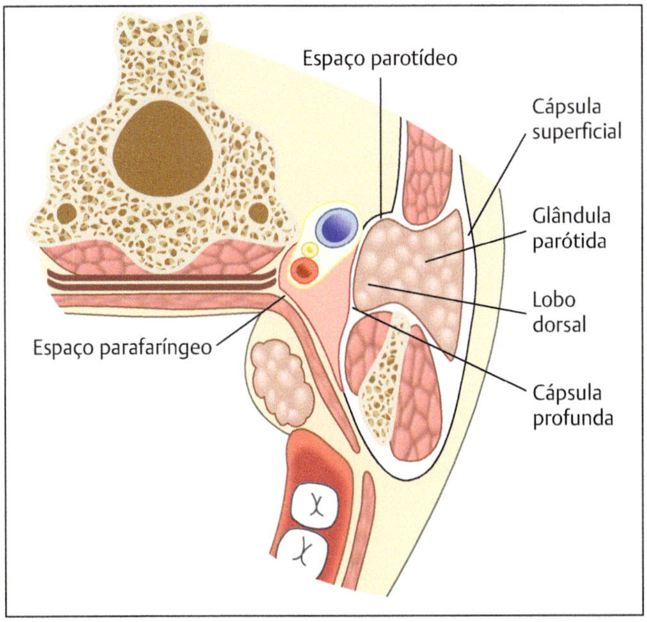

Fig. 8-4. Ilustração do espaço parotídeo no corte coronal.

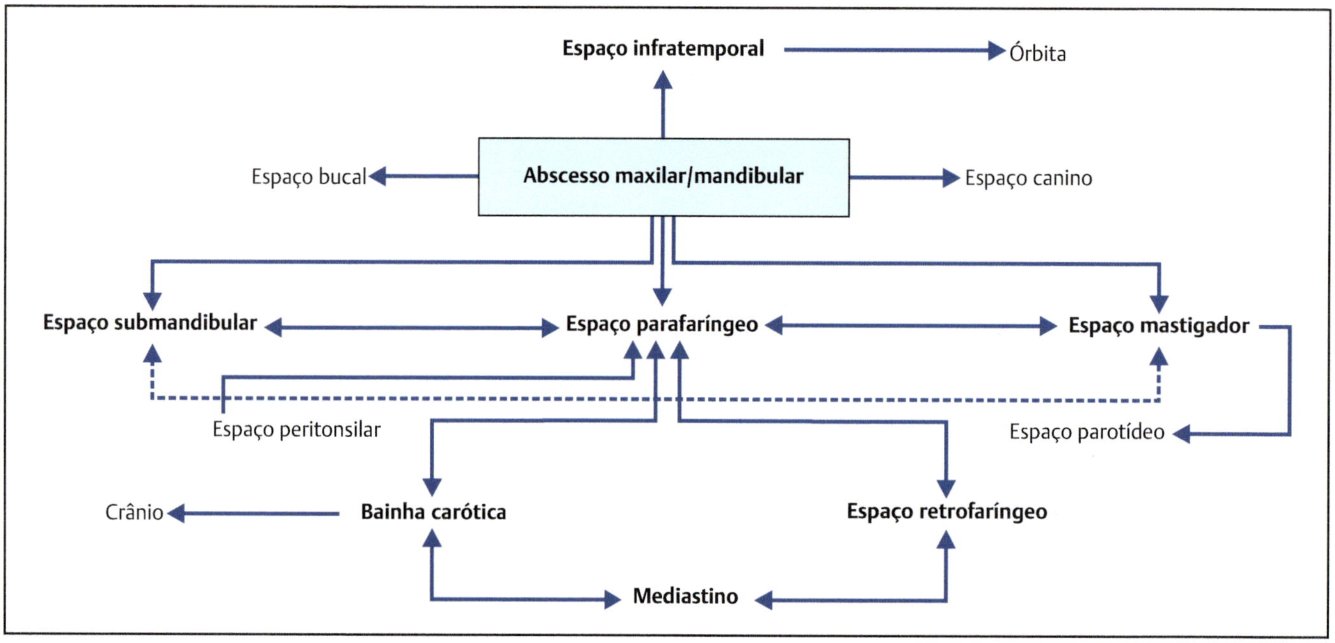

Fluxograma 8-1. Vias comuns de disseminação das infecções cervicais.

FATORES DE RISCO

Os fatores de risco para o desenvolvimento de abscessos cervicais incluem imunossupressão, má higiene oral, diabetes melito, tabagismo, alcoolismo e condições subjacentes, como câncer de cabeça e pescoço ou doença do refluxo gastroesofágico. Pacientes com história prévia de abscesso cervical também estão em maior risco de recorrência.

ETIOLOGIA

Os abscessos cervicais profundos podem ser resultantes de infecções bacterianas originárias da cavidade oral, amígdalas, glândulas salivares ou estruturas cervicais adjacentes. São tipicamente polimicrobianas e representam a flora residente normal das superfícies mucosas contíguas de onde a infecção se originou. As bactérias mais comumente envolvidas incluem *Streptococcus viridans*, *Staphylococcus aureus* e bactérias anaeróbias, como o *Fusobacterium necrophorum*. Devido às estreitas relações anatômicas, a flora residente da cavidade oral, do trato respiratório superior e de certas partes da orelha compartilham muitos organismos comuns.[4] A microbiologia de cada região pode ser observada no Quadro 8-1.[5-17]

Quadro 8-1. Esquemas de terapia antibiótica propostos para cada sítio de infecção, de acordo com os agentes mais comuns

Sítio/origem	Agentes comuns	Microbiota	Regimes antibióticos empíricos (IV)*
Odontogênico	Anaeróbios, aeróbios gram-positivos	*Streptococcus viridans* *Parvimonas micra* *Peptostreptococcus* spp. *Fusobacterium nucleatum* *Prevotella* spp. *Actinomyces* spp.	A) Ampicilina-sulbactam (3 g cada 6 horas) B) Penicilina G (2 a 4 milhões UI a cada 4 a 6 horas) mais Metronidazol (500 mg a cada 8 horas) C) Cefoxitina (2 g a cada 6 horas) D) Cefotetano (2 g a cada 12 horas)
			E) Ceftriaxona (2 g a cada 24 horas) mais Metronidazol (500 mg a cada 8 horas) F) Metronidazol (500 mg a cada 8 horas) mais Levofloxacino (750 mg a cada 24 horas)
Faríngeas	Anaeróbios orais, estreptococos facultativos	*Fusobacterium necrophorum* *Streptococcus pyogenes* *Haemophilus influenzae*	A) Ampicilina-Sulbactam (3 g cada 6 horas) B) Ceftriaxona (2 g a cada 24 horas) ou Levofloxacino (750 mg a cada 24 horas) mais Metronidazol (500 mg a cada 8 horas)

(Continua)

Quadro 8-1. *(Cont.)* Esquemas de terapia antibiótica propostos para cada sítio de infecção, de acordo com os agentes mais comuns

Sítio/origem	Agentes comuns	Microbiota	Regimes antibióticos empíricos (IV)*
Otogênicas	Aeróbios gram-positivos, anaeróbios obrigatórios, bastonetes gram-negativos facultativos	*Streptococcus* spp. *Staphylococcus aureus* *Pseudomonas aeruginosa*	A) Cefepima (2 g IV a cada 8 horas) mais Metronidazol (500 mg IV a cada 8 horas) B) Piperacilina-Tazobactam (4,5 g IV a cada 6 horas) C) Imipenem (1 g IV a cada 6 horas) ou Meropenem (2 g IV a cada 8 horas)
Seios paranasais	Aeróbios gram-positivos, aeróbios gram-negativos, anaeróbios facultativos e obrigatórios	*Streptococcus pneumoniae* *Haemophilus influenzae* *Moraxella catarrhalis* *Staphylococcus aureus*	A) Vancomicina** mais Ampicilina-Sulbactam (3 g a cada 6 horas) B) Vancomicina** mais Ceftriaxona (2 g IV a cada 24 horas) ou Levofloxacino (750 mg a cada 24 horas) mais Metronidazol (500 mg a cada 8 horas)
Parotídea	Aeróbios gram-positivos, aeróbios gram-negativos	*Staphylococcus aureus* *Streptococcus viridans* *Haemophilus influenzae* *Klebsiella pneumoniae* *Prevotella pigmentada* *Porphyromonas* spp. *Fusobacterium* spp. *Peptostreptococcus* spp.	A) Ampicilina-Sulbactam (3 g a cada 6 horas) B) Cefuroxima (1,5 g a cada 8 horas) ou Ceftriaxona (1 g a cada 24 horas) ou Levofloxacino (500 mg a cada 24 horas) mais Metronidazol (500 mg a cada 8 horas) ou Clindamicina (600 mg a cada 6 horas)
Angina de Ludwig	Anaeróbios orais, aeróbios gram-negativos, bacterioides pigmentados	*Streptococcus viridans* *Streptococcus anginosus* *Peptostreptococcus* spp. *Fusobacterium nucleatum* *Prevotella melaninogenica* *Porphyromonas* spp. *Actinomyces* spp. *Staphylococcus aureus*	A) Ampicilina-Sulbactam (3 g a cada 6 horas) B) Ceftriaxona (2 g a cada 12 horas) mais Metronidazol (500 mg a cada 8 horas) ou Clindamicina (600 mg a cada 6 horas) C) Levofloxacino (750 mg a cada 24 horas) mais Metronidazol (500 mg a cada 8 horas) ou Clindamicina (600 mg a cada 6 horas) D) Ertapenem (1 g a cada 24 horas)

*Exemplos de regime antibiótico. De acordo com a gravidade da situação, características individuais do paciente e perfil microbiota da região, outras medicações podem ser utilizadas ou até mesmo substituídas

** Dose de ataque (para pacientes com infecção grave por *Staphylococcus aureus* conhecida ou suspeita): 20 a 35 mg/kg (com base no peso corporal real, arredondado para o incremento de 250 mg mais próximo; não excedendo 3.000 mg). Dentro dessa faixa, utiliza-se dose maior para pacientes graves; usa-se uma dose menor para pacientes obesos e/ou que estão recebendo vancomicina por infusão contínua. Dose inicial de manutenção e intervalo: 15 a 20 mg/kg a cada 8 a 12 horas para a maioria dos pacientes (com base no peso corporal real, arredondado para o incremento de 250 mg mais próximo). Em geral, a abordagem para estabelecer a dose/intervalo de vancomicina é orientada por um nomograma. Ajustes subsequentes de dose e intervalo: com base na monitorização da concentração sérica guiada pela área sob a curva tempo-concentração de 24 horas (preferida para infecção grave) ou guiada pelo vale.

CARACTERÍSTICAS CLÍNICAS

Embora a fonte primária de infecção seja determinante para a apresentação clínica inicial, as infecções do espaço cervical profundo compartilham algumas características clínicas típicas. Estão frequentemente associados a trismo, dor cervical, disfagia e odinofagia. Devido à densa camada superficial da fáscia cervical profunda e aos seus planos musculofasciais, a palpação de massa flutuante não é facilmente percebida. Quando possível, a palpação da cavidade oral pode ser útil. Estridor e dispneia significam obstrução das vias aéreas e podem ser manifestações de pressão local ou mesmo de disseminação da infecção para o mediastino. Disfonia e rouquidão são achados tardios nas infecções cervicais e podem indicar envolvimento do nervo vago. Além disso, toxicidade sistêmica com febre e calafrios também podem estar presentes.

Fatores específicos do paciente (comorbidades, hospitalização prévia, cirurgia/trauma anterior, uso de dispositivos implantáveis ou imunossupressão) também podem impactar a apresentação clínica de tais infecções.

Quaisquer sinais ou sintomas que sugiram uma infecção profunda do espaço cervical devem levar a uma investigação urgente com estudos de imagem para diagnosticar o processo infeccioso, identificar o seu local preciso e avaliar a possível disseminação. Sinais ou sintomas que devem elevar a suspeição incluem dor de garganta unilateral grave; abaulamento da parede faríngea, palato mole ou assoalho da orofaringe; dor ou inchaço no pescoço; rigidez cervical; presença de crepitação; ou sinais que sugiram obstrução das vias aéreas (p. ex., voz abafada, sialorreia, estridor ou outros sinais de dificuldade respiratória). Se houver suspeita de obstrução das vias aéreas, esses pacientes devem primeiro ser imediatamente

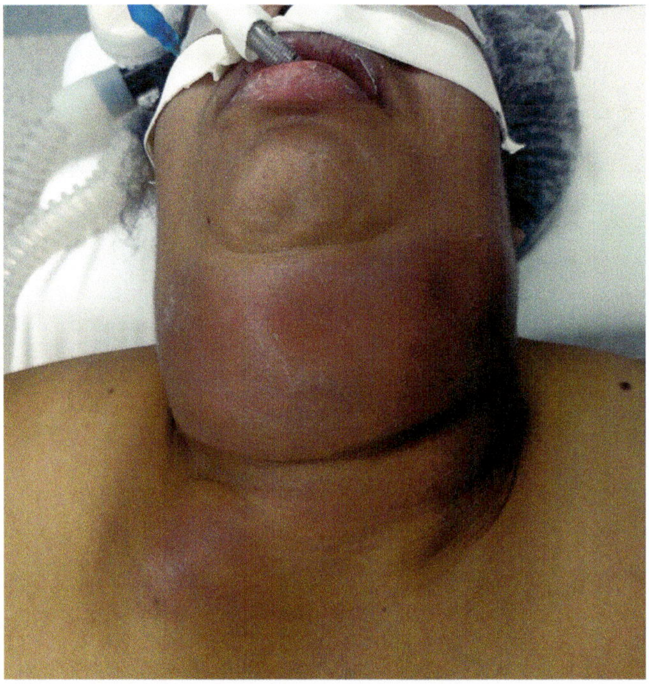

Fig. 8-5. Paciente com abscesso cervical nos espaços submandibular bilateral, sublingual e submentoniano determinando angina de Ludwig e necessidade de via aérea definitiva por intubação orotraqueal.

avaliados para garantia de via aérea e possível intervenção cirúrgica imediata.

A angina de Ludwig pode ser decorrente de uma infecção bilateral dos espaços submandibular, sublingual e submentoniano (Fig. 8-5). É tipicamente uma infecção polimicrobiana comumente relacionada com o segundo e o terceiro molar inferior.[18] É uma celulite "lenhosa", agressiva e de rápida propagação, sem linfadenopatia. O comprometimento das vias aéreas é uma complicação potencial e requer monitoramento cuidadoso e intervenção rápida para prevenir asfixia e pneumonia por aspiração.[19] Uma vez estabelecida, a infecção evolui rapidamente. A língua pode aumentar duas ou três vezes seu tamanho normal e distender-se posteriormente na hipofaringe, superiormente contra o palato e projetando-se anteriormente para fora da boca.[20] Embora a manutenção de uma via aérea adequada seja a principal preocupação e possa exigir traqueostomia urgente,[21,22] a maioria dos casos pode ser tratada inicialmente por observação atenta e antibióticos intravenosos. Se a celulite e o inchaço continuarem a progredir ou se ocorrer dispneia, o controle artificial das vias aéreas deve ser obtido imediatamente, antes do início do estridor, cianose e asfixia. Recomenda-se avaliação médica urgente, pois esses pacientes podem deteriorar-se rapidamente e são melhor tratados na sala de cirurgia, quando possível. A traqueostomia em condições de emergência pode ser necessária em casos mais graves.

Os abscessos retrofaríngeos estão entre as mais graves infecções do espaço profundo, uma vez que a infecção pode se estender diretamente para as regiões anterior ou posterior do mediastino superior, ou para toda a extensão do mediastino posterior através do espaço de "perigo". A mediastinite necrosante aguda é a complicação mais temida de uma infecção desse espaço, podendo atingir mortalidade de 25 a 40%, mesmo quando é empregada terapia apropriada.[11,18]

DIAGNÓSTICO

A tomografia computadorizada (TC) com contraste é geralmente a modalidade de imagem de escolha para diagnosticar e avaliar o local e a extensão das infecções profundas do espaço cervical, desde a base do crânio até o mediastino.[23] Por isso, é também uma ferramenta inestimável para planejar e orientar a terapia apropriada. Os achados tomográficos gerais de infecções profundas do espaço cervical incluem perda de definição entre os espaços anatômicos do pescoço, impregnação dos tecidos subcutâneos, realce tecidual e franca formação de abscesso (Figs. 8-6 e 8-7).[24] Apesar de menos disponível e com algumas limitações para o fim, principalmente pelo tempo de aquisição das imagens, a ressonância magnética também é outra opção.

As hemoculturas devem ser obtidas em todos os pacientes que apresentam infecção profunda do espaço cervical, independentemente da presença de febre. Devem ser colhidas, preferencialmente, antes da instalação da antibioticoterapia. Além disso, recomenda-se a coleta de material para cultura da própria secreção purulenta.

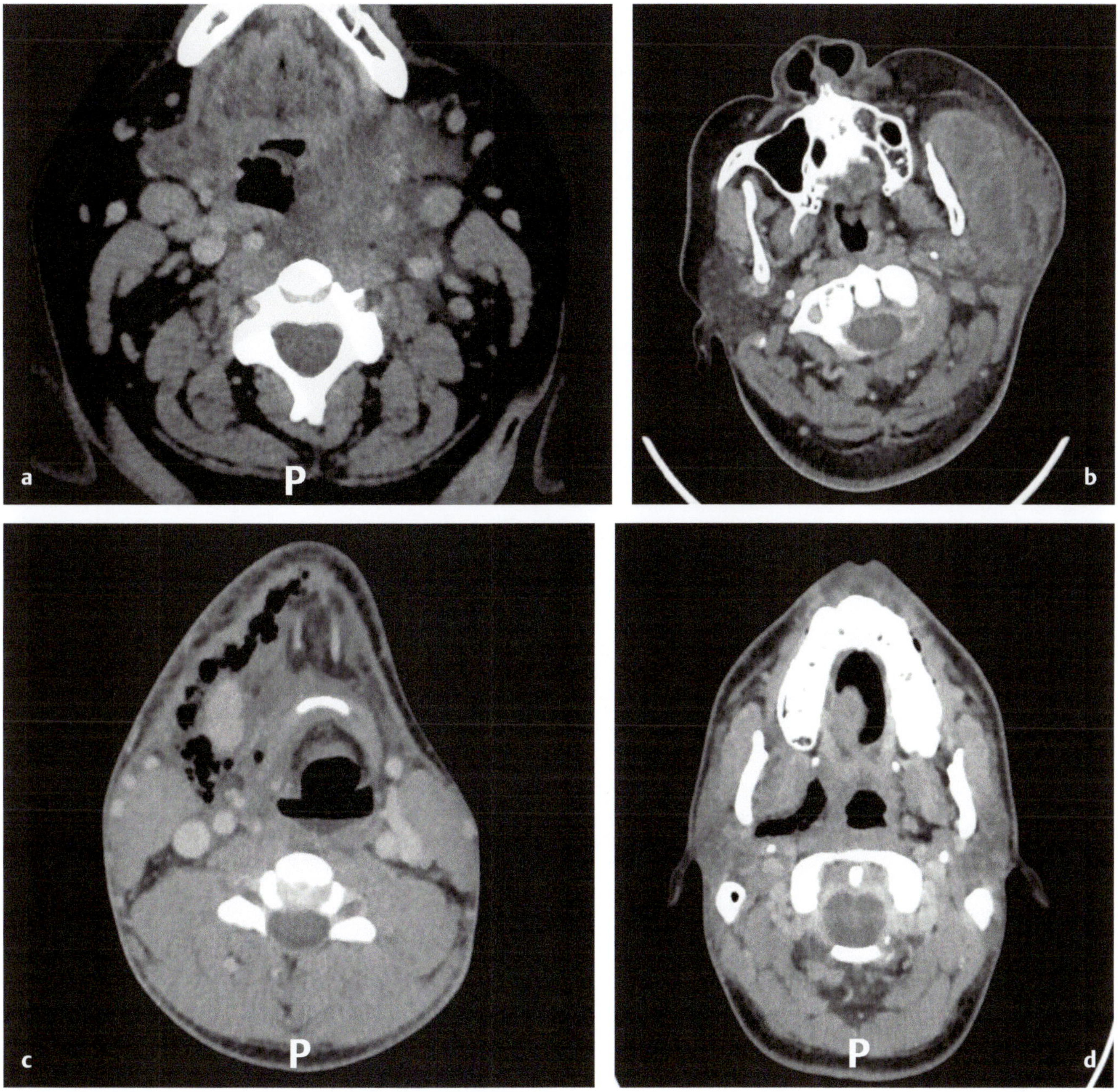

Fig. 8-6. Tomografias computadorizadas de pacientes com abscessos cervicais. (a) Abscesso nos espaços parafaríngeo e submandibular, à esquerda, decorrente de uma faringoamigdalite complicada. (b) Abscesso do espaço mastigatório e parotídeo em virtude de uma parotidite complicada. (c) Abscesso com gás evidente, nos espaços submandibular e submentoniano, decorrente de processo infeccioso odontogênico. (d) Abscesso em espaço parafaríngeo e mastigatório após manipulação odontológica com infecção secundária.

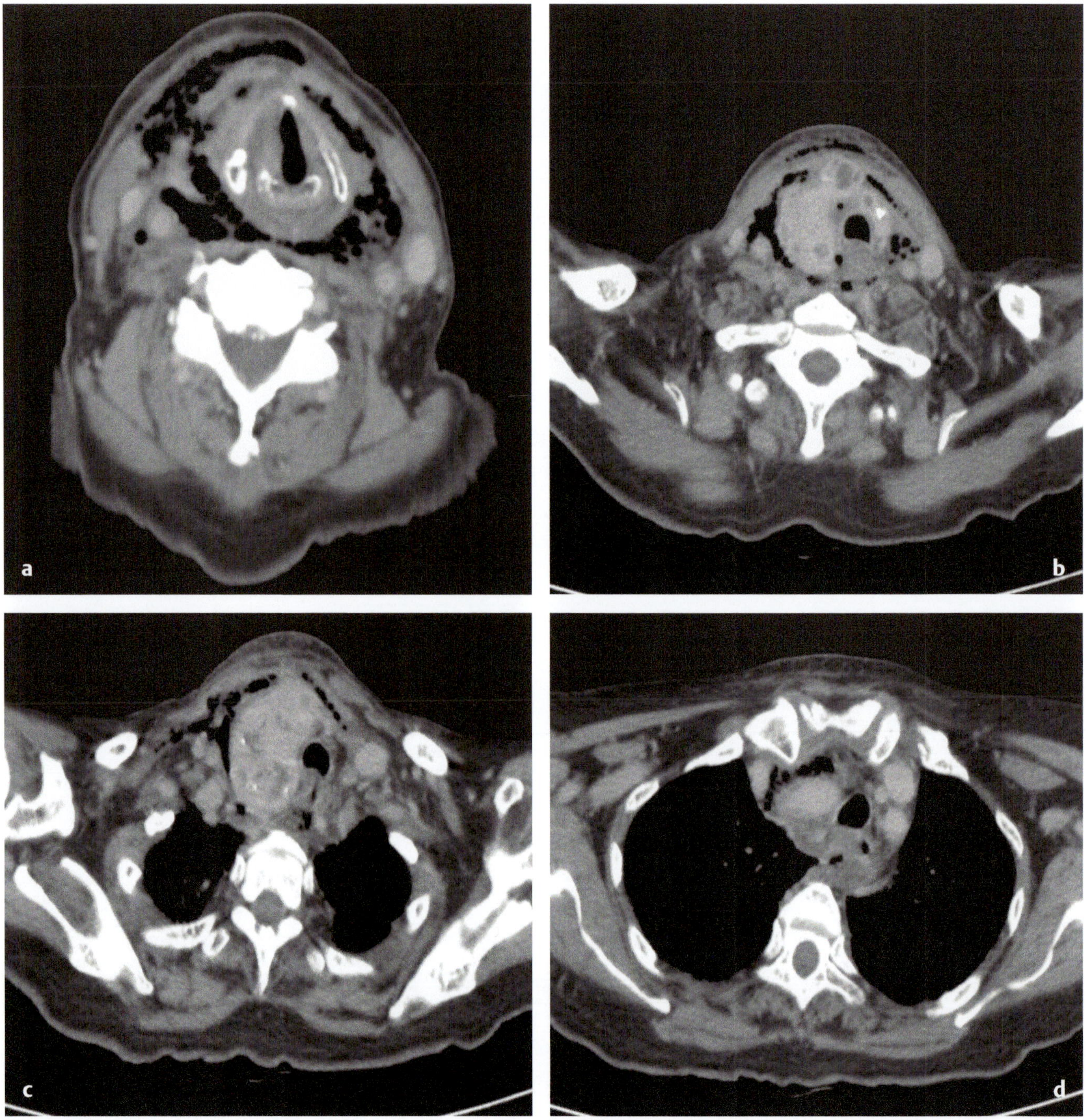

Fig. 8-7. Aspecto tomográfico de paciente com abscesso cervical profundo, etiologia odontogênica, complicado com mediastinite. Nota-se extensão infecciosa descendente para os espaços parafaríngeo, retrofaríngeo, pré-traqueal, *danger space* e mediastino. (Imagens cedidas pelo Dr. Renan Aguera Pinheiro.) *(Continua)*

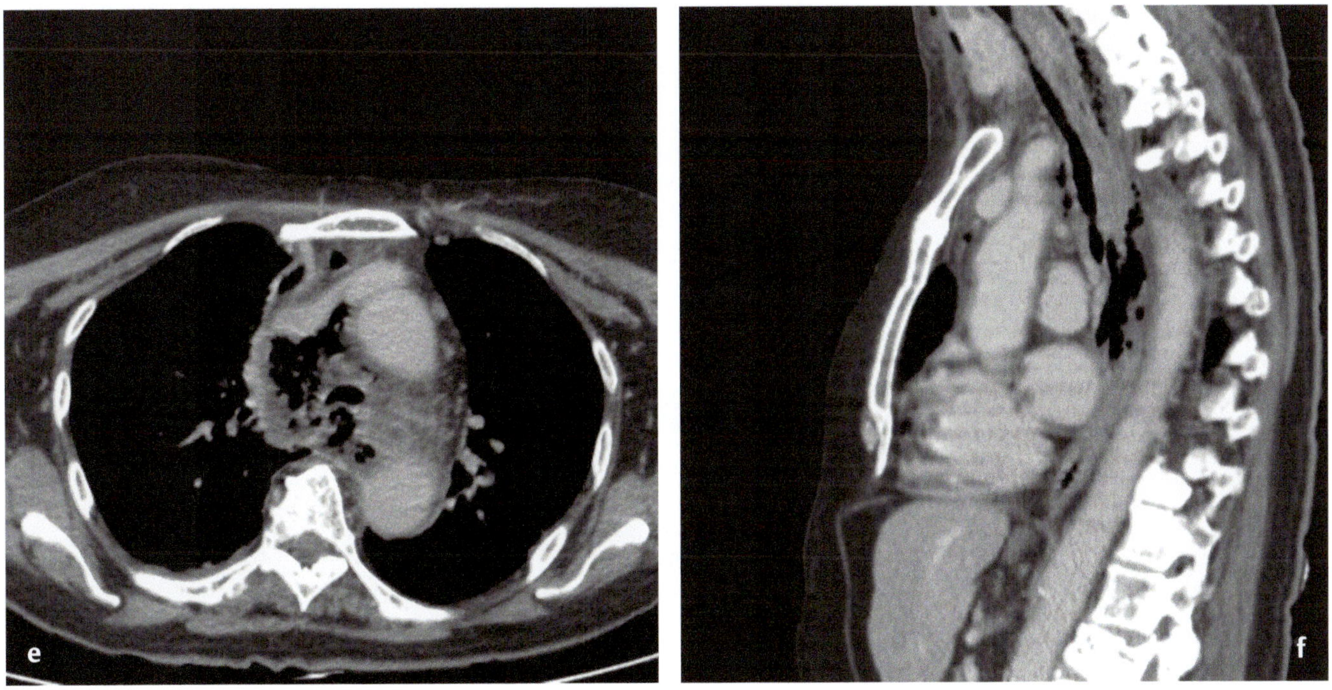

Fig. 8-7. *(Cont.)*

TRATAMENTO

A terapia inicial por meio de uma abordagem multifatorial, incluindo medicação antimicrobiana intravenosa apropriada em conjunto com a drenagem cirúrgica da infecção e suporte clínico são essenciais para um resultado bem-sucedido das infecções profundas do espaço cervical (Fluxograma 8-2).

O suporte clínico deve incluir a administração de fluidos intravenosos, analgésicos para alívio da dor e monitoramento frequente dos sinais vitais, especialmente em pacientes com risco de complicações graves, como obstrução da via aérea superior. Todos os pacientes com infecção profunda do espaço cervical devem ser submetidos a uma avaliação criteriosa para possível obstrução das vias aéreas. Para aqueles que têm evidências de prejuízo na sua patência, a manutenção de vias aéreas adequadas é uma questão de manejo primária e urgente.

Se houver suspeita de comprometimento das vias aéreas, uma abordagem recomendada é realizar intubação com fibra óptica por via nasal. A laringoscopia com fibra óptica é realizada para avaliar as vias aéreas e auxiliar na intubação nasal de um tubo endotraqueal sob observação direta.[25] A intubação oral ou nasotraqueal às cegas é traumática e insegura, principalmente quando há acometimento avançado dos espaços submandibulares, sublinguais e submentonianos devido ao potencial de induzir laringospasmo grave. Se a intubação não for possível, a traqueostomia é o meio mais amplamente recomendado de controle cirúrgico das vias aéreas.

O principal achado patológico nas infecções do espaço cervical profundo é a celulite que envolve os tecidos conjuntivos, fáscias e músculos, que frequentemente sofrem necrose. Essa celulite necrosante resulta em infiltração serossanguinolenta e pútrida dos tecidos cervicais, geralmente com pouca ou nenhuma presença de pus evidente. Durante esta fase da infecção, o tratamento é principalmente médico com antibióticos, visando a erradicar os microrganismos causadores e prevenir a propagação local ou sistêmica da infecção. A drenagem cirúrgica deve ser implementada somente se o processo estiver ocasionando acúmulo de pus (abscesso). A incisão prematura pode, na verdade, piorar a situação, quebrando as defesas naturais e acelerando a propagação da infecção.

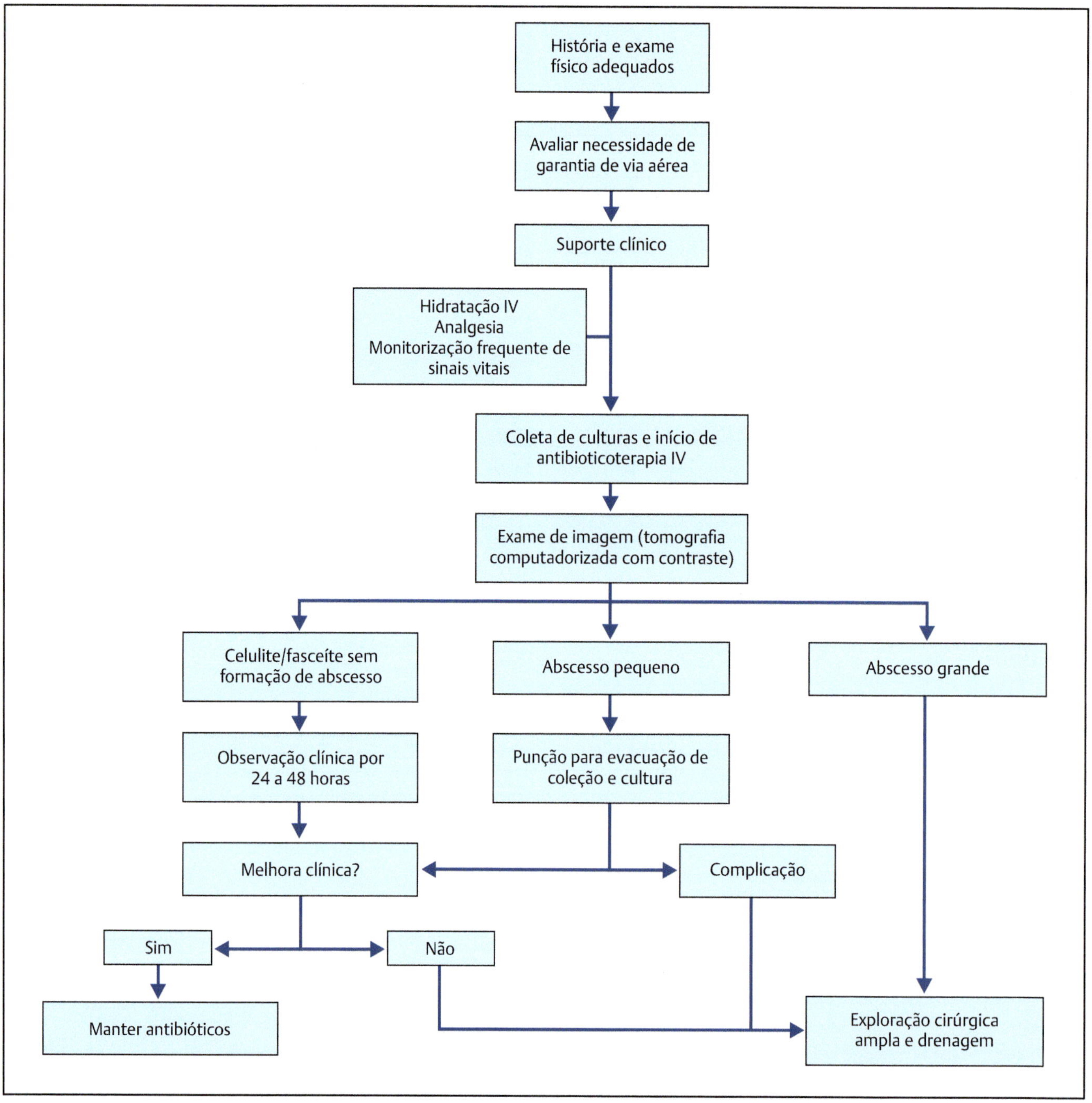

Fluxograma 8-2. Algoritmo para o tratamento do abscesso cervical profundo.

Para pacientes com presença de coleção purulenta, a drenagem cirúrgica aberta é a indicada para o tratamento do abscesso. Realiza-se a cervicotomia ampla, de modo a comunicar todos os espaços cervicais acometidos, alocação de drenos laminares ou tubulolaminares e sutura não hermética dos bordos da pele com fio inabsorvível (Figs. 8-8 e 8-9). O curativo pode ser realizado de modo circular no pescoço, atentando para não o deixar muito justo, com compressas, gazes e atadura.

Na infecção do espaço retrofaríngeo complicada por mediastinite necrosante aguda, a drenagem cirúrgica do mediastino é necessária e pode ser realizada por abordagem cervicomediastinal ou transtorácica. Embora a abordagem cervical possa ser eficaz na mediastinite precoce, a toracotomia é geralmente indicada uma vez que o processo necrosante tenha entrado no espaço "perigoso" (Fig. 8-10). Para pacientes que apresentam uma fonte dentária de infecção, recomenda-se a remoção precoce da fonte.[26]

Os regimes empíricos em doses máximas baseiam-se na microbiologia esperada e no estado imune do paciente. A cobertura direcionada deve ser empregada quando estiverem disponíveis dados microbiológicos de cultura e antibiograma. Contudo, a cobertura anaeróbica é geralmente mantida mesmo que os anaeróbios não sejam isolados.

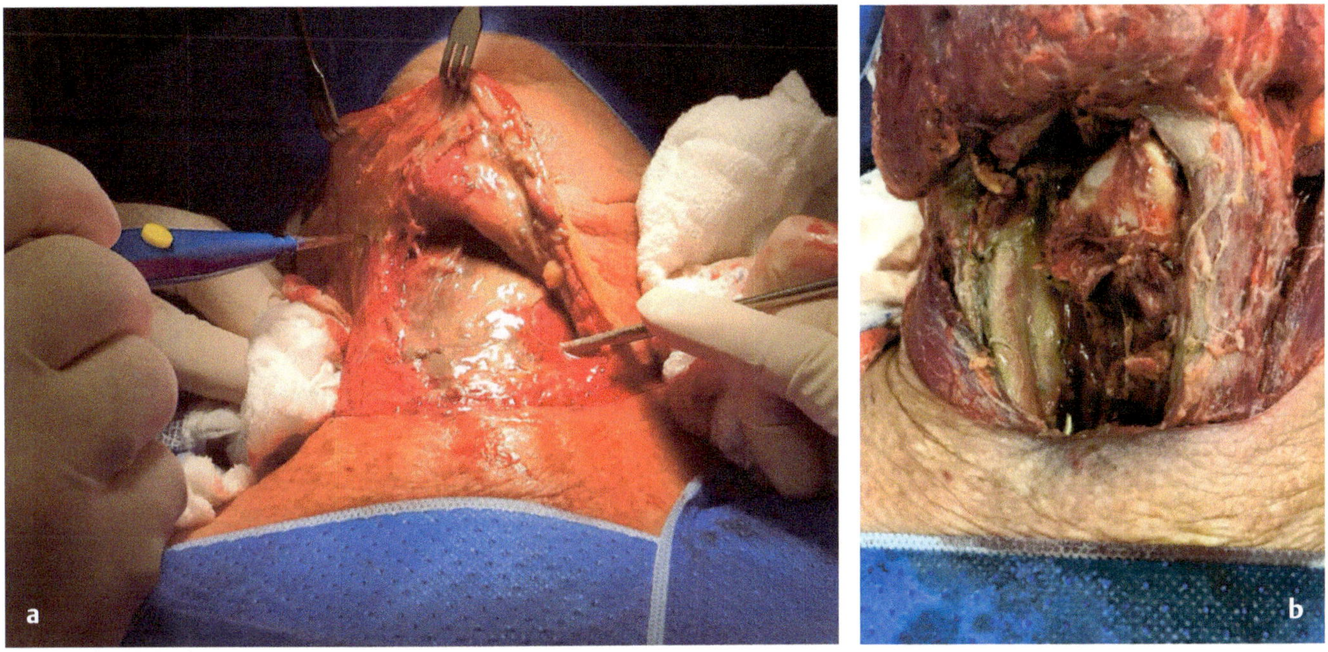

Fig. 8-8. (a) Incisão ampla e desbridamento cirúrgico em paciente com fasciíte necrotizante (fáscia superficial; lâmina superficial e intermediária da fáscia profunda). (b) Aspecto final após desbridamento. (Imagens cedidas pelo Dr. Renan Aguera Pinheiro.)

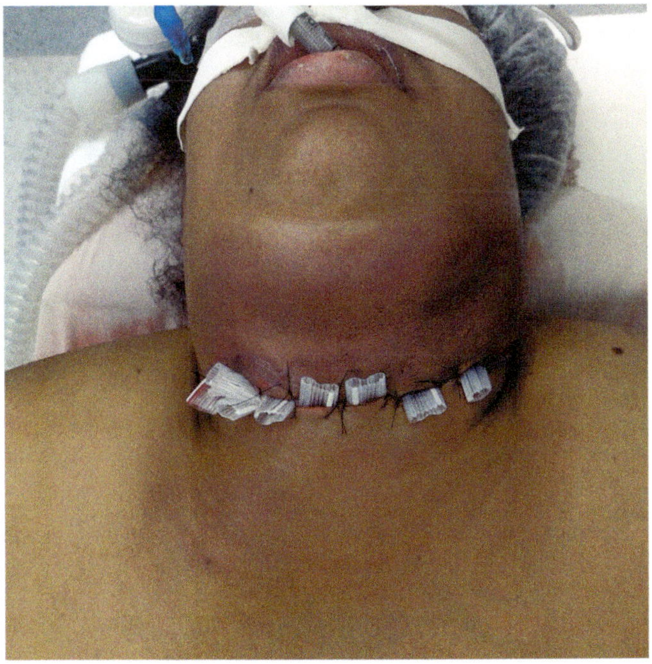

Fig. 8-9. Aspecto cirúrgico final de drenagem de abscesso cervical profundo dos espaços submandibular, submentoniano e sublingual, com alocação de diversos drenos do tipo Penrose siliconado.

Quando o foco primário é odontogênico, a penicilina em dose anaerobicida é a droga de escolha e a clindamicina uma opção para pacientes alérgicos. Entretanto, vem sendo observado resistência à penicilina. Por isso, nos casos mais severos, está indicada a associação de metronidazol ou outro agente anaerobicida, para melhora da cobertura. Nos casos graves, drogas antiestafilocócicas (oxacilina, clindamicina e vancomicina) e para bactérias gram-negativas (aminoglicosídeos, cefalosporinas de 2ª ou 3ª geração) também podem ser associadas. Quando o foco é uma infecção faríngea, a penicilina (associada ou não a metronidazol) é uma boa opção. Em casos mais graves, cobertura para gram-negativos deve ser realizada. Quando a origem é otogênica, deve ser instituída terapia antipseudomonas e para anaeróbios (ciprofloxacino associado ou não a clindamicina ou metronidazol). Nos focos de glândulas salivares, deve ser instituída terapia contra gram-positivos e anaeróbios.

A terapia geralmente deve ser continuada por duas a três semanas até que a febre e a leucocitose desapareçam e a sensibilidade local e o inchaço diminuam. Cursos mais longos podem ser necessários quando houver complicações envolvendo estruturas ósseas ou vasculares. Geralmente, realiza-se terapia antibiótica intravenosa durante todo o tratamento; entretanto, antibióticos que apresentem excelente biodisponibilidade oral podem ser administrados assim que o paciente estiver melhorando.

O uso de glicocorticoides para alívio sintomático em pacientes não alérgicos permanece controverso. Embora altas doses em curto prazo possam ser benéficas em algumas infecções, particularmente em casos com obstrução iminente das vias aéreas, as evidências sobre seus benefícios são muito limitadas para apoiar o uso rotineiro dessas drogas para esse fim.[27,28]

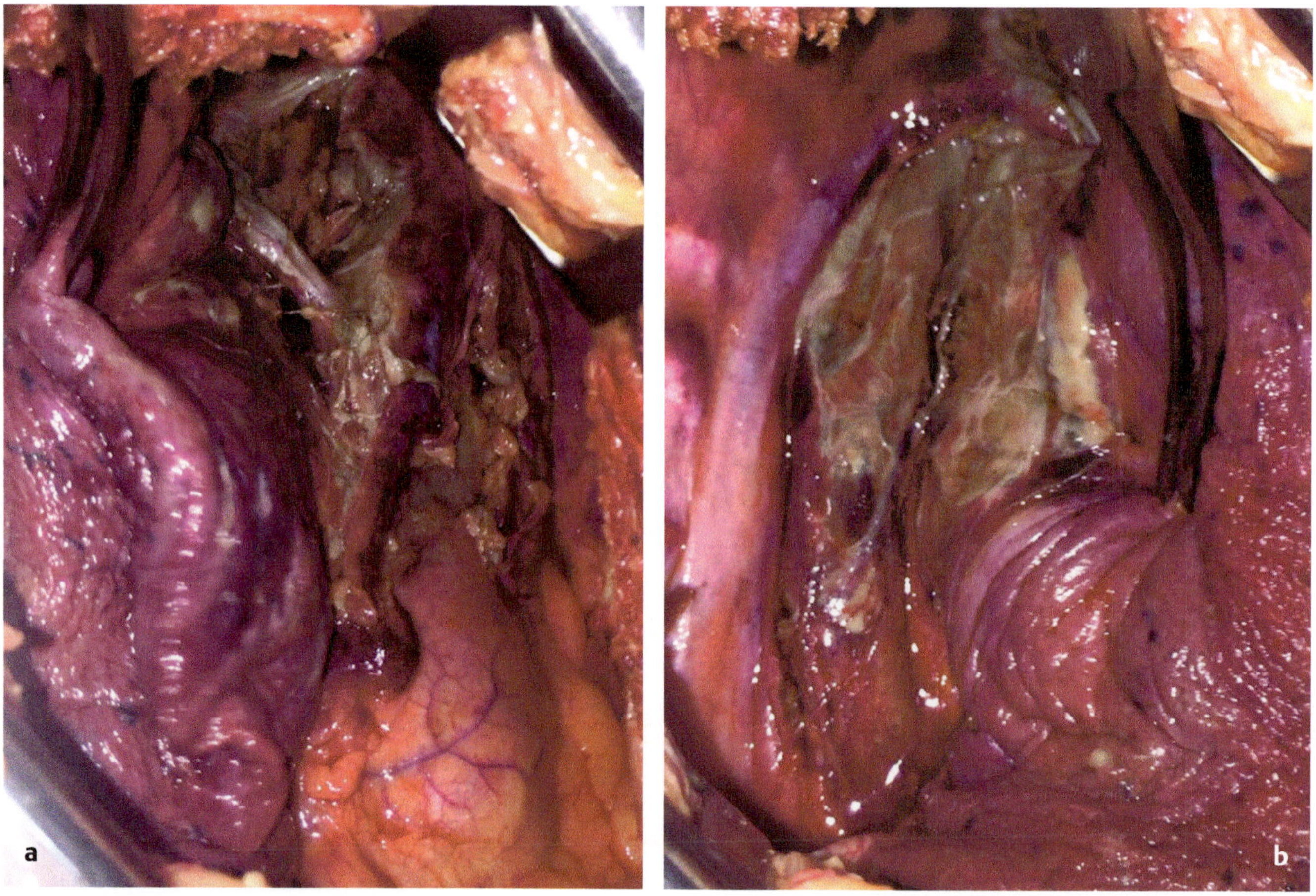

Fig. 8-10. Presença de infecção e tecido necrótico em mediastino (mediastinite) em paciente com abscesso cervical profundo que atingiu o *danger space*. (Imagens cedidas pelo Dr. Renan Aguera Pinheiro.)

COMPLICAÇÕES

As complicações dos abscessos cervicais podem ser graves e potencialmente fatais se não forem tratadas adequadamente. Essas complicações incluem obstrução das vias aéreas superiores, disseminação da infecção para o mediastino, sepse, trombose de veia jugular, paralisia de nervos cranianos e formação de fístulas cervicais. O reconhecimento precoce dos sinais de deterioração clínica e o tratamento agressivo são essenciais para prevenir complicações graves e reduzir a morbimortalidade associada.

REFERÊNCIAS BIBLIOGRÁFICAS

1. Chow AW. Life-threatening infections of the head, neck, and upper respiratory tract. In: Hall JB, Schmidt GA, Kress JP, editors. Principles of critical care. 4th. McGraw-Hill Education;2014.
2. Lindner HH. The anatomy of the fasciae of the face and neck with particular reference to the spread and treatment of intraoral infections (Ludwig's) that have progressed into adjacent fascial spaces. Ann Surg 1986;204:705.
3. Patel S, Bhatt AA. Imaging of the sublingual and submandibular spaces. Insights Imaging 2018;9:391.
4. Todd JK. Bacteriology and clinical relevance of nasopharyngeal and oropharyngeal cultures. Pediatr Infect Dis 1984;3:159.
5. Roscoe DL, Chow AW. Normal flora and mucosal immunity of the head and neck. Infect Dis Clin North Am 1988;2:1.
6. Böttger S, Zechel-Gran S, Schmermund D, Streckbein P, Wilbrand JF, Knitschke M, et al. Microbiome of odontogenic abscesses. Microorganisms 2021;9.
7. Böttger S, Zechel-Gran S, Schmermund D, Streckbein P, Wilbrand JF, Knitschke M, et al. Clinical relevance of the microbiome in odontogenic abscesses. Biology (Basel) 2021;10.
8. Rega AJ, Aziz SR, Ziccardi VB. Microbiology and antibiotic sensitivities of head and neck space infections of odontogenic origin. J Oral Maxillofac Surg 2006;64:1377.
9. Siqueira JF Jr, Rôças IN. The oral microbiota in health and disease: An overview of molecular findings. Methods Mol Biol 2017;1537:127.
10. Singh M, Kambalimath DH, Gupta KC. Management of odontogenic space infection with microbiology study. J Maxillofac Oral Surg 2014;13:133.
11. Pucci R, Cassoni A, Di Carlo D, Bartolucci P, Della Monaca M, Barbera G, et al. Odontogenic-related head and neck infections: From abscess to mediastinitis: Our experience, limits, and perspectives-A 5-year survey. Int J Environ Res Public Health 2023;20.
12. Heim N, Faron A, Wiedemeyer V, Reich R, Martini M. Microbiology and antibiotic sensitivity of head and neck space infections of odontogenic origin. Differences in inpatient and outpatient management. J Craniomaxillofac Surg 2017;45:1731.
13. Cordesmeyer R, Kauffmann P, Markus T, Sömmer C, Eiffert H, Bremmer F, et al. Bacterial and histopathological findings in deep head and neck infections: a retrospective analysis. Oral Surg Oral Med Oral Pathol Oral Radiol 2017;124:11.

14. Jung J, Oh Y, Cha S, Ohe J. An analysis of contributing factors of head and neck space infections of odontogenic origin: A long-term retrospective clinical study (including COVID-19 pandemic period). Med Oral Patol Oral Cir Bucal 2023;28:e622.
15. Ehlers Klug T, Rusan M, Fuursted K, Ovesen T. Fusobacterium necrophorum: most prevalent pathogen in peritonsillar abscess in Denmark. Clin Infect Dis 2009;49:1467.
16. Brook I. Microbiology and management of peritonsillar, retropharyngeal, and parapharyngeal abscesses. J Oral Maxillofac Surg 2004;62:1545.
17. Laulajainen Hongisto A, Aarnisalo AA, Lempinen L, Saat R, Markkola A, Leskinen K, et al. Otogenic intracranial abscesses, our experience over the last four decades. J Int Adv Otol 2017;13:40.
18. Silva CM, Paixão J, Tavares PN, Baptista JP. Life-threatening complications of Ludwig's angina: a series of cases in a developed country. BMJ Case Rep 2021;14.
19. Bridwell R, Gottlieb M, Koyfman A, Long B. Diagnosis and management of Ludwig's angina: An evidence-based review. Am J Emerg Med 2021;41:1.
20. Mohamad I, Narayanan MS. "Double tongue" appearance in Ludwig's angina. N Engl J Med 2019;381:163.
21. Vieira F, Allen SM, Stocks RM, Thompson JW. Deep neck infection. Otolaryngol Clin North Am 2008;41:459.
22. Ovassapian A, Tuncbilek M, Weitzel EK, Joshi CW. Airway management in adult patients with deep neck infections: a case series and review of the literature. Anesth Analg 2005;100:585.
23. Baba A, Kurokawa R, Kurokawa M, Reifeiss S, Policeni BA, Ota Y, et al. Advanced imaging of head and neck infections. J Neuroimaging 2023;33:477.
24. Gonzalez-Beicos A, Nunez D. Imaging of acute head and neck infections. Radiol Clin North Am 2012;50:73.
25. Barton ED, Bair AE. Ludwig's angina. J Emerg Med 2008;34:163.
26. Heim N, Warwas FB, Wiedemeyer V, et al. The role of immediate versus secondary removal of the odontogenic focus in treatment of deep head and neck space infections. A retrospective analysis of 248 patients. Clin Oral Investig 2019;23:2921.
27. Sajdlowska J, Francois K, Halepas S, Lee KC, Ferneini EM. Does systemic steroid use affect the length of hospital stay for head and neck infections? Oral Surg Oral Med Oral Pathol Oral Radiol 2023;136:422.
28. Kent S, Hennedige A, McDonald C, Henry A, Dawoud B, Kulkarni R, et al. Systematic review of the role of corticosteroids in cervicofacial infections. Br J Oral Maxillofac Surg 2019;57:196.

MIÍASE E MUCORMICOSE

Ana Kober Nogueira Leite ▪ Christiana Maria Ribeiro Salles Vanni

O conteúdo deste capítulo (págs. 65 a 70), encontra-se disponível on-line.

Para acessá-lo, aponte a câmera do seu smartphone ou tablet para a imagem acima.

PARTE II SÍNDROMES OTOVESTIBULARES

ZUMBIDO

Jeanne Oiticica

DEFINIÇÃO

Zumbido

Toda e qualquer percepção sonora que ocorre na ausência de estímulo ambiental externo correspondente.[1]

Hiperacusia

Hipersensibilidade a sons, percepção atípica da intensidade sonora ou redução atípica da tolerância a sons de média e baixa intensidade, e sons de todos os tipos e geralmente sem conotação emocional.[2,3] Pode ocorrer isoladamente, mas, em geral, está associada ao zumbido.

Misofonia

Termo usualmente empregado para descrever aversão a sons específicos que envolvem conotações ou associações emocionais.[4] Também denominada **síndrome da sensibilidade seletiva a sons** (**4S**), é um distúrbio capaz de induzir a uma forte reação emocional, desproporcional e abrupta (como raiva, irritação e angústia), por vezes acompanhada de sintomas neurovegetativos. O grau da reação depende não apenas das características do som, mas da experiência prévia e do contexto que o som representa. O perfil psicológico do paciente exerce diferença significativa na resposta aversiva à situação.

Fonofobia

Quando um indivíduo com misofonia tem como reação dominante o "medo do som", sua intolerância sonora é definida como fonofobia (fobia = medo). É o medo de sons específicos que envolvem conotações ou associações emocionais.[4]

Alucinações Auditivas

Percepção de sons com conotação emocional, músicas ou vozes, na ausência de estímulo externo correspondente.[5] As alucinações musicais são mais comumente relacionadas com lesões cocleares e neurológicas. Por outro lado, a alucinação auditiva verbal é mais frequentemente relacionada com distúrbios psiquiátricos. No caso da esquizofrenia, por exemplo, a alucinação é caracterizada por vozes, palavras ou frases ouvidas tipicamente em tom agressivo e punitivo. Esses distúrbios não são o nosso foco, mas é imprescindível caracterizar o som percebido e saber diferenciar o zumbido subjetivo de um possível transtorno psicótico.

CLASSIFICAÇÃO

Muitas classificações já foram propostas. A mais utilizada pela literatura divide o zumbido em dois tipos: subjetivo ou objetivo. Esta diferenciação é importante, pois o zumbido objetivo, em geral, tem uma fonte acústica identificável, e requer ausculta da orelha e exame das estruturas para-auditivas para sua devida localização. Entretanto, essa classificação não é a mais adequada, uma vez que uma mesma doença pode provocar zumbido subjetivo em alguns pacientes, e objetivo em outros. Além disso, estudos com emissões otoacústicas (EOA) mostram que um som pode ser detectado no meato acústico de um indivíduo, sem que ele tenha consciência deste estímulo. Tendo em vista considerarmos a classificação essencial para o diagnóstico e o tratamento, preferimos dividir o zumbido de acordo com sua origem e com a anatomofisiologia das vias auditivas, como a seguir.

Zumbido do Sistema Para-Auditivo

São aqueles gerados por estruturas para-auditivas. Geralmente de origem vascular ou mioclônica. A origem pode ser um fluxo turbulento em vasos sanguíneos, decorrente de estreitamento do seu lúmen, ou contraturas musculares. Por exemplo, contraturas musculares podem causar um clique sonoro percebido pelo paciente e pelo examinador. É o caso da mioclonia palatal.[6] Nesse caso, além do paciente, o examinador também pode perceber o zumbido mediante exame clínico minucioso.

Zumbido do Sistema Auditivo

São aqueles zumbidos gerados em qualquer ponto da via auditiva. Pertencem ao grupo dos fenômenos sensoriais fantasmas que podem acometer os diferentes sistemas sensoriais. É semelhante à dor do membro fantasma que surge após amputações, à parestesia do sistema somatossensorial, às fosfenas ou escotomas do sistema visual, e às alucinações olfatórias do sistema olfatório.[7] Estas percepções fantasmas não são doenças e sim sintomas decorrentes de disfunções cuja expressão envolve plasticidade neural.

CARACTERÍSTICAS

O zumbido pode ser caracterizado de diversas formas. Quanto à **localização**, pode ser referido em uma das orelhas, em ambas ou na cabeça. Quanto à **intensidade**, pode ser leve, moderado, severo ou incapacitante. Um estudo populacional de campo, realizado com 2.000 habitantes por meio de entrevistas em domicílio no município de São Paulo – SP, mostrou que, em 68% dos sujeitos, o zumbido foi caracterizado como **intermitente**, e, em 32%, **constante**.[1] A percepção do sintoma foi considerada incômoda em 64% dos casos, e ele **interfere nas atividades diárias** (trabalho, sono, concentração, trazendo sofrimento para o paciente, com prejuízo na qualidade de vida) em 18% dos indivíduos. O grau de incômodo mensurado pela escala visual analógica mostrou que o zumbido é moderado, com escore médio de 6,3.[1] Felizmente, apenas a minoria dos pacientes sofre de zumbido em sua forma mais severa e incapacitante. Em prol desses indivíduos, cabe ao otorrinolaringologista a tarefa de ser paciente e aplicar seus conhecimentos com o objetivo de melhorar sua qualidade de vida, em vez de proferir a célebre frase "não há nada que possa ser feito e você tem que aprender a conviver com isso". A **avaliação quantitativa** da intensidade do zumbido carece de correlação com a queixa clínica. Este é um dos principais obstáculos para monitorar objetivamente a evolução do zumbido, antes e após o tratamento instituído. Portanto, a avaliação é subjetiva e dependente da percepção do paciente. É por isto que, na maioria dos casos, adotamos a escala visual analógica e os questionários clínicos direcionados[8,9] para estimar o **grau de incômodo** com o zumbido.

EPIDEMIOLOGIA

A prevalência do zumbido varia de acordo com a população estudada. Na cidade de São Paulo, detectou-se que **22% da população** apresenta zumbido.[1] A prevalência foi maior no **sexo feminino**, e essa triplica entre **idosos** com mais de 65 anos. Além da idade, fatores ambientais, como a exposição a ruídos e a presença de comorbidades, interferem na prevalência do zumbido.[10] Indivíduos portadores de insônia, ansiedade e depressão apresentaram maior risco de desenvolver zumbido com o passar do tempo. Aproximadamente 40% dos pacientes com zumbido sofrem de depressão, e exacerbações de quadros depressivos também pioram o zumbido.[11] O risco também é maior entre os portadores da síndrome do intestino irritável e fibromialgia. Doenças vestibulares e da orelha constituem comorbidades positivamente associadas a um maior risco de desenvolver zumbido.[10] A maior associação ocorre com disacusia sensorioneural, seguida de neurite vestibular aguda, otite média, labirintite, perda auditiva condutiva, vertigem postural paroxística benigna (VPPB), cerume e otite externa. As doenças de cabeça e pescoço também apresentaram correlação significativa com o risco de desenvolver zumbido, entre elas cefaleia tensional, concussão, distúrbios da articulação temporomandibular (ATM), *whiplash* ou lesão do tipo chicote, cervicalgia, migrânea e disfunção de nervo craniano.[10]

ETIOLOGIA

Dividimos as etiologias a partir da classificação adotada para o zumbido.

Zumbido do Sistema Para-Auditivo

As etiologias mais frequentemente observadas são: neoplasias vasculares, malformações arteriovenosas, hum venoso, contração muscular (mioclonia) e tuba patente. Nesse cenário, com exceção da mioclonia, o zumbido geralmente ocorre porque a cóclea detecta o aumento de fluxo sanguíneo e ou turbilhonamento adjacente. Nesses casos, o zumbido costuma ser pulsátil e sincrônico com os batimentos cardíacos. O zumbido **pulsátil** em geral é resultado de fluxo sanguíneo turbulento em vasos, mas eventualmente pode ter origem não vascular. As **causas vasculares** podem ser: **arteriais**, incluindo ateromatose de carótidas, fístulas arteriovenosas, malformações, alças vasculares, valvulopatias (estenose aórtica) e hipertensão arterial; ou ***venosas***, incluindo anomalias do bulbo jugular, tumores vasculares de base de crânio (*glomus* jugular) e hipertensão intracraniana benigna. As **causas não vasculares** incluem anemia severa, hipertireoidismo e ejeção cardíaca elevada. Nos casos de mioclonia, pode haver contração muscular de um ou vários músculos, provocando um zumbido semelhante a um clique, sincrônico, com a fase de relaxamento.

Neoplasias Vasculares

Os exemplos mais comuns são os tumores glômicos timpânicos ou jugulares. O zumbido é quase sempre pulsátil e sua intensidade depende da complexidade do leito vascular nutriente, da pressão e do fluxo sanguíneo do tumor, além da proximidade da neoplasia em relação ao ouvido. Sua frequência varia com a frequência cardíaca e não se altera com suave compressão do pescoço (interessando somente a veia jugular), posição da cabeça, postura ou manobra de Valsalva, dados esses importantes para o diagnóstico diferencial. Geralmente há uma associação com hipoacusia e, quando grandes, os tumores podem também afetar nervos adjacentes, como o IX, X e XII nervos cranianos. O diagnóstico pode ser feito por otoscopia ou tomografia computadorizada. A timpanometria pode ser útil ao mostrar perturbações regulares do traçado, síncronas com os batimentos cardíacos. Outras entidades devem ser consideradas, como hemotímpano, bulbo da jugular deiscente ou anomalia da carótida, as quais podem revelar uma otoscopia semelhante à do *glomus* (*blue ear*). A conduta, geralmente, é cirúrgica, sempre precedida por exames radiológicos.

Malformações Vasculares

São anormalidades que podem ser difíceis de diferenciar de uma lesão tumoral, porém esta distinção é fundamental. Com frequência são mais extensas do que os sintomas sugerem. Alguns canalículos microscópicos podem se formar e rapidamente comunicar os vasos, resultando num rápido crescimento do fluxo, o que justifica a percepção de zumbido pulsátil. Após uma cirurgia, alguns canalículos remanescentes podem ser responsáveis pela "recorrência" da malformação.

Podem ser divididas em: arteriais, venosas ou arteriovenosas, dependendo dos vasos que as formam. As **arteriais** mais comuns são as de trajeto aberrante de carótida, estenose ou aneurisma da artéria braquiocefálica, da carótida e outras, assim como persistência da artéria estapediana. Entre as de origem **venosa**, o bulbo da jugular deiscente é a malformação mais comum. As malformações **arteriovenosas** mais comuns são as da fossa posterior, que comunicam a artéria occipital com o seio transverso. Também foram descritas comunicações entre a artéria carótida interna e o seio cavernoso (resultante de trauma), carótida interna e veias vertebrais, assim como entre a artéria meníngea média e o seio petroso superficial maior. As malformações arteriovenosas de mandíbula são pouco frequentes, porém notórias por causarem zumbido. As malformações da região da cabeça e pescoço geralmente manifestam-se com zumbido, podendo também provocar distorções anatômicas da face e/ou do pescoço, assim como descoloração da pele ou mucosa. Quando intracranianas, frequentemente se associam à cefaleia ou aos sinais de hipertensão intracraniana, como papiledema. Do mesmo modo que os tumores vasculares, também podem provocar um sopro. Quando palpáveis, geralmente, são mais compressíveis do que os tumores e, dependendo da quantidade de *shunts* existentes, essa palpação pode diminuir os batimentos cardíacos. No caso das lesões mandibulares e maxilares, pode haver amolecimento dos dentes, sangramento periodontal e descoloração da mucosa. Uma das causas de óbito mais frequente nesses pacientes é a exsanguinação durante uma extração dentária. O diagnóstico é feito por ressonância magnética ou angiografia. Raramente os sintomas são suficientemente graves para merecer tratamento. Entretanto, quando necessário, a conduta a ser tomada dependerá do tamanho e da localização da malformação. Quando a lesão é suprida por um único ramo da carótida externa, pode-se recorrer à ligadura do vaso e excisão da lesão, com certa eficiência em relação à abolição dos sintomas. Nos casos de suprimento arterial múltiplo, com vários canalículos de comunicação, a chance de erradicação completa da malformação e dos sintomas diminui significativamente, aumentando o índice de recidiva. Além disso, como regra geral, a malformação sempre é maior na cirurgia do que aparenta ser radiologicamente. Nesses casos, pode-se recorrer à embolização arterial como tratamento coadjuvante (para melhorar o controle do sangramento durante a cirurgia) ou definitivo, nos casos de localizações inacessíveis à cirurgia, como, por exemplo, artéria carótida e seio cavernoso.

Hum Venoso

É resultante de fluxo turbulento na veia jugular, e, normalmente, é auscultado no pescoço de crianças e adultos, principalmente mulheres jovens. A etiologia parece derivar da pressão do processo transverso da segunda vértebra cervical sobre a veia jugular, e, raramente, pode estar associado ao aumento do retorno venoso secundário a malformações arteriovenosas, ou ao aumento da pressão intracraniana. Geralmente é unilateral, podendo ser ouvido em pacientes com hipertensão ou bulbo da jugular alto ou deiscente. O zumbido melhora com uma suave pressão no pescoço sobre a veia jugular, tomando-se cuidado para não ocluir a carótida, assim como melhora com a rotação da cabeça para o lado contralateral ao sintoma. Por outro lado, o zumbido piora com a rotação ipsilateral, manobra de Valsalva ou respiração profunda, e aumenta em intensidade nas situações de maior débito cardíaco, como anemia, gravidez ou tireotoxicose. A conduta consiste na orientação do paciente em relação ao sintoma, e, nos casos em que o paciente não consegue suportar o zumbido, pode-se tentar a ligadura alta da veia jugular interna. Nestes casos, é mandatória a angiografia pré-operatória para verificar a permeabilidade da veia jugular contralateral.

Mioclonia

Pode ter como etiologia a contração sincrônica de um ou vários músculos do ouvido médio ou do palato mole.[6,12] As contrações podem ser voluntárias ou involuntárias, ou como parte da síndrome de mioclonia palatal. A mioclonia palatal afeta, na maioria das vezes, indivíduos jovens, que apresentam outros distúrbios neurológicos, como infartos cerebrais, esclerose múltipla ou disfunção cerebelar. Consiste em contrações rápidas e repetidas, 60 a 200 por minuto, podendo afetar os seguintes músculos: tensor ou elevador do véu palatino, tensor do tímpano, salpingofaríngeo ou constritor superior da faringe. Assim como outros movimentos involuntários, a mioclonia palatal não é inibida pelo sono, anestesia barbitúrica, coma ou hemiplegia. O zumbido assemelha-se a cliques, síncronos com a fase de relaxamento da contração e com o fechamento da tuba auditiva. É provocado pelo contato das membranas mucosas das paredes da tuba auditiva, em resposta à contração muscular do palato. O zumbido de causa muscular geralmente não acompanha o batimento cardíaco, entretanto pode ter uma frequência semelhante. Nestes casos, a diferenciação se faz provocando um aumento da frequência cardíaca por meio de exercícios leves, que não são acompanhados do aumento da taxa de zumbido. Ao exame, nem sempre se pode visualizar a contração do palato, pois a abertura da boca pode suprimi-la. A timpanometria pode ser muito útil para o diagnóstico. O quadro responde bem ao uso de relaxantes musculares. Medicações anticonvulsivantes, incluindo carbamazepina, difenilidantoína ou ácido valproico, têm-se mostrado eficazes na supressão da mioclonia. Em raros casos, torna-se necessária a secção do músculo tensor do tímpano ou o deslocamento do tendão do tensor do véu palatino do ânulo timpânico.

Tuba Patente

Na maioria das vezes, está associada à rápida perda de peso, seja por dieta, pós-parto ou doenças consumptivas, ou então à radiação na região da nasofaringe. Frequentemente provoca zumbido unilateral, em geral referido como barulho de mar. O som é síncrono com a respiração nasal e costuma melhorar quando o paciente se deita. É comum a queixa de reverberação e autofonia nestes pacientes. A timpanometria pode ser diagnóstica quando o paciente apresenta flutuações, na posição da membrana timpânica, sincrônicas com a mudança do ritmo de respiração nasal.

Zumbido do Sistema Auditivo

Os mecanismos fisiológicos que provocam o zumbido do sistema auditivo serão discutidos em detalhes no tópico sobre fisiopatologia. Uma diversidade de entidades clínicas pode cursar com zumbido, como doenças otológicas, neurológicas, metabólicas, vasculares, odontológicas e psíquicas, entre outras. Na grande maioria dos casos, encontramos, em um mesmo indivíduo, mais de uma das etiologias citadas. Por este motivo, há a necessidade de pensar no portador de zumbido de uma maneira mais abrangente e de buscar, na história clínica, na avaliação otorrinolaringológica e nos exames laboratoriais, todas as possíveis causas. Em nosso serviço, questionários são utilizados com o intuito de caracterizar de modo abrangente as inúmeras condições associadas e suas repercussões na percepção do sintoma.

Causas Otológicas

Seguramente, as causas otológicas são as mais frequentes. A correlação entre perda auditiva e zumbido é tão notória que pode ultrapassar 90% dos casos, segundo alguns autores.[13] As perdas auditivas decorrentes de exposição a ruído, presbiacusia e trauma acústico estão no topo da lista entre as mais frequentemente associadas ao zumbido. A maioria dos pacientes apresenta uma disacusia neurossensorial em frequências agudas, sendo a faixa entre 3 e 8 kHz a mais acometida.[14] Outra característica marcante é que, em geral, a frequência do zumbido está próxima à região de maior perda auditiva na audiometria. Muitas outras doenças otológicas podem causar ou agravar o zumbido. A doença de Ménière frequentemente provoca zumbido, mas somente 4% dos pacientes apresentam sintoma severo ou incapacitante. No caso da otosclerose, idem, apenas 4% dos pacientes relatam zumbido significativo. As otites crônicas, labirintites recorrentes e outras condições cocleovestibulares costumam cursar com zumbido associado.

Causas Cardiovasculares

Corresponde à causa comum de zumbido entre idosos. Aproximadamente um terço dos idosos são portadores de um ou mais distúrbios cardiovasculares.[15] A hipertensão arterial sistêmica (HAS) é o distúrbio mais encontrado, e, muitas vezes. o zumbido melhora após o controle adequado dos níveis pressóricos. Este grupo representa 5% dos pacientes com queixas graves. Outros fatores, como a arteriosclerose extensa e distúrbios que aumentem o débito cardíaco, precisam ser investigados, incluindo anemia, gravidez e tireotoxicose.

Causas Metabólicas

A orelha interna é praticamente isenta de reservas energéticas, e seu metabolismo depende diretamente do suprimento de oxigênio e de glicose oriundos do nosso débito sanguíneo. Assim, alterações do fluxo ou dos metabólitos sanguíneos, por mínimas que sejam, são sensivelmente detectadas pela homeostase do órgão auditivo.[16] Por este e outros motivos, as causas metabólicas constituem etiologia importante de zumbido, com a vantagem de poderem ser facilmente reversíveis com o tratamento adequado.[17] A bomba de Na-K-ATPase encontrada na parede das células ciliadas tem o importante papel de carrear ativa e continuamente o potássio para o meio extracelular e sódio para o meio intracelular. A atividade dessa bomba pode ser comprometida tanto por alterações da glicemia como da insulinemia, resultando em maior acúmulo do sódio na endolinfa.[18] Estas alterações no **metabolismo dos hidratos de carbono** podem determinar o surgimento de sintomas compatíveis com hidropisia endolinfática, incluindo instabilidade, vertigem, perda auditiva flutuante, zumbido e plenitude auricular. Isto é o que basicamente ocorre nos indivíduos com curva glicêmica ou insulinêmica alterada. Na diabete propriamente dita, a fisiopatologia do zumbido associa-se também à microangiopatia e às neuropatias.[19] Quando comparada à população em geral, a prevalência de distúrbios da glicose entre pacientes portadores de zumbido é significantemente maior, 15,7% contra 7% da população.[17] É interessante ressaltar que esta positividade de alterações na curva glicêmica e insulinêmica de 3 horas sobe para 90,3% nos indivíduos cuja anamnese é fortemente sugestiva: piora do zumbido nos períodos de jejum prolongado, cefaleia, tonturas tipo instabilidade, hábito de comer doces e/ou compulsão por doces, assim como antecedente familiar de diabete.[17] O fato é que estes pacientes respondem muito bem ao tratamento dietoterápico, alcançando até 90% de sucesso terapêutico.[17] As alterações no **metabolismo dos lipídeos** são outra classe de distúrbios também implicados no prejuízo do funcionamento da orelha interna. A primeira associação entre zumbido e hiperlipoproteinemia data de 1973.[20] Em estudo sobre a frequência destas alterações metabólicas entre portadores de zumbido, observou-se prevalência bem maior de hipercolesterolemia (56,9%) do que a esperada para população em geral (42%).[17] Estudo sobre o tratamento dos distúrbios do metabolismo dos lipídeos entre pacientes com queixas de hipoacusia, zumbido e tonturas relacionados observou recuperação dos limiares auditivos após correção da hipercolesterolemia e da hipertrigliceridemia.[21] Portanto, há uma concordância na literatura quanto ao fator colesterol como possível etiologia do zumbido. Acredita-se que a fisiopatologia das doenças cocleovestibulares, nos indivíduos com distúrbios lipídicos, pode estar relacionada com a obstrução crônica dos capilares da estria vascular, causando isquemia e consequente hidropisia, assim como ao aumento da viscosidade sanguínea, com menor fluxo nos capilares da orelha. O **metabolismo dos hormônios tireoidianos** também apresenta relação com a orelha interna.[17] Estudos mostram que receptores específicos, alfa e beta, para hormônios tireoidianos expressam-se na orelha interna no início da embriogênese, sendo fundamentais para a morfologia e a maturação desta, e que sua deficiência pode acarretar o aparecimento de várias doenças otológicas congênitas.[22] Esta associação é conhecida há muito tempo. Em levantamento realizado com portadores de hipotireoidismo, observou-se incidência de 7% de zumbido, e relacionou-se a presença de sintomas cocleovestibulares com os casos de gravidade moderada ou severa da doença.[23] O hipertireoidismo pode causar zumbido pelo aumento do débito cardíaco, e o hipotireoidismo, por provocar um aumento na pressão do ouvido interno. Em ambos os casos, a tireoidopatia costuma ser evidente e o zumbido responde bem ao tratamento da doença de base. De um modo geral, as alterações metabólicas são bastante frequentes entre indivíduos com zumbido, especialmente aquelas relacionadas com a glicose; cabe ao otorrinolaringologista incluir tal avaliação na rotina de atendimento desses pacientes. Todos esses distúrbios são facilmente identificáveis laboratorialmente e passíveis de tratamento com reversão do quadro.

Causas Neurológicas

Doenças que afetam o sistema nervoso central (SNC), como meningite, encefalite, isquemias ou acidente vascular cerebral (AVC), trauma cranioencefálico (TCE), tumores, doenças desmielinizantes ou degenerativas ou inflamatória crônica, podem deixar como sequela zumbido e hiperacusia. Dos pacientes com zumbido, cerca de 5% apresentam história de traumatismo craniano fechado ou fratura de crânio. As fraturas podem provocar uma disacusia neurossensorial em altas frequências ou uma hipoacusia condutiva se houver envolvimento dos ossículos. O trauma em chicote (*whiplash*), comum nos acidentes automobilísticos, pode causar zumbido tardio, o qual aparece dias ou semanas após o acidente. A esclerose múltipla costuma estar associada a sintomas do ouvido interno, como tontura e zumbido, podendo estes ser os sintomas iniciais em menor porcentagem de casos. Os pacientes que tiveram meningite em alguma época da vida podem permanecer com zumbido como sequela da infecção.

Causas Farmacológicas

As medicações são causa importante de zumbido. Segundo Seidman, existem mais de 200 medicamentos implicados na gênese do zumbido,[24] e os principais são:

1. *Antibióticos:* da classe dos aminoglicosídeos, amicacina, neomicina, gentamicina, estreptomicina, canamicina, tobramicina.
2. *Anti-inflamatórios não hormonais:* fenoprofeno, naproxeno, ibuprofeno, fenilbutazona, indometacina, sulindaco, cetoprofeno, tolmetina.
3. *Antidepressivos:* amitriptilina, imipramina, protriptilina, amoxapina, maprotilina, trazodona, desipramina, nortriptilina, trimipramina, doxepina.
4. *Diuréticos:* incluindo a furosemida.
5. *Quimioterápicos:* como a ciclofosfamida.
6. *Quininas.*[24]

Mais recentemente novos fármacos têm sido acrescentados a esta lista, com base no número de relatórios enviados ao banco de dados da FDA americano, entre eles:

a) *Alendronato:* usado no tratamento da osteoporose, em que o zumbido é mais frequente em mulheres, com mais de 60 anos, medicadas há 1-2 anos.
b) *Estatinas:* prescritas para reduzir o colesterol, que depletam a coenzima Q10, composto essencial na produção de energia celular, antioxidante e neutralizador de radicais livres, e além de causar zumbido existem relatos de casos de perda auditiva.
c) *Sildenafila e tadalafila:* (inibidores da fosfodiesterase tipo 5 ou PDE-5i), usados no tratamento da disfunção erétil, podem causar perda auditiva irreversível, zumbido e tontura.

A dose dos medicamentos nem sempre parece estar relacionada com o aparecimento do zumbido, uma vez que pequenas doses podem provocar tal sintoma. A disacusia neurossensorial pode ser resultante do uso de drogas ototóxicas, e, nestes casos, o zumbido é, em geral, o primeiro sintoma a aparecer, e pode ser revertido a depender da classe medicamentosa, da dose utilizada, da predisposição genética individual e do tempo de exposição, isto é, se o paciente interromper a medicação em tempo hábil.

Causas Odontogênicas

Há muito tempo se observou que o zumbido poderia estar relacionado com a disfunção da ATM, correlação esta reforçada recentemente.[25] Aproximadamente 45% dos pacientes com zumbido severo apresentam sintomas de disfunção da ATM (DTM), e, destes, 38% relatam agravamento do zumbido com a piora da disfunção. Segundo Ralli *et al.*, 69% dos pacientes com zumbido submetidos a tratamento específico da DTM apresentam melhora ou resolução do sintoma.[26] Em estudo controlado, pacientes de doença de Ménière e disfunção da ATM foram tratados e comparados a controles normais; observou-se redução significativa, após um ano de seguimento, de sintomas como vertigem, zumbido, dor miofascial, cefaleia e plenitude.[27] Atualmente acredita-se que o zumbido decorrente de DTM ocorra por estimulação atípica dos sistemas somatossensoriais, em especial sistema trigeminal, havendo correlação com o estímulo de fibras neurais da raiz C2 da medula espinal, que apresentam projeção direta e influência sobre as células do núcleo coclear dorsal (NCD).

Causas Musculares

Pontos-Gatilho Miofasciais

O primeiro relato que a percepção de um som poderia ser evocado na orelha, pela palpação de um ponto-gatilho na musculatura do pescoço, data de 1983.[28] Em estudo subsequente observou-se mudanças na percepção do zumbido, desencadeadas pela palpação do mesmo ponto-gatilho anteriormente descrito.[29] Contudo, só recentemente ficou evidente a existência de correlação importante entre pontos-gatilho miofasciais (PGM) entre portadores de zumbido.[30] Os PGM representam pequenas áreas hipersensíveis localizadas nos feixes tensos dos músculos esqueléticos e que podem causar dor local ou referida, espontaneamente ou por meio de estimulação mecânica.[28] Os PGM latentes estão localizados em áreas assintomáticas e só provocam dor quando estimulados; são bem mais frequentes na população geral acometendo 50% dos indivíduos. Quando considerados pacientes com zumbido e PGM, 56% deles apresentam modulação temporária do zumbido mediante pressão digital de pelo menos um ponto.[30] Em 65% dos casos, há piora do zumbido com a estimulação dos PGM; contudo, a desativação destes PGM foi capaz de reduzir o zumbido ou inativar sua percepção em alguns casos.[30] Os PGM capazes de modular a percepção do zumbido encontram-se mais frequentemente localizados no masseter, esplênio da cabeça, esternocleidomastóideo e músculos temporais.[30] Em estudo placebo controlado realizado em nossa instituição, pacientes com zumbido somatossensorial foram submetidos ao agulhamento a seco placebo ou ativo para tratamento de pontos-gatilho miofasciais. Observou-se redução do incômodo do zumbido, medido pela escala visual analógica (EVA), e no *tinnitus handicap inventory* (THI), diferença estatisticamente significante para o agulhamento a seco ativo em comparação ao placebo.[31]

Causas Psicogênicas

As duas principais manifestações são a ansiedade e a depressão, sendo que ambas podem ser primárias ou secundárias ao zumbido. A ansiedade parece acentuar a percepção do zumbido pelo paciente, enquanto a depressão faz com que o mesmo zumbido passe a ter maior importância para o indivíduo. Vários autores têm afirmado que 40% dos pacientes com zumbido apresentam depressão clínica, e metade desses casos já relatava história prolongada de depressão antes do início do zumbido.[11]

FISIOPATOLOGIA

Mudanças no Funcionamento do SNC

Dentre as mudanças no funcionamento do SNC sabidamente associadas ao zumbido temos: desproporção entre inibição e excitação, reorganização das redes neuronais, mudanças nos mapas tonotópicos e redirecionamento das vias de informação.

Desproporção entre Inibição e Excitação

Uma desproporção entre aferências excitatórias e inibitórias pode resultar em hiperatividade no sistema auditivo, e, consequentemente, em zumbido. A cóclea normalmente fornece não só as aferências excitatórias para o núcleo coclear (NC), mas também as aferências inibitórias que são bem abundantes. Diante do acometimento das células sensoriais cocleares ou das fibras do nervo auditivo, ocorre uma redução das aferências para o NC e para as vias auditivas centrais. Em geral, as sinapses inibitórias são mais afetadas que as excitatórias, mudando o equilíbrio entre excitação e inibição na via auditiva, e criando a base para o conceito de hipersensibilidade e hiperatividade na via auditiva.[32] A redução nas aferências ao NC estudada experimentalmente em modelos animais de ablação coclear mostrou modulação para menos na expressão dos receptores de glicina no NCD, núcleo coclear ventral (NCV) e núcleo olivar superior lateral bilateralmente; já a atividade glicinérgica no núcleo olivar superior medial foi intensificada. A inibição é intensa no NCD que recebe a maior concentração das aferências inibitórias glicinérgicas. A glicina é um dos neurotransmissores inibitórios do SNC que atua em especial no tronco cerebral (TC) e na medula espinal; seus receptores, quando ativados, geram um potencial pós-sináptico inibitório. A redução na expressão dos neurotransmissores glicinérgicos no NCD também pode ser decorrente do envelhecimento do sistema. A redução das aferências inibitórias cocleares também pode determinar excitabilidade em outros núcleos das vias auditivas ascendentes.

Reorganização das Redes Neuronais

As disfunções do SNC responsáveis pela maior parte dos zumbidos são em geral resultado da expressão da plasticidade neural, que, por sua vez, podem ser decorrentes de mudanças nas aferências cocleares ou do nervo auditivo, ou de causas desconhecidas. A privação das aferências e o desequilíbrio entre excitação e inibição mudam a síntese proteica e determinam a reorganização do SNC, que também podem resultar em zumbido. Esta privação também interfere na integração temporal dos estímulos somatossensoriais, a semelhança do que é observado na dor neuropática central crônica. O zumbido, em geral, é referido em uma ou ambas as orelha ou na cabeça. Este fato dirigiu, durante muito tempo, o foco das investigações fisiopatológicas do zumbido para as orelhas. Existem evidências consistentes que a lesão das células ciliadas ou do nervo auditivo está envolvida nos primeiros estágios de desenvolvimento do zumbido crônico. Contudo, evidências recentes apontam que a maior parte dos zumbidos crônicos e severos é gerada no SNC, em especial decorrente da expressão da plasticidade neural. Isto significa que a correta localização anatômica das alterações fisiopatológicas que contribuem para a manutenção e a perpetuação da percepção do zumbido é de extrema importância do ponto de vista terapêutico, mas ainda está para ser completamente elucidada. O fato de o zumbido ocorrer após secção do nervo auditivo é uma das evidências que apontam que este pode surgir mesmo na ausência de afecção da orelha, e que a localização anatômica do centro gerador de zumbido encontra-se provavelmente no SNC. Também significa que a maioria dos zumbidos não é gerada no local que os sintomas são percebidos, e sim à distância, a semelhança do que ocorre com a dor fantasma. Portanto, o conceito mais aceito atualmente é que a atividade neural geradora do zumbido se encontra no SNC, havendo ou não afecção no sistema auditivo periférico.[32]

Mudanças nos Mapas Tonotópicos

Os estudos sobre o papel do SNC como centro gerador do zumbido têm focado em três estruturas principais: o NCD, o colículo inferior (CI) e os córtices auditivos primário e secundário.

Núcleo Coclear Dorsal

A atividade neural que produz a sensação de zumbido difere entre as diversas formas de zumbido, e pode ser gerada por estruturas neurais diferentes das que normalmente são ativadas pelos sons que atingem a orelha, o que provavelmente ocorre por redirecionamento das vias de informação. O papel do NCD no zumbido tem sido exaustivamente estudado, além da hiperatividade decorrente da privação das aferências periféricas; a modulação do zumbido por mudanças no olhar e movimentos mandibulares também parecer ser mediada via NCD.[33,34] O NCD recebe aferências da medula espinal superior (C2) que usualmente estão relacionadas com o movimento do pavilhão auricular, mas cujas conexões podem explicar por que a estimulação elétrica da pele em torno da orelha, ou a movimentação de músculos da boca ou do pescoço, podem modular o zumbido em alguns indivíduos. A estimulação das aferências medulares em C2 afeta os neurônios do NCD, de modo diverso, a depender da fonte de estímulo. O estiramento e a tensão muscular são mais efetivos que o estímulo cutâneo, indicando que a propriocepção tem maior influência que os mecanorreceptores de pele sob os neurônios do NCD e sob a modulação do zumbido. Existem ainda conexões entre o gânglio trigeminal e o NCV. A estimulação trigeminal interfere em respostas das células do NCV e NCD.

Colículo Inferior

Inúmeros estudos, em humanos e animais, indicam que o CI pode estar implicado na geração do zumbido de diversas formas. A hiperatividade no núcleo central do CI é uma possível causa de zumbido. A ativação no núcleo externo do CI e no córtex dorsal do CI, estruturas integrantes das vias extraleminiscais, está envolvida na geração do zumbido e no redirecionamento da informação através das vias não clássicas.

Córtex Auditivo

O envolvimento do córtex auditivo na geração do zumbido tem sua evidência baseada nos estudos de estimulação elétrica e magnética do córtex cerebral; alguns mostram ativação atípica do córtex auditivo e da amígdala.[32,35] Pouca atenção tem sido dada aos núcleos auditivos talâmicos e ao corpo geniculado medial (CGM), e, ao que parece, estas estruturas podem ter papel relevante em algumas formas de zumbido; resultados da estimulação do córtex auditivo cerebral parecem ser decorrentes de efeitos sobre o CGM através de vias corticotalâmicas descendentes.

Redirecionamento das Vias de Informação

O redirecionamento das vias de informação é um dos fatores responsáveis que faz com que estruturas do SNC, que normalmente não estão envolvidas no processo de condução da audição, passem a ser ativadas por estímulo sonoro. Um exemplo deste remanejamento pode ser observado pelo envolvimento atípico das vias não clássicas extraleminiscais. Neurônios das vias não clássicas respondem por mais de uma modalidade sensorial, enquanto neurônios das vias clássicas ascendem para o córtex auditivo primário e respondem apenas por estímulos auditivos. Isto significa que, se apenas vias clássicas são ativadas, a percepção do estímulo auditivo não pode ser modulada pela estimulação de outros sistemas sensoriais. O fato da percepção do zumbido em alguns indivíduos, em especial aqueles com zumbido severo, ser afetada por estimulação de outros sistemas sensoriais ou somatossensoriais é um sinal de envolvimento de vias não clássicas do sistema auditivo. Estudos de localização anatômica destas vias apontam que a informação somática interage com a auditiva no núcleo externo e no córtex dorsal do CI; estas estruturas compõem as vias auditivas não clássicas, enquanto o núcleo central é integrante das vias auditivas clássicas ascendentes.

AVALIAÇÃO CLÍNICA

Anamnese

O primeiro passo é obter uma história detalhada sobre: início dos sintomas, características do zumbido, flutuação e progressão, sintomas associados incluindo perda auditiva, tontura, plenitude auricular, otalgia, hiperacusia, misofonia, cefaleia e cinetose. Pedir sempre para o paciente tentar descrever o **tipo** de zumbido, apito, chiado, motor, batida de asa de borboleta etc. Outro dado relevante é a **localização**, se ocorre em uma orelha, em ambas as orelhas, ou na cabeça. É importante perguntar sobre os **fatores desencadeantes**; zumbidos que aparecem após exposição ao ruído ou pelo uso de drogas zumbidogênicas, geralmente, são autolimitados. Perguntar sobre os **fatores de melhora ou piora** podem dar pistas quanto possíveis etiologias; em alguns casos, o zumbido piora com o consumo de bebidas alcoólicas e doces, em outros, com o nervosismo. A **frequência** com que ocorre, se é intermitente e, portanto, não acontece todos os dias, ou se é constante e está presente o tempo todo. Perguntar se é **simples**, zumbido único ou **múltiplo**, ou tipos diferentes. O zumbido intermitente e simples tem melhor prognóstico. Importante é checar ainda o **grau de incômodo**; numa EVA, a mesma que usamos para dor, pedir para o paciente referir o quanto o zumbido incomoda. O paciente deve escolher, olhando para escala métrica de 10 cm, uma pontuação que represente o incômodo com o zumbido, sendo 0 ausência de incômodo e 10 o incômodo máximo. Perguntar sobre **hábitos** incluindo abuso de café, compulsão por doces, jejum prolongado, sedentarismo, funcionamento intestinal, alimentação desregrada. Perguntar sobre **distúrbios da ATM**, bruxismo, ranger de dentes, travamento de mordida, cervicalgia. Avaliar o impacto na **qualidade de vida**, perguntar sobre transtornos, como ansiedade, depressão, déficit de memória, concentração, distúrbios do sono, humor e irritabilidade.

Exame Físico

A avaliação de todos os pacientes deve incluir exame otorrinolaringológico básico. A **otoscopia** pode revelar possíveis causas de zumbido, e algumas delas podem ser resolvidas durante a consulta, incluindo a rolha de cerume, os *debris* de descamação e as infecções. Em especial, nas crianças, a otite média pode estar presente, sendo uma das principais causas de zumbido. Tumores glômicos, apesar de raros, estão entre as etiologias que também podem ser diagnosticadas no exame físico inicial. A **oroscopia** e a **rinoscopia** são importantes, e a inspeção cuidadosa da cavidade oral pode evidenciar mioclonia palatal. Contudo, muitas vezes a mioclonia palatal desaparece durante o exame da cavidade oral, e, neste caso, uma **nasofibrofaringolaringoscopia** tem grande utilidade, pois possibilita a visualização dela, sem a inibição da contratura do tensor do tímpano. O **exame da cabeça e pescoço** é relevante, e, sempre que diante da queixa de zumbido pulsátil, o investigador deve realizar a ausculta das carótidas, da região periaural e da área periocular, e a ausculta cardíaca, para tentar localizar a origem do sintoma. É crucial verificar se o zumbido pulsátil é sincrônico com o batimento cardíaco. É importante observar se ele se modifica com a movimentação lateral da cabeça e pescoço, e/ou com a compressão manual da musculatura local. A **pesquisa dos pares cranianos** pode revelar acometimento, algumas vezes além do VIII nervo craniano (NC), do V e do VII NC, em especial nos casos de tumores do ângulo pontocerebelar. A **avaliação da ATM** tem por objetivo checar quanto à presença de dor, crepitações e/ou limitação de amplitude de movimento. É importante ainda checar a influência do apertamento dos molares e incisivos na modulação do zumbido, além de incluir a avaliação da musculatura mastigatória e da cabeça e pescoço, por meio da palpação digital, para checar espasmos, contraturas musculares, dor e/ou modulação do sintoma.

Exames Complementares

Audiometria

A avaliação básica deve incluir audiometria tonal (limiar aéreo e ósseo) e vocal com índice de reconhecimento de fala, e a imitanciometria com a pesquisa do reflexo acústico, para identificar, quantificar e classificar a perda auditiva, identificar componentes condutivos potencialmente tratáveis, em especial otosclerose e otites, e diferenciar a patologia coclear da retrococlear. Diante de pacientes com perda auditiva e zumbido unilateral, sempre se preocupar em investigar neuroma do acústico (schwannoma). A suspeita aumenta quando, além do zumbido e da perda auditiva unilateral, a discriminação vocal é pobre e/ou incompatível com o grau de perda auditiva. Somando-se à ausência de reflexo do acústico, quando este seria esperado, temos mais de três fatores de suspeição para doença retrococlear.

Exames Laboratoriais

A avaliação laboratorial básica inclui contagem sanguínea completa, perfil lipídico, glicemia de jejum, sorologia para sífilis (VDRL e FTA-ABS) e perfil tireoidiano (T4 Livre, TSH). As provas de atividade inflamatória (imunocomplexos circulantes, complemento total e frações C3 e C4, PCR, VHS) e a pesquisa de autoanticorpos (FAN, FR, anticardiolipina, anticoagulante lúpico, antiperoxidase, antitireoglobulina) ficam reservadas aos casos de suspeita de doença autoimune sistêmica com acometimento secundário da orelha interna ou de doença autoimune primária da orelha interna, em especial nos casos de perda auditiva rapidamente progressiva ou flutuante bilateral. A curva glicêmica e insulinêmica de 3 horas deve ser solicitada sempre que houver suspeita pela história clínica ou hábitos.

Imagem

Os exames de imagem devem ser solicitados de acordo com a suspeita inicial, firmada após a coleta de uma boa história clínica. A **tomografia computadorizada (TC) dos ossos temporais** é importante nos casos de tumores glômicos ou timpânicos, bulbo jugular deiscente, diante da suspeita de otosclerose, malformações ósseas incluindo deiscência do canal semicircular superior, fístula perilinfática e aqueduto vestibular alargado. Diante da necessidade de excluir a suspeita de afecção retrococlear, tumores do ângulo pontocerebelar, o exame mais sensível é sem dúvida a **ressonância magnética (RM) da orelha interna**, em especial na detecção de tumores pequenos. Nos casos de zumbido pulsátil, a avaliação por imagem deve ser específica, a depender da história e do exame físico. Diante da suspeita de hum venoso e na tentativa de identificar o ponto de turbilhonamento do fluxo sanguíneo, a TC é o exame de escolha. Nos casos de suspeita de causa arterial, a **angiorressonância** é a melhor opção. **Doppler de carótidas e vertebrais** e **transcraniano**, **fundoscopia** e **manometria liquórica** são outras possibilidades a depender da suspeita clínica em questão.

TRATAMENTO

O progresso no tratamento do zumbido, em especial na última década, vem do conhecimento adquirido de áreas de ciência básica que contribuíram para o melhor entendimento da sua fisiopatologia, incluindo otologia, neuroimagem cerebral, neurociência, bioquímica, biologia molecular, epidemiologia e genética. Distinguir entre as diferentes formas de zumbido e construir um diagnóstico preciso são os passos primordiais para um tratamento efetivo, que, muitas vezes, envolve várias especialidades além do otorrinolaringologista, passando pelo fonoaudiólogo, neurologista, psiquiatra, psicólogo, dentista, fisiatra, fisioterapeuta, osteopata, cirurgião bucomaxilofacial, entre outros. Em primeiro lugar, é fundamental para o controle do sintoma identificar as prováveis causas para o zumbido em cada indivíduo e revertê-las da melhor maneira possível, seja um distúrbio metabólico ou uma otosclerose passível de tratamento cirúrgico. Outro conceito fundamental é ter sempre em mente que, em um único paciente, o zumbido, em geral, costuma ter mais de uma etiologia, e que o sucesso do tratamento depende da correção de cada uma delas e do diagnóstico preciso antes de iniciar qualquer terapia.

Medidas Gerais

Como já foi dito anteriormente, boa parte dos pacientes apresenta um zumbido com poucas repercussões na vida diária. Muitos se beneficiam apenas em entenderem a origem do seu zumbido. O tratamento deve incluir inicialmente a **orientação** do paciente, desmistificando crenças inapropriadas e reforços negativos como: "zumbido não tem cura"; "zumbido pode levar à surdez"; "zumbido pode ser um tumor", até pode, mas a probabilidade de isso ocorrer é muito pequena; "zumbido tem tendência a piorar com o tempo", entre outros. Em seguida deve-se focar na **correção de hábitos inadequados**, restrição de substâncias estimulantes do SNC, como a cafeína, o álcool, os doces, o tabaco, as drogas ilícitas, capazes de aumentar a percepção do zumbido. Com relação às substâncias a base de xantinas (café, chocolate, chá preto e mate, refrigerantes) geralmente recomendamos restrição completa por 15 dias para avaliar a influência no zumbido, após este período, havendo melhora, recomendamos manutenção, caso contrário o paciente pode retomar a ingestão anterior. Checar intolerância a alimentos e bebidas ou se o paciente faz jejum prolongado; neste caso, uma dieta fracionada e de restrição de açúcares de rápida absorção deve ser orientada. Sempre checar a lista e as dosagens das **medicações em uso**, pois algumas podem causar ou intensificar o zumbido, em especial aquelas cuja introdução coincide com o início ou a piora do zumbido. Nestes casos, se possível, tentar frente ao colega que a introduziu a retirada da mesma ou ajuste da dose. O zumbido é frequentemente mais perceptível em ambientes silenciosos, pelo menor contraste com outros sons e ruídos de fundo. Contudo, pode-se intensificar após **exposição a ambientes ruidosos**, em especial quando prolongada. Por isto, a importância de orientar o paciente quanto às estratégias para minimizar a exposição a ruídos, usar protetores auriculares sempre que exposto a estas situações de ruído extremo, a fim de evitar maior lesão de células ciliadas e posterior piora do zumbido. O **estresse** é um fator importante na indução e manutenção do zumbido de alguns pacientes, sendo capaz de, por si só, intensificar a percepção e agravar o incômodo com o zumbido. Por isto, é importante orientar medidas para manter o equilíbrio emocional e reduzir o estresse, incluindo atividades físicas e de relaxamento, meditação, *mindfulness*, respiração profunda, entre outras. Procurar sempre identificar e reverter às **doenças de base**, já que estas contribuem diretamente para manutenção do zumbido. É importante lembrar ainda que, para uma parcela dos portadores de zumbido, tal sintoma impacta diretamente na memória de trabalho, por congestionamento das redes neuronais no SNC. Em estudo recente, pacientes com zumbido e limiares auditivos normais foram submetidos a tarefas em duas situações antagônicas, com e sem ruído. Paradoxalmente, a memória de trabalho foi melhor na condição com ruído de fundo, o que sugere uma liberação de recursos cognitivos e menos esforço auditivo sob tais condições combinadas.[36]

Medidas Específicas

Nos casos em que não houver melhora do sintoma apenas com as medidas gerais, parte-se para as medidas específicas. Muitas vezes, essas medidas conseguem reduzir o zumbido do paciente. Até os dias atuais, não há nenhuma modalidade terapêutica única que tenha tido bons resultados para todo e qualquer tipo de zumbido. Portanto, a escolha do método de tratamento deve sempre ser personalizada.

Medicações

Em nosso serviço, a farmacoterapia baseia-se nos princípios que seguem: a medicação deve ser **personalizada** para cada paciente; sempre adotar a **monoterapia** (uma droga por vez); iniciar o tratamento com as drogas que apresentam **menos efeitos colaterais** e **menor risco de dependência**; a duração da terapia pode ser de **30 a 90 dias**, e, em caso de falha, trocar a medicação. Em caso de melhora manter por mais algum tempo antes de tentar a redução da dose inicial. Dentro do possível, retirar ou manter a menor dose de controle. Em caso de piora voltar para dose inicial. De modo geral, as diversas classes de medicamentos apresentam eficácia de cerca de 50% na melhora do zumbido. Seguem algumas das drogas que podem ser usadas com esta finalidade:

Complexos Vitamínicos e Minerais

Vitamina B12

As vitaminas do complexo-B são uma família de nutrientes agrupados em conjunto por suas funções nos sistemas enzimáticos do corpo humano, funcionam como coenzimas e facilitam o metabolismo e a produção de energia.[24] Existem estudos que correlacionam a deficiência destas vitaminas e o zumbido.[37] A vitamina B12, também conhecida como cobalamina, contribui para composição da bainha de mielina e estabiliza a atividade neural. Sua deficiência afeta 15 a 20% da população, sendo mais frequente após os 65 anos de idade. Entre os portadores de zumbido crônico, esta prevalência chega a 47%.[37]

Zinco

O zinco faz parte da composição de mais de 100 enzimas, influencia na ação de neurotransmissores, inibindo sítios ligantes de peptídeos e de neurorreceptores, e sua deficiência pode estar associada a retardo do crescimento, infertilidade, problemas de cicatrização e zumbido.[24] Cerca de 98% do zinco corporal total é encontrado dentro das células e apenas 2% deste apresenta-se livre no plasma, por isto a zincemia sérica não é o parâmetro ideal para avaliar a quantidade de zinco no organismo. Estudos em cócleas humanas e em roedores evidenciaram elevadas concentrações de zinco na orelha interna, sendo este o tecido com maior concentração do mineral no corpo.[24] Alguns estudos correlacionaram a hipozincemia com o zumbido, porém em estudo duplo-cego randomizado nenhuma diferença significante foi observada no tratamento do zumbido com a suplementação deste mineral em comparação ao placebo.[38] Ainda assim, a reposição de zinco pode ser adotada nos casos de hipozincemia sérica documentada, ou como alternativa no tratamento do zumbido em pacientes idosos.

Antiagregantes e Moduladores do Fluxo Sanguíneo

Extrato de Ginkgo Biloba (EGb)

O Ginkgo biloba pode ser considerado a árvore mais antiga na terra e o extrato de suas folhas têm sido usados por séculos, pela medicina chinesa, no tratamento de bronquite e asma. Seu princípio ativo foi isolado, o extrato de Ginkgo biloba (EGb 761), e possui componentes importantes, incluindo glicosídeos flavonoides e lactonas de terpeno, responsáveis por seus efeitos biológicos de neuroproteção, interação com inúmeros neurotransmissores e aumento da microcirculação sanguínea via inibição do fator ativador plaquetário, sendo, por isto, classicamente recomendado para casos em que há insuficiência cerebral associada.[24] Poucos ensaios placebo controlados investigaram os efeitos do EGb no tratamento do zumbido, e segundo dados de revisão sistemática Cochrane recente, ao que parece, os resultados falharam em mostrar uma diferença significante deste em relação à terapia placebo, em pacientes com queixa primária de zumbido.[39] Entretanto, dos quatro estudos incluídos em tal revisão sistemática, em um deles o EGb foi usado em pacientes com demência vascular ou doença de Alzheimer como queixa clínica primária e houve uma redução pequena, mas estatisticamente significativa, do zumbido.[39] Até o momento apenas um estudo experimental (em animais) mostrou redução do zumbido com o uso do EGB, mas a dose utilizada correspondeu a mais de sete vezes a dose usualmente recomendada em humanos.[40] A dose em geral recomendada é de 120 a 240 mg/dia por 2 a 3 meses. Uma metanálise recente foi realizada para avaliar os efeitos do EGb 761® na dose diária de 240 mg no zumbido e tontura associados à demência.[41] No geral, o EGb 761® foi superior ao placebo, com diferenças médias ponderadas para alteração da linha de base, calculadas em metanálises usando modelos de efeitos aleatórios, de -1,06 (95% CI: -1,77, -0,36) para zumbido (p = 0,003) e -0,77 (IC 95%: -1,44, -0,09) para tontura (p = 0,03). Tais achados apoiam a noção de que o EGb 761® é eficaz no alívio de sintomas neurossensoriais concomitantes em pacientes com demência.[41]

Vasodilatadores Diretos

Betaistina

A betaistina é um análogo estrutural da histamina, com propriedades farmacológicas semelhantes, sendo um potente antagonista dos receptores H3. Atua aumentando o fluxo sanguíneo para o vestíbulo e a cóclea por meio de antagonismo dos receptores H3 locais. Dentre seus efeitos associados incluem-se o aumento na condutividade vascular e a redução na pressão arterial sistêmica, que pode resultar primariamente na vasodilatação da artéria cerebral anteroinferior e no aumento do fluxo sanguíneo vertebrobasilar. É uma droga classicamente usada no controle da vertigem incapacitante entre portadores de doença de Ménière, e seu efeito no zumbido baseia-se em ensaios clínicos com esta casuística específica.[24] Mostrou-se efetiva quando comparada ao placebo, ou quando comparada a associação da cinarizina com o dimenidrinato no tratamento do zumbido em portadores de doença de Ménière, com até 60% de melhora do zumbido.[42] A dose recomendada é 48 mg/dia.[43] Os efeitos adversos podem incluir cefaleia, epigastralgia e broncoespasmo, sendo a asma, a bronquite asmática e a úlcera péptica contraindicações do seu uso.[24]

Estabilizadores de Membrana

Lidocaína Endovenosa

O uso de anestésicos locais no tratamento do zumbido data de 1935, quando Barany realizou uma infiltração local nos cornetos nasais e o paciente referiu melhora do zumbido. Desde então, apesar do verdadeiro mecanismo de ação não ser completamente conhecido, muitos estudos mostraram que o uso da lidocaína endovenosa pode aliviar o zumbido.[24,44] Sabe-se que a lidocaína endovenosa não afeta as respostas nas emissões otoacústicas, o que indica que o efeito observado não é decorrente de sua ação na cóclea. Admite-se que a droga tenha um efeito anticonvulsivante, uma vez que nem os receptores aferentes da dor, nem as fibras dos nervos periféricos são bloqueadas significativamente pelo uso de doses não tóxicas por via sistêmica. Mesmo em pacientes submetidos à neurectomia por ressecção de schwannoma vestibular, a droga foi capaz de suprimir o zumbido, indicando um possível sítio de atuação no SNC. É possível que a lidocaína atue corrigindo a perda dos mecanismos centrais inibitórios que desencadeiam o zumbido, bloqueando a hiperexcitabilidade central e exercendo efeito inibitório sobre a descarga dos neurônios do colículo inferior. Ensaios clínicos mostram que a melhora parcial ou completa do zumbido frente ao uso da lidocaína endovenosa ocorre em 71 a 76% dos casos.[44,45] Entretanto, o fato da lidocaína ser administrada por via endovenosa limita seu uso na prática clínica, e as tentativas de substituir a mesma por drogas administradas por via oral, com eficácia similar, não foram bem-sucedidas, em especial pelos efeitos adversos observados. As injeções endovenosas de lidocaína já foram usadas como teste prognóstico para se identificar os pacientes mais responsivos ao uso de drogas anticonvulsivantes no tratamento do zumbido.

Anticonvulsivantes

O uso de anticonvulsivantes e seus possíveis benefícios no tratamento do zumbido baseiam-se no mecanismo de ação destas drogas, que apesar de não terem a mesma estrutura química apresentam propriedades farmacológicas similares. Atuam inibindo os canais iônicos de sódio voltagem-dependentes e a permeabilidade da membrana a estes íons, interferindo na gênese do potencial de ação, reduzindo a hiperexcitabilidade neuronal nas vias auditivas. Os principais representantes do grupo são: carbamazepina, gabapentina, difenilidantoína e valproato de sódio. Acredita-se que os anticonvulsivantes suprimem a hiperatividade do zumbido do mesmo modo que o fazem em casos de neuralgia do trigêmeo, dor de membro fantasma, hemiespasmos faciais e mioclonia palatal. Apesar dos efeitos adversos possíveis atribuídos ao uso destas drogas, doses menores são normalmente usadas no tratamento do zumbido, o que minimiza tais reações. Os ensaios clínicos com o uso da **carbamazepina** no tratamento do zumbido mostram que a droga é efetiva em 56 a 58% dos casos.[45] A **gabapentina** é de longe o anticonvulsivante mais estudado no tratamento do zumbido. Em ensaio duplo-cego placebo controlado, 25,6% dos pacientes apresentaram melhora do zumbido em cinco meses de tratamento com a gabapentina, com melhores resultados para os casos cuja etiologia estava relacionada com trauma acústico.[46]

Ansiolíticos

Os benzodiazepínicos (BDZ) são agonistas dos receptores GABA (ácido gama-aminobutírico) e potencializadores GABAérgicos. Dois possíveis mecanismos de ação podem ser atribuídos quando se considera a efetividade que estas drogas podem ter no tratamento do zumbido: um efeito ansiolítico geral ou a redução da atividade neuronal por um mecanismo diferente daquele envolvido na geração do zumbido. Evidências baseiam-se na redução dos sistemas GABAérgicos em resposta à hiperexcitabilidade do sistema auditivo central, e a redução da hiperatividade neural no colículo inferior pela administração de BDZ em modelos experimentais de zumbido.[47] Estudos sobre o **clonazepam** no tratamento do zumbido mostram que sua efetividade pode variar entre 32 e 90%, discrepância esta que, em parte, pode ser atribuída a falta de ensaios clínicos duplo-cegos controlados. Ensaio clínico duplo-cego placebo controlado com **alprazolam** mostrou melhora do zumbido em 76% dos pacientes tratados quando comparados ao grupo de placebo.[48] Dentre os efeitos adversos possíveis a sedação se destaca.

Antidepressivos

Os antidepressivos são a classe de fármacos mais comumente prescritas para o tratamento do zumbido. Podem ser classificados nas seguintes categorias: antidepressivos tricíclicos, inibidores da monoaminoxidase (IMAO), inibidores seletivos da recaptação de serotonina (ISRS), inibidores da recaptação de serotonina e norepinefrina (IRSN), inibidores da recaptação de norepinefrina e dopamina (IRND). Os **tricíclicos** incluem: amitriptilina, doxepina, imipramina, desipramina, nortriptilina e trimipramina. Os **IMAO** incluem: fenelzina e tranilcipromina. Os representantes do grupo dos **ISRS** incluem: fluoxetina, paroxetina, sertralina, citalopram, escitalopram, mirtazapina, trazodona. O grupo **IRSN** inclui: venlafaxina e duloxetina, e os **IRND** estão representados pela bupropiona. A diferença principal entre eles reside nos efeitos adversos; enquanto os tricíclicos possuem efeitos anticolinérgicos e anti-histamínicos consideráveis, os ISRS e IRSN são a primeira escolha no tratamento dos transtornos de ansiedade e depressão pela melhor tolerabilidade. No caso dos ISRS e IRSN a principal preocupação é com a síndrome serotoninérgica (dores musculares, cefaleia, náusea e fadiga) que pode ocorrer frente a descontinuação súbita destas drogas; por isto, o desmame deve ser sempre com redução progressiva da droga. O zumbido é um efeito colateral possível e descrito em 90% das classes de drogas antidepressivas. Em geral, 1 a 3% dos usuários de antidepressivos tricíclicos relatam zumbido após o início da terapia, contudo o sintoma costuma ceder nas primeiras três semanas após a interrupção do tratamento. Apesar de inúmeros relatos de zumbido como efeito colateral da terapia com antidepressivos, certos antidepressivos são efetivos no tratamento de algumas formas de zumbido em pacientes específicos. Ensaios duplo-cegos placebo controlado com o uso de antidepressivos no tratamento do zumbido mostram benefícios em 73,6 a 47,3% dos casos, a depender da droga testada, da classe de pacientes selecionados e da intensidade do zumbido. De modo geral, o zumbido que ocorre em pacientes portadores transtorno de depressão ou ansiedade e os casos de intensidade severa são mais responsivos ao tratamento com antidepressivos que o zumbido presente em pacientes sem depressão ou ansiedade. O mecanismo preciso de ação destas drogas no zumbido ainda está para ser elucidado, e o que se sabe é que o córtex auditivo e o núcleo auditivo são áreas ricas em receptores de serotonina, que variações na região promotora do gene transportador estão associadas a diferenças nos potenciais auditivos evocados e que a serotonina modula a aferência auditiva no núcleo coclear, colículo inferior e na região da amígdala. Não se sabe ao certo quanto tempo para que se observe a melhora do zumbido, pois isto varia muito entre os diversos tipos de antidepressivos e de acordo com a doença foco do tratamento. Porém, com base nos estudos sobre depressão, podemos didaticamente considerar que o tempo de duração do tratamento deve ser de pelo menos 6 meses e que alguma melhora deve ser esperada após 4 a 8 semanas do início da terapia.

Toxina Botulínica

Indivíduos que desenvolvem zumbidos decorrentes da contratura forçada de músculos da cabeça e pescoço ou de desordens da articulação temporomandibular são exemplos típicos de zumbido somático.[49] Nestes casos, a correção do fator etiológico é o primeiro passo para o tratamento do zumbido. A toxina botulínica tipo-A é uma neurotoxina capaz de inibir a liberação de acetilcolina na junção neuromuscular, e que pode ser administrada localmente no tratamento de doenças que envolvem hipercontratura, distonia e espasticidade muscular. Em estudo duplo-cego, a toxina botulínica tipo-A foi testada e mostrou melhora do zumbido (27%) quando comparada ao placebo (7%).[50] A explicação possivelmente está relacionada com a redução das aferências provenientes da musculatura cervical, temporal, frontal, com redução da ativação das vias dos núcleos medular somatossensorial e coclear dorsal. Entretanto, tal estratégia terapêutica para o zumbido ainda é anedótica na literatura e, portanto, usada como exceção e não na rotina clínica. A indicação estaria em casos de mioclonia resistentes aos tratamentos convencionais (fisioterapia e farmacoterapia). Existem relatos de casos que apontam que a toxina botulínica pode ser efetiva no tratamento de doenças que cursam com tremor palatal.[8]

Terapias Não Medicamentosas

Aparelho de Amplificação Sonora Individual

Estudos epidemiológicos apontam que 50 a 70% dos portadores de perda auditiva apresentam zumbido associado. A primeira evidência que pacientes com zumbido poderiam se beneficiar com o uso de aparelhos de amplificação sonora individual (AASI) data de 1947,[51] e estes resultados se confirmaram com os estudos que se seguiram. Estudo comparando o AASI, o gerador de som e o enriquecimento sonoro ambiental mostrou, após 18 meses de tratamento, redução significante no índice de severidade do zumbido em todos os três grupos, sendo esta melhora de 70 e 76% no primeiro e segundo grupos, respectivamente.[52] Em estudo recente, indivíduos com zumbido crônico e perda auditiva neurossensorial associada foram avaliados por meio de tomografia de emissão de pósitrons (PET), antes e 6 meses após o uso de AASI, e comparados a indivíduos com perda auditiva e sem zumbido, igualmente submetidos à reabilitação auditiva. Os resultados positivos comportamentais obtidos nos questionários Tinnitus Handicap Inventory (THI), Hearing Handicap Inventory for Adults (HHIA) e na Escala Visual Analógica (EVA) para o incômodo do zumbido foram estatística e clinicamente relevantes se comparados os momentos antes e 6 meses após AASI, com melhora do zumbido em 80% dos casos.[53] Os resultados do mapeamento cortical revelaram alterações funcionais igualmente significantes estatisticamente, como o aumento de metabolismo glicolítico em áreas frontais e regiões associadas ao controle executivo, envolvidas em circuitos de associação de regiões auditivas e do sistema límbico. De forma inédita, houve redução do metabolismo do cerebelo, 6 meses após o uso de amplificação sonora, associado à redução do incômodo do zumbido.[54] A adaptação de AASI traz como principais benefícios aos indivíduos com zumbido: **1. reduz a atenção e a percepção do zumbido**, muitas vezes, promovendo o mascaramento; **2. melhora a comunicação**, diminuindo a sensação desagradável de que sons e vozes estão sendo mascarados pelo zumbido e viabilizando a terapia sonora; **3. diminui o contraste entre zumbido e silêncio**, contribuindo para o processo de habituação da percepção; **4. restaura as aferências auditivas**, estimulando a plasticidade cerebral, e, em parte, restabelecendo o funcionamento adequado das vias auditivas neurais. Sempre que possível, a adaptação deve ser feita com aparelhos que possuam moldes abertos ou com ventilação ampla, já que a oclusão do meato acústico externo dificulta a adaptação e, em alguns casos, aumenta a percepção do zumbido.[55] Esta abordagem também permite estimulação mais extensa, incluindo as frequências agudas, e enriquecimento sonoro mais adequado, fundamental para as terapias de habituação. A adaptação de AASI mostrou-se tão efetiva quanto, se não mais que, os geradores de som; e a comparação entre AASI com moldes abertos ou com moldes ventilados mostrou melhora em 82% dos pacientes adaptados, não havendo diferença quantitativa e qualitativa significante na redução do desconforto com o zumbido. Sempre que possível e indicado, a adaptação deve ser feita bilateralmente, o que melhora a localização espacial dos sons e o reconhecimento de fala. Também é importante, na escolha do AASI, optar pelos que permitam maior amplificação em altas frequências, pois boa parte dos pacientes tem perdas auditivas em altas frequências, e, como a maioria dos casos de zumbido encontra-se em frequências agudas, a amplificação destas promove estimulação das vias auditivas na área de frequência do zumbido. Para os zumbidos refratários aos tratamentos habituais e com audição normal, pode-se tentar os **geradores de som**, e, nestes casos, a orientação do paciente é fundamental.[56] As condições para se obter os melhores resultados não incluem apenas o uso das tecnologias mais avançadas, mas, acima de tudo, a adaptação de acordo com as necessidades do paciente e o aconselhamento. O paciente precisa ser ouvido, guiado e informado durante todo o processo de adaptação.[56]

Mascaramento

É uma técnica que objetiva desviar a atenção do zumbido para outro estímulo sonoro, com o intuito de facilitar a habituação à percepção do zumbido e reduzir o seu tamanho no cérebro. O som constante de fraca intensidade e de banda larga diminui a diferença entre a atividade neuronal relacionada com zumbido e ambiente sonoro. Consequentemente, a força de ativação dos sistemas límbico e nervoso autônomo é reduzida, o que a nível comportamental se reflete por uma diminuição no incômodo evocado pelo zumbido. Isso, por sua vez, diminui as alças de retroalimentação dos arcos reflexos condicionados, com consequente enfraquecimento do sinal zumbido nos centros auditivos subconscientes, ou seja, facilita a habituação da sua percepção.[57] O aumento do ruído de fundo cria uma situação essencialmente oposta ao ambiente típico silencioso de reforço da grandeza de percepção do zumbido no cérebro. Especificamente, todos os pacientes são aconselhados a evitar o silêncio e promover o enriquecimento do ambiente com estímulos sonoros, por exemplo, com sons da natureza ou música. Para pacientes com perda auditiva, os sons de fundo são amplificados por meio de AASI. Logo, quando surgiu a *Tinnitus Retraining Terapy* (TRT) ou Terapia de Habituação do Zumbido, a orientação era para que a intensidade dos geradores de som fosse ajustada no chamado ponto de mistura (*mixing point*), um nível de mascaramento parcial, logo abaixo do mascaramento total, em que o zumbido era audível e mesclado ao som mascarador. Se o som encobrisse o zumbido, não haveria possibilidade de habituação ao sintoma. No entanto, após a introdução de medidas da orelha real, do nível de som gerado pelos geradores de som, ficou clara a limitação – o ponto de mistura acabou sendo irreal para a maioria dos pacientes, que referiam incômodo ao tentar fazer o ajuste do som. Além disso, o estudo de Tyler *et al.*, em 2012,[58] mostrou que a habituação acontece independe do ajuste do gerador de som (mascaramento parcial ou total). Portanto, a configuração de som dos dispositivos usados na TRT foi atualizada, e o ponto de mistura deixou de ser recomendado.

TRT

A terapia de habituação do zumbido (*Tinnitus Retraining Therapy*, TRT) trata-se de um método terapêutico especificamente desenvolvido com base no modelo neurofisiológico de zumbido descrito pela primeira vez por Jastreboff em 1990.[7]

Modelo Neurofisiológico do Zumbido

O **primeiro postulado** do modelo neurofisiológico diz que, além do sistema auditivo, outros sistemas no cérebro, especificamente o sistema límbico e o sistema nervoso autonômico simpático, estão envolvidos e contribuem de forma clinicamente significante para as reações negativas ao zumbido, em especial para o zumbido severo ou incapacitante, capaz de interferir na qualidade de vida.[7] O **segundo postulado** do modelo neurofisiológico diz que o zumbido é resultado de uma percepção auditiva fantasma, fato este usualmente aceito pela maioria dos investigadores.[7] A percepção do zumbido resulta da detecção de atividade neuronal nas vias auditivas centrais, similar a percepção da atividade evocada por qualquer estímulo sonoro; mas no caso do zumbido, sem ligação com qualquer atividade mecânica ou vibratória presente na cóclea. É por isto que a supressão da percepção do zumbido depende da supressão neuronal, e não se altera frente ao mascaramento auditivo. O **terceiro postulado** do modelo neurofisiológico diferencia os mecanismos envolvidos na percepção do zumbido dos mecanismos envolvidos no sofrimento relacionado com o zumbido (irritabilidade, ansiedade, insônia, pânico, distúrbios da concentração).[7] Os mecanismos responsáveis pela geração da atividade neuronal relacionada com a percepção do zumbido são comuns em indivíduos que percebem o zumbido, mas não se incomodam com ele, 80% dos casos. Os mecanismos específicos responsáveis pela expansão da atividade neuronal relacionada com o zumbido para outras estruturas e sistemas cerebrais estão presentes apenas em indivíduos que sofrem com o zumbido, 20% dos casos, e são mecanismos distintos dos envolvidos na simples geração da percepção da atividade neuronal que causa o zumbido. Como o modelo neurofisiológico não explica o que gera a atividade neuronal atípica que causa a percepção do zumbido, uma teoria específica foi desenvolvida para explicar por que esta atividade neuronal atípica surge no SNC: chamada **teoria da lesão discordante entre células ciliadas externas e internas.**[7] As células ciliadas internas (CCI) são os receptores auditivos que transformam a onda sonora mecânica em estímulo elétrico neural, captado pelas fibras do nervo auditivo, que subsequentemente será percebido na forma de som (no cérebro). As células ciliadas externas (CCE) são os amplificadores mecânicos da orelha, contribuindo com 50 a 60 dB de amplificação, sendo importantes, mas não indispensáveis para audição; mesmo diante de lesão de 30% ou mais das CCE, o impacto no limiar auditivo é mínimo. A teoria da lesão discordante diz que cada área coclear que apresente lesão ou disfunção das CCE, parcial ou completa, com CCI normais promove uma assimetria na atividade que ascende ao núcleo coclear dorsal (NCD), em especial desinibição por redução das aferências inibitórias provenientes das CCE. Como consequência, há aumento na atividade espontânea e na taxa de disparos neuronais do tipo epileptiformes, que ascendem e são processados pelas vias auditivas centrais. Esta teoria pode explicar inúmeras observações, como: a presença de zumbido em pacientes normo-ouvintes, cuja lesão das CCE não poderia ser identificada pela audiometria, mas sim pelas emissões otoacústicas (EOA). Estudos apontam para elevada incidência de irregularidades das EOA em portadores de zumbido quando comparados a controles normais. Os três estágios de desenvolvimento do zumbido podem ser considerados: **1. geração da atividade neural** atípica que causa o zumbido; **2. interpretação da atividade neural** atípica; **3, percepção pelos centros corticais superiores** no SNC. No caso do zumbido severo ou incapacitante, um quarto estágio pode ser adicionado: **4. ativação sustentada das regiões cerebrais não relacionadas ao sistema auditivo, sistema límbico e sistema nervoso autônomo.** Inicialmente, a atividade neural atípica que causa o zumbido é gerada na periferia do sistema auditivo, ou talvez no NCD, a seguir detectada e processada em áreas auditivas subconscientes; finalmente, atinge áreas auditivas corticais superiores, onde passa a ser percebido e desencadeia atenção. Numa situação ideal, esta atividade neural atípica não se propaga e os demais sistemas cerebrais não serão ativados; isto ocorre na maioria dos pacientes com zumbido. Entretanto, se esta atividade neural assume conotação negativa (medo, perigo), o sistema límbico e o sistema nervoso autônomo são ativados, e, por meio de uma cascata de eventos, mantêm as respostas e reações associadas ao zumbido, gerando arcos reflexos condicionados atípicos. A percepção do zumbido que ocorre simultaneamente a um evento emocional, com conotação negativa, pode ser suficiente para gerar um reflexo condicionado, e, uma vez estabelecido o reflexo, a simples presença do estímulo sensorial (zumbido) pode ser suficiente para evocar uma reação negativa.

Terapia

A maioria dos tratamentos propostos para o zumbido baseia-se na redução da atividade neuronal atípica e das reações relacionadas com o sintoma. A TRT difere das demais terapias, pois seu principal enfoque é enfraquecer e anular as conexões funcionais específicas, criadas entre sistema auditivo e os demais sistemas responsáveis pela geração das reações associadas, sistema límbico e sistema nervoso autônomo, sem necessariamente tentar mudar a atividade neural atípica responsável pela percepção do zumbido ou tentar atenuar diretamente as reações evocadas pelo zumbido.[7] O cérebro apresenta elevada plasticidade, permitindo habituação de um sinal sensorial, caso este sinal não tenha conotação negativa; este fenômeno ocorre espontaneamente no SNC, para estímulos neutros e de pouca importância. A grande quantidade de aferências sensoriais que se projetam no SNC, a cada segundo, é o que torna a **habituação** um mecanismo tão imprescindível no dia a dia; só através dela somos capazes de selecionar estímulos importantes e bloquear estímulos irrelevantes ao nível subconsciente, antes que estes atinjam os centros corticais superiores no SNC e tornem-se conscientes. Portanto, a TRT é uma terapia que lança mão de uma característica natural do cérebro, e envolve dois passos primordiais: **1. habituação das reações evocadas pelo zumbido** por meio do bloqueio da atividade neuronal que se propagou para o sistema límbico e sistema nervoso autônomo. Tendo sido alcançada a habituação das reações, o segundo passo ocorre automaticamente; **2. habituação da percepção do zumbido** por meio do bloqueio da ativação de centros corticais superiores. Na TRT clássica dois elementos básicos são fundamentais para a terapia: **1. aconselhamento**, reclassificar o zumbido numa categoria de estímulo neutro, orientar o paciente desmistificando as conotações negativas e de ameaça; **2. terapia sonora**, cujo objetivo é enfraquecer a atividade neuronal relacionada com o zumbido, de modo sistemático, durante o período de tratamento. O objetivo clínico final da TRT é que o zumbido não mais interfira na qualidade de vida do paciente.

Estimulação Magnética Transcraniana

Em 1985, foi demonstrado, pela primeira vez, que neurônios poderiam ser despolarizados no cérebro por meio de estimulação magnética transcraniana (*Transcranial Magnetic Stimulation*, TMS).[59] A TMS é um método não invasivo capaz de induzir correntes elétricas no cérebro, por meio de impulsos de campos magnéticos externos, e atuaria na melhora do zumbido pela modulação para menos na excitabilidade dos neurônios do córtex auditivo.[60] Os impulsos são intensos, duram de 100 a 300 milissegundos, com força de 1,5 a 2 T, tendo como vantagem o fato dos campos magnéticos passarem amplamente e sem distorções através do escalpe e do crânio, sendo muito menos dolorosos que a estimulação elétrica transcraniana (EET). Quando repetidos (TMSr) são capazes de induzir corrente elétrica cerebral e despolarização neuronal. Devido ao rápido declínio do campo magnético à medida que aumenta a distância deste para a bobina que o gerou, a efetividade dos estímulos é maior em áreas corticais superficiais, e a posição externa do aparelho parece ser fator limitante à sua eficácia. Portanto, quanto mais longe o estímulo magnético estiver do sítio de lesão, menos eficiente será a estimulação para suprimir o sintoma. Estudos recentes, alguns deles duplo-cego e controle, mostraram que a TMSr, aplicada com estímulos repetidos, usando altas frequências (10-20 Hz) pode induzir a interrupção completa da percepção do zumbido, por curtos períodos, e que estímulos repetidos em baixas frequências (1 Hz) podem induzir melhora do zumbido mais duradoura.[61] Há várias especulações sobre o mecanismo da supressão elétrica do zumbido. A hipótese de que o córtex temporoparietal tem o seu papel na fisiopatologia do zumbido ganhou força por resultados de estudos recentes com TMSr que mostraram que a redução transitória significante do zumbido só pode ser observada quando o estímulo é aplicado no córtex temporoparietal esquerdo, com supressão em 57% dos indivíduos.[62] A quantidade de supressão observada frente a TMSr depende diretamente da frequência de estímulo utilizada e correlaciona-se inversamente com o tempo de zumbido. Este tipo de terapia, apesar de promissora, pode ser acompanhada de efeitos colaterais, incluindo vertigem, dor, mudança nos parâmetros de qualidade e localização do zumbido. Infelizmente os resultados obtidos até o momento ainda não são consenso na literatura, e não existe um protocolo formal unificado de ciclos de tratamento para pacientes com zumbido, nem do subtipo de zumbido que mais frequentemente responderia a esta terapia; portanto, as indicações clínicas ainda são restritas à pesquisa científica.

Estimulação Elétrica do Córtex Auditivo

A semelhança da fisiopatologia do zumbido com a da dor neuropática levou ao desenvolvimento recente de nova estratégia para seu tratamento. Esta terapia usa técnicas funcionais de neuroimagem, PET *scan* (*positron emission tomography*) e ressonância magnética funcional (RMf), para identificar áreas corticais de hiperatividade e reorganização, e testa por meio de TMS se o zumbido pode ser afetado pela estimulação das áreas identificadas.[63] Em caso positivo, eletrodos para estimulação elétrica crônica são implantados via extradural na topografia da área cortical, apresentando sinais de hiperatividade e reorganização. Os resultados mostram que, no futuro, este tipo de terapia pode ser uma opção válida no tratamento de alguns tipos de zumbido.[63]

Biofeedback

Os profissionais habituados a lidar com zumbido sabem que a medida objetiva do zumbido tem pouca relação com o incômodo relatado pelo paciente. Dois zumbidos com intensidades idênticas podem provocar reações completamente diferentes, desde uma discreta irritação até uma depressão suicida, guardando uma estreita relação com a personalidade do indivíduo. O *biofeedback* é um método que objetiva ensinar ao paciente como obter um nível de relaxamento corporal no qual a influência do zumbido na vida diária diminui drasticamente.[64] Não é um método curativo, porém vem tendo sua importância demonstrada em várias doenças, em que o estresse apresenta papel significativo, como enxaqueca, cervicalgia, alterações de articulação temporomandibular, entre outras. Pode ser usado como terapia única ou combinada com outras formas de tratamento para zumbido, mas depende muito da cooperação do paciente. Nele, dois parâmetros de medida objetiva do estresse são monitorizados: a contração da musculatura frontal, por meio de um eletrodo, e a circulação periférica, por um sensor colocado no dedo da mão.[64] Deste modo, o paciente aprende efetivamente a relaxar e consegue acompanhar a evolução do tratamento por meio desses parâmetros, conseguindo suportar melhor o zumbido. Entretanto, esse método necessita de sessões periódicas e de certa disposição do paciente para realizá-lo. As primeiras sessões são realizadas sob acompanhamento médico ou do terapeuta, duas ou três vezes por semana, e o paciente é orientado a praticar o que aprendeu em casa durante seu tempo livre. Não existe nenhuma contraindicação para o tratamento com *biofeedback*, entretanto os indivíduos com distúrbios psicológicos evidentes não são bons candidatos. Deve-se levar em consideração a idade, o nível intelectual e a disponibilidade do paciente para a seleção dos melhores candidatos.

Acupuntura

A acupuntura é uma arte milenar chinesa que vem ganhando popularidade nos últimos anos em vários países. Essa terapia envolve a inserção subcutânea de agulhas finas em determinadas áreas do corpo, que podem ser estimuladas mecânica ou eletricamente. Desta estimulação resulta a liberação de opiáceos endógenos, os sedativos naturais do corpo, que podem atuar local ou centralmente. Alguns estudos mostram não ter havido diferença estatisticamente significativa entre o placebo e a acupuntura tradicional chinesa no tratamento do zumbido. Como conclusão geral desses estudos, os autores preconizam que a acupuntura não tem muito que oferecer como modalidade terapêutica, porém pode produzir algum alívio no zumbido, sugerindo-se que possa ser usada quando outras opções não obtiverem resultados.[43,65]

Hipnose

Há vários relatos de casos sobre a hipnoterapia em pacientes com zumbido. O paciente pode ser instruído a se concentrar no zumbido, pois ele diminui de intensidade à medida que se progride para as fases mais profundas de relaxamento, ou evocar na memória um som musical agradável cada vez que se conscientize do zumbido, numa tentativa de obter um mascaramento sonoro gerado internamente. Em série com portadores de zumbido submetidos à indução de um estado hipnótico, observou-se 36% de melhora da tolerabilidade em relação ao sintoma.[66]

Cirurgia

Sendo o zumbido apenas um sintoma, o espaço da cirurgia no seu tratamento encontra-se vinculado à presença de uma doença de base que justifique o procedimento. Classicamente, os **zumbidos gerados pelo sistema para-auditivo** tendem a responder melhor ao tratamento cirúrgico do que os zumbidos gerados pelo próprio sistema auditivo. Em estudo de revisão sobre avaliação, diagnóstico e tratamento de lesões causando zumbido objetivo, observou-se que a melhora dos sintomas ocorreu para os casos de hum venoso submetidos à ligadura da veia jugular interna, assim como para as malformações arteriovenosas e os tumores glômicos.[67] Quando se considera o **tratamento cirúrgico das perdas auditivas condutivas** e a progressão do zumbido destes pacientes, observa-se que a melhora do incomodo com o zumbido após a intervenção cirúrgica é, em geral, satisfatória, sendo de 82,6% nas timpanoplastias e de 74 a 95,7% nas estapedotomias.[68,69] Já com relação à **secção translabiríntica do VIII nervo craniano**, indicada para tonturas incapacitantes e não responsivas aos tratamentos habituais, ou realizada durante a ressecção do neuroma do acústico por via translabiríntica, a melhora do zumbido ocorre na minoria dos casos; a maioria deles (55%) apresenta piora dos sintomas após abordagem cirúrgica.[70] Inúmeros ensaios clínicos mostram que a prevalência média de zumbido entre os candidatos a **implante coclear** é elevada e gira em torno de 80%. O zumbido associado à surdez profunda pode ser tratado com o implante coclear, desde que a indicação formal seja pela surdez, e não unicamente pelo zumbido em si, já que a melhora pode não ocorrer ou eventualmente haver piora. Em revisão, mais de 32 artigos relevantes publicados sobre o tema foram avaliados. A inserção do eletrodo de implante coclear pode induzir ou exacerbar o zumbido em 4 a 9% dos casos, respectivamente, e reduzir a intensidade e o incômodo do zumbido em 86% dos pacientes. Os eletrodos multicanais parecem ser mais efetivos que suas versões anteriores na melhora do zumbido. Este último fato pode estar associado à reorganização plástica das vias auditivas ipsi e contralaterais, ou a influência sofrida pelas vias auditivas contralaterais frente à atividade neural evocada pela estimulação sonora ipsilateral. Estudos de imagem funcionais, avaliando os efeitos do implante coclear no zumbido, mostram redução dos sinais de atividade no córtex auditivo primário e córtex auditivo associado em áreas do SNC associadas à emoção (sistema límbico) e à atenção (córtex dorsolateral pré-frontal), além de efeito inibitório residual do zumbido com ativação do giro temporal superior e médio anterior, e cerebelo.[71]

REFERÊNCIAS BIBLIOGRÁFICAS

1. Oiticica J, Bittar RS. Tinnitus prevalence in the city of São Paulo. Braz J Otorhinolaryngol. 2015;81(2):167-76. doi: 10.1016/j.bjorl.2014.12.004
2. Adams B, Sereda M, Casey A, Byrom P, Stockdale D, Hoare DJ. A Delphi survey to determine a definition and description of hyperacusis by clinician consensus. Internat J Audiol. 2021;60(8):607-13. doi: 10.1080/14992027.2020.1855370
3. Fávero ML, Sanchez TG, Nascimento AF, Bento RF. The function of medial olivocochlear bundle in tinnitus patients. Int Arch Otorhinolaryngol. 2003;7(4):247.
4. Jastreboff M, Jastreboff P. Tinnitus and decreased sound tolerance. In: Wackym PA, Snow Jr JB, editors. Ballenger's otorhinolaryngology head and neck surgery. 18th ed. EUA: People's Medical Publishing House; 2018:391-404.
5. Watanabe EM, Mezzalira R. Etiologia. In: Oiticica J, Mezzalira R, Guimarães RCC, Bittar RSM. Zumbido. 1ª ed. Rio de Janeiro: Revinter; 2022. p. 25.
6. Chien HF, Sanchez TG, Sennes LU, Barbosa ER. Endonasal approach of salpingopharyngeus muscle for the treatment of ear click related to palatal tremor. Parkinsonism Relat Disord. 2007;13(4):254-6.
7. Jastreboff PJ. Phantom auditory perception (tinnitus): mechanisms of generation and perception. Neurosci Res. 1990;8(4):221-54.
8. Coradini PP, Gonçalves SN, Oiticica J. Translation and validation of the Tinnitus Primary Function Questionnaire into Brazilian Portuguese. Braz J Otorhinolaryngol. 2022 Nov-Dec;88 (Suppl 3):S109-S116.
9. Rosa MRD, Doi MY, Branco-Barreiro FCA, Simonetti P, Oiticica J, Marchiori LLM. Translation, cultural adaptation

and validation to Brazilian Portuguese of the Tinnitus Functional Index Questionnaire. Int Arch Otorhinolaryngol. 2021;26(3):e304-e309.
10. Stohler NA, Reinau D, Jick SS, Bodmer D, Meier CR. A study on the epidemiology of tinnitus in the United Kingdom. Clin Epidemiol. 2019;11:855-71.
11. Belli S, Belli H, Bahcebasi T, Ozcetin A, Alpay E, Ertem U. Assessment of psychopathological aspects and psychiatric comorbidities in patients affected by tinnitus. Eur Arch Otorhinolaryngol. 2008;265(3):279-85.
12. Bento RF, Sanchez TG, Miniti A, Tedesco-Marchesi AJ. Continuous, high-frequency objective tinnitus caused by middle ear myoclonus. Ear Nose Throat J. 1998;77(10):814-18.
13. Sanchez TG, Medeiros IRM, Levy CPD, Ramalho JRO, Bento RF. Zumbido em pacientes com audiometria normal: caracterização clínica e repercussões. Rev Bras Otorrinolaringol. 2005;71(4):27-31.
14. Reed GF. An audiometric study of two hundred cases of subjective tinnitus. AMA Arch Otolaryngol. 1960;71:84-94.
15. Ahmad N, Seidman M. Tinnitus in the older adult: epidemiology, pathophysiology and treatment options. Drugs Aging. 2004;21(5):297-305.
16. Kazmierczak H, Doroszewska G. Metabolic disorders in vertigo, tinnitus, and hearing loss. Int Tinnitus J. 2001;7(1):54-8.
17. Sanchez TG, Medeiros IRT, Coelho FF, Constantino GTL, Bento RF. Frequency of glucose, lipids and thyroid hormones disorders in tinnitus patients. Arq Int Otorrinolaringol. 2001;5(1):142-6.
18. Koide Y, Tajima S, Yoshida M, Konno M. Biochemical changes in the inner ear induced by insulin, in relation to the cochlear microphonics. Ann Otol Rhinol Laryngol. 1960;69:1083-97.
19. Bittar RSM, Sanchez TG, Santoro PP, Medeiros I. O metabolismo da glicose e o ouvido interno. Arq Int Otorrinolaringol. 1998;2(1):4-8.
20. Spencer JT Jr. Hyperlipoproteinemias in the etiology of inner ear disease. Laryngoscope. 1973;83(5):639-78.
21. Pulec JL, Pulec MB, Mendoza I. Progressive sensorineural hearing loss, subjective tinnitus and vertigo caused by elevated blood lipids. Ear Nose Throat J. 1997;76(10):716-720, 725-726, 728 passim.
22. Forrest D. Deafness and goiter: molecular genetic considerations. J Clin Endocrinol Metab. 1996;81(8):2764-7.
23. Bhatia PL, Gupta OP, Agrawal MK, Mishr SK. Audiological and vestibular function tests in hypothyroidism. Laryngoscope. 1977;87(12):2082-9.
24. Seidman MD, Babu S. Alternative medications and other treatments for tinnitus: facts from fiction. Otolaryngol Clin North Am. 2003;36(2):359-81.
25. Costen JB. A syndrome of ear and sinus symptoms dependent upon disturbed function of the temporomandibular joint. Ann Otol Rhinol Laryngol. 1934;43:1-15.
26. Ralli M, Greco A, Turchetta R, Altissimi G, de Vincentiis M, Cianfrone G. Somatosensory tinnitus: Current evidence and future perspectives. J Int Med Res. 2017 Jun;45(3):933-47.
27. Bjorne A, Agerberg G. Symptom relief after treatment of temporomandibular and cervical spine disorders in patients with Meniere's disease: a three-year follow-up. Cranio. 2003;21(1):50-60.
28. Travell J, Simons DG. Myofascial pain and dysfunction: The trigger point manual, the upper extremities. Baltimore, MD: Williams & Wilkins; 1983.
29. Eriksson MS, Gustafsson S, Axelsson A. Tinnitus and trigger points: a randomized cross-over study. Proceedings of the Fifth International Tinnitus Seminar, Portland, OR; 1995.
30. Rocha CA, Sanchez TG. Myofascial trigger points: another way of modulating tinnitus. Prog Brain Res. 2007;166:209-14.
31. Campagna CA, Anauate J, Vasconcelos LGE, Oiticica J. Effectiveness of dry needling in bothersome chronic tinnitus in patients with myofascial trigger points. Int Arch Otorhinolaryngol. 2022;26(2):e233-e242.
32. Simonetti P, Oiticica J. Tinnitus neural mechanisms and structural changes in the brain: The contribution of neuroimaging research. Int Arch Otorhinolaryngol. 2015;19:259-65.
33. Cacace AT, Lovely TJ, McFarland DJ, Parnes SM, Winter DF. Anomalous cross-modal plasticity following posterior fossa surgery: some speculations on gaze-evoked tinnitus. Hear Res. 1994;81(1-2):22-32.
34. Levine RA. Somatic (craniocervical) tinnitus and the dorsal cochlear nucleus hypothesis. Am J Otolaryngol. 1999;20(6):351-62.
35. Lockwood AH, Salvi RJ, Coad ML, Tously ML, Wack DS, Murphy BW. The functional neuroanatomy of tinnitus: evidence for limbic system links and neural plasticity. Neurology. 1998;50(1):114-20.
36. Oiticica J, Vasconcelos LG, Horiuti MB. White noise effect on listening effort among patients with chronic tinnitus and normal hearing thresholds. Braz J Otorhinolaryngol. 2024;90(1):101340.
37. Shemesh Z, Attias J, Ornan M, Shapira N, Shahar A. Vitamin B12 deficiency in patients with chronic-tinnitus and noise-induced hearing loss. Am J Otolaryngol. 1993;14(2):94-9.
38. Coelho C, Witt SA, Ji H, Hansen MR, Gantz B, Tyler R. Zinc to treat tinnitus in the elderly: a randomized placebo controlled crossover trial. Otol Neurotol. 2013 Aug;34(6):1146-54.
39. Hilton MP, Zimmermann EF, Hunt WT. Ginkgo biloba for tinnitus. Cochrane Database Syst Rev. 2013 Mar 28;(3):CD003852.
40. Jastreboff PJ, Zhou S, Jastreboff MM, Kwapisz U, Gryczynska U. Attenuation of salicylate-induced tinnitus by Ginkgo biloba extract in rats. Audiol Neurootol. 1997;2(4):197-212.
41. Spiegel R, Kalla R, Mantokoudis G, Maire R, Mueller H, Hoerr R, et al. Ginkgo biloba extract EGb 761□ alleviates neurosensory symptoms in patients with dementia: a meta-analysis of treatment effects on tinnitus and dizziness in randomized, placebo-controlled trials. Clin Interv Aging. 2018 Jun 13;13:1121-7.
42. Novotny M, Kostrica R. Fixed combination of cinnarizine and dimenhydrinate versus betahistine dimesylate in the treatment of Meniere's disease: a randomized, double-blind, parallel group clinical study. Int Tinnitus J. 2002;8(2):115-23.
43. Onishi ET, Coelho CCB, Oiticica J, Figueiredo RR, Guimarães RCC, Sanchez TG, et al. Tinnitus and sound intolerance: evidence and experience of a Brazilian group. Braz J Otorhinolaryngol. 2018 Mar-Apr;84(2):135-49.
44. Otsuka K, Pulec JL, Suzuki M. Assessment of intravenous lidocaine for the treatment of subjective tinnitus. Ear Nose Throat J. 2003;82(10):781-4.
45. Sanchez TG, Balbani AP, Bittar RS, Bento RF, Câmara J. Lidocaine test in patients with tinnitus: rationale of accomplishment and relation to the treatment with carbamazepine. Auris Nasus Larynx. 1999;26(4):411-17.
46. Bauer CA, Brozoski TJ. Effect of gabapentin on the sensation and impact of tinnitus. Laryngoscope. 2006;116(5):675-81.
47. Bauer CA, Brozoski TJ, et al. Effects of chronic salicylate on GABAergic activity in rat inferior colliculus. Hear Res. 2000;147(1-2):175-82.
48. Johnson RM, Brummett R, Schleuning A. Use of alprazolam for relief of tinnitus. A double-blind study. Arch Otolaryngol Head Neck Surg. 1993;119(8):842-5.
49. Michiels S, Sanchez TG, Oron Y, Gilles A, Haider HF, Erlandsson S, et al. Diagnostic criteria for somatosensory tinnitus: A Delphi

Process and Face-to-Face Meeting to Establish Consensus. Trends Hear. 2018 Jan-Dec;22:2331216518796403.
50. Stidham KR, Solomon PH, Roberson JB. Evaluation of botulinum toxin A in treatment of tinnitus. Otolaryngol Head Neck Surg. 2005;132(6):883-9.
51. Ersner MS, Saltzman M. Speech hearing in otosclerosis. Arch Otolaryngol. 1947;46(6):753-61.
52. Folmer RL, Carroll JR. Long-term effectiveness of ear-level devices for tinnitus. Otolaryngol Head Neck Surg. 2006;134(1):132-7.
53. Simonetti P, Vasconcelos LG, Gândara MR, Lezirovitz K, Medeiros IRT, Oiticica J. Hearing aid effectiveness on patients with chronic tinnitus and associated hearing loss. Braz J Otorhinolaryngol. 2022 Nov-Dec;88 (Suppl 3):S164-S170.
54. Simonetti P, Ono CR, Godoi CC, Ali KR, Shahsavarani S, Husain FT, Oiticica J. Evaluating the efficacy of hearing aids for tinnitus therapy - A Positron emission tomography study. Brain Research. 2022 Jan 15;1775:147728.
55. Munhoes dos Santos Ferrari G, Sanchez TG, Bovino Pedalini ME. The efficacy of open molds in controlling tinnitus. Braz J Otorhinolaryngol. 2007;73(3):370-7.
56. Dos Santos GM, Bento RF, De Medeiros IRT, Oiticcica J, Da Silva EC, Penteado S. The influence of sound generator associated with conventional amplification for tinnitus control: Randomized blind clinical trial. Trends in Hearing. 2014;18:2318.
57. Oiticica J, Mezzalira R, Guimaraes RC, Bittar RSM. Zumbido. 1. ed. Rio de Janeiro: Thieme Revinter; 2022. v. 1. 468p.
58. Tyler RS, Noble W, Coelho CB, Ji H. Tinnitus retraining therapy: mixing point and total masking are equally effective. Ear Hear. 2012;33(5):588-94.
59. Barker AT, Jalinous R, Freeston IL. Non-invasive magnetic stimulation of human motor cortex. Lancet. 1985;1(8437):1106-7.
60. Kleinjung T, Steffens T, Londero A, Langguth B. Transcranial magnetic stimulation (TMS) for treatment of chronic tinnitus: clinical effects. Prog Brain Res. 2007;166:359-67.
61. Marcondes RA, Sanchez TG, Kii MA, Ono CR, Buchpiguel CA, Langguth B, et al. Repetitive transcranial magnetic stimulation improve tinnitus in normal hearing patients: a double-blind controlled, clinical and neuroimaging outcome study. Eur J Neurol. 2010 Jan;17(1):38-44.
62. Plewnia C, Reimold M, Najib A, Reischl G, Plontke SK, Gerloff C. Moderate therapeutic efficacy of positron emission tomography-navigated repetitive transcranial magnetic stimulation for chronic tinnitus: a randomised, controlled pilot study. J Neurol Neurosurg Psychiatry. 2007;78(2):152-6.
63. De Ridder D, De Mulder G, Menovsky T, Sunaert S, Kovacs S. Electrical stimulation of auditory and somatosensory cortices for treatment of tinnitus and pain. Prog Brain Res. 2007;166:377-88.
64. Kitajima K. Biofeedback training for tinnitus relief. Tinnitus: Pathophysiology and management. Tokyo; 1988. p. 74-9.
65. Marks NJ, Emery P, Onisiphorou C. A controlled trial of acupuncture in tinnitus. J Laryngol Otol. 1984;98(11):1103-9.
66. Marks NJ, Karl H, Onisiphorou C. A controlled trial of hypnotherapy in tinnitus. Clin Otolaryngol Allied Sci. 1985;10(1):43-6.
67. Ward PH, Babin R, Calcaterra TC, Konrad HR. Operative treatment of surgical lesions with objective tinnitus. Ann Otol Rhinol Laryngol. 1975;84(4 Pt 1):473-82.
68. Lima Ada S, Sanchez TG, Bonadia Moraes MF, Batezati Alves SC, Bento RF. The effect of timpanoplasty on tinnitus in patients with conductive hearing loss: a six month follow-up. Braz J Otorhinolaryngol. 2007;73(3):384-9.
69. Lima Ada S, Sanchez TG, Marcondes R, Bento RF. The effect of stapedotomy on tinnitus in patients with otospongiosis. Ear Nose Throat J. 2005;84(7):412-14.
70. House JW, Brackmann DE. Tinnitus: surgical treatment. Ciba Found Symp. 1981;85:204-16.
71. Osaki Y, Nishimura H, Takasawa M, Imaizumi M, Kawashima T, Iwaki T, et al. Neural mechanism of residual inhibition of tinnitus in cochlear implant users. Neuroreport. 2005;16(15):1625-8.

PERDA AUDITIVA NEUROSSENSORIAL SÚBITA

César Bertoldo Garcia ▪ Paula Tardim Lopes

INTRODUÇÃO E DEFINIÇÕES

A perda auditiva neurossensorial súbita (PANS) constitui um sintoma alarmante que comumente motiva a procura urgente ou emergencial por cuidados médicos. De acordo com o *National Institute for Deafness and Communication Disorders* (NICDC), ela pode ser definida como toda perda auditiva neurossensorial idiopática, igual ou maior que 30 dB, acometendo três ou mais frequências consecutivas, que se instala em até três dias.[1] Quando uma audiometria prévia não está disponível para comparação, o lado oposto é utilizado como referência.[2] Neste mesmo contexto, em caso de perda bilateral, o diagnóstico apoia-se na audiometria atual, confirmando um quadro de perda auditiva neurossensorial e na queixa subjetiva do próprio paciente. Nem todos os pacientes com perda auditiva súbita neurossensorial idiopática se enquadram nesse critério e não devem deixar de ser tratados.[3] Frequentemente é acompanhada de vertigem e zumbido, sendo que este último pode persistir e ser perturbador para o paciente.[2] Na maioria das vezes, acomete ouvido único, sendo bilateral em cerca de 3-7% dos casos.[3,4] O acometimento bilateral, em geral, ocorre nos pacientes mais idosos, com doença cardiovascular, ou naqueles com fator antinuclear (FAN) positivo.[4] A maioria dos casos é idiopática e o prognóstico da recuperação auditiva depende em grande parte da gravidade da perda auditiva. O tratamento idealmente deve ser iniciado dentro das duas primeiras semanas, contudo pode ser oferecido até 6 a 8 semanas do início dos sintomas.[5]

EPIDEMIOLOGIA

A incidência exata da PANS idiopática é incerta, já que a recuperação pode ocorrer de maneira espontânea e uma parcela significativa dos indivíduos afetados não procura assistência médica. Contudo, calcula-se que a incidência dessa condição seja de 5 a 27 novos casos por 100 mil habitantes anualmente, com um total de 15 mil novos casos documentados globalmente a cada ano.[6-8] Representa até 1,7% dos pacientes que se consultam com um otorrinolaringologista.[9] É mais frequente entre a terceira e sexta décadas de vida, diminuindo nos extremos de idade.[10] Manifesta-se de maneira equitativa entre ambos os sexos e afeta igualmente tanto a orelha direita quanto a esquerda.[4,11] Em uma série de 156 pacientes tratados, 54% se recuperaram em 10 dias, 78% em até três meses e apenas um paciente apresentou qualquer melhora além de seis meses.[11] A recuperação espontânea ocorre em 32% dos pacientes tratados com placebo e em 40% dos pacientes que declinam do tratamento.[12,13]

ETIOLOGIA E FISIOPATOLOGIA

Apesar da apresentação súbita, a fisiopatologia da PANS ainda permanece indefinida. A bateria de testes para investigação diagnóstica, muitas vezes, falha em identificar sua etiologia. Em até 90% dos casos, nenhuma causa aparente de PANS pode ser identificada, mesmo após uma investigação extensa, sendo então classificada como idiopática.[14] Para a maioria dos autores, os casos idiopáticos podem ser atribuídos aos seguintes mecanismos: infecção viral, distúrbio microcirculatório, processo imunomediado e ativação das vias de estresse celular.[15] Infelizmente em poucos casos é possível chegar a um diagnóstico de certeza, ficando a maioria das hipóteses no campo das probabilidades.[16]

Dessa forma, para os casos idiopáticos, as principais teorias cogitadas são:

Hipótese Viral[17,18]

Existem alguns mecanismos propostos para explicar como uma infecção viral pode levar à PANS.[19] Um dos mecanismos propõe a invasão viral dos fluidos labirínticos por tecidos frouxos da cóclea (**cocleíte**), ou invasão pelo nervo coclear (**neurite**). O vírus presumidamente atinge a orelha interna **por rota hematogênica**, embora seja possível a disseminação por outras vias, como através do fluido cérebro espinal (liquor) ou orelha média.[20]

Um segundo mecanismo propõe a reativação de vírus latente nos tecidos da orelha interna. Essa teoria sugere que **vírus neurotrópicos** infectam os neurônios da cóclea e permanecem silentes por um período indefinido; após esse período, são reativados e causam neurite ou cocleíte viral e PANS.[21]

Um terceiro mecanismo envolve uma infecção viral sistêmica ou à distância que desencadearia produção de anticorpos. Por sua vez, esses anticorpos apresentariam reação cruzada contra antígenos da orelha interna, **hipótese da resposta imunomediada**;[22] ou ainda, promoveriam a circulação de um fator que pudesse ativar de forma patológica as vias de estresse celular na cóclea, **hipótese da resposta ao estresse**. Contudo, esta terceira hipótese já não se enquadraria mais em um mecanismo viral, e sim imunológico ou de estresse celular.

As evidências que suportam a teoria viral são baseadas em algumas observações: 1. o início da surdez, muitas vezes, ocorre em associação com, ou imediatamente após, um quadro de infecção de vias aéreas; 2. alguns estudos sorológicos em pacientes afetados mostraram-se positivos para infecção viral sistêmica;[23] 3. achados histopatológicos de ossos temporais humanos de orelhas afetadas são similares aos observados em pacientes com surdez decorrente de sarampo ou rubéola (labirintite viral pós-natal).[17] Contudo, estes achados descritos aparentemente são circunstanciais, uma vez que não existe evidência direta de invasão viral ou infecção viral na orelha acometida, como o isolamento do vírus no labirinto, a presença de achados citopatológicos tipicamente virais, de partículas virais à microscopia eletrônica ou ainda a identificação de antígenos virais específicos. Isso pode ser explicado, em parte, pelo fato de que a coleta direta de fluidos do ouvido interno para culturas virais *in vivo* é impraticável e potencialmente prejudicial ao paciente, e a identificação morfológica da microestrutura da orelha interna, em caso de infecção viral, só pode ser obtida *post-mortem*.[16]

Outras evidências que se opõem à hipótese de uma cocleíte viral como mecanismo causal para PANS são:

1. Para inúmeros vírus testados não houve elevação nos títulos de anticorpos.[24]
2. A administração de drogas antivirais, aciclovir ou valaciclovir, em ensaios clínicos prospectivos, não mostrou benefício terapêutico adicional.[25,26]
3. Quando comparados ossos temporais de pacientes com PANS e orelhas acometidas por labirintite viral pós-natal, foram observadas diferenças significantes na contagem neuronal coclear.[27]
4. A inoculação direta experimental de vírus patogênicos na orelha interna não conseguiu reproduzir achados clínicos e histopatológicos observados na PANS.[28]
5. Perdas auditivas são frequentes após meningite bacteriana, ocorrendo em 21% dos casos, e são raras ou não relatadas após meningites virais.[29]

Hipótese Vascular

A **oclusão vascular ou isquemia** foi proposta como mecanismo para a PANS à semelhança da natureza súbita da doença, que lembra um evento tromboembólico cerebral. Alguns achados apoiam essa hipótese:

1. Infarto da artéria cerebelar anteroinferior documentado em pacientes após PANS.[30]
2. Detecção de fatores de risco protrombóticos, genéticos e vasculares nesses pacientes, incluindo a síndrome metabólica.[31-33]
3. Identificação de lesões vasculares patognomônicas, como deposição de tecido conectivo e neoformação óssea na cóclea de ossos temporais de indivíduos acometidos.[34]
4. A plasmaférese e outras terapias capazes de reduzir a viscosidade sanguínea seriam benéficas no tratamento da PANS,[35] como, por exemplo, o uso de Dextran em gestantes acometidas.[36]

Por outro lado, algumas evidências são contra a teoria vascular como mecanismo causador da PANS. São elas:

1. Os eventos tromboembólicos seriam mais esperados em idosos, pacientes com doença vascular periférica, história pregressa de AVC ou IAM, características não necessariamente encontradas em pacientes com PANS, que também acomete indivíduos jovens e saudáveis.
2. Muitos casos de PANS apresentam recuperação auditiva em poucos dias ou semanas, fato que contradiz a hipótese vascular, pois, nesse caso, seria esperado que a surdez fosse irreversível por consequência do bloqueio do fluxo sanguíneo.
3. A artéria labiríntica, responsável pela irrigação sanguínea da cóclea e do vestíbulo, é um ramo terminal, e assim é difícil explicar casos de PANS profunda sem vertigem ou acometimento vestibular.

Hipótese Imunológica

A teoria imunológica é baseada na **reação cruzada** entre anticorpos circulantes e antígenos da orelha interna ou ainda na ativação de células T causando lesão local. O gatilho para produção destes anticorpos poderia ser um vírus, distúrbios autoimunes, reações de hipersensibilidade ou ainda uma resposta desencadeada por doença imunomediada primária local. Inúmeros antígenos da orelha interna foram alocados como possíveis candidatos a esta reação cruzada com anticorpos circulantes. São eles: hsp70 (*heat shock protein 70*), β-actina, coclina, β-tectorina e colina (*choline transporter-like protein 2*, CTL2).[19,37-41]

Vários estudos demonstraram a presença de anticorpos circulantes contra antígenos da orelha interna bovina. O antígeno-alvo isolado foi uma proteína de peso molecular 68 Kd, a ***hsp70***, que originalmente acreditava-se ser específica da orelha interna e um possível fator etiopatogênico para as doenças autoimunes.[42,43] Posteriormente foi demonstrado que a ***hsp70*** expressava-se em praticamente todas as células do corpo.[44,45] Estudando-se a presença de anticorpos contra a hsp70 (***anti-hsp70***), observou-se 19% de positividade nos casos de PANS, índice semelhante ao encontrado em indivíduos controles normais.[46]

Alguns fatores que justificam a dificuldade em se encontrar anticorpos que realmente estejam associados à PANS incluem:

1. A ausência de ensaios clínicos em grande escala que comparem a presença de diversos anticorpos em indivíduos afetados pela PANS com indivíduos normouvintes, a fim de investigar se há diferenças imunológicas entre eles.
2. A necessidade de demonstrar a elevação dos títulos de anticorpos em sincronia com o *status* auditivo do paciente.
3. A dificuldade em se demonstrar a presença de anticorpos na cóclea de pacientes com PANS.

Não obstante, em uma avaliação indireta, diversos estudos observaram maiores modificações em marcadores inflamatórios, como VHS, FAN, C3, C4, IgE total, monócitos, entre outros, nos indivíduos afetados pela PANS em comparação com controles saudáveis.[47,48]

Hipótese da Resposta ao Estresse

As moléculas de adesão e citocinas desempenham uma função essencial na resposta imunológica em todos os tecidos dos mamíferos, incluindo o ouvido interno. A teoria da resposta ao estresse propõe uma **ativação anormal das vias de estresse celular** na cóclea, que envolveriam vários fatores de transcrição, como **fator nuclear-κ B** (NFκ B).[34] O **NFκ B** está presente em grande parte dos tecidos cocleares: células de suporte do órgão de Corti, limbo espiral e ligamento espiral.[49] A ativação patológica do NFκ B poderia desencadear a produção de citocinas inflamatórias e de outras proteínas relacionadas com estresse celular, espécies reativas de oxigênio capazes de romper a homeostase celular ou tecidual e desencadear eventos que culminam com a PANS.

Em estudo que avaliou o estresse oxidativo em 50 indivíduos com PANS comparando-os com 50 controles saudáveis, observou-se que alguns marcadores, como o estado oxidante total e o dissulfeto, apresentaram associação estatística significante com a PANS, o que reforça que a disfunção endotelial tem um papel fundamental na sua etiopatogenia.[50]

Diversos eventos podem desencadear uma resposta inflamatória anormal na orelha interna, resultando na produção de ligantes circulantes. Esses eventos incluem **estresses físicos, mentais ou metabólicos, bem como doenças sistêmicas virais ou inflamatórias**. Essa correlação é consistente com as diversas características clínicas e histopatológicas observadas na perda auditiva neurossensorial súbita (PANS), conforme detalhado a seguir:

1. A ativação transiente do sistema de estresse celular poderia resultar tanto em recuperação espontânea da audição, quanto em dano irreversível, quando consideradas lesões mais severas.[19]
2. Está bem estabelecido que os corticosteroides sejam inibidores efetivos do estresse celular, fato consistente com a boa resposta clínica que pacientes com PANS apresentam a esta classe de medicamento.[51]
3. É compatível com a ausência de efeito benéfico dos medicamentos antivirais na PANS, pois a invasão viral ou sua reativação na cóclea não ativariam o NF-κB.
4. Explica os achados histopatológicos observados em ossos temporais humanos de pacientes com PANS, tanto em uma fase aguda, quanto em estágio tardio quando se observa atrofia do órgão de Corti.

Causas Identificáveis

A PANS devido a etiologias identificáveis normalmente resulta em perda auditiva bilateral (p. ex., meningite, doença autoimune), de início menos agudo (p. ex., neurinoma acústico, meningioma), que tem um precipitante identificável (p. ex., droga ototóxica recente, barotrauma, traumatismo cranioencefálico ou ruído alto), flutua ao longo do tempo (p. ex., doença de Ménière) ou está associada a outros sintomas neurológicos (p. ex., doença cerebrovascular isquêmica).[2] A lista de agentes potencialmente causadores ou associados à PANS é longa. O Quadro 11-1 inclui os diversos diagnósticos possíveis da PANS frente a suspeita etiológica inicial.[16,52,53]

Existem alguns fatores de risco associados à PANS cuja relação causal direta, muitas vezes, não pode ser estabelecida. Os distúrbios metabólicos são frequentemente mais prevalentes entre os pacientes com PANS do que o observado na população em geral. Em um estudo transversal que avaliou o perfil metabólico de 166 pacientes atendidos no ambulatório de Surdez Súbita do Hospital das Clínicas da Faculdade de Medicina da Universidade de São Paulo (HC-FMUSP) entre janeiro de 1996 e dezembro de 2006, constatou-se alteração em 88 pacientes (53% da casuística). A hiperglicemia ocorreu em 18,5% dos casos, a dislipidemia em 20,3%, a hipertrigliceridemia em 21,7% e os distúrbios tireoidianos em 21,6%. Os distúrbios tireoidianos observados incluíam: hipotireoidismo subclínico (53%), hipertireoidismo subclínico (40%) e hipotireoidismo clínico (7%).[54] A hiperglicemia e os distúrbios tireoidianos apresentaram frequência duas vezes maior na casuística da PANS do que a esperada para população geral.[54-56]

Quadro 11-1. Relação entre as possíveis etiologias da PANS e os diversos diagnósticos associados

Causa	Diagnóstico
Infecciosa	*Virais:* adenovírus, citomegalovírus, HIV, vírus epstein-barr, hepatite c, herpes simples, sarampo, caxumba, rubéola, varicela-zóster, bronquite viral, encefalite viral, Covid-19. *Bacterianas: streptococcus* do grupo A, coqueluche, meningite, sífilis, toxoplasmose, doença de Lyme
Otológica	Doença de Ménière, Hidropisia, Otosclerose
Tóxica	*Drogas ototóxicas:* aminoglicosídeos, macrolídeos, antimaláricos, quinolina, antineoplásicos análogos da platina, diuréticos de alça e ácido acetilsalicílico *Venenos:* solventes orgânicos, metais pesados, organoestânicos, nitrilas, asfixiantes e pesticidas/herbicidas
Imunológica	Doença imunomediada primária da orelha interna ou secundária a outras doenças incluindo lúpus eritematoso sistêmico, síndrome antifosfolípide, granulomatose de Wegener, síndrome de Cogan
Neoplásica	Neurinoma do acústico, meningioma, linfoma, leucemia, mieloma múltiplo, carcinomatose meníngea
Neurológica	Esclerose múltipla, neurosarcoidose
Vascular	AVC, hematoma subdural, *bypass* cardiopulmonar, insuficiência vertebrobasilar, arritmias, anemia falciforme, conflito neurovascular
Traumática	Fratura de osso temporal, trauma acústico, barotrauma, fístula perilinfática, cirurgia otológica

ACHADOS CLÍNICOS

Quadro Clínico

A forma clínica mais comum de PANS é a unilateral acompanhada de zumbido. Alguns pacientes conseguem identificar o exato momento em que a perda ocorreu, embora a surdez possa progredir em até três dias.[1] Em um estudo que avaliou um grupo de 56 pacientes que se enquadravam no diagnóstico de PANS, quase metade deles notou uma perda subitamente aguda ao acordar.[57] Apesar disso, muitos pacientes podem notar inicialmente apenas uma sensação de plenitude auricular, e atribuir isso a condições menos preocupantes como acúmulo de cerume ou otite média serosa, sem reconhecer que perderam a audição.[5] O acometimento bilateral é bastante raro.[4]

O principal objetivo na avaliação dos pacientes com PANS é procurar determinar a etiologia do evento, na tentativa de fornecer o tratamento mais adequado ao caso. Uma vez levantada a suspeita de PANS, os pacientes devem ser submetidos à anamnese e exame otorrinolaringológico completo. O primeiro passo é a coleta de uma história clínica detalhada cujos elementos incluem: tempo de início da surdez, orelha afetada, progressão ou flutuação da audição, fatores desencadeantes e sintomas associados (zumbido, vertigem, plenitude auricular, distorção sonora, otorreia, otalgia, paralisia facial, entre outros). Durante a anamnese é importante também pesquisar os antecedentes pessoais, entre eles:

1. A história de infecção de via aérea superior (IVAS) recente. Em estudo realizado com 139 pacientes, a presença de IVAS alguns dias antes da perda auditiva foi referida por 18% dos pacientes.[3]
2. O uso de drogas ototóxicas (aminoglicosídeos, diuréticos de alça, salicilatos, quimioterápicos) ou contato com venenos (solventes orgânicos, pesticidas).
3. A presença de patologias associadas: doenças vasculares, hipertensão arterial sistêmica (HAS), acidente vascular cerebral, cardiopatias, coagulopatias, trombose devido a estados de hipercoagulabilidade, insuficiência renal crônica dialítica e autoimunidade. Atentar que, na vigência de doenças autoimunes sistêmicas, a PANS, em geral, é bilateral, progressiva ao longo de semanas e apresenta boa resposta ao uso de esteroides.[48]
4. Se o paciente é originário de zona endêmica, perguntar se houve contato com carrapato e observou-se a formação de eritema de pele. A doença de Lyme está associada ao desenvolvimento de PANS, mas também a outras neuropatias cranianas, incluindo paralisia facial.
5. História de perda auditiva prévia ou perda flutuante, que podem sugerir doença de Ménière.
6. Traumatismo cranioencefálico recente, trauma acústico ou barotrauma.
7. Existência de vacinação, cirurgias ou anestesia recentes.
8. História familiar de surdez.

Exame Físico

O exame otorrinolaringológico deve incluir a otoscopia, exame clínico vestibular e avaliação dos pares cranianos. Na otoscopia, deve-se atentar para presença de rolha de cerume ou alterações da orelha externa que possam ser a causa da surdez. A perda auditiva condutiva gerada pela impactação de rolha de cerume é muito comum entre os pacientes que têm o hábito de usar hastes de algodão nos ouvidos. É importante também avaliar a integridade da membrana timpânica e a presença de alterações na orelha média, efusões e infecções. A presença de dor aural pode ocorrer quando a etiologia for infecciosa, e, quando associada a vesículas dolorosas em pavilhão auditivo, sugerem a síndrome de Ramsay-Hunt.[58] **Na grande maioria dos casos, os pacientes com PANS apresentam otoscopia normal**. A disfunção tubária é um importante diagnóstico diferencial, uma vez que pode se apresentar como perda súbita de audição com otoscopia normal. Na rinoscopia, é importante observar o septo nasal, buscando lesões sugestivas de granulomatose ou processo autoimune. Ainda no exame físico, um teste simples de diapasão pode caracterizar a perda auditiva. Os testes de Weber e de Rinne podem ser realizados com diapasão de 512 Hz, e auxiliam no diagnóstico diferencial entre as perdas auditivas neurossensorial e condutiva (Fig. 11-1).

1. *Teste de Weber*: o diapasão é colocado na linha média da fronte. A lateralização do som para a orelha contralateral à surdez sugere perda neurossensorial.
2. *Teste de Rinne:* o teste de Rinne permite a comparação do som quando o diapasão é colocado no osso mastoide (condução óssea) *versus* quando o diapasão é segurado próximo ao ouvido (condução aérea). Uma das formas de se realizar esse teste é colocar o diapasão ativado sobre a mastoide e retirá-lo apenas quando o paciente não estiver mais ouvindo. Neste momento, ele é posicionado imediatamente próximo ao conduto auditivo externo ipsilateral e, se o indivíduo continua a ouvir o som, o teste é positivo e indica exame normal ou perda auditiva neurossensorial; caso contrário, o teste é considerado negativo e indica uma perda auditiva condutiva.

A presença de dor ou vermelhidão recente nos olhos, se associada à perda auditiva, pode sugerir a síndrome de Cogan, um distúrbio inflamatório crônico com manifestações principalmente oftálmicas e vestibulococleares.

Por fim, é essencial indagar sempre sobre sintomas que possam ter origem central, como diplopia, disartria, cefaleia, vertigem e zumbido, os quais podem estar associados a isquemia cerebrovascular, síndrome de hiperviscosidade ou neoplasias (como meningioma, neurinoma acústico ou carcinomatose leptomeníngea). No que diz respeito aos sintomas vestibulares, a aplicação do mnemônico HINTS (*Head-Impulse – Nystagmus – Test-of-Skew*), referente ao teste de impulso cefálico, à investigação do nistagmo espontâneo e semiespontâneo, bem como o teste do olho coberto, pode ser útil na distinção entre quadros periféricos e centrais.

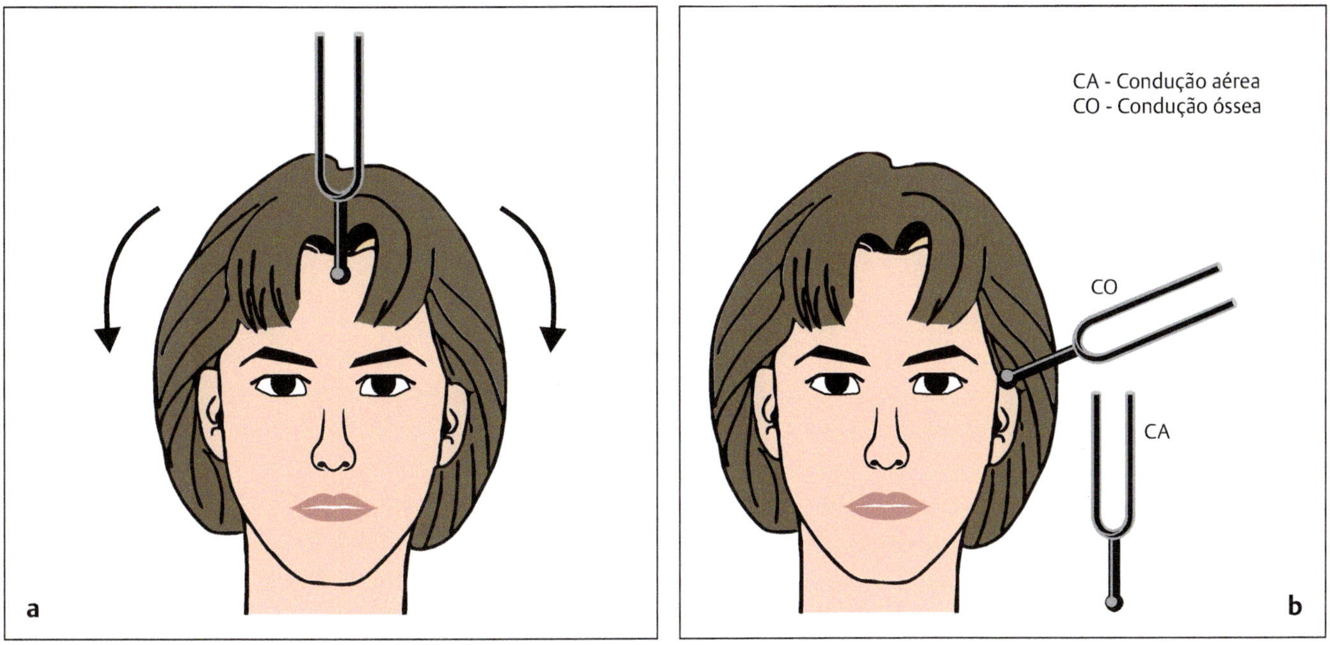

Fig. 11-1. (a) Teste de Weber. (b) Teste de Rinne.

PROGNÓSTICO

Os fatores de prognóstico foram avaliados em um estudo que se utilizou dos dados de 356 pacientes internados por PANS em uma enfermaria de Otorrinolaringologia de um hospital terciário. O aumento da idade, curvas audiométricas descendentes e planas, perda auditiva profunda e início do tratamento após 8 dias do surgimento dos sintomas foram fatores de pior prognóstico.[59] Além disso, a presença de sintomas vestibulares associados também pode ser incluída neste grupo.[11] Embora alguns biomarcadores, como a contagem de neutrófilos e as relações entre plaquetas/linfócitos e entre neutrófilos/linfócitos, sejam descritos na literatura como possíveis fatores de prognóstico, mais estudos ainda são necessários para consolidar sua real importância.[9]

AVALIAÇÃO E TRATAMENTO

Pronto-Socorro

Avaliação

Na anamnese, importa indagar sobre tempo de instalação e início dos sintomas: se súbito ou progressivo, se recorrente ou único, número de dias desde a instalação e esquematizar um plano de ação junto com o paciente.

O fluxo de conduta em pronto atendimento de otorrinolaringologia do Hospital das Clínicas de São Paulo – FMUSP inclui anamnese completa, exame físico e teste com diapasão, conforme Fluxograma 11-1.

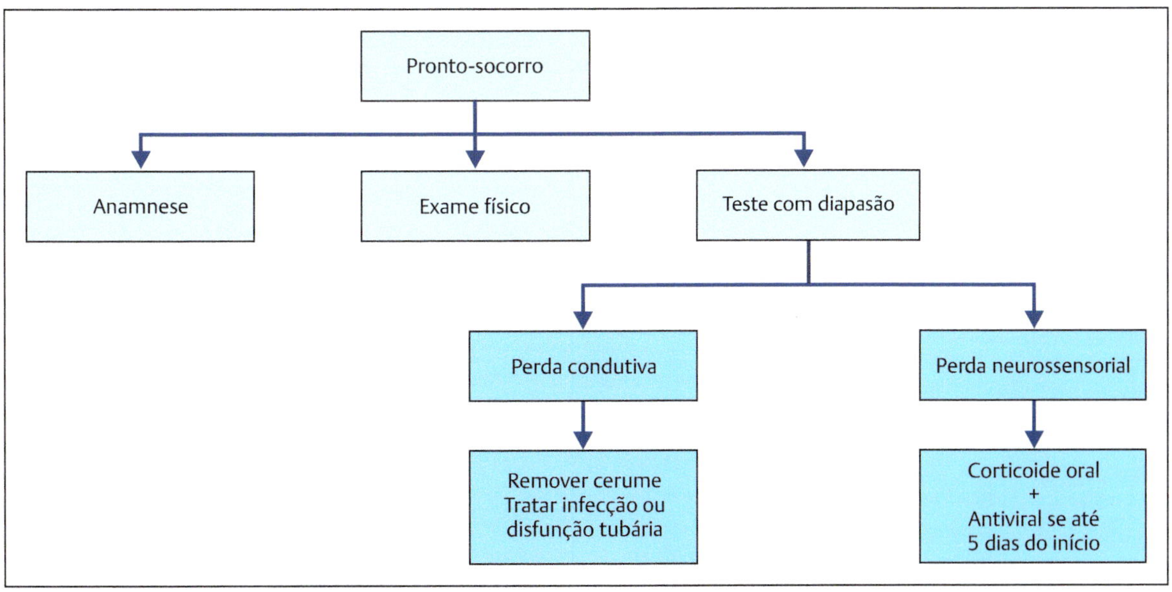

Fluxograma 11-1. Fluxo de conduta em pronto atendimento de otorrinolaringologia do Hospital das Clínicas de São Paulo – FMUSP.

Tratamento

Já no pronto-socorro, iniciamos tratamento com corticoide, que pode ser a dexametasona 8 mg como dose inicial e a regressão semanal de 2 mg ou a prednisona 60 mg com esquema de redução gradual de 20 mg/dose a cada semana, mas, caso haja nova piora da audição durante o acompanhamento do paciente, a sua dose pode ser novamente aumentada. O antiviral será introduzido ao tratamento, se os sintomas se iniciaram em até 5 dias, podendo-se utilizar o aciclovir 200 mg ou valaciclovir 500 mg a cada 12 horas por 10 dias. Caso confirmada a infecção por reativação do vírus da varicela-zóster, a dose do antiviral deverá ser dobrada. A partir do 5° dia, o tratamento é realizado conforme consta no Quadro 11-2.

Avaliação Ambulatorial

Avaliação

Não há na literatura evidências de que seja necessário realizar uma rotina de exames investigativos para o diagnóstico etiológico. O ideal é que sejam realizados testes específicos selecionados de acordo com a história, epidemiologia ou exame físico, como, por exemplo, só solicitar sorologia para Lyme em casos de regiões endêmicas. Porém, em se tratando de um serviço de pesquisa, adotamos protocolos investigativos, que são específicos de cada serviço e, desta forma, realizamos uma investigação ativa para todos os casos que chegam no nosso ambulatório. Dentre os exames, realizamos ressonância de ouvidos para descartar a possibilidade remota de neurinoma do acústico e descartar causas neurológicas como esclerose múltipla, por exemplo. Tanto na ressonância, quanto na tomografia de ouvidos, podemos identificar sinais de labirintite ossificante ou de sangramento intracoclear, que estão relacionados com maior chance de sequela auditiva.

A opção por realizar um exame de BERA em substituição ao exame de ressonância se dá para os pacientes claustrofóbicos, que tiverem alguma contraindicação à realização da ressonância magnética. Isso porque o BERA normal não exclui a presença de uma lesão retrococlear; ele pode apresentar uma taxa de falso-negativo de até 20% na não detecção de schwannomas intracanaliculares.[60,61] A solicitação de exame de tomografia de ouvidos deve ser realizada de início nos casos os quais se desconfia de perda auditiva por fístula perilinfática, e que a conduta deve ser de urgência cirúrgica para o seu fechamento.

No caso das crianças com surdez súbita, 34,3% apresentam sorologia alterada para CMV. A infecção pelo CMV pode ser assintomática e levar a perda auditiva progressiva tardiamente na infância.[62] A história deve focar no risco perinatal de infecções congênitas, malformações e história familiar genética de perda auditiva.

A sorologia positiva para CMV não significa necessariamente que a etiologia da perda auditiva seja a infecção aguda pelo vírus. A distinção com os casos de infecção congênita se dá com a identificação do PCR viral ou achados na ressonância magnética, concluindo que a história é de suma importância. O Fluxograma 11-2 detalha nosso fluxo de condutas ambulatoriais no Hospital das Clínicas (HC) da FMUSP.

Quadro 11-2. Tratamento de PANS utilizado no pronto-socorro de otorrinolaringologia do Hospital das Clínicas da Faculdade de Medicina da Universidade de São Paulo

Tempo de instalação	Droga	Dose	Administração	Posologia	Período
Até 5 dias	Dexametasona	8 mg	Via oral	1 vez ao dia	15 dias
	Aciclovir	200 mg	Via oral	5 vezes ao dia	10 dias
	Pentoxifilina	400 mg	Via oral	8/8 horas	30 dias
	Vitamina A	50.000 UI	Via oral	1 vez ao dia	30 dias
Entre 6 e 30 dias	Dexametasona	8 mg	Via oral	1 vez ao dia	15 dias
	Pentoxifilina	400 mg	Via oral	8/8 horas	30 dias
	Vitamina A	50.000 UI	Via oral	1 vez ao dia	30 dias
Mais de 30 dias	Pentoxifilina	400 mg	Via oral	8/8 horas	30 dias
	Vitamina A	50.000 UI	Via oral	1 vez ao dia	30 dias

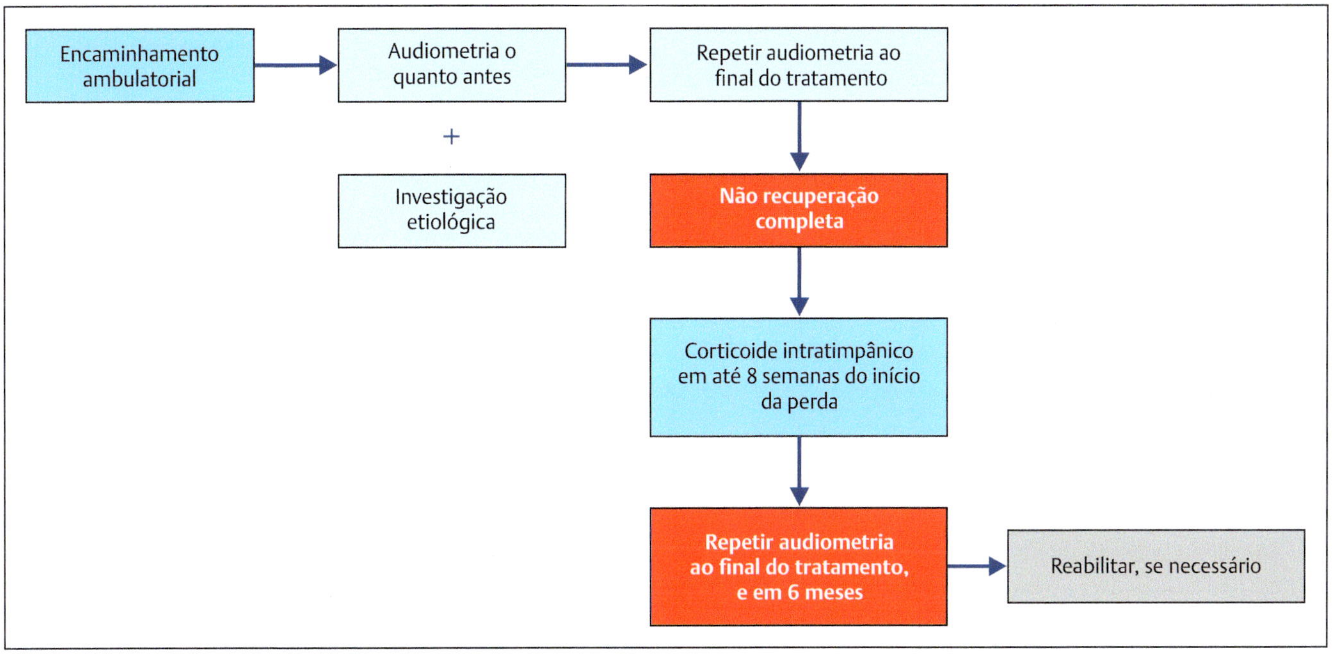

Fluxograma 11-2. Fluxo de condutas ambulatoriais no HC FMUSP.

Exames Laboratoriais

Nosso protocolo de investigação laboratorial inclui exames gerais, provas de atividade inflamatória, pesquisa de autoanticorpos e sorologias, conforme descritos no Quadro 11-3.

Tratamento

Durante o acompanhamento e investigação do paciente, guiamos o tratamento de acordo com os exames que positivam, mas, caso não seja identificada etiologia para a perda auditiva, adotamos protocolos medicamentosos e reavaliação audiométrica semanal, ou, pelo menos, uma nova audiometria ao final do tratamento, para poder definir a necessidade de infiltração de corticoide intratimpânico de resgate, em até 8 semanas. Alguns casos selecionados, os quais o paciente já dá entrada com perda neurossensorial severa a profunda, podemos indicar o corticoide intratimpânico junto ao tratamento oral e reavaliação semanal com exame de audiometria, conforme Figura 11-2.

A terapia com corticoide intratimpânico será indicada ambulatorialmente para os casos que não responderam ao tratamento oral, àqueles em que houver contraindicação ao uso de corticoide oral, além de casos selecionados nos quais já abrem com perda neurossensorial severa a profunda ou, na primeira audiometria de acompanhamento, apresentam piora do limiar ou discriminação, apesar do uso do corticoide oral, ainda no início do tratamento. Realizamos a infiltração do Diprospan como medicação prontamente disponível, como opção de resgate a cada 2 dias por 3 sessões ou dexametasona 24 mg, que deve ser manipulada previamente, e repetimos a audiometria após uma semana do término. Caso haja uma

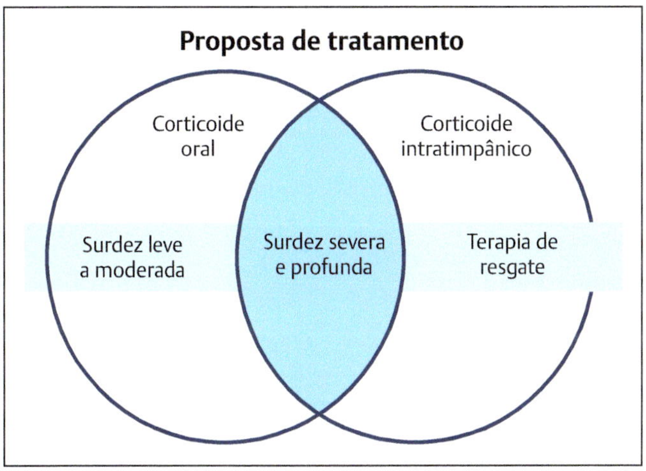

Fig. 11-2. Proposta terapêutica empírica com corticoides para surdez súbita.

Quadro 11-3. Exames investigativos da etiologia de surdez súbita no HC-FMUSP – SP

Avaliação laboratorial			
Exames gerais	**Provas de atividade inflamatória**	**Pesquisa de anticorpos**	**Sorologias**
Hemograma completo, glicemia de jejum, colesterol total e frações, triglicérides e função tireoideana (T4 livre e TSH)	PCR, VHS, imunocomplexos circulantes, complemento total e frações (C3 e C4)	Fator reumatoide (FR), fator antinúcleo (FAN), anticardiolipina, anticoagulante lúpico, antitireoglobulina, antiperoxidase	Herpes-vírus, HIV, rubéola, mononucleose, toxoplasma, citomegalovírus, caxumba, doença de Lyme, VDRL e FTA-ABS (sífilis)

melhora parcial da audição, propomos uma nova infiltração da medicação intratimpânica.

A potência entre as duas substâncias é praticamente a mesma. Ambas são 20 vezes mais potentes que a hidrocortisona e 5 a 7 vezes mais potente que a prednisona. No entanto, alguns autores consideram a betametasona um pouco mais poderosa que a dexametasona.[63]

A infiltração é realizada em quadrante posteroinferior, sob visualização direta com o auxílio do microscópio, após instilar xilocaína anestésica em *spray* por 5 minutos. O procedimento é rápido e de fácil execução.

É considerada melhora terapêutica, seguindo os critérios de Siegel usado para quantificar a audição final e ganho auditivo absoluto:[64]

1. *Recuperação completa:* quando o cálculo da Perda Tonal Auditiva (PTA) final é melhor do que 25 dB.
2. *Recuperação parcial*: quando há um ganho de 15 dB e um PTA final de 25-45 dB.
3. *Recuperação fraca*: uma melhora de 15 dB de ganho auditivo, com um PTA final pior do que 45 dB.

Embora os efeitos adversos tenham sido pouco relatados, os riscos do tratamento intratimpânico (incluindo perfuração da membrana timpânica, dor e tontura/vertigem) e do tratamento sistêmico (p. ex., problemas de glicemia) devem ser considerados ao selecionar o tratamento apropriado.[65] Aos casos refratários, a indicação de câmara hiperbárica já foi rotina em nosso serviço, mas, por não dispormos deste recurso, associado ao fato de haver pouca evidência que suporte o seu uso no tratamento da PANS, atualmente, a sua indicação não faz parte da nossa rotina de tratamento.[66]

CONCLUSÃO

A surdez súbita é uma queixa comum na prática do pronto-socorro de otorrinolaringologia e uma urgência que deve ser valorizada. Embora a maioria dos casos seja idiopático, uma série de condições podem estar relacionadas como causa e são tratáveis, o que justifica a investigação etiológica em nossa concepção.

O prognóstico para recuperação auditiva baseia-se em vários fatores, incluindo a duração e o grau de surdez, a idade e a presença de vertigem. Embora a perda neurossensorial, muitas vezes, possa melhorar espontaneamente sem tratamento, a terapia dirigida à causa identificável evita que haja recorrência. Para a causas idiopáticas, sabemos que o corticoide é a base de tratamento e deve ser introduzido o quanto antes, na suspeita clínica, até que se faça um exame audiométrico confirmatório.

REFERÊNCIAS BIBLIOGRÁFICAS

1. National Institute on Deafness and Other Communication Disorders. NIDCD Fact Sheet: Sudden Deafness. Washington, DC: US Department of Health and Human Services; 2018.
2. Chandrasekhar SS, Tsai Do BS, Schwartz SR, Bontempo LJ, Faucett EA, Finestone SA, et al. Clinical practice guideline: Sudden Hearing Loss (Update). Otolaryngol Head Neck Surg. 2019 Aug;161(1_suppl):S1-S45.
3. Bittar RS, Oiticica J, Zerati FE, Bento RF. Sudden hearing loss: a ten-year outpatient experience. Int Tinnitus J. 2009;15(2):196-202.
4. Fetterman BL, Luxford WM, Saunders JE. Sudden bilateral sensorineural hearing loss. Laryngoscope. 1996 Nov;106(11):1347-50.
5. Weber P. Sudden sensorineural hearing loss in adults: Evaluation and management. Accessed 6 january 2024, https://www.uptodate.com/contents/sudden-sensorineural-hearing-loss-in-adults-evaluation-and-management.
6. Hughes GB, Freedman MA, Haberkamp TJ, Guay ME. Sudden sensorineural hearing loss. Otolaryngol Clin North Am. 1996 Jun;29(3):393-405.
7. Teranishi M, Katayama N, Uchida Y, Tominaga M, Nakashima T. Thirty-year trends in sudden deafness from four nationwide epidemiological surveys in Japan. Acta Otolaryngol. 2007 Dec;127(12):1259-65.
8. Wu CS, Lin HC, Chao PZ. Sudden sensorineural hearing loss: evidence from Taiwan. Audiol Neurootol. 2006;11(3):151-6.
9. Niknazar S, Bazgir N, Shafaei V, Abbaszadeh HA, Zali A, Asghar Peyvandi A. Assessment of prognostic biomarkers in sudden sensorineural hearing loss: A systematic review and meta-analysis. Clin Biochem. 2023 Nov;121-122:110684.
10. Bittar RSM, Zerati FE, Domingues EC, Ramalho JRO, Bento RF. Surdez súbita: experiência terapêutica de dez anos. Arq Int Otorrinolaringol. 2007;11(3):300-4.
11. Yeo SW, Lee DH, Jun BC, Park SY, Park YS. Hearing outcome of sudden sensorineural hearing loss: long-term follow-up. Otolaryngol Head Neck Surg. 2007 Feb;136(2):221-4.
12. Guyot JP, Thielen K. [Evolution of sudden deafness without treatment]. Schweiz Med Wochenschr Suppl. 2000;116:93S-96S. Evolution des surdites brusques sans traitement.
13. Wilson WR, Byl FM, Laird N. The efficacy of steroids in the treatment of idiopathic sudden hearing loss. A double-blind clinical study. Arch Otolaryngol. 1980 Dec;106(12):772-6.
14. Schreiber BE, Agrup C, Haskard DO, Luxon LM. Sudden sensorineural hearing loss. Lancet. 2010 Apr 3;375(9721):1203-11.
15. Stachler RJ, Chandrasekhar SS, Archer SM, Rosenfeld RM, Schwartz SR, Barrs DM, et al. Clinical practice guideline: sudden hearing loss. Otolaryngol Head Neck Surg. 2012 Mar;146(3 Suppl):S1-35.
16. Chau JK, Lin JR, Atashband S, Irvine RA, Westerberg BD. Systematic review of the evidence for the etiology of adult sudden sensorineural hearing loss. Laryngoscope. 2010 May;120(5):1011-21.
17. Schuknecht HF, Donovan ED. The pathology of idiopathic sudden sensorineural hearing loss. Arch Otorhinolaryngol. 1986;243(1):1-15.
18. Chen X, Fu YY, Zhang TY. Role of viral infection in sudden hearing loss. J Int Med Res. 2019 Jul;47(7):2865-72.
19. Merchant SN, Durand ML, Adams JC. Sudden deafness: is it viral? ORL J Otorhinolaryngol Relat Spec. 2008;70(1):52-60; discussion 60-2.
20. Ke W. Infection and hearing impairment. In: Newton VE VP, ed. Mumps. John Wiley; 2006:109-126.
21. Rabinstein A, Jerry J, Saraf-Lavi E, Sklar E, Bradley WG. Sudden sensorineural hearing loss associated with herpes simplex virus type 1 infection. Neurology. 2001 Feb 27;56(4):571-2.
22. Hashimoto S, Billings P, Harris JP, Firestein GS, Keithley EM. Innate immunity contributes to cochlear adaptive immune responses. Audiol Neurootol. 2005;10(1):35-43.
23. Takasaki T, Higashikawa M, Motoyama S, Sugita K, Kurane I. Serum antibodies to human herpesvirus 7, human herpesvirus 6 and cytomegalovirus in patients with idiopathic facial nerve palsy or sudden deafness. J Laryngol Otol. 1998 Jul;112(7):617-21.

24. Pitkaranta A, Julkunen I. Sudden deafness: lack of evidence for systemic viral infection. Otolaryngol Head Neck Surg. 1998 Mar;118(3 Pt 1):397-9.
25. Westerlaken BO, Stokroos RJ, Dhooge IJ, Wit HP, Albers FW. Treatment of idiopathic sudden sensorineural hearing loss with antiviral therapy: a prospective, randomized, double-blind clinical trial. Ann Otol Rhinol Laryngol. 2003 Nov;112(11):993-1000.
26. Stokroos RJ, Albers FW, Tenvergert EM. Antiviral treatment of idiopathic sudden sensorineural hearing loss: a prospective, randomized, double-blind clinical trial. Acta Otolaryngol. 1998 Jul;118(4):488-95.
27. Khetarpal U, Nadol JB Jr., Glynn RJ. Idiopathic sudden sensorineural hearing loss and postnatal viral labyrinthitis: a statistical comparison of temporal bone findings. Ann Otol Rhinol Laryngol. 1990 Dec;99(12):969-76.
28. Stokroos RJ, Albers FW, Schirm J. The etiology of idiopathic sudden sensorineural hearing loss. Experimental herpes simplex virus infection of the inner ear. Am J Otol. 1998 Jul;19(4):447-52.
29. Nadol JB Jr. Hearing loss as a sequela of meningitis. Laryngoscope. 1978 May;88(5):739-55.
30. Son EJ, Bang JH, Kang JG. Anterior inferior cerebellar artery infarction presenting with sudden hearing loss and vertigo. Laryngoscope. 2007 Mar;117(3):556-8.
31. Capaccio P, Ottaviani F, Cuccarini V, Bottero A, Schindler A, Cesana BM, et al. Genetic and acquired prothrombotic risk factors and sudden hearing loss. Laryngoscope. 2007 Mar;117(3):547-51.
32. Lin RJ, Krall R, Westerberg BD, Chadha NK, Chau JK. Systematic review and meta-analysis of the risk factors for sudden sensorineural hearing loss in adults. Laryngoscope. 2012 Mar 2012;122(3):624-35.
33. Jung SY, Shim HS, Hah YM, Kim SH, Yeo SG. Association of metabolic syndrome with sudden sensorineural hearing loss. JAMA Otolaryngol Head Neck Surg. 2018 Apr 01;144(4):308-14.
34. Merchant SN, Adams JC, Nadol JB Jr. Pathology and pathophysiology of idiopathic sudden sensorineural hearing loss. Otol Neurotol. 2005 Mar;26(2):151-60.
35. Finger RP, Gostian AO. Apheresis for idiopathic sudden hearing loss: reviewing the evidence. J Clin Apher. 2006 Dec;21(4):241-5.
36. Xu M, Jiang Q, Tang H. Sudden sensorineural hearing loss during pregnancy: clinical characteristics, management and outcome. Acta Otolaryngol. 2019 Jan;139(1):38-41.
37. Boulassel MR, Tomasi JP, Deggouj N, Gersdorff M. Identification of beta-actin as a candidate autoantigen in autoimmune inner ear disease. Clin Otolaryngol Allied Sci. 2000 Dec 2000;25(6):535-41.
38. Boulassel MR, Tomasi JP, Deggouj N, Gersdorff M. COCH5B2 is a target antigen of anti-inner ear antibodies in autoimmune inner ear diseases. Otol Neurotol. 2001 Sep;22(5):614-8.
39. Solares CA, Edling AE, Johnson JM, Baek MJ, Hirose K, Hughes GB, et al. Murine autoimmune hearing loss mediated by CD4+ T cells specific for inner ear peptides. J Clin Invest. 2004 Apr;113(8):1210-7.
40. Nair TS, Kozma KE, Hoefling NL, Kommareddi PK, Ueda Y, Gong TW, et al. Identification and characterization of choline transporter-like protein 2, an inner ear glycoprotein of 68 and 72 kDa that is the target of antibody-induced hearing loss. J Neurosci. 2004 Feb 18;24(7):1772-9.
41. Baek MJ, Park HM, Johnson JM, Altuntas CZ, Jane-Wit D, Jaini R, et al. Increased frequencies of cochlin-specific T cells in patients with autoimmune sensorineural hearing loss. J Immunol. 2006 Sep 15;177(6):4203-10.
42. Harris JP, Sharp PA. Inner ear autoantibodies in patients with rapidly progressive sensorineural hearing loss. Laryngoscope. 1990 May;100(5):516-24.
43. Moscicki RA, San Martin JE, Quintero CH, Rauch SD, Nadol JB Jr., Bloch KJ. Serum antibody to inner ear proteins in patients with progressive hearing loss. Correlation with disease activity and response to corticosteroid treatment. Jama. 1994 Aug 24-31;272(8):611-6.
44. Billings PB, Keithley EM, Harris JP. Evidence linking the 68 kilodalton antigen identified in progressive sensorineural hearing loss patient sera with heat shock protein 70. Ann Otol Rhinol Laryngol. 1995 Mar;104(3):181-8.
45. Srivastava P. Roles of heat-shock proteins in innate and adaptive immunity. Nat Rev Immunol. 2002 Mar;2(3):185-94.
46. Samuelsson AK, Hyden D, Roberg M, Skogh T. Evaluation of anti-hsp70 antibody screening in sudden deafness. Ear Hear. 2003 Jun;24(3):233-5.
47. Baradaranfar M, Dadgarnia M, Zand V, Vaziribozorg S, Mirzade FS, Mirzade M. The role of immunological factors on sudden sensoryneural hearing loss. Iran J Otorhinolaryngol. 2018 Jul;30(99):219-23.
48. Toubi E, Ben-David J, Kessel A, Halas K, Sabo E, Luntz M. Immune-mediated disorders associated with idiopathic sudden sensorineural hearing loss. Ann Otol Rhinol Laryngol. 2004 Jun;113(6):445-9.
49. Adams JC. Clinical implications of inflammatory cytokines in the cochlea: a technical note. Otol Neurotol. 2002 May;23(3):316-22.
50. Gul F, Muderris T, Yalciner G, Sevil E, Bercin S, Ergin M, et al. A comprehensive study of oxidative stress in sudden hearing loss. Eur Arch Otorhinolaryngol. 2017 Mar 2017;274(3):1301-8.
51. Tsinaslanidou Z, Tsaligopoulos M, Angouridakis N, Vital V, Kekes G, Constantinidis J. The Expression of TNFα, IL-6, IL-2 and IL-8 in the serum of patients with idiopathic sudden sensorineural hearing loss: possible prognostic factors of response to corticosteroid treatment. Audiol Neurotol Extra. 2016;6(1):9-19.
52. Hoet P, Lison D. Ototoxicity of toluene and styrene: state of current knowledge. Crit Rev Toxicol. 2008;38(2):127-70.
53. Rossini BAA, Penido NO, Munhoz MSL, Bogaz EA, Curi RS. Sudden sensorioneural hearing loss and autoimmune systemic diseases. Int Arch Otorhinolaryngol. 2017 Jul;21(3):213-23.
54. Oiticica J, Bittar RSM. Metabolic disorders prevalence in sudden deafness. Clinics. 2010;65(11):1149-553.
55. RIPSA. Ministério da Saúde. D11. Taxa de prevalência de diabetes mellitus. Disponível em: http://tabnet.datasus.gov.br/cgi/idb2000/d11.htm.
56. Camargo RY, Tomimori EK, Neves SC, Rubio I, Galrao AL, Knobel M, et al. Thyroid and the environment: exposure to excessive nutritional iodine increases the prevalence of thyroid disorders in Sao Paulo, Brazil. Eur J Endocrinol. 2008 Sep;159(3):293-9.
57. Yimtae K, Srirompotong S, Kraitrakul S. Idiopathic sudden sensorineural hearing loss. J Med Assoc Thai. 2001 Jan;84(1):113-9.
58. O'Malley MR, Haynes DS. Sudden hearing loss. Otolaryngol Clin North Am. 2008;41(3):633-49, x-xi.
59. Zhang S, Li P, Fan F, Zheng Y, Chen X, Chen Y, et al. Nomogram for predicting the prognosis of sudden sensorineural hearing loss patients based on clinical characteristics: a retrospective cohort study. Ann Transl Med. 2023 Jan 31;11(2):104.
60. Chandrasekhar SS, Brackmann DE, Devgan KK. Utility of auditory brainstem response audiometry in diagnosis of acoustic neuromas. Am J Otol. 1995;16:63-67.

61. Schmidt RJ, Sataloff RT, Newman J, Spiegel JR, Myers DL. The sensitivity of auditory brainstem response testing for the diagnosis of acoustic neuromas. Arch Otolaryngol Head Neck Surg. 2001;127:19-22.
62. Wood JW, Shaffer AD, Kitsko D, Chi DH. Sudden sensorineural hearing loss in children-management and outcomes: A meta-analysis. Laryngoscope. 2021 Feb;131(2):425-34.
63. Enna SJ, Bylund DB. xPharm: The comprehensive pharmacology reference. Elsevier; 2007.
64. Cheng YF, Chu YC, Tu TY, Shiao AS, Wu SL, Liao WH. Modified Siegel's criteria for sudden sensorineural hearing loss: Reporting recovery outcomes with matched pretreatment hearing grades. J Chin Med Assoc. 2018 Nov;81(11):1008-12.
65. Plontke SK, Meisner C, Agrawal S, Cayé-Thomasen P, Galbraith K, Mikulec AA, et al. Intratympanic corticosteroids for sudden sensorineural hearing loss. Cochrane Database Syst Rev. 2022 Jul 22;7(7):CD008080.
66. Bennett MH, Kertesz T, Perleth M, Yeung P, Lehm JP. Hyperbaric oxygen for idiopathic sudden sensorineural hearing loss and tinnitus. Cochrane Database Syst Rev. 2012 Oct 17;10:CD004739.

CAPÍTULO 12

SÍNDROMES VERTIGINOSAS

Arlindo C. Lima Neto ▪ Roseli Saraiva Moreira Bittar

O conteúdo deste capítulo (págs. 99 a 104), encontra-se disponível on-line.

Para acessá-lo, aponte a câmera do seu smartphone ou tablet para a imagem acima.

PARTE III SANGRAMENTOS

CAPÍTULO 13

EPISTAXE

Daniel Lorena Dutra ■ Tatiana Abdo

O conteúdo deste capítulo (págs. 107 a 112), encontra-se disponível on-line.

Para acessá-lo, aponte a câmera do seu smartphone ou tablet para a imagem acima.

CAPÍTULO 14

HEMATOMA APÓS PROCEDIMENTO CERVICAL

Matheus Gerhard Rosenfeld ▪ Felipe Ferraz Magnabosco

PONTOS-CHAVE

1. Apesar de incomum, o hematoma cervical pode representar agravo importante à saúde.
2. O desenvolvimento do hematoma cervical geralmente ocorre nas primeiras 24 horas.
3. Abaulamento cervical tenso, equimose, sangramento pela ferida operatória, desconforto respiratório com história clínica compatível deve levantar a suspeita de sangramento.
4. Suspensão de antiagregantes plaquetários e anticoagulantes no pré-operatório, além do controle de náusea, pressão arterial e dor no pós, fazem parte da profilaxia do hematoma cervical.
5. Utilização de dreno não possui eficácia em prevenir hemorragia e hematoma cervical.
6. Revisão intraoperatória meticulosa da hemostasia deve ser feita, com auxílio de elevação da pressão arterial e manobra de Valsalva antes da síntese.
7. Hematomas superficiais, que não causem disfunção orgânica ou deterioração clínica, podem ser observados em casos selecionados.
8. Hematomas pulsáteis, em expansão, com deterioração clínica iminente ou presente (como insuficiência respiratória), repercussão hemodinâmica ou que estejam colocando em risco a viabilidade de tecidos devem ser reabordados para pronta evacuação e controle.

INTRODUÇÃO

O surgimento de hematoma no pós-operatório de cirurgias cervicais é uma complicação relativamente incomum, ocorrendo em aproximadamente 1% das tireoidectomias e 3,4% das cirurgias cervicais oncológicas.[1,2] A presença de hematoma cervical pode resultar em infecção da coleção ou, nos casos em que o hematoma acomete o compartimento central do pescoço, em insuficiência respiratória levando a situações de urgência e emergência. Por isso, a ocorrência do hematoma merece atenção especial e manejo rápido e eficaz, com evacuação, revisão da hemostasia e, em alguns casos, obtenção de via aérea definitiva.

Os hematomas habitualmente ocorrem nas primeiras 24 horas após a cirurgia, com mais da metade dos casos ocorrendo em menos de 6 horas.[2] No pós-operatório das cirurgias cervicais, o paciente deve permanecer internado durante o período de maior risco de desenvolvimento de hematoma, sendo periodicamente avaliado por equipe de enfermagem.

Os achados clínicos que sugerem a formação de um hematoma dependem da topografia operada e características clínicas individuais. Entretanto, de modo geral, o surgimento de abaulamento cervical tenso associado a equimose, sangramento pela ferida operatória, desconforto respiratório com história clínica compatível, devem levantar a suspeita de sangramento.

A profilaxia do hematoma depende principalmente da hemostasia meticulosa durante a cirurgia. Em pacientes que utilizam antiagregantes e anticoagulantes, esses devem ser suspensos quando clinicamente permitido.[3]

A utilização de dreno cervical não tem eficácia comprovada em prevenir o surgimento de hemorragia e hematoma cervical. Além disso, o dreno pode não prevenir o desenvolvimento de hematoma compressivo devido a entupimento.[4]

Antes do fechamento da ferida, idealmente deve-se obter pressão arterial compatível com o fisiológico, auxiliando a identificar fontes de sangramento arterial, e manobra de Valsalva por meio da hiperinsuflação pulmonar (realizada pelo anestesista), para ajudar a identificar fontes de sangramento venoso. Além disso, atenção deve ser dada ao despertar anestésico, que deve prevenir tosse, ânsia de vômito ou elevação da pressão arterial por dor.[5]

Devido às diferenças quanto a sua natureza, repercussões e manejo, esse capítulo foi dividido em duas partes, considerando a área de atuação da cirurgia de cabeça e pescoço ou otorrinolaringologia: hematomas do compartimento anterior e do compartimento lateral.

HEMATOMA DO COMPARTIMENTO ANTERIOR

Os hematomas do compartimento anterior do pescoço são aqueles decorrentes de procedimentos realizados desde o triângulo submentoniano até a fúrcula esternal, na linha média. Mais comumente estão as cirurgias envolvendo as glândulas tireoide e paratireoides, laringe e cistos cervicais.

Pós-Tireoidectomia ou Paratireoidectomia

Os principais fatores de risco associados ao surgimento de hematoma após tireoidectomia ou paratireoidectomia são: sexo masculino, idade avançada, doença de Graves, hipertensão, doença renal crônica, distúrbios da coagulação, uso de medicações antiagregantes ou anticoagulantes e cirurgia realizada em serviço de baixo volume.[6,7]

Os principais mecanismos de hemorragia são perda de ligaduras, abertura de vasos cauterizados e sangramento de parênquima tireoidiano residual.[4] Durante a cirurgia, atenção deve ser dada às principais artérias e veias encontradas no campo operatório (*i. e.*, artérias tireóideas superior e inferior e suas respectivas veias; veia tireóidea média; veias jugulares anteriores) e também aos outros vasos menos calibrosos da região.

Deve-se suspeitar de hematoma em casos que evoluem com disfagia, inchaço cervical, ansiedade, agitação, taquipneia, dispneia e estridor respiratório (Fig. 14-1). Quando há suspeita de surgimento de hematoma, o paciente deve prontamente receber oxigênio suplementar e ser avaliado pela equipe médica. Uma pequena quantidade de pacientes com quadro mais leve (hematoma pequeno, sem expansão, sem comprometimento respiratório) pode ser manejada conservadoramente, com observação frequente dos sinais de deterioração do quadro. Pode-se considerar medicação com corticosteroide (para melhora do edema de via aérea) e ácido tranexâmico (para redução do sangramento).[3]

A presença de um hematoma compressivo no leito cirúrgico da tireoidectomia ou paratireoidectomia prejudica o retorno venoso e linfático dos vasos da laringe e da faringe, levando a edema e oclusão da luz da via aérea, o que causa o quadro de estridor, dispneia e taquipneia e pode colocar em risco a capacidade de ventilação.

Nos casos de hematoma volumoso, em crescimento ou com comprometimento da ventilação, é necessária abordagem urgente para evacuação do hematoma e hemostasia em centro cirúrgico. Em casos de insuficiência respiratória, a evacuação do hematoma deve ser feita imediatamente, à beira-leito, enquanto se providencia o retorno do paciente ao centro cirúrgico.

A evacuação deve ser feita de maneira estéril, sem a necessidade de anestésico sistêmico ou local. As etapas da evacuação são: abertura da pele e do subcutâneo, abertura da musculatura infra-hióidea, exposição da traqueia e cobertura da ferida com compressa. Após a evacuação, há melhora parcial do edema de via aérea e pode-se prosseguir com a intubação do paciente, feita por anestesista experiente e com cânula fina. Nos casos em que não é possível realizar a intubação orotraqueal, deve-se prosseguir com traqueostomia ou cricotireoidostomia.

Após o posicionamento de cânula endotraqueal, deve ser realizada a lavagem da ferida e revisão meticulosa da hemostasia, identificando e tratando a provável fonte da hemorragia e revisando todo o campo operatório. A hemostasia deve ser feita cautelosamente, evitando lesão das paratireoides e dos nervos laríngeos. O fechamento é feito de maneira habitual.[3]

Pós-Procedimento em Laringe ou Traqueia

Hemorragia pós-operatória e hematomas são bastante raras e com poucos estudos na literatura. Em uma revisão sistemática em pacientes submetidos à laringectomia, foi vista incidência de 5,9% em séries de casos, sendo que em estudos individuais esse número variou de 1,2% a 36,4%.[8]

Por estar localizado no compartimento central do pescoço, suas características são semelhantes ao sangramento após tireoidectomia ou paratireoidectomia. Apesar disso, entretanto, por frequentemente estar relacionado com confecção de via aérea cirúrgica imposta pelo próprio tratamento, a preocupação quanto à patência respiratória pode ser atenuada. Apesar disso, a preocupação com seu controle não deve ser menor, visto que um hematoma em expansão pode prejudicar a viabilidade de um possível retalho interposto.[1]

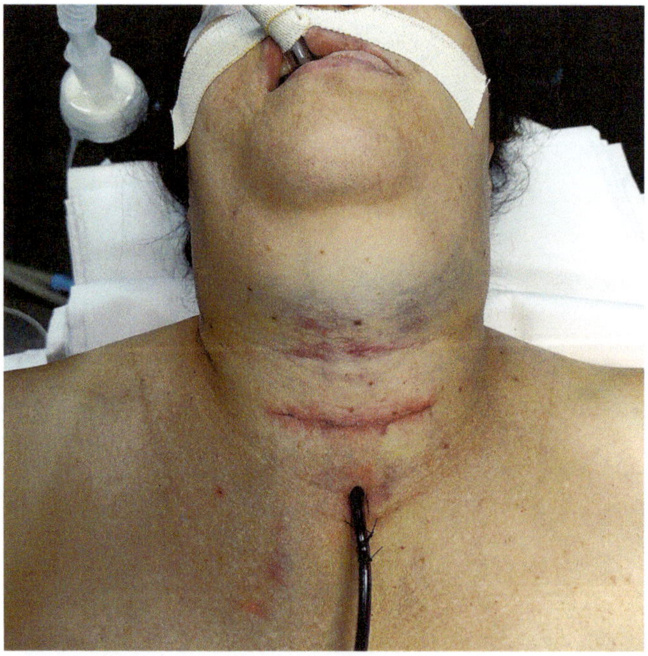

Fig. 14-1. Paciente se apresentando com hematoma cervical anterior no pós-operatório imediato de tireoidectomia. Nota-se o abaulamento anterior associado a equimose local e presença de dreno por pressão negativa obstruído.

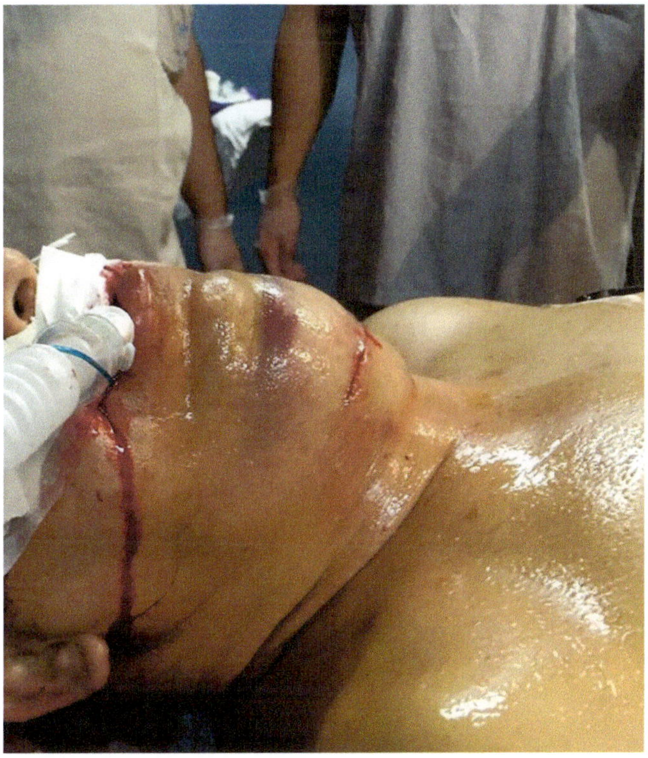

Fig. 14-2. Paciente em pós-operatório imediato de ressecção de cisto do ducto tireoglosso apresentando-se com hematoma cervical importante. Nota-se o abaulamento cervical anterior no triângulo submentoniano com equimose local. (Cortesia Dra. Marília D. G. Brescia.)

Pós-Excisão de Cisto do Ducto Tireoglosso

O cisto do ducto tireoglosso (CDT) é uma das lesões congênitas mais comuns localizadas na região cervical. O procedimento de Sistrunk, que consiste na ressecção do cisto junto de seu trajeto até a base da língua em conjunto com a porção central do osso hioide, continua sendo o método mais eficaz de remoção cirúrgica desta malformação, devido ao baixo índice de recorrência.[9] Embora muito tenha sido escrito sobre o CDT, há poucos relatos sobre complicações associadas ao procedimento de Sistrunk.[9] Complicações menores incluem aquelas relacionadas com ferida, como seroma, infecção local, fístula e deiscência. As complicações maiores são raras e incluem abscesso, hematoma que requeira drenagem cirúrgica, paralisia do nervo hipoglosso e hipotireoidismo.[9] A hemorragia intraoperatória ou lesão do nervo hipoglosso, ou ambas, são altamente improváveis, mas concebíveis, se o hioide for seccionado muito lateralmente ou se a dissecção subsequente for muito agressiva na direção lateral superior, adentrando o triângulo submandibular.[9]

Por ser uma complicação rara, não se encontra na literatura estimativa precisa de sua ocorrência. Em trabalhos recentes, observou-se em coortes retrospectivas uma incidência de 0,3% a 2,9% dos casos.[9,10] Apesar de não frequente, atenção ao hematoma pós-procedimento de ressecção do CDT deve ser dada. O sangramento no espaço submentoniano e sublingual pode ser desastroso, haja vista a possibilidade de obstrução da via aérea alta com relativa rapidez.[11]

A hemorragia intraoperatória, apesar de não ser complicação comum, pode ser evitada realizando-se hemostasia adequada e minuciosa. Além disso, pode ser evitada cortando-se o hioide no nível do corno menor e mantendo a dissecção subsequente medial ao ventre anterior do digástrico, confinada ao triângulo submentoniano do pescoço.[9]

O diagnóstico precoce da condição é de fundamental importância para evitar desfechos desfavoráveis. Entretanto, muitas vezes este pode não ser tão claro. Apesar de poder haver sinais claros de insuficiência respiratória, nem sempre eles estarão presentes.[11] Sinais clínicos que podem auxiliar no diagnóstico, além de franca insuficiência respiratória, incluem: elevação da base da língua, edema da mucosa faríngea (especialmente oro e hipofaringe) e laríngea (especialmente supraglote, simulando epiglotite), sangramento pela incisão ou pela saída do dreno, equimose cervical anterior, abaulamento do triângulo submentoniano e/ou submandibular (Fig. 14-2).[11]

Hematomas superficiais desta região, envolvendo somente pele e subcutâneo, sem repercussão clínica, podem ser manejados através de conduta expectante, com compressas frias locais e reavaliações frequentes.[10] Entretanto, presença de hematoma com repercussão clínica demanda intervenção cirúrgica breve devido ao risco de obstrução rápida da via aérea.

Caso o paciente necessite nova intubação orotraqueal, é mandatória a avaliação da base da língua à procura de edema.[11] Isso evita o atraso no manejo, visto que, em alguns casos, uma nova intubação pode parecer fácil à primeira vista se não houver sinais francos de insuficiência respiratória.[11] Nesses casos, a intubação orotraqueal pode não ser possível, demandando a confecção de via aérea cirúrgica.[11]

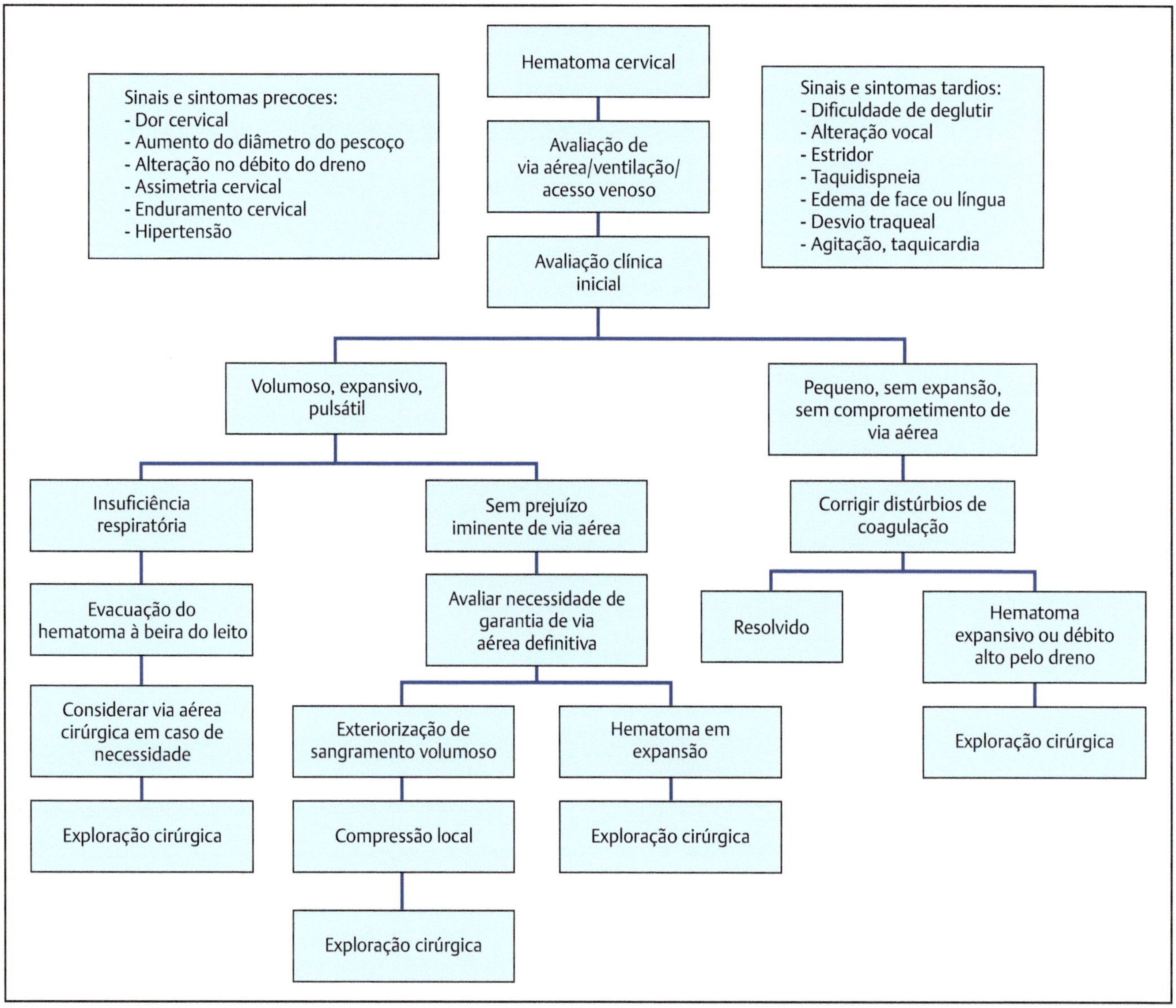

Fluxograma 14-1. Manejo do hematoma cervical. (Agradecimentos ao Dr. Chin Shien Lin pela colaboração.)

HEMATOMA DO COMPARTIMENTO LATERAL

Os hematomas do compartimento lateral do pescoço são aqueles decorrentes de procedimentos realizados nos triângulos carótico, submandibular, supraescapular e posterior. Mais comumente estão as cirurgias envolvendo os cistos cervicais laterais, linfadenectomia e ressecção de tumores.

Os principais fatores de risco conhecidos são: sexo masculino, etnia negra, presença de múltiplas comorbidades e cirurgias se estendendo para cavidade oral ou hipofaringe.[1] A incidência de hematoma ou hemorragia pós-operatórios pode variar entre 3% e 7% das cirurgias cervicais.[1,12]

Dissecção cuidadosa e hemostasia meticulosa são as principais maneiras de prevenir hemorragias e hematomas. As principais fontes de hemorragia são a veia jugular interna e os pequenos ramos de vasos cervicais.[12]

O sangramento externo pela incisão, sem distorção dos retalhos cutâneos, muitas vezes tem origem em um vaso sanguíneo subcutâneo. Na maioria dos pacientes, isso pode ser facilmente controlado por ligadura ou infiltração dos tecidos circundantes com uma solução anestésica com vasoconstritor. Abaulamento pronunciado dos retalhos cutâneos imediatamente após a cirurgia, com ou sem sangramento externo, deve ser atribuído a um hematoma na ferida. Se um hematoma for detectado precocemente, “ordenhar” os drenos ocasionalmente pode resultar na evacuação do sangue acumulado e a resolução do problema. Se isso não for feito imediatamente, ou se o sangue reacumular rapidamente, sugere-se reabordagem cirúrgica para evacuar o hematoma e controlar o sangramento. Apesar de nos hematomas do compartimento lateral não haver preocupação imediata com obstrução da via aérea, a falha em reconhecer ou tratar adequadamente um hematoma pós-operatório pode predispor o paciente ao desenvolvimento de uma infecção na ferida. Embora drenos com pressão negativa possam ser úteis para reduzir a formação de seroma pós-operatório, eles não previnem hematomas e também podem retardar seu reconhecimento.[5]

REFERÊNCIAS BIBLIOGRÁFICAS

1. Shah-Becker S, Greenleaf EK, Boltz MM, Hollenbeak CS, Goyal N. Neck hematoma after major head and neck surgery: Risk factors, costs, and resource utilization. Head Neck. 2018;40(6):1219-1227.
2. Dehal A, Abbas A, Hussain F, Johna S. Risk factors for neck hematoma after thyroid or parathyroid surgery: ten-year analysis of the nationwide inpatient sample database. Perm J. 2015;19(1):22-8.
3. Harding J, Sebag F, Sierra M, Palazzo FF, Henry JF. Thyroid surgery: postoperative hematoma—prevention and treatment. Langenbecks Arch Surg. 2006;391:169–173.
4. Maroun CA, El Asmar M, Park SJ, El Asmar ML, Zhu G, Gourin CG, et al. Drain placement in thyroidectomy is associated with longer hospital stay without preventing hematoma. Laryngoscope. 2020;130(5):1349-1356.
5. Robbins KT, Samant S, Ohad Ronen. Neck Dissection. In: Flint PW, et al. Cummings Otolaryngology, Head and Neck Surgery. 2. ed. Philadelphia: Elsevier. 2015. p. 1837-1861.
6. Quimby AE, Wells ST, Hearn M, Javidnia H, Johnson-Obaseki S. Is there a group of patients at greater risk for hematoma following thyroidectomy? A systematic review and meta-analysis. Laryngoscope. 2017;127(6):1483-1490.
7. Mahoney RC, Vossler JD, Woodruff SL, Murayama KM. Predictors and Consequences of Hematoma After Thyroidectomy: An American College of Surgeons National Surgical Quality Improvement Program Database Analysis. J Surg Res. 2021;260:481-487.
8. Hasan Z, Dwivedi RC, Gunaratne DA, Virk SA, Palme CE, Riffat F. Systematic review and meta-analysis of the complications of salvage total laryngectomy. Eur J Surg Oncol. 2017;43(1):42-51
9. Maddalozzo J, Venkatesan TK, Gupta P. Complications associated with the Sistrunk procedure. Laryngoscope. 2001;111(1):119-23.
10. Coelho A, Sousa C, Marinho AS, Barbosa-Sequeira J, Ribeiro-Castro J, Carvalho F, et al. Five-years' experience with outpatient thyroglossal duct cyst surgery. Int J Pediatr Otorhinolaryngol. 2017;96:65-67.
11. Zmyslowski WP, Janfaza P. Anesthetic complication following surgical extirpation of a cyst in the thyroglossal duct. Anesthesiology. 1977;47(3):306.
12. Chiesa-Estomba CM, Soriano-Reixach M, Thomas-Arrizabalaga I, Sistiaga-Suarez JA, González-García JA, Larruscain E, Altuna X. Complications after Functional Neck Dissection in Head and Neck Cancer Patients: An Observational, Retrospective, Single-Centre Study. ORL J Otorhinolaryngol Relat Spec. 2021;83(5):372-380.

SANGRAMENTO SENTINELA E FÍSTULA TRAQUEOINOMINADA

CAPÍTULO 15

Vergilius J. F. Araujo Filho ▪ Hélio Minamoto ▪ Grace Carvajal Mulatti

PONTOS-CHAVE

1. A fístula traqueoarterial é uma complicação tardia grave da traqueostomia, com taxa de mortalidade de 100% se não tratada, ocorrendo principalmente entre 3 e 4 semanas após o procedimento.
2. Sinais de alerta incluem sangramento pela cânula (sangramento sentinela) e pulsatilidade da cânula.
3. A causa da fístula traqueoarterial pode ser erosão pela ponta da cânula ou a pressão exercida pelo balão na parede anterior da traqueia, sendo o vaso mais comumente afetado a artéria inominada.
4. A traqueobroncoscopia é a ferramenta diagnóstica preferencial em casos de sangramento sentinela.
5. A prevenção é crucial e inclui o uso de cânulas mais curtas, especialmente em crianças com traqueias pequenas, e preferência por cânulas plásticas ajustáveis.
6. Em emergências, medidas de tratamento incluem insuflação do balonete, compressão da cânula contra a parede da traqueia (manobra de Utley) e, em casos graves, esternotomia mediana para controle vascular.
7. Em situações de sangramento incontrolável, o tratamento endovascular pode ser considerado como opção para controle temporário.

INTRODUÇÃO E PREVENÇÃO

A traqueostomia pode ser um dos procedimentos cirúrgicos mais fáceis ou um dos mais frustrantes.[1] São várias as complicações precoces e tardias, a maioria evitáveis. A sua prevenção é sempre muito mais fácil do que o tratamento.

A fístula traqueoarterial é considerada a complicação tardia mais grave e letal da traqueostomia. Sua incidência é entre 0,6 e 0,7% e pode ocorrer desde 30 horas até anos após o procedimento. No entanto, na maioria dos casos, é entre 3 e 4 semanas.[2,3] Se não tratada, a taxa de mortalidade é de 100% e sinais de alerta incluem o sangramento pela cânula, chamado de sangramento sentinela, que ocorre em metade dos casos e que nem sempre evolui para hemorragia maciça e pulsatilidade da cânula.[3]

O vaso mais comumente afetado é a artéria inominada, mas a lesão de outros vasos, como a veia inominada esquerda, arco aórtico e a artéria carótida comum direita, também podem ocorrer.[4]

A causa costuma ser a erosão pela ponta da cânula ou a pressão exercida pelo seu balão na parede anterior da traqueia.[2,5-9]

Em casos de sangramento sentinela, a melhor ferramenta diagnóstica é a traqueobroncoscopia, que demonstra a erosão e pulsação da parede anterior da traqueia.[10-12] A tomografia computadorizada também pode mostrar a ponta da cânula comprimindo em ângulo agudo a face interna desse local.[5]

Evitar essa situação devastadora e quase sempre fatal é, portanto, muito mais efetivo do que o tratamento.[8]

A prevenção está em alguns cuidados técnicos como a utilização de cânulas mais curtas, apenas com o comprimento necessário para garantir a ventilação. Cânulas mais longas aumentam o risco de angulação e consequente erosão das paredes traqueais. Os pacientes de maior risco são as crianças que têm a traqueia pequena e a artéria inominada mais alta.[9] Essa medida é mais importante com as cânulas metálicas, frequentemente empregadas em traqueostomizados de longa data.

Ainda, é preferível a utilização de cânulas plásticas ajustáveis para evitar que a ponta exerça pressão na traqueia.[5]

Outro aspecto fundamental é que, nas cânulas com balões, estes estejam desinsuflados sempre que possível ou com a pressão mínima necessária, para evitar a erosão e a estenose traqueal.

Sempre que se notar pulsatilidade na cânula, ou qualquer sangramento, a conduta diagnóstica e terapêutica deve ser imediata.

TRATAMENTO CIRÚRGICO

No manejo de uma fistula traqueoinominada, o ponto crucial é o diagnóstico precoce por meio da broncoscopia. Deste modo, ao avaliar um sangramento em paciente após traqueostomia é necessário um alto índice de suspeita.[11]

No atendimento ao paciente com traqueostomia e sangramento sentinela por uma fístula traqueoinominada, em situação estável, antes de qualquer manipulação da via aérea, devem ser feitos preparativos para (A) acesso venoso para reposição de sangue, (B) equipamento para broncoscopia flexível e rígida, e (C) instrumentos para exploração de emergência por esternotomia mediana. Quando o preparo acima estiver adequado, o exame endoscópico pode ser iniciado e o aparelho de broncoscopia flexível é utilizado para o diagnóstico da origem do sangramento. Com a identificação do local do sangramento, o aparelho de broncoscopia rígida ou um tubo endotraqueal com balonete é utilizado para comprimir a artéria inominada contra o manúbrio e controlar a hemorragia.[13] Além disso, o aparelho permite a aspiração das vias aéreas e manter os pulmões livres de sangue e coágulos.

Por outro lado, num cenário de emergência, no atendimento ao paciente com traqueostomia em situação de sangramento ativo e não controlado, a primeira medida deve ser a insuflação do balonete da cânula de traqueostomia, e a cânula deve ser pressionada contra a parede anterior da traqueia. Se o sangramento persistir, outra medida pode ser a laringoscopia direta e a introdução de um tubo endotraqueal com balonete posicionado abaixo do local da fístula traqueoinominada, e avançar para a traqueia distal. Com a retirada da cânula de traqueotomia, a hemorragia pelo orifício da traqueostomia é controlada pela compressão digital da artéria inominada contra o manúbrio (Fig. 15-1). Esta manobra, conhecida como manobra de Utley, pode ser realizada colocando o dedo através do orifício de traqueostomia para dentro do lúmen da traqueia ao lado do tubo endotraqueal, ou pela dissecção do plano da fáscia pré-traqueal entre a traqueia e a artéria inominada.[14,15]

A compressão da artéria inominada deve ser mantida durante o transporte para a sala de cirurgia e até a correção da fístula traqueoinominada. Deve ser realizada a reposição volêmica e a aspiração de sangue das vias aéreas.

O tratamento cirúrgico é realizado por meio de esternotomia mediana. A artéria inominada é exposta pela disseção do timo e retração da veia inominada. A artéria é circundada proximal e distal em relação a fístula traqueoinominada para alcançar o controle vascular.

Em seguida, é realizada a dissecção e liberação da parede anterior da traqueia. As pinças vasculares são aplicadas na artéria inominada proximal e distal, e a artéria é seccionada entre as pinças vasculares e as extremidades arteriais suturadas. Não tentar reparar ou substituir o segmento central da artéria. Os relatos demonstram uma incidência de sangramento recorrente em 60% dos pacientes com reparo lateral por retalho e interposição de enxerto, em comparação a 7% dos pacientes operados com secção e sutura simples.[4,16] Portanto, a artéria inominada deve ser dissecada e suturada com um fio monofilamentar sintético e não absorvível. O local da fístula apresenta uma parede da artéria inflamada e endurecida (Fig. 15-2).

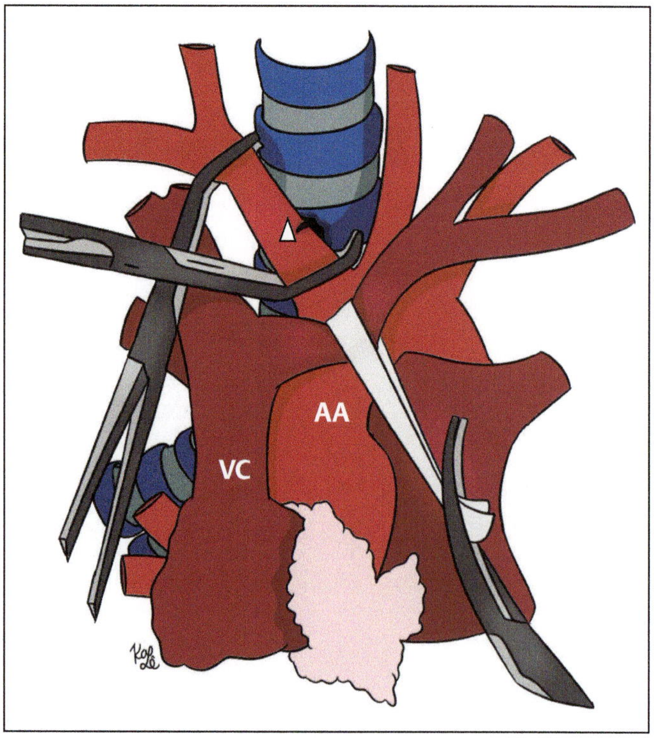

Fig. 15-2. Secção e fechamento da artéria inominada (ponta de seta) preservando a confluência das artérias carótida comum direita e subclávia direita. VC: Veia cava; AA: aorta ascendente.

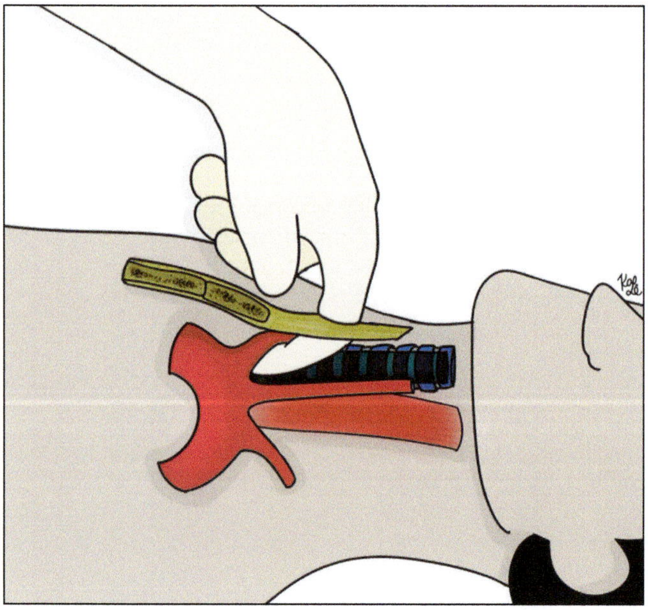

Fig. 15-1. Método de tamponamento da artéria inominada por hiperinsuflação do balonete da cânula de traqueostomia e por compressão digital direta (manobra de Utley).

O risco de acidente vascular cerebral é baixo.[4] Durante a secção da artéria inominada, a presença de fluxo retrógrado pulsátil através do coto distal confirma a circulação colateral. Se ocorrer sintomas de isquemia cerebral, deve ser realizado um enxerto cruzado, a partir da artéria subclávia, carótida ou axilar oposta.

Após a secção do coto distal, a confluência da artéria subclávia-carótida deve ser preservada, para permitir o fluxo retrogrado para o braço direito.

O defeito na traqueia deve ter uma conduta individualizada e é controverso.

A ferida da esternotomia fica contaminada por secreções traqueais e coloca o paciente em risco de mediastinite e deiscência de esterno. Por este motivo, um tecido vascularizado deve ser interposto entre o defeito traqueal e as extremidades seccionadas da artéria inominada para eliminar o espaço, ajudar a combater infecções e prevenir hemorragias recorrentes. O músculo esternocleidomastóideo, o peitoral maior e a gordura do timo podem ser usados (Fig. 15-3). Também pode ser utilizado o omento.[11]

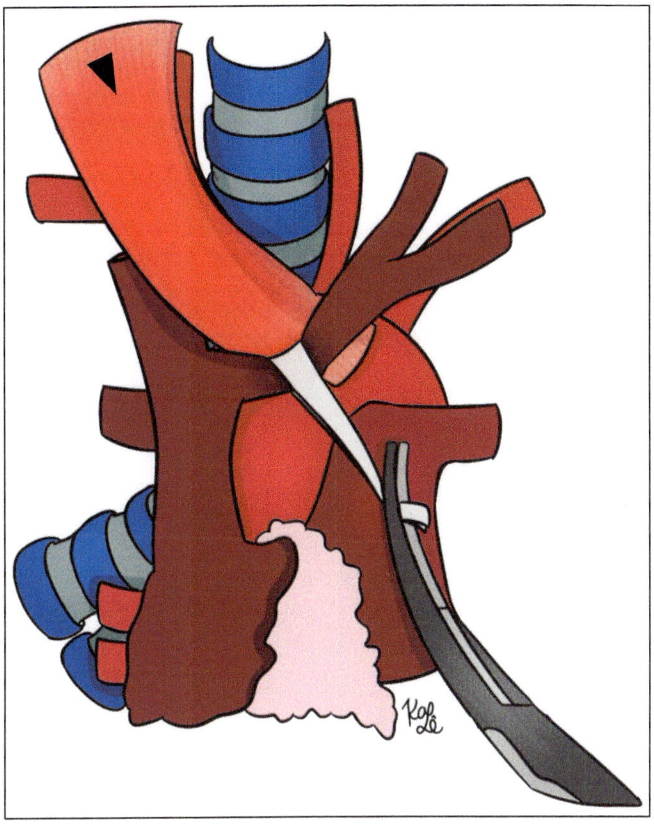

Fig. 15-3. Uso do músculo esternocleidomastóideo (ponta de seta) para interposição no local do orifício fistuloso, entre a artéria e a traqueia.

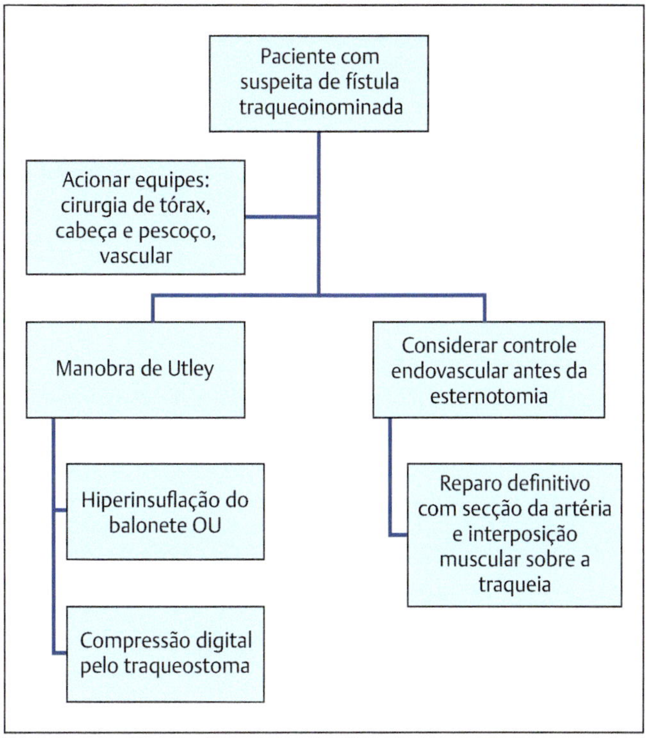

Fluxograma 15-1. Fluxograma de atendimento ao paciente com fístula traqueoinominada e sangramento sentinela.

TRATAMENTO ENDOVASCULAR

Em contexto de urgência e sangramentos incontroláveis, o tratamento endovascular apresenta-se, muitas vezes, como uma proposta para controle rápido e eficaz, ainda que na forma de controle de danos, como ponte para o reparo definitivo. É possível encontrar na literatura alguns relatos de caso com o emprego de tratamento endovascular no contexto de fístula traqueoinominada, porém ainda são esparsos e, certamente, recentes.[17]

O tratamento endovascular também pode apresentar-se como primeira opção em doentes com alto risco para reparo aberto, e isso pode incluir pacientes com esternotomia prévia, toracotomia ou radioterapia torácica anterior.[18]

Os balões usualmente utilizados para acomodar endopróteses de aorta, ou balões do cateter de Fogarty, ao ser insuflados, podem ser úteis na oclusão temporária da artéria inominada, enquanto é feito o preparo para esternotomia e controle definitivo.[18] Tanto o acesso braquial direito quanto o femoral são adequados para que seja obtido o controle endovascular da hemorragia sob fluoroscopia.

Alguns autores demonstram o uso de *stents* recobertos (também chamados endopróteses) para reconstrução interna do vaso.[17] Contudo, há de se ressaltar, que, se a artéria erodiu e há uma solução de continuidade com o traqueostoma ou o tubo de ventilação, a assepsia não pode ser garantida. Os materiais sintéticos empregados nesta situação, como estes *stents* revestidos, estão sujeitos a contaminação, infecção e rotura no médio ou longo prazo. Caso isso ocorra, o sangramento pode reincidir e ser de novo potencialmente fatal.

Uma análise de coorte histórica com 261 casos comparou o desfecho de tratamentos empregados na situação de fístula traqueoinominada, porém apenas 33 destes casos foram tratados de forma endovascular.[19] É, portanto, precoce dizer, como conclui o trabalho, que o tratamento endovascular é mais seguro ou não inferior a reconstrução aberta com material autógeno.

CONCLUSÃO

A fístula traqueoinominada é uma complicação grave e letal, que pode ser prevenida com alguns cuidados como, por exemplo, a insuflação excessiva e prolongada do balonete do tubo endotraqueal. Contudo, na sua ocorrência, o domínio das técnicas de controle de hemorragia, como a manobra de Utley descrita, ou a oclusão temporária com balão endovascular podem salvar vidas e devem ser conhecidas por equipes que prestam atendimento hospitalar ao doente entubado.

REFERÊNCIAS BIBLIOGRÁFICAS

1. Meyers EM. Minimizing complications in tracheostomy. In: Cernea CR and associates. Pearls and pitfalls in head and neck surgery. Basel (Switzerland): Karger; 2008. p.170.
2. Engels PT, Bagshaw SM, Meier M, Brindley PG. Tracheostomy: from insertion to decannulation. Can J Surg. 2009;52(5):427-33.
3. Ridley RW, Zwischenberger JB. Tracheoinnominate fistula: surgical management of an iatrogenic disaster. J Laryngol Otol. 2006;120(8):676-80.
4. Gelman JJ, Aro M, Weiss SM. Tracheo-innominate artery fistula. J Am Coll Surg. 1994;179(5):626-34.

5. Obara K. Prevention of tracheo-innominate artery fistula by using an adjustable tracheostomy tube. Cureus. 2021;13(11):e20043.
6. Zouk AN, Batra H. Managing complications of percutaneous tracheostomy and gastrostomy. J Thorac Dis. 2021;13(8):5314-30.
7. Grant CA, Dempsey G, Harrison J, Jones T. Tracheo-innominate artery fistula after percutaneous tracheostomy: three case reports and a clinical review. Br J Anaesth. 2006;96(1):127-31.
8. Yoo B, Lee B, Park JD, Kwon SK, Kwak JG. Prevention of tracheo-innominate artery fistula formation as a complication of tracheostomy: Two case reports. Children (Basel). 2022;9(11):1603.
9. Grillo HC. Tracheostomy and its complications. In: Sabiston DC. Textbook of surgery. Philadelphia, PA (USA): W.B. Saunders Company; 1986. p.2002.
10. Shepard PM, Phillips JM, Tefera G, Hartig GK. Tracheoinnominate fistula: successful management with endovascular stenting. Ear Nose Throat J. 2011;90(7):310-2.
11. Allan JS, Wright CD. Tracheoinnominate fistula: diagnosis and management. Chest Surg Clin N Am. 2003; 13(2):331-41.
12. Imai T, Takase M, Takeda S, Hosone K, Tomiyama S, Nakanowatari Y. Fatal tracheo-innominate artery fistula after tracheostomy in a patient with Pelizaeus-Merzbacher disease. J Nippon Med Sch. 2012;79(4):274-9.
13. Cooper JD. Trachea-innominate artery fistula: successful management of three consecutive patients. Ann Thorac Surg. 1977;24:439-47.
14. Utley JR, Singer MM, Roe BB, Fraser DG, Dedo HH. Definitive management of innominate artery hemorrhage complicating tracheostomy. JAMA. 1972;220:577-9.
15. Jones JW, Reynolds M, Hewitt RL, Drapanas T. Tracheo-innominate artery erosion: successful surgical management of a devastating complication. Ann Surg. 1976;184:194-204.
16. Dyer RK, Fisher SR. Tracheal-innominate and tracheal-esophageal fistula. In: Wolfe WG, editor. Complications in thoracic surgery. St. Louis (MO): Mosby-Yearbook; 1992. p. 294.
17. Khanafer A, Hellstern V, Meißner H, Harmening C, Schneider K, Henkes H. Tracheoinnominate fistula: acute bleeding and hypovolemic shock due to a trachea-innominate artery fistula after long-term tracheostomy, treated with a stent-graft. CVIR Endovasc. 2021;4(1):30.
18. Saleem T, Anjum F, Baril DT. Tracheo innominate artery fistula. [Updated 2023 Apr 27]. In: StatPearls [Internet]. Treasure Island (FL): StatPearls Publishing; 2023 Jan-. Disponível em: https://www.ncbi.nlm.nih.gov/books/NBK482505/.
19. Taechariyakul T, Keller FS, Jahangiri Y. Endovascular treatment of tracheoinnominate artery fistula: Case report and literature review with pooled cohort analysis. Semin Thorac Cardiovasc Surg. 2020;32(1):77-84.

CAPÍTULO 16

ROTURA DE VASOS CERVICAIS INTRA E PÓS-OPERATÓRIA IMEDIATA: CARÓTIDA E JUGULAR

Luciana Ragazzo Araújo Teixeira ▪ Antonio Eduardo Zerati
Chin Shien Lin ▪ Glauco Fernandes Saes

PONTOS-CHAVE

1. Geralmente lesões da artéria carótida no intraoperatório são iatrogênicas, especialmente em reoperações cervicais e intervenções oncológicas.
2. A síndrome da rotura carotídea é uma complicação grave pós-cirúrgica, podendo estar relacionada com radioterapia, dissecção subadventicial e infecção.
3. O tratamento de lesões arteriais pode ser por cirurgia aberta (controle imediato do sangramento, reconstrução arterial, desbridamento cirúrgico) ou endovascular (indicada em pacientes hemodinamicamente estáveis, devendo ser evitada em casos infecciosos).
4. Lesões na veia jugular geralmente estão relacionadas com radioterapia prévia, dissecção subadventicial venosa e fístula salivar.
5. O tratamento das lesões venosas envolve venorrafia, ligadura ou reexploração cirúrgica.
6. Embolia aérea representa uma complicação temida do hematoma venoso pós-operatório.
7. A prevenção de complicações vasculares consiste em hemostasia rigorosa, manobra de Valsalva, fechamento do leito cirúrgico por planos, cuidado na extubação e controle da pressão intratorácica no pós-operatório.
8. Apesar de ser um bom monitor, a presença de dreno não evita a ocorrência de sangramento e sua abordagem terapêutica.

INTRODUÇÃO

O campo da cirurgia de cabeça e pescoço (CCP) foi profundamente impactado, como muitos outros, pelos avanços tecnológicos das últimas décadas permitindo-nos alcançar resultados ainda melhores. Os limites da CCP se expandiram especialmente no campo da oncologia, permitindo o tratamento de tumores que eram considerados irressecáveis. Alguns fatores estão associados a aumento nos índices de complicações, entre os quais idade, presença de comorbidades e irradiação prévia. Tais condições podem aumentar os riscos de lesões de órgãos e estruturas cervicais, afetando funções fisiológicas (deglutição, fonação, olfato e paladar etc.), além do risco de acidente vascular cerebral e insuficiência respiratória.[1]

Qualquer procedimento relacionado com um tumor no pescoço, independentemente da sua etiologia, pode causar danos aos grandes vasos, em especial a artéria carótida e a veia jugular. As complicações vasculares têm consequências que variam conforme o vaso envolvido (artéria ou veia), o evento provocado pela lesão (trombose ou hemorragia) e as condições clínicas de base do paciente. Os eventos hemorrágicos agudos são o foco deste capítulo. O hematoma cervical não proveniente de grandes vasos é abordado em capítulo à parte.

DOENÇAS CERVICOFACIAIS ASSOCIADAS A RISCOS DE LESÃO DOS GRANDES VASOS

Nessa seção destacamos duas neoplasias na região da cabeça e pescoço que são associadas a risco elevado de sangramento quando submetidos a tratamento operatório. São lesões hipervascularizadas, e localizadas próximo aos grandes vasos do pescoço. O planejamento cirúrgico precisa ser minucioso, com frequência, envolvendo abordagem multidisciplinar como estudos angiográficos e embolização pré-operatória, e a participação de cirurgião vascular no ato operatório.

Paraganglioma

O paraganglioma pertence a um grupo tumores neuroendócrinos raros que se originam a partir do sistema nervoso simpático ou parassimpático. Podem ser encontrados em diversas partes do corpo inclusive na região de cabeça e pescoço. Tipicamente, são lesões benignas, hipervascularizadas, de crescimento lento. Outros termos também utilizados como sinônimos são quimiodectoma, glômus ou tumor glômico.[2]

Schwannoma

O schwannoma é um tumor encapsulado, raro e benigno, de crescimento lento, que se origina a partir das células de Schwann encontradas nas bainhas de mielina das células neurais. Com a exceção dos nervos olfatório e óptico devido à ausência deste tipo de células, a neoplasia pode ocorrer ao longo de qualquer tipo de nervo sendo ele craniano, periférico ou autônomo.[3] O espaço parafaríngeo é o sítio anatômico mais comum dos schwannomas de cabeça e pescoço, que mais comumente são de origem vagal.

ROTURA DE VASOS CERVICAIS

Podemos dividir as complicações de rotura dos vasos cervicais como venosa e arterial e ainda intraoperatória e pós-operatória.

Artéria Carótida

Lesões Iatrogênicas

As lesões iatrogênicas da artéria carótida representam complicações relativamente raras. No entanto, com intervenções cirúrgicas cada vez mais complexas na região do pescoço, seus números têm aumentado expressivamente. Entre elas podemos destacar as reoperações da tireoide ou ainda as intervenções oncológicas. Nas reoperações cervicais, o risco de lesão dos vasos aumenta pela presença de um tecido cicatricial que pode dificultar sua identificação durante a dissecção. Quando as intervenções são oncológicas, o comportamento local do tumor pode impossibilitar a separação das artérias, veias e nervos pela infiltração em suas paredes, invasão de tecidos adjacentes ou ainda pelo fato de o tumor ser originário do próprio vaso. Na tentativa de dissecar e isolar os vasos cervicais em condições adversas, o risco de ter lesão inadvertida e consequente sangramento aumenta.[4,5]

Rotura Carotídea

A síndrome da rotura carotídea ou *carotid blowout syndrome* (CBS) refere-se à rotura da artéria carótida. É uma complicação grave e incomum das cirurgias para o tratamento de câncer de cabeça e pescoço que pode ser fatal quando o diagnóstico e a intervenção não são feitos rapidamente. A CBS ocorre quando a parede da artéria não consegue manter sua integridade frente à pressão arterial da luz do vaso. Essa lesão decorre da desvitalização de parte da parede do vaso e pode ocorrer no pós-operatório da cirurgia cervical, após radioterapia, tumores do pescoço, fístula faringecutânea ou ainda a combinação entres esses fatores (ver abaixo).[4,6]

Clinicamente a CBS pode ser caracterizada em três tipos:

1. ameaça de rotura, alteração assintomática da parede arterial, detectada por exames de imagem;
2. CBS iminente, apresenta sangramento intermitente que pode ou não preceder imediatamente a ruptura aguda;
3. ruptura aguda e sangramento volumoso, podendo e estar associados à compressão aguda da via aérea, hemorragia faríngea ou epistaxe maciça.

A rotura carotídea é mais frequentemente unilateral, na bifurcação da artéria carótida comum (60% a 70%), no local de segmento aterosclerótico e com estenose, entre 10 a 40 dias após a cirurgia, mas há casos em que a rotura ocorre entre 2 e 3 meses após o procedimento. O manejo cirúrgico é frequentemente difícil de realizar e está associado a 40% a 60% de morbidade neurológica.[6]

As principais causas relacionadas com CBS estão descritas abaixo:

RADIOTERAPIA

O principal fator predisponente para a CBS é a radioterapia. A camada adventícia (mais externa do vaso) é a responsável por cerca de 80% do suprimento sanguíneo para a parede arterial. A radiação induz a trombose e lesão com oclusão dos *vasa vasorum*, aterosclerose prematura e ainda fibrose da adventícia. Esses fatores levam a isquemia e fraqueza da parede do vaso, que são fatores predisponentes para a formação de pseudoaneurismas e rotura.

DISSECÇÃO SUBADVENTICIAL

Um dos passos mais importantes da preparação pré-operatória de uma operação oncológica de cabeça e pescoço é a avaliação do comprometimento vascular. O envolvimento da artéria carótida pela massa tumoral pode ser identificado nos exames de imagem pré-operatórios como a tomografia computadorizada e a ressonância magnética. A análise das imagens já pode definir de antemão o grau de comprometimento vascular. A avaliação de eventual necessidade de intervenção na carótida deve ser feita ainda no pré-operatório, uma vez que estudos complementares como teste de oclusão de carótida, estudo de perfusão cerebral, entre outros, podem ser realizados para o planejamento da estratégia cirúrgica. Também o estudo da carótida contralateral é importante nesses casos, visto que muitos dos fatores de risco para neoplasias cervicais são comuns também à doença aterosclerótica.[7,8] Assim, caso haja obstrução crítica da carótida contralateral ao tumor, o tratamento desta deve preceder a operação oncológica, com a finalidade de reduzir o risco de acidente vascular cerebral isquêmico, principalmente se houver necessidade de ressecção vascular em bloco com o tumor e reconstrução carotídea.

Durante o procedimento, contudo, pode haver dificuldade de identificação da carótida pela fibrose sólida decorrente da radioterapia ou pelo tratamento cirúrgico prévio, ou ainda a impossibilidade de separação entre a carótida e o tumor sem que haja risco de violação dos princípios oncológicos.

Além da ressecção em bloco, outra possibilidade de tratamento é a dissecção subadventicial da artéria.[9-11] A camada adventícia arterial é constituída de tecido conectivo frouxo com fibroblastos, colágeno, elastina e substância fundamental formando essa camada mais externa e que circunda a túnica média composta por células musculares lisas. A túnica adventícia é responsável pela nutrição da parede do vaso através dos *vasa vasorum* e ainda serve de barreira à invasão tumoral. Essa ressecção da camada adventicial poderia explicar o risco cerca de oito vezes maior de apresentar CBS quando comparado com aqueles que não realizaram a dissecção subadventicial. Apesar de oferecer uma solução de menor porte cirúrgico, a dissecção subadventicial, além do risco de complicações hemorrágicas, tem a desvantagem adicional de proporcionar uma menor margem de ressecção oncológica e, em tese, maior risco de recidiva local.

Durante o próprio procedimento de retirada de parte da parede da artéria carótida há o risco de lesão inadvertida. Há dois pontos críticos que devem ser observados para tentar prevenir esse cenário. O primeiro acontece quando o plano de clivagem que separa o tumor da artéria não é facilmente identificado e dissecado, elevando o risco de lesão vascular direta; o segundo ocorre quando há provável invasão da lâmina elástica externa, trazendo dificuldade técnica para a realização da dissecção subadventicial. Em ambos os casos a ressecção em bloco deve ser considerada. Além da carótida, atenção também se faz necessária em relação a seus ramos, que devem ser dissecados com cautela para não haver lesão que venha provocar hemorragia no pós-operatório.[8]

INFECÇÃO

Infecção tem um papel muito importante nas roturas arteriais com alta taxa de sangramento recorrente. São vários os fatores que podem elevar o risco de infecção, tais como radioterapia prévia, suprimento sanguíneo pobre e estado nutricional deteriorado.[12]

O processo infeccioso deixa o tecido arterial friável e os tecidos moles adjacentes necróticos, predispondo à erosão do vaso, muitas vezes potencializada pela ação corrosiva da saliva, e consequente hemorragia. O diagnóstico da infecção é clínico com sinais como febre, eritema e outros sinais inflamatórios no sítio cirúrgico, deiscência dos retalhos musculares e de pele, drenagem de material purulento, formação de fístula. Considerar como suspeita principalmente nos pacientes com o perfil de risco elevado: submetidos a cirurgias de resgate, manipulação dos grandes vasos, comunicação do compartimento vascular ao trato aerodigestório superior, procedimentos cirúrgicos de longa duração, e naqueles que necessitaram de reconstruções microcirúrgicas.[13,14] Dor no leito cirúrgico pode ser um sintoma frequente. Exames de imagem como ultrassom, tomografia computadorizada e ressonância podem auxiliar no diagnóstico. A detecção e o tratamento precoces da infecção podem reduzir o risco de formação de fístulas, favorecer a cicatrização e, em última instância, prevenir CBS.

Os patógenos mais comumente encontrados são *Pseudomonas* sp., *Staphylococcus aureus, Streptococcus* sp., *Klebisiella* sp., *Enterococci* sp., anaeróbios e *Candida* sp., sendo os três primeiros os mais frequentes.[8]

TRATAMENTO

Independentemente da causa que leve à lesão da artéria carótida e sua rotura, este é um evento que merece tratamento imediato, sob risco de rápida deterioração hemodinâmica, insuficiência respiratória e morte.

O atendimento inicial deve garantir a via aérea e a ventilação do paciente. A aplicação direta da compressão manual sobre a carótida pode reduzir o sangramento, mas deve ser feito com cautela para não prejudicar o fluxo carotídeo e a perfusão cerebral. Fazer um curativo compressivo não se aplica à região do pescoço, pois a compressão cervical pode comprimir a traqueia e causar insuficiência respiratória.

O tratamento definitivo vem com a cirurgia, seja por via aberta ou endovascular:

Cirurgia Aberta

A exploração cirúrgica é a principal alternativa para o controle imediato do sangramento. O controle imediato do sangramento deve ser feito por compressão digital, evitando-se o uso de pinças hemostáticas vasculares "às cegas" da carótida, até que se possam realizar os controles proximal e distal à lesão carotídea. Em cirurgias de emergência, o risco de lesões inadvertidas de outros vasos e nervos aumenta muito e a morbimortalidade costuma ser alta, de 40% a 60% para eventos neurológicos.

A reconstrução da artéria vai depender da condição clínica em que o paciente se encontra e da etiologia da lesão vascular. Nos casos de acentuada instabilidade hemodinâmica, a ligadura é mais recomendada. Nos pacientes mais estáveis, a estratégia para a reconstrução arterial vai se definir conforme os achados intraoperatórios. Se houver disponibilidade e as condições gerais do paciente permitirem, o uso do *shunt* carotídeo pode manter o fluxo arterial enquanto se planeja e se faz o reparo vascular. Sempre que possível, antes ou imediatamente após o clampeamento da carótida, a anticoagulação sistêmica ou ao menos a local pode evitar a formação de trombos e reduzir o risco de tromboembolismo para o sistema nervoso central após a revascularização. Feito o controle da carótida, pode-se então realizar a sutura primária quando possível ou ainda utilizar remendos como os de pericárdio bovino, de veia (p. ex., veia facial) ou ainda de material sintético (Dácron ou PTFE). A sutura, seja a primária, seja a do implante do remendo, deve ser feita em tecido arterial saudável. A parede da artéria de aspecto friável deve ser ressecada, de modo que a sutura seja feita em tecido vascular viável. Quando há lesão extensa da parede da artéria, a revascularização com ponte é uma opção. O substituto mais adequado é a veia safena interna. Prótese vascular sintética será utilizada quando o substituto venoso não for uma disponível (p. ex., pacientes previamente safenectomizados por doença varicosa ou para revascularização de outros segmentos). Nos pacientes com infecção do leito cirúrgico, não se indica o uso de materiais sintéticos ou mesmo o pericárdio bovino, uma vez que substitutos autólogos como a veia safena são mais resistentes à infecção. Nos pacientes com franco processo infeccioso do leito cirúrgico, mesmo as reconstruções com material biológico representam risco de deiscência e hemorragia, devendo ser considerada, também nesses casos, a ligadura da carótida.

A cirurgia aberta é a melhor opção para os pacientes cuja causa de CBS é infecciosa pois permite tratar de forma adequada a lesão carotídea e ainda realizar drenagem e desbridamento dos tecidos desvitalizados.

Cirurgia Endovascular

Em pacientes hemodinamicamente estáveis, a angiografia convencional seguida de tratamento endovascular pode ter um papel importante na localização da origem do sangramento e na obliteração dos focos hemorrágicos, levando à hemostasia imediata e completa. A distribuição dos focos hemorrágicos varia desde grandes vasos, como as artérias carótidas comum, interna ou externa, até pequenos ramos da artéria carótida externa.

O tratamento cirúrgico endovascular com balão oclusor para CBS foi introduzido em 1984. Este método ganhou popularidade pelo fácil acesso especialmente nos casos de pescoço hostil. As indicações para esse tratamento são lesões envolvendo o tronco da artéria carótida externa, carótidas comum e interna em pacientes cujo teste de oclusão foi negativo para isquemia cerebral, reduzindo o risco da oclusão da artéria carótida interna. Para a contenção de sangramento proveniente de vasos menores (especialmente pequenos ramos da carótida externa), a embolização pode ser a solução terapêutica minimamente invasiva. Diversos materiais podem ser usados, como micropartículas, micromolas, balão destacável, cola entre outros. Outra proposta de tratamento, está para lesões das carótidas comum e interna, são os *stents* revestidos, já que permitem a manutenção do fluxo por estas artérias, preservando a perfusão cerebral. Entretanto, o tratamento através do implante de *stent* revestido é seguido de risco de novo episódio de CBS em torno de 44%.

A técnica endovascular deve ser evitada quando a causa é infecciosa, uma vez que o material sintético depositado, seja de embolização seja o *stent* revestido, podem perpetuar o processo infeccioso e o risco de novos eventos hemorrágicos.[15]

Veia Jugular

Assim como na CBS, a radioterapia prévia, a dissecção subadventicial venosa e a fístula salivar estão também envolvidas nas hemorragias originadas da veia jugular interna. As dificuldades técnicas naturais a uma operação oncológica também aumentam o risco de lesão venosa intraoperatória, como a infecção de planos profundos nas complicações pós-operatórias.

Hemorragia volumosa secundária à lesão da veia jugular interna no pós-operatório de operações oncológicas é evento raro, sendo mais frequentes as lesões durante a dissecção da massa tumoral.

Como mencionado no início deste capítulo, o sangramento venoso no período pós-operatório, por ser de baixa pressão, pode formar hematoma que tampone e contenha o sangramento. Muitas vezes, no entanto, mesmo o sangramento venoso pode ser causa de hematoma em expansão que venha a provocar insuficiência respiratória pelos mecanismos já discutidos.[16]

O volume e a velocidade de expansão do hematoma de origem venosa tendem a ser menos dramáticos em comparação com os de origem arterial, assim como o aspecto do débito do dreno eventualmente deixado em leito cirúrgico possa também sugerir a origem venosa do referido sangramento.

Exame de imagem, mesmo a angiografia, dificilmente vai revelar com exatidão o local exato da lesão vascular.

As lesões da veia jugular identificadas durante o ato cirúrgico podem ser tratadas com venorrafia ou mesmo ligadura, desde que a veia jugular interna contralateral esteja pérvia.

Nos pacientes com hematomas volumosos no período pós-operatório, a reexploração cirúrgica é a primeira opção terapêutica. Vale lembrar que, como descrito na seção de rotura carotídea, os primeiros socorros devem ser no sentido de garantir a via aérea e a ventilação do paciente.

A técnica endovascular pode ser útil em vasos de acesso cirúrgico mais complicado e de maior morbidade, situação pouco frequente nas operações do território cervical.

Outra complicação temida nas lesões de grandes veias cervicais é a embolia aérea, evento que pode ser fatal. Para definirmos a morbimortalidade de um episódio de embolia aérea levamos em consideração o volume de ar que entrou na corrente sanguínea e a posição em que o paciente estava no momento do episódio. A elevação da cabeça, posição frequente em neurocirurgias e cirurgias de cabeça e pescoço, a aumenta o risco de embolia. A principal causa de morte por embolia gasosa maciça é a obstrução circulatória e em última instância ao aprisionamento de ar na saída do ventrículo direito. Embolia pode ser ainda causada por microbolhas de ar, estas podem se alojar nos vasos pulmonares e serem reabsorvidas espontaneamente ou podem produzir uma obstrução gradual ao fluxo sanguíneo. A interação do ar com sangue pode induzir à formação de coágulos de fibrina, trombose e causar uma obstrução ainda maior na saída do ventrículo direito ou do fluxo sanguíneo pulmonar.[17]

O Fluxograma 16-1 esquematiza as formas de tratamento das lesões intraoperatórias.

PREVENÇÃO

Inúmeras intervenções podem ser realizadas durante o intraoperatório para reduzir complicações após a cirurgia. São elas:

- Hemostasia rigorosa pela técnica que o cirurgião considerar melhor considerando o calibre do vaso – ligadura com fio absorvível ou não, ligadura com clipes, cauterização com bisturi elétrico mono ou bipolar, utilização de agentes hemostáticos;
- Manobra de Valsalva aumenta a pressão venosa e pode tornar mais evidente a origem do sangramento venoso;
- Fechamento do leito cirúrgico por planos, com a sutura realizada em pontos separados para facilitar a drenagem caso necessário;
- Drenagem cervical do leito cirúrgico a critério do cirurgião. Importante salientar que o dreno é para monitoramento, ele não previne hematoma;
- O aumento da pressão intratorácica é um fator conhecido e contribui para o aumento de risco de sangramento, em geral causado por tosse ou vômito no período de extubação. Por esse motivo, o cuidado durante a extubação é mandatório.[2]

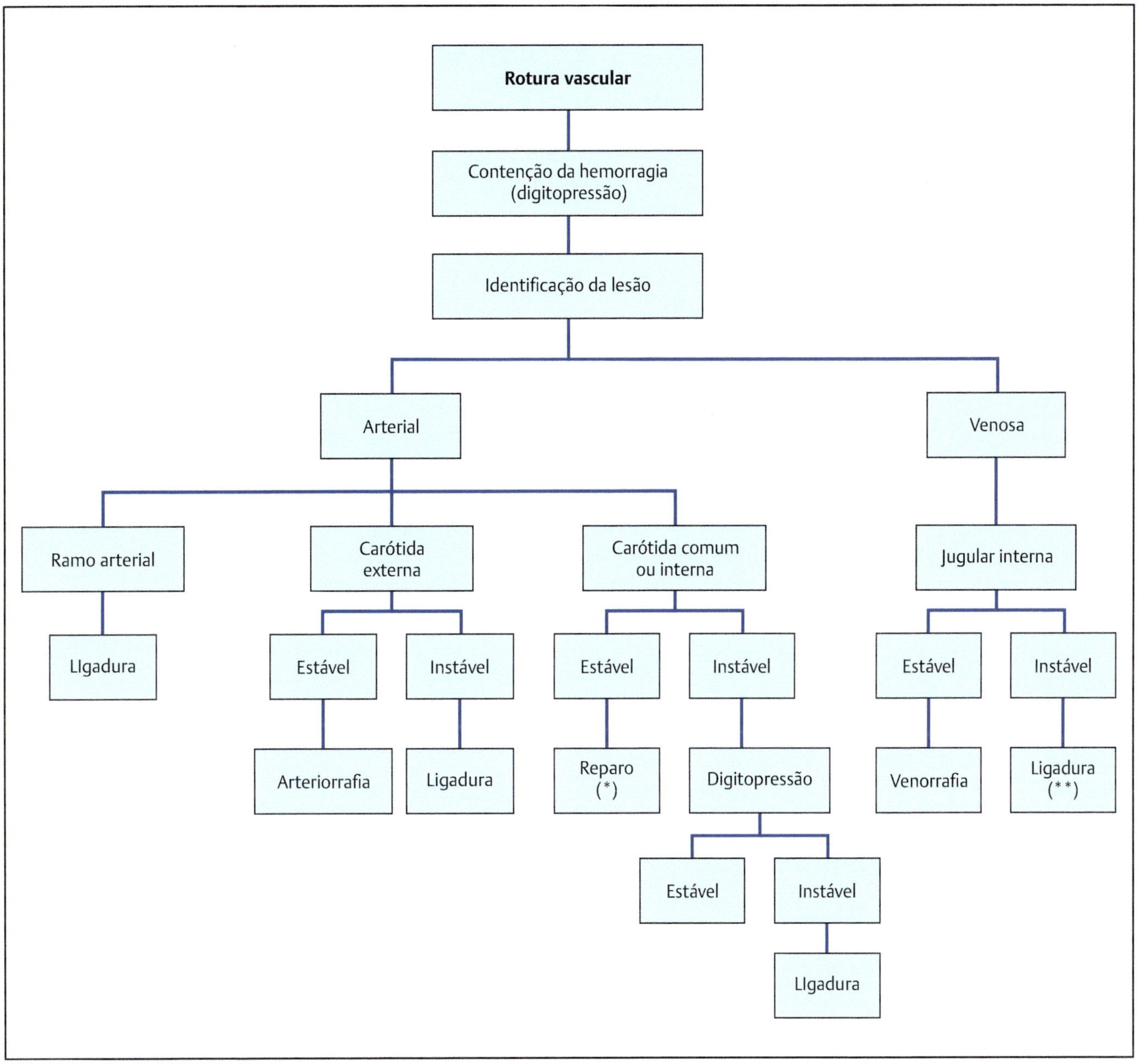

Fluxograma 16-1. Esquema de tratamento de rotura vascular intraoperatória. (*) Rafia primária, remendo, ponte. (**) No paciente estável, a ligadura pode ser alternativa ao reparo se a veia jugular interna contralateral estiver prévia.

REFERÊNCIAS BIBLIOGRÁFICAS

1. Yoo GH, Hocwald E, Korkmaz H, Du W, Logani S, Kelly JK, et al. Assessment of carotid artery invasion in patients with head and neck cancer. Laryngoscope. 2000;110(3 Pt 1):386-90.
2. Castelhano L, Correia F, Donato S, Ferreira L, Montalvão P, Magalhães M. Paragangliomas da Cabeça e Pescoço: A Experiência de um Centro Oncológico do Sul da Europa. Acta Med Port. 2022;35(11):789-97.
3. Loperfido A, Celebrini A, Fionda B, Bellocchi G, Cristalli G. Diagnostic and Therapeutic Strategy for Vagal Schwannoma: Case Series and Literature Review. Medicina (Kaunas). 2023;24;59(6):1013.
4. Wolf B, Czajkowska M, Dorobisz A. Intraoperative Carotid Artery Injuries. Review of the literature, analysis of the material of one centre. Pol Przegl Chir. 2022;94(2):32-7.
5. Ketcham AS, Hoye RC. Spontaneous carotid artery hemorrhage after head and neck surgery. Am J Surg. 1965;110(4):649-55.
6. Suárez C, Fernández-Alvarez V, Hamoir M, Mendenhall WM, Strojan P, Quer M, et al. Carotid blowout syndrome: modern trends in management. Cancer Manag Res. 2018;10:5617-28.
7. Simões C. Anesthesia for Vascular Surgery. In: Zerati AE, Nishinari K, Wolosker N, editors. Vascular Surgery in Oncology. São Paulo: Springer Cham;2022. p. 331-343.
8. Liu J, Zeng Q, Huang JJ, Hu GH. Management of infected carotid artery rupture. Eur Arch Otorhinolaryngol. 2014;271(6):1723-8.
9. Cai B, Lu Z, Neoptolemos JP, Diener MK, Li M, Yin L, et al. Sub-adventitial divestment technique for resecting artery-involved pancreatic cancer: a retrospective cohort study. Langenbecks Arch Surg. 2021;406(3):691-701.
10. Nishinari K, Wolosker N, Yazbek G, Zerati AE, Nishimoto IN, Puech-Leão P. Arterial reconstructions associated with the resection of malignant tumors. Clinics. 2006;61(4):339-44.

11. Krutman M, Nishinari K. Vascular Reconstruction in Oncologic Surgery. In: Zerati A, Nishinari K, Wolosker N, editors. Vascular Surgery in Oncology. São Paulo: Springer Cham;2022. p. 421-438.
12. Chiesa Estomba CM, Betances Reinoso FA, Osorio Velasquez A, Castro Macia O, Gonzalez Cortés MJ, Araujo Nores J. Carotid blowout syndrome in patients treated by larynx cancer. Braz J Otorhinolaryngol. 2017;83(6):653-8.
13. Rimmer J, Giddings CE, Vaz F, Brooks J, Hopper C. Management of vascular complications of head and neck cancer. J Laryngol Otol. 2012;126(2):111-5.
14. Haapio E, Kinnunen I, Airaksinen JKE, Irjala H, Kiviniemi T. Determinants of re-operation for bleeding in head and neck cancer surgery. J Laryngol Otol. 2018;132(4):336-40.
15. Zhao LB, Shi HB, Park S, Lee DG, Shim JH, Lee DH, et al. Acute bleeding in the head and neck: angiographic findings and endovascular management. AJNR Am J Neuroradiol. 2014;35(2):360-6.
16. Palmon SC, Moore LE, Lundberg J, Toung T. Venous air embolism: a review. J Clin Anesth. 1997;9(3):251-7.
17. Eltelety AM, Nassar AA, El Batawi AM, Ibrahim SG. Internal jugular vein rupture after oncologic resections in the head and neck. Egypt J Otolaryngol. 2020;36(1):53.

ABORDAGEM EM SANGRAMENTOS AGUDOS TUMORAIS (ONCOLÓGICOS E VASCULARES) E PÓS-TRAUMA

CAPÍTULO 17

Gustavo Henrique Vieira de Andrade ▪ Joaquim Maurício da Motta Leal Filho
Marcos Roberto de Menezes ▪ Bruno Simaan França

PONTOS-CHAVE

- Tumores representam uma causa expressiva de sangramento em cabeça e pescoço, podendo haver diversas causas.
- Hemorragias agudas são emergências médicas desafiadoras que exigem prontidão e rápida intervenção.
- O manejo inicial do paciente com sangramento agudo envolve o suporte clínico, monitorização, avaliação de via aérea.
- A primeira linha de tratamento envolve a compressão local direta sempre que possível, podendo-se utilizar recursos como agentes hemostáticos para auxílio.
- A administração sistêmica de agentes pró-coagulantes pode ser necessária, principalmente em sangramento de grande volume ou em locais pouco acessíveis.
- Em casos refratários, a radioterapia hemostática pode ser aventada.
- A ligadura vascular cirúrgica é reservada para casos malsucedidos por todas as outras opções.
- A radiologia intervencionista é um importante pilar no tratamento dos tumores e hemorragias, sendo obrigatória sua disponibilidade em todos os grandes centros médicos.
- A angiografia com embolização é um método que permite abordagem tanto diagnóstica quanto terapêutica.

INTRODUÇÃO E ETIOLOGIA

Os tumores representam a principal causa de hemorragia refratária nos segmentos da cabeça e do pescoço. Sangramento tumoral espontâneo ou após radioterapia são situações comuns na nossa prática, incluindo a temida síndrome da disruptura carotídea (*carotid blowout syndrome*). Estima-se que até 10% dos pacientes com tumores sólidos e até 30% daqueles com neoplasias hematológicas terão pelo menos um episódio de sangramento durante o curso da doença. Portanto, o reconhecimento e o tratamento precoce de sangramentos, tanto externos quanto internos, são essenciais para prevenir a progressão para estados de hemorragia e choque, potencialmente fatais.[1,2]

O sangramento relacionado com o câncer pode ter várias causas. O próprio crescimento do tumor estimula a formação de vasos sanguíneos (angiogênese), enquanto a invasão ou regressão do tumor pode danificar as paredes dos vasos, resultando em episódios de sangramento espontâneo. Lesões vegetantes ou ulceradas também podem expor o tumor a traumas locais.[1,2] O tratamento oncológico em si, incluindo radioterapia, imunoterapia e quimioterapia, pode aumentar a fragilidade dos capilares e causar sangramento. Além disso, os pacientes podem ter predisposição a sangramentos devido à trombocitopenia, tanto causada pela própria doença maligna quanto induzida pela quimioterapia.[1,2] Por último, os episódios de sangramento podem ser intensificados pelo uso de medicamentos como anti-inflamatórios não esteroides (AINEs) e anticoagulantes, que são frequentemente prescritos para pacientes com câncer.[1-3]

Além da oncológica, outra causa comum de sangramentos nessas regiões é o trauma, incluindo o iatrogênico.[4,5] Ainda, outras podem levar a hemorragias ativas, como as malformações vasculares e a hipertensão arterial sistêmica.

Neste capítulo, dar-se-á ênfase ao sangramento agudo espontâneo ou traumático decorrente de neoplasias malignas sólidas de cabeça e pescoço, embora os princípios gerais se apliquem a qualquer paciente com sangramento.

ABORDAGEM INICIAL E METAS DE CUIDADO

É recomendável que pacientes oncológicos de alto risco sejam informados sobre a possibilidade de eventos de sangramento. Isso permite que diretrizes de cuidados sejam discutidas antecipadamente entre a equipe de saúde, o paciente e seus familiares, garantindo que o tratamento proposto esteja alinhado com o estágio da doença e os valores pessoais do paciente.[1]

Ao se deparar com um paciente oncológico com sangramento agudo em um serviço de saúde, é crucial realizar uma rápida avaliação da estabilidade clínica e dos sinais vitais para encaminhá-lo ao ambiente mais apropriado para o tratamento. Pacientes que não estão em cuidados de fim de vida e que apresentam sangramento agudo significativo devem ser transferidos para uma sala de emergência. Lá, devem receber monitoramento hemodinâmico, punção de acesso intravenoso e, se necessário, reposição endovenosa de fluidos cristaloides isotônicos.[6-8]

Em pacientes com tumores do trato aerodigestivo superior, é necessária atenção especial à via aérea. O sangramento deve ser aspirado e, se houver rebaixamento do nível de consciência ou sinais de obstrução da via aérea superior, o profissional deve estabelecer rapidamente uma via aérea definitiva. Isso pode ser feito por meio de intubação orotraqueal, nasotraqueal ou cricotireoidostomia.[9]

É importante coletar a história clínica completa, com foco nos antecedentes oncológicos, tratamentos já realizados e medicações em uso. Medicações que possam aumentar o risco de sangramento, como anticoagulantes e AINEs, devem ser interrompidas. O exame físico permite avaliar as características do tumor e determinar se está localizado em uma área compressível ou não.[1,2]

Exames laboratoriais iniciais devem ser coletados, incluindo hemograma, coagulograma e painel metabólico para avaliar a função renal e hepática. Exames de imagem não apenas ajudam a determinar a extensão da doença, mas também podem ser úteis para interromper o sangramento por meio de intervenção terapêutica, como será visto posteriormente.[1,2]

Em pacientes com sangramento volumoso, especialmente aqueles em cuidados de fim de vida, é importante considerar o impacto emocional que a situação pode ter em paciente, familiares e outros presentes. O uso de lençóis, cobertores e toalhas escuras pode ajudar a reduzir o impacto visual da cena. Pacientes com sangramento grave podem precisar de sedação para conforto.[1]

TRATAMENTOS LOCAIS

A compressão local é a medida inicial mais importante para controlar o sangramento em uma lesão de fácil acesso. O material utilizado para a compressão deve ser idealmente estéril, não aderente e absorvível. Alguns materiais com essas características estão disponíveis comercialmente. No entanto, os materiais mais amplamente utilizados são gazes e compressas, que, embora estéreis, são aderentes e não absorvíveis.[6-8,10]

Recomenda-se que a compressão local seja aplicada com as duas mãos por 5 a 20 minutos. Se o material utilizado na compressão ficar saturado de sangue, não se deve adicionar uma nova camada sobre ele; em vez disso, substitua-o por um novo. No caso de refratariedade à compressão local, deve-se confeccionar um curativo compacto. Para manter o efeito compressivo, podem ser utilizados adesivos, faixas e telas.[10,11]

Em algumas áreas da cabeça e do pescoço de difícil acesso, como a cavidade nasal, a faringe e a laringe, a confecção de um curativo efetivo é desafiadora. Nessas situações, estratégias de tamponamento posterior podem ser úteis. Isso pode ser feito com um cateter balão, sonda Foley ou algodão.[12]

Materiais hemostáticos podem ser utilizados em conjunto com os curativos. Alguns dos mais amplamente disponíveis são gelatina absorvível (p. ex., Gelfoam®), celulose oxidada regenerada (p. ex., Surgicel®), colágeno microfibrilar (p. ex., Helistat®, Avitene®) e selantes de fibrina (p. ex., Evicel®, Tisseel®).[8]

Em determinadas situações, pode-se considerar o uso de gazes embebidas com epinefrina 1:1.000, devido ao seu efeito vasoconstritor. Este uso foi descrito no controle hemostático em cirurgias eletivas da cavidade oral, nasal e faringe. É importante estar atento aos possíveis efeitos sistêmicos e à isquemia local que essa medicação pode causar.[13,14]

Por fim, também é possível embeber gazes em ácido tranexâmico. Este derivado sintético do aminoácido lisina inibe a fibrinólise ao bloquear o sítio de ligação de lisina no plasminogênio. Embora diversas diluições sejam descritas, a mais comum é de 1 g de ácido tranexâmico diluída em 10 mL de solução salina. Embora raro, o risco de eventos tromboembólicos em pacientes submetidos a esta intervenção requer cuidado.[15,16]

TRATAMENTOS SISTÊMICOS

Após a reposição volêmica inicial com fluidos, é recomendado que pacientes com sangramento volumoso recebam transfusão sanguínea para repor suas perdas estimadas. Recomenda-se o uso de sangue total ou uma transfusão equilibrada de derivados sanguíneos, ou seja, uma proporção de 1:1:1 de hemácias, plasma e plaquetas.[6,8]

Pacientes que utilizam anticoagulantes podem precisar da reversão de seus efeitos. Os agentes de reversão serão específicos para cada tipo de anticoagulante.[8]

O ácido tranexâmico, mencionado anteriormente, também pode ser administrado por via intravenosa. Seus benefícios no controle de sangramento foram estudados em contextos de trauma e cirurgias eletivas. No entanto, para pacientes oncológicos, as evidências sobre seu uso ainda são limitadas. Pode-se considerar o uso em casos de sangramento volumoso, com dose recomendada de 10 mg/kg (até 1 g) a cada 6-8 horas.[1,8,17,18]

RADIOTERAPIA HEMOSTÁTICA

Pacientes com sangramento que não responde às medidas locais e sistêmicas iniciais, mas que estão clinicamente estáveis para transporte, podem ser considerados para radioterapia hemostática. Este tipo de tratamento pode ser administrado em poucas sessões e pode ser eficaz dentro de 24 a 48 horas após a primeira dose.[1,2,19]

Há diferentes regimes de tratamento descritos para controle do sangramento, incluindo dose única de 8 a 10 Gray (Gy), cursos intermediários de 4 a 8 Gy administrados em 3 a 5 sessões, ou tratamentos mais longos de 30 a 45 Gy em 10 a 15 sessões.[1,2,19]

Uma consideração essencial é se o paciente recebeu radioterapia anteriormente na mesma área anatômica. A reirradiação pode ser uma opção se os benefícios superarem os riscos.[1,2,19]

LIGADURA CIRÚRGICA

Normalmente, o tratamento cirúrgico de sangramentos tumorais é reservado para casos que não respondem a outras medidas. Recomenda-se a realização de angioTC para identificar as principais artérias que alimentam o tumor. Em tumores sólidos extracranianos da cabeça e do pescoço, a irrigação geralmente ocorre pelos ramos da artéria carótida externa, os quais podem ser identificados e ligados através de um acesso cervical.[1,2]

RADIOLOGIA INTERVENCIONISTA

A radiologia intervencionista (RI), uma especialidade relativamente jovem, auxilia no arsenal diagnóstico e terapêutico em diversas áreas médicas. Utiliza métodos de imagem como fluoroscopia, angiografia com subtração digital, ultrassonografia, tomografia computadorizada, ressonância magnética, e ferramentas como cateteres, drenos, fios-guias, *stents*, balões e agentes embolizantes, a fim de realizar procedimentos diagnósticos e terapêuticos minimamente invasivos.[20]

O avanço tecnológico, o desenvolvimento de novas técnicas e novos materiais, e os resultados terapêuticos obtidos cada vez melhores têm levado a maior aceitação das técnicas intervencionistas na medicina, com aumento crescente da demanda de trabalho nesta área. Os radiologistas foram os desbravadores e criadores das principais técnicas e continuam com papel fundamental no planejamento, realização e acompanhamento do paciente após o procedimento.

Uma vez refratário ao tratamento conservador, a angiografia com embolização (angiografia exame diagnóstico e embolização método terapêutico) permite identificar precisamente o local do sangramento e tratá-lo com imediata hemostasia. Os achados angiográficos e a adequada abordagem endovascular dependerá diretamente do conhecimento da etiologia e da identificação precisa da topografia do sangramento.[5,21] O Quadro 17-1 indica situações gerais em que a oclusão terapêutica do vaso, por meio de embolização, pode ser considerada como estratégia de tratamento.

Aspectos Técnicos

Para uma segura e adequada embolização, o conhecimento anatômico e fisiológico é primordial. Por exemplo, não se deve pensar em ocluir um vaso se não conhecemos a região e os tecidos por ele irrigados e suas potenciais anastomoses (comunicações entre vasos).[21,22] Para exemplificar a importância do conhecimento da anatomia vascular, a oclusão inadvertida de um vaso de pequeno diâmetro da cabeça ou do pescoço pode levar a consequências catastróficas, como morte ou tetraplegia. Já outros vasos da mesma região, e até maiores, podem ser seguros para serem embolizados sem que causem grandes danos. O conhecimento anatômico e suas variantes são fundamentais em situações que modificam a anatomia vascular regional, como por exemplo tumores. A oclusão inadequada de um vaso através da embolização, além de consequências isquêmicas, pode impossibilitar o acesso endovascular para novas intervenções, caso sejam necessárias.[21,22]

Assim, para avaliação topográfica, preferencialmente, utilizam-se imagens por tomografia computadorizada (TC) ou ressonância magnética (RM). Uma vez identificada a patologia, tumoral ou não, a compreensão anatômica e os possíveis vasos envolvidos na situação já devem vir à mente do cirurgião e do radiologista intervencionista. Contudo, previamente à embolização, um estudo angiográfico da região é obrigatório para confirmação dos vasos envolvidos.

Quanto ao acesso para chegar na lesão, utiliza-se o acesso arterial femoral ou radial – uma punção direta com agulha em um desses vasos e o implante de um introdutor permite ter acesso à circulação arterial (técnica de cateterismo), por onde cateteres, fios-guia e agentes embolizantes serão conduzidos até a lesão a ser embolizada. Após navegação com estes dispositivos até a região a ser abordada, realiza-se uma injeção de contraste de um tronco arterial principal (menos seletiva), a fim de uma compreensão mais ampla e detalhada da anatomia e possíveis ramos envolvidos. Em seguida, prossegue-se com o cateterismo seletivo dos vasos suspeitos para confirmar ou afastar o envolvimento de cada um destes e identificar macroanastomoses. As aquisições de imagens durante a injeção do contraste devem englobar as fases arterial, capilar e venosa, possibilitando a avaliação das doenças vasculares, tumorais e inflamatórias.[5,22] As displasias da parede vascular, as dilatações e estenoses, o estudo dinâmico das fístulas arteriovenosas, entre outras, são entidades em que a angiografia é o padrão-ouro para o diagnóstico e permite o adequado planejamento terapêutico. Uma vez completado o estudo angiográfico, com a devida compreensão dos vasos envolvidos, sua importância na patologia e nos tecidos normais e suas potenciais anastomoses, deve-se planejar a embolização.[21,22]

Para realização da embolização (oclusão dos vasos), vários agentes embolizantes (AE) estão disponíveis e podemos classificá-los de várias maneiras. De forma prática e de fácil assimilação, dividiremos os AE de duas maneiras, conforme os Quadros 17-2 e 17-3.

Os AE temporários são reabsorvíveis, ou seja, promoverá a oclusão do vaso por algum intervalo de tempo, variando de horas (p. ex., coágulo) a dias (p. ex., Gelfoam). Um detalhe importante é que estes AE não apresentam um adequado controle e precisão quando são injetados. Os AE definitivos promovem oclusão definitiva do vaso através de obstrução mecânica da luz vascular. Existe no mercado uma variedade de dispositivos, com diferentes características e aplicações.

O nível da oclusão desejada no vaso depende diretamente da etiologia e da anatomia, sendo fundamental no planejamento. Tenha em mente que, quanto mais distal a oclusão, menos possibilidade de nutrição colateral e maior a possibilidade de isquemia e necrose. Porém, nestas condições, pode ser maior a taxa de complicações como embolização de tecidos não desejados (pela passagem do AE por colaterais).

Quadro 17-1. Indicações ou situações clínicas de tratamentos por meio de embolização

Vaso patológico	Doença parietal (aneurisma, vasculite, dissecção)
	Sangramento ativo
	Insuficiência venosa (varicocele, varizes pélvicas)
	Fístulas ou malformações vasculares
Vaso normal	Alimenta um tumor benigno ou maligno (angiofibroma, hemangioma, paraganglioma, carcinoma etc.)
	Alimenta um órgão funcionalmente em excesso (hiperesplenismo, hiperplasia prostática benigna, hipertireoidismo – bócio mergulhante)
	Desviar o fluxo (embolização portal pré-operatória, cirurgia de rotação de enxerto)

Quadro 17-2. Agentes embolizantes: quanto a durabilidade da oclusão

Temporários	Definitivos
■ Coágulo autólogo ■ Gelfoam	■ PVA e microesferas (vários tamanhos) ■ *Coils* ou molas (vários tamanhos) ■ Agentes líquidos (Cola, Onyx) ■ Plugues

PVA: Polivinil álcool.

Quadro 17-3. Nível da oclusão vascular

Proximal/ grande vaso	Intermediário	Distal/ arteríolo-capilar
■ Plugues ■ *Coils*	■ PVA/Microesferas ■ *Coils* ■ Agentes líquidos ■ Gelfoam ■ Coágulo	■ PVA/microesferas ■ Agentes líquidos

PVA: Polivinil álcool.

Tentaremos exemplificar essa situação de forma prática para melhor compreensão. Imagine um tumor hipervascular como ilustrado na Figura 17-1. Quem não estiver familiarizado com a técnica de embolização pode imaginar que, fechando o vaso nutridor tumoral (seta larga) haverá necrose tumoral. Porém, não é bem assim. Aqui, vale ressaltar que os tumores têm capacidade de angiogênese, produzindo e recrutando novos vasos. Além disto, um dos maiores estímulos para angiogênese é a própria isquemia. Ressalta-se que não é à toa que inúmeras drogas antiangiogênicas estão sendo utilizadas nos tratamentos oncológicos. Sabendo disto, caso fechemos a irrigação principal do tumor (seta larga), não iremos causar necrose, apenas isquemia, pois outros ramos colaterais continuarão a alimentar o tumor (setas estreitas). Assim, perde-se o acesso para uma embolização mais efetiva e poder-se-á tornar o tumor ainda mais agressivo.

No que se refere a Figura 17-1, há necessidade de um AE que penetre no leito tumoral e leve à oclusão dos finos ramos distais, que se encontram além das anastomoses ou ramos nutridores secundários. Contudo, AE líquidos ou partículas muito pequenas podem atravessar estas anastomoses e levar à isquemia de tecidos remotos não desejados. Isto é particularmente importante nos ramos da carótida externa, que apresentam várias anastomoses com a carótida interna e o sistema vertebrobasilar. De rotina, deve-se procurar o equilíbrio, nem tão distal para evitar complicações sérias, nem muito proximal para evitar a perda do acesso a lesão/tumor.

Imaginem outra situação, um trauma iatrogênico após cirurgia facial com formação de uma fístula arteriovenosa no segmento proximal da artéria angular, logo após a emergência do ramo nasal lateral da artéria facial, conforme Figura 17-2.

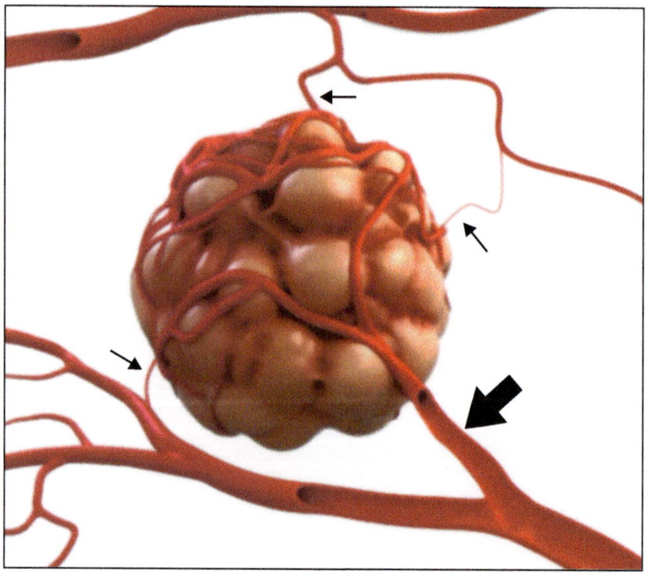

Fig. 17-1. Ilustração esquemática da irrigação arterial tumoral. Observa-se ramo arterial nutridor principal (seta larga) e vários outros ramos secundários (setas estreitas) que podem originar-se de outros territórios arteriais adjacentes. O sentido do fluxo nestes vasos pode variar de acordo com a pressão exercida. Por exemplo: um cateter posicionado no ramo principal, sendo realizada uma injeção forçada, leva à inversão do fluxo dos ramos nutridores secundários. Durante o procedimento de embolização, estas pressões vão se modificando de forma dinâmica. (Acervo pessoal dos autores.)

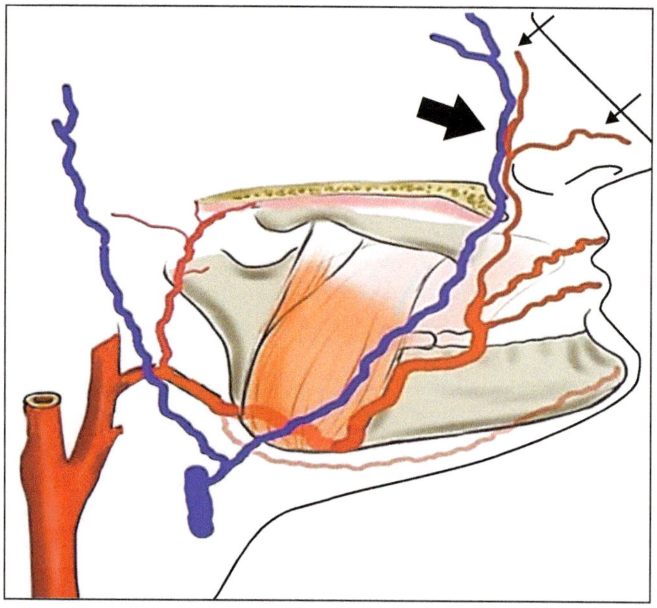

Fig. 17-2. Ilustração esquemática de uma fístula arteriovenosa (seta larga) no segmento proximal da artéria angular (seta estreita superior), ramo da artéria facial. A outra seta estreita identifica o ramo nasal lateral. (Acervo pessoal dos autores.)

Neste caso, a oclusão proximal da arterial facial não resolverá a fístula pois há inúmeras anastomoses distais do ramo lateral da artéria facial com os ramos arteriais da artéria contralateral e, ainda, anastomoses da artéria angular com os ramos da artéria maxilar interna e também com a artéria oftálmica (anastomose perigosa). Se pensarmos em injetar AE para oclusão distal, temos que ter bastante cuidado com isquemia da asa do nariz e com oclusão da artéria central da retina através da anastomose com a artéria oftálmica. Este caso ilustra bem a necessidade do conhecimento anatômico-funcional e a importância da escolha dos agentes embolizantes a serem utilizados.

Casos Clínicos Ilustrativos

Trauma Iatrogênico

Paciente jovem, foi submetida à cirurgia ortognatia, com quadro de epistaxe maciça transoperatória. Após tentativas infrutíferas de controle do sangramento e de transfusões sanguíneas, a equipe de radiologia intervencionista foi contactada e uma angiografia realizada. Por acesso femoral, o estudo inicial demonstrou sangramento ativo através da artéria maxilar interna na bifurcação da artéria infraorbitária e da alveolar anterior (Fig. 17-3a). Imediatamente, de forma coaxial, posicionou-se um microcateter até bem próximo ao ponto de ruptura arterial, confirmando o posicionamento com a injeção pelo microcateter e o extravasamento ativo do contraste para a nasofaringe (Fig. 17-3b).

Neste território, é importante saber que existem inúmeras anastomoses com ramos da artéria carótida externa (p. ex., artéria facial, artéria meníngea média) e da artéria carótida interna (ramos orbitários para a artéria oftálmica).[21,22] Por outro lado, um sangramento ativo exige medidas imediatas, não devendo haver perda de tempo. Esse comentário faz-se necessário, pois uma possibilidade para embolização neste momento seria o uso de molas (*coils*), AE que permite maior controle de liberação e posicionamento. A mola exerce efeito mecânico obstrutivo (entope o vaso porque ocupa o seu lúmen) mas, para oclusão completa com interrupção do fluxo sanguíneo, precisa que o organismo do paciente complete os espaços do emaranhado de molas com a formação de coágulos. Muitas vezes, pacientes em choque hipovolêmico e politransfundidos já apresentam coagulopatia, podendo haver dificuldade de oclusão completa do vaso somente com a mola, e, por conseguinte, persistência do sangramento.

O uso de AE líquido possibilita oclusão imediata do vaso, porém sua liberação não é muito bem controlada podendo haver refluxo. Este refluxo pode ocluir vasos próximos de forma indesejada, portanto deve-se ter cautela com a utilização de AE líquido, devendo ficar reservado para intervencionistas experientes. Neste caso, injetou-se cola acrílica (n-butilcianoacrilato) pelo microcateter, com oclusão do ramo arterial responsável pelo sangramento e, propositalmente, deixando a cola extravasar um pouco pelo local de ruptura (Fig. 17-3c). O controle angiográfico final demonstra preservação dos ramos da carótida externa (Fig. 17-3d), com oclusão distal da artéria maxilar interna, não havendo mais extravasamento ativo de contraste (sangramento).

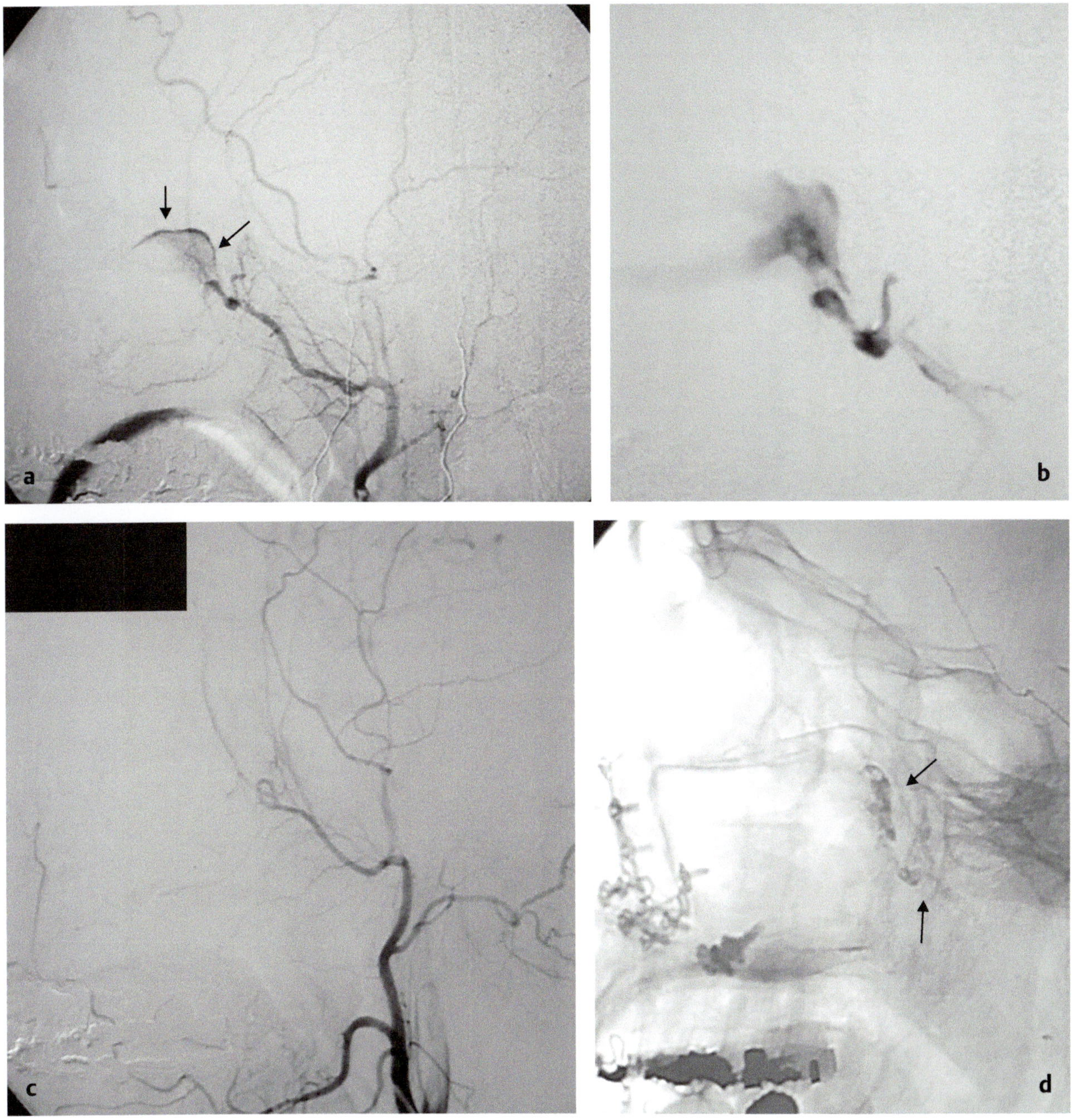

Fig. 17-3. Imagens angiográficas em perfil (a-d). Inicialmente (a), angiografia com subtração digital da artéria carótida externa demonstrou sangramento ativo (setas – notar extravasamento do contraste). Realizado cateterismo superseletivo distal da artéria maxilar interna até o local de sangramento (b). Na radiografia lateral final (d) percebe-se o agente embolizante, neste caso cola acrílica (setas), e o instrumental cirúrgico metálico. No controle angiográfico final (c) – contraste injetado a partir da carótida externa – percebe-se oclusão dos ramos arteriais envolvidos no sangramento com preservação dos demais ramos arteriais.

Tumor em Jovens Masculinos

Adolescente masculino, 14 anos, com história de epistaxe de repetição, já atendido diversas vezes no pronto-socorro com sangramentos de grande monta e ligadura prévia da carótida externa direita. A TC confirmou massa hipervascular compatível com nasoangiofibroma juvenil (Fig. 17-4a).

Nasoangiofibroma é um tumor raro, 0,05% dos tumores de cabeça e pescoço, que acomete pacientes na faixa etária pediátrica e adulto jovem, quase que exclusivamente no sexo masculino. Normalmente aparecem na sua localização típica, qual seja, na face lateral da nasofaringe, próximo à borda superior do forame esfenopalatino. Apesar da natureza benigna, tem comportamento agressivo, com crescimento e extensão para estruturas adjacentes. A apresentação clínica habitual é uma tríade clássica de obstrução nasal, com ou sem sinusites de repetição, associado a epistaxe unilateral recorrente e a apresentação de uma massa na nasofaringe.[4,22,23]

O diagnóstico inicial é feito pela TC com sequências pós-contraste, que permite uma boa avaliação das estruturas ósseas e possíveis erosões por uma lesão expansiva com atenuação de partes moles e intenso realce na fase pós-contraste. A RM, contudo, tem maior acurácia diagnóstica, com ótima avaliação do tumor na sequência ponderada em T1 com contraste e supressão de gordura. A vascularização do tumor é feita pela artéria maxilar interna, que é ramo da artéria carótida externa. Deve-se atentar para estruturas vasculares e suas relações com o tumor, inclusive pequenos ramos da carótida interna e outros ramos da carótida externa ipsi ou contralateral ao tumor.[4,22]

Após esta breve revisão, voltemos ao caso da Figura 17-4, na qual a artéria carótida externa direita foi ligada cirurgicamente impedindo assim o acesso vascular para realização da embolização vascular transcateter. A embolização do nasoangiofibroma através das anastomoses da carótida interna para

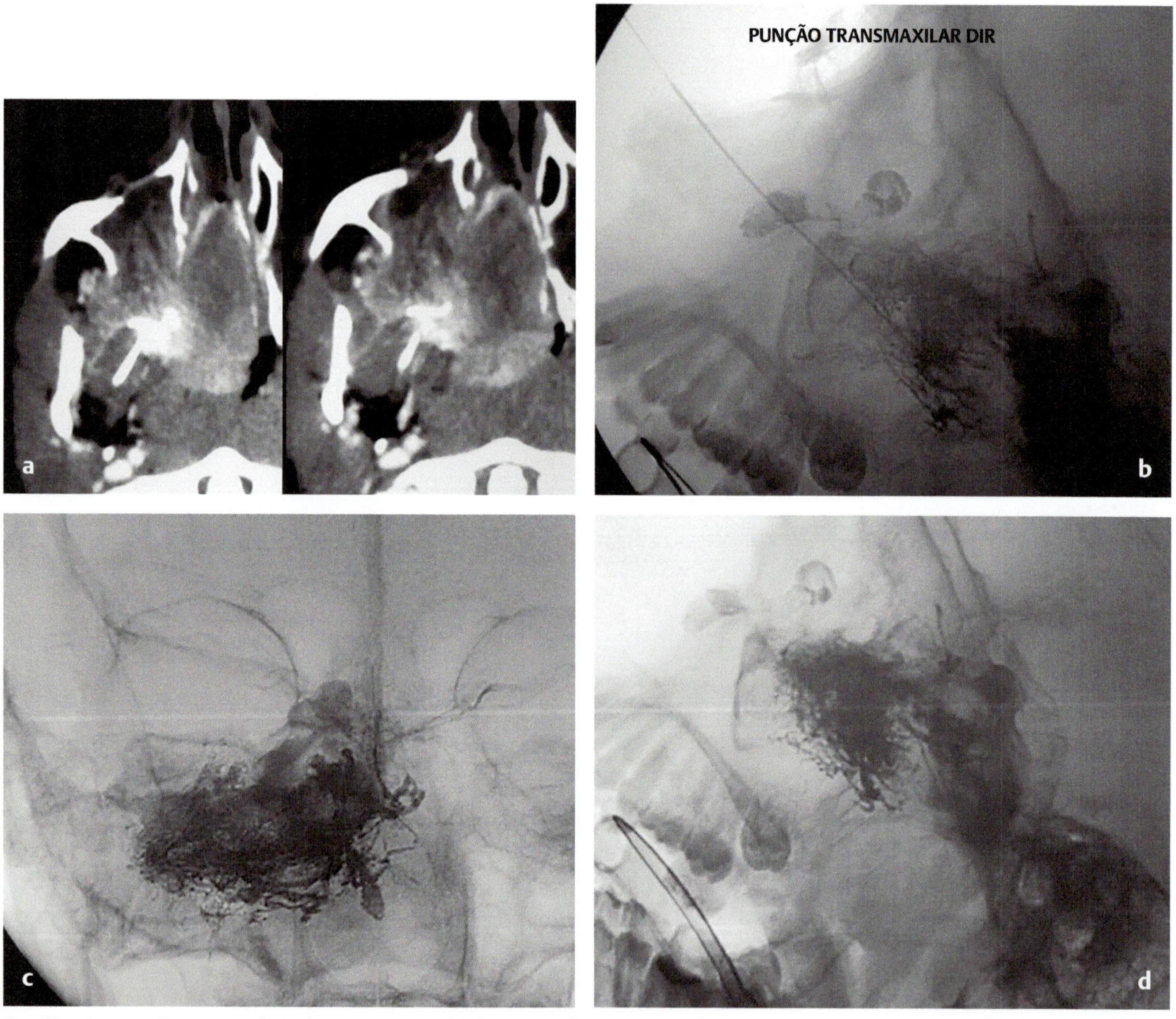

Fig. 17-4. Tomografia computadorizada com contraste (a) demonstrou lesão expansiva hipervascular com erosão óssea e epicentro na região lateral direita da nasofaringe. Em virtude da ligadura prévia da artéria carótida externa, (b) realizou-se embolização por punção direta transnasal e transmalar com injeção de cola acrílica e lipiodol. As radiografias finais, frontal (c) e lateral (d), demonstram a difusão da cola no leito tumoral.

a carótida externa não deve ser tentada e, através da carótida externa contralateral pode ser realizada, mas com baixa eficácia. Optou-se, portanto, pela punção direta do tumor para a realização da embolização tendo em vista a impossibilidade de realizá-la pelo acesso vascular (Fig. 17-4b). Nestes tumores acessíveis por punção direta, deve-se sempre considerar esta possibilidade. Neste caso em questão, com a ajuda da TC (Fig. 17-4a), pôde-se identificar o acesso transnasal e transmalar para punção tumoral e injeção de AE líquido a fim de preencher o leito vascular tumoral. A injeção tem que ser feita sob fluoroscopia (em tempo real) e com o paciente imóvel, pois há risco de o agente líquido refluir para os ramos arteriais nutridores, especialmente neste caso, oriundos da artéria carótida interna.[23] As Figuras 17-4c,d mostram o emaranhado de cola acrílica injetada de forma percutânea, "desenhando" todo o tumor.

Trauma Penetrante

Paciente do sexo masculino, 23 anos, vítima de projétil de arma de fogo durante a madrugada, admitido no hospital com sangramento ativo pelo orifício de entrada do projétil, hematoma cervical em expansão e instabilidade hemodinâmica. Após atendimento inicial do trauma, foi indicada cervicotomia exploratória. Cirurgia com esvaziamento do hematoma, não sendo identificada lesão arterial, realizando-se ligadura da carótida externa esquerda em virtude do contínuo sangramento. Sem resolução do sangramento, uma angiografia foi solicitada. A angiografia da carótida comum esquerda demonstrou sangramento ativo com formação de pseudoaneurisma (Figs. 17-5a, b).

O trauma penetrante na zona III é de difícil abordagem cirúrgica ainda mais com pacientes graves e sangrando ativamente. No caso em questão, observou-se a ligadura da artéria carótida externa imediatamente após a emergência da artéria tireóidea superior e um pseudoaneurisma da carótida interna cervical alta (nível de C1) com vários estilhaços metálicos do projétil.

A oclusão intencional da artéria carótida interna pode ser realizada após realizar o teste de oclusão carotídea, demonstrando ampla perviedade do polígono de Willis, dirimindo o risco de infarto cerebral. No contexto do trauma, com paciente chocado e hipotenso, devemos evitar, sempre que possível, tal conduta. A preservação carotídea deve ser o objetivo, desde que estejam disponíveis os *stents* revestidos (dispositivo de estrutura metálica, revestido por material impermeável).[24] Aqui vale ressaltar que não devemos realizar a embolização da luz do pseudoaneurisma pois haverá recanalização, uma vez que não há parede arterial e o trombo será reabsorvido.

Uma vez compreendida a anatomia e os princípios endovasculares, prosseguimos com o implante de um *stent* revestido (Fig. 17-5c) recobrindo todo o colo do pseudoaneurisma. O controle angiográfico final (Fig. 17-5d) demonstra preservação da artéria carótida interna, sem opacificação do pseudoaneurisma.

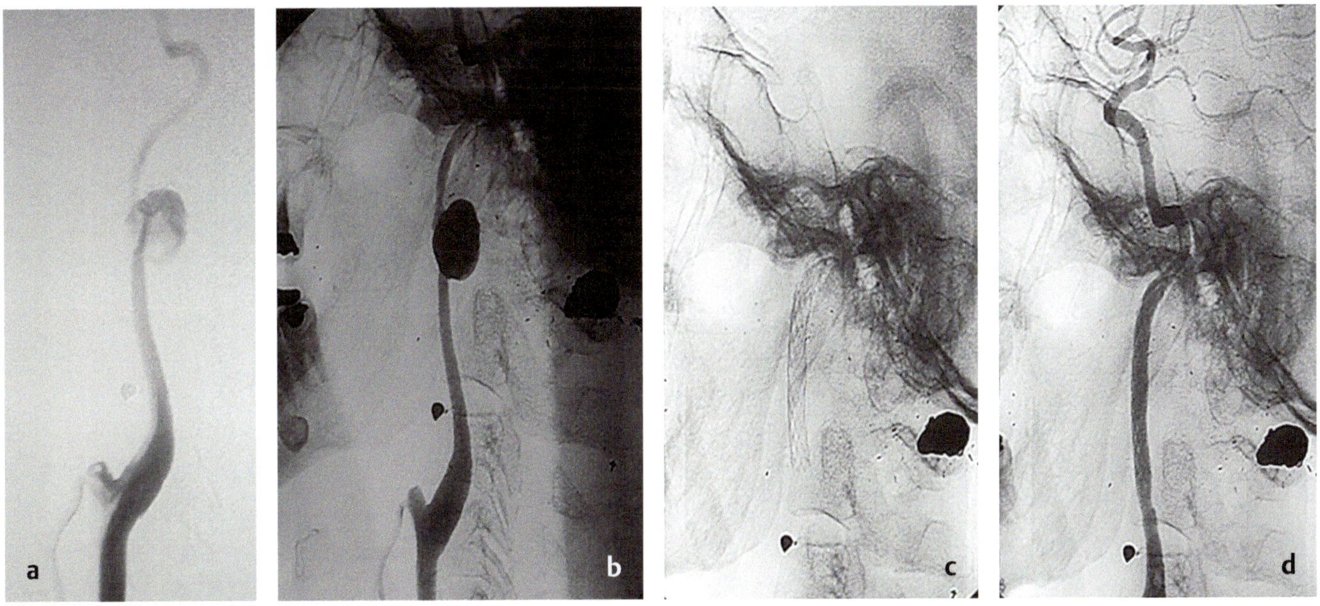

Fig. 17-5. Imagens angiografias em perfil. Angiografia com subtração digital (**a**) e sem subtração (**b**), evidenciou: sangramento ativo com formação de pseudoaneurisma da artéria carótida interna cervical alta (nível de C1) com vários estilhaços metálicos do projétil. Ligadura da artéria carótida externa imediatamente após a emergência da artéria tiróidea superior. Tratamento realizado através de (**c**) implante de *stent* revestido na artéria carótida interna recobrindo todo o colo do pseudoaneurisma. O controle angiográfico final (**d**) demonstra preservação da artéria carótida interna, sem opacificação do pseudoaneurisma.

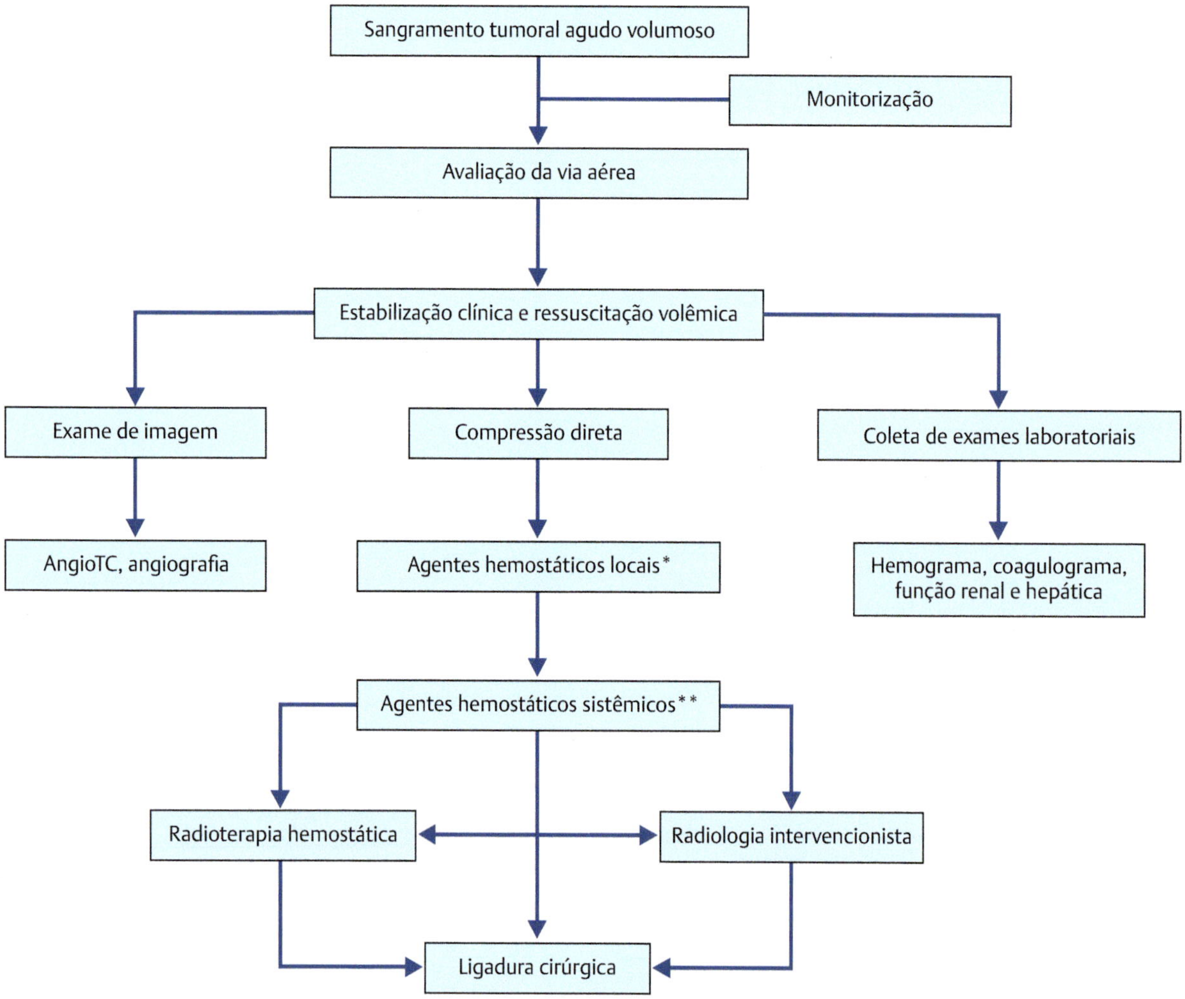

*Gelatina absorvível (Gelfoam®), celulose oxidada regenerada (Surgicel®), colágeno microfibrilar (Helistat®, Avitene®), selantes de fibrina (Evicel®, Tisseel®), gaze embebida com epinefrina 1:1000 ou com ácido tranexâmico (1 g para 10 mL solução salina).
**Ácido tranexâmico 10 mg/kg (até 1 g) a cada 6-8 horas.

Fluxograma 17-1. Manejo do sangramento.

REFERÊNCIAS BIBLIOGRÁFICAS

1. Johnstone C, Rich SE. Bleeding in cancer patients and its treatment: a review. Annals of Palliative Medicine. 2018;7(2):265-73.
2. Pereira J, Phan T. Management of Bleeding in Patients with Advanced Cancer. The Oncologist. 2004;9(5):561-70.
3. Escobar A, Salem AM, Dickson K, Johnson TN, Burk KJ, Bashoura L, et al. Anticoagulation and bleeding in the cancer patient. Supportive Care in Cancer. 2022;30(10):8547-57.
4. Zhao LB, Shi HB, Park S, Lee DG, Shim JH, Lee DH, et al. Acute bleeding in the head and neck: angiographic findings and endovascular management. AJNR Am J Neuroradiol. 2014;35(2):360-6.
5. Bachar G, Esmat N, Stern S, Litvin S, Knizhnik M, Perlow E, et al. Transarterial embolization for acute head and neck bleeding: eight-year experience with emphasis on rebleeding risk in cancer patients. Laryngoscope. 2013;123(5):1220-6.
6. Bulger EM, Snyder D, Schoelles K, Gotschall C, Dawson D, Lang E, et al. An evidence-based prehospital guideline for external hemorrhage control: American College of Surgeons Committee on Trauma. Prehospital emergency care: official journal of the National Association of EMS Physicians and the National Association of State EMS Directors [Internet]. 2014;18(2):163-73. Available from: https://www.ncbi.nlm.nih.gov/pubmed/24641269
7. Spahn DR, Bouillon B, Cerny V, Duranteau J, Filipescu D, Hunt BJ, et al. The European guideline on management of major bleeding and coagulopathy following trauma: fifth edition. Critical Care. 2019;23(1).
8. American College Of Surgeons. Advanced trauma life support: student course manual. 10th ed. Chicago: American College Of Surgeons; 2018.
9. Kristensen M, McGuire BB. Managing and securing the bleeding upper airway: a narrative review. Canadian Journal Of Anesthesia/journal Canadien D'anesthésie. 2020;67(1):128-40.
10. Palmer L. Hemorrhage control—Proper application of direct pressure, pressure dressings, and tourniquets for controlling acute life-threatening hemorrhage. Journal of Veterinary Emergency and Critical Care. 2022;32(S1):32-47.

11. Picard C. Hemorrhage control, a fundamental skill: A review of direct pressure, dressings, wound packing and bandages for life-saving. CJEN. 2020;40(2):26-8.
12. Krulewitz NA, Fix ML. Epistaxis. Emergency Medicine Clinics of North America. 2019;37(1):29-39.
13. Nesbitt NB, Noller MW, Watson NL, Soneru CP, McCoul ED, Riley CA. Outcomes and Complications with Topical Epinephrine in Endoscopic Sinus Surgery: A Systematic Review and Meta-analysis. Otolaryngology-Head and Neck Surgery. 2020;163(3):410-7.
14. Aslam RD, Liew J, Besi E. Is 1:1000 adrenaline as a topical haemostat an effective alternative to control bleeding in dentistry and oral surgery? British Dental Journal. 2023;235(1):29-34.
15. Janapala RN, Tran QK, Patel J, Mehta E, Pourmand A. Efficacy of topical tranexamic acid in epistaxis: A systematic review and meta-analysis. The American Journal of Emergency Medicine. 2022;51:169-75.
16. Evaniew N, Bhandari M. Cochrane in CORR®: Topical Application of Tranexamic Acid for the Reduction of Bleeding (Review). Clinical Orthopaedics and Related Research. 2016;475(1):21-6.
17. Zec T, Di Napoli R, Fiévez L, Ben Aziz M, Ottaiano A, Vittori A, et al. Efficacy and Safety of Tranexamic Acid in Cancer Surgery. An Update of Clinical Findings and Ongoing Research. Journal of Multidisciplinary Healthcare. 2022;15:1427-44.
18. Geist MJP, Kessler J, Frankenhauser S, Bardenheuer HJ. Bleeding Control in Palliative Care Patients With the Help of Tranexamic Acid. Journal of Palliative Care. 2017;32(2):47-8.
19. Song J, Brown C, Dennis K, Gaudet M, Haddad A. Palliative Radiotherapy for Haemostasis in Malignancy: a Systematic Review. Clinical Oncology (Royal College of Radiologists (Great Britain)). 2023;35(9):e478-88.
20. Brito LCM. Angiografia: Técnicas e Aplicações. In: Motta-Leal-Filho JM, Andrade GHV, Pinto RAP, Affonso BB. Intervenção Visceral e Pediátrica. 1ed. Rio de Janeiro: Elsevier; 2019, v.1, p.22-28.
21. Duffis EJ, Gandhi CD, Prestigiacomo CJ, Abruzzo T, Albuquerque F, Bulsara KR, et al. Head, neck, and brain tumor embolization guidelines. J Neurointerv Surg. 2012;4(4):251-5.
22. Gemmete JJ, Ansari SA, McHugh J, Gandhi D. Embolization of vascular tumors of the head and neck. Neuroimaging Clin N Am. 2009;19(2):181-98.
23. Abud DG, Mounayer C, Benndorf G, Piotin M, Spelle L, Moret J. Intratumoral injection of cyanoacrylate glue in head and neck paragangliomas. AJNR Am J Neuroradiol. 2004;25(9):1457-62.
24. Wong DJY, Donaldson C, Lai LT, Coleman A, Giddings C, Slater LA, et al. Safety and effectiveness of endovascular embolization or stent-graft reconstruction for treatment of acute carotid blowout syndrome in patients with head and neck cancer: Case series and systematic review of observational studies. Head Neck. 2018;40(4):846-854.

CUIDADOS PALIATIVOS NA EMERGÊNCIA DE CABEÇA E PESCOÇO – TRANSFUSÃO E LIGADURA DE CARÓTIDA EM TUMORES INCURÁVEIS

Cecilia Eugenio ▪ Cláudio Roberto Cernea

O conteúdo deste capítulo (págs. 139 a 142), encontra-se disponível on-line.

Para acessá-lo, aponte a câmera do seu smartphone ou tablet para a imagem acima.

PARTE IV TRAUMAS

TRAUMA DE FACE

Nivaldo Alonso ▪ Daniel de Almeida Rocha Valente ▪ Rolf Gemperli

PONTOS-CHAVE

1. Traumas nos ossos da face representam desafios clínicos significativos, podendo impactar na visão, respiração e mastigação.
2. Acidentes automobilísticos são a principal causa de trauma facial, acompanhados, em seguida, de lesões desportivas, acidentes industriais, agressões e acidentes domésticos, frequentemente associados a lesões de tecidos moles.
3. As fraturas da face podem ser classificadas quanto à anatomia ou dividida por região. Exemplos incluem: terço superior, nasais, naso-orbitoetmoidais, maxila, zigoma e mandíbula.
4. Exame clínico das lesões faciais deve seguir a avaliação de paciente com trauma grave, priorizando avaliação da via aérea, controle de sangramento e exposição de possíveis lesões. Inspeção, palpação e avaliação da oclusão dentária são essenciais.
5. A tomografia computadorizada é essencial para diagnóstico preciso, pois permite o planejamento terapêutico eficiente, incluindo impressão 3D para cirurgias.
6. Indicação cirúrgica é baseada em deformidades estéticas e funcionais, sendo que o tratamento varia desde a redução e fixação até cirurgias mais complexas, dependendo da localização e extensão da fratura.

INTRODUÇÃO

No cenário do atendimento ao paciente traumatizado, os traumas que acometem os ossos da face representam um desafio clínico substancial, dada a sua elevada incidência e prevalência na população global.[1] Estudos epidemiológicos nacionais têm documentado a alta frequência com que tais lesões ocorrem, mostrando-nos a relevância do bom conhecimento e atendimento estratégico neste tipo de trauma.[2] Devido à sua complexa interação com as funções vitais da visão, respiração e mastigação, os ossos faciais desempenham um papel central na saúde e na qualidade de vida dos indivíduos, revelando-se um motivo de intensa morbidade caso não haja o correto manejo dos pacientes.

Este capítulo se propõe a explorar o trauma dos ossos da face desde sua abordagem inicial até o tratamento definitivo com foco no conhecimento para o médico que atende esse tipo de trauma na linha de frente. Ao examinarmos as múltiplas dimensões desse tema, torna-se evidente a sua relevância, reforçando a necessidade de uma abordagem holística para o diagnóstico, tratamento e reabilitação das vítimas de tais lesões.

MECANISMO DE TRAUMA

Os diferentes tipos de trauma dos ossos da face apresentam mecanismos diversos, sendo, em sua maioria, relacionados com acidentes automobilísticos. No centro de atendimento de trauma onde os autores atuam, em um levantamento realizado, 50,9% das fraturas de face tinham o trauma de automóvel como causa.[3] Também se destacam lesões desportivas, acidentes industriais, agressões e acidentes domésticos dentre as etiologias mais frequentes.[4] Nas fraturas de ossos da face, é também muito comum que haja lesões de tecidos moles associados, com necessidade de abordagem em conjunto destas e das fraturas faciais.[4]

Algumas fraturas de face têm mecanismos específicos de trauma, fazendo com que a história do paciente e o exame físico possibilitem o diagnóstico antes mesmo da avaliação por exames de imagem. Nos casos em que o paciente recebe um soco ou é atingido por um objeto apenas no globo ocular, por exemplo, é comum que o paciente apresente fratura de assoalho da órbita isolada (fratura tipo *blow-out*). Esta se dá pelo aumento da pressão sobre o globo ocular que é transmitida para as paredes da órbita, que, por serem ossos bastante frágeis - especialmente o assoalho - não resistem e projetam-se para o interior de estruturas ocas adjacentes, no caso do assoalho, para o seio maxilar.[4]

Nas fraturas nasais, o mecanismo típico é o choque na lateral no nariz, gerando a deformidade que pode se manifestar em um ou ambos os ossos nasais. No entanto, traumas de maior energia ou de vetor anterior para posterior podem gerar deformidades mais graves com fraturas de lâmina perpendicular do etmoide e vômer, além da cartilagem do septo nasal e afundamento de todo o complexo naso-orbitoetmoidal.[5]

Ainda tratando de mecanismos clássicos de fraturas de ossos da face, o trauma de mandíbula também se destaca. Por ser um osso com função eminentemente mastigatória e fonatória, sofrendo forças de torção e tração a todo o momento pelos músculos que nela se ancoram, a mandíbula é bastante resistente, necessitando, consequentemente, de alta energia para fraturá-la. Nesse contexto, os principais mecanismos de trauma que acabam por fraturar esse osso são os traumas automobilísticos, especialmente os traumas de motocicletas, pois a mandíbula, em geral, é a área menos protegida pelo capacete, tanto pelo seu uso incorreto quanto por modelos que deixam esta região mais exposta. Outro mecanismo bastante relevante são os ferimentos por projéteis de arma de fogo que normalmente causam fraturas cominutivas, bastante desafiadoras para o tratamento.

CLASSIFICAÇÃO

A classificação do trauma dos ossos da face se dá pela região anatômica atingida e dentro de cada região anatômica. É realizada uma nova classificação a depender do padrão de fratura para guiar o melhor tratamento. Apresentaremos nesta sessão as principais classificações para cada uma das regiões anatômicas.

Fratura do Terço Superior

Na avaliação das fraturas do terço superior da face, é considerado o seio frontal. Essa estrutura se desenvolve ao longo da infância dos seres humanos, mas passa a estar pneumatizada significativamente apenas aos 7 anos de idade, quando se define uma tábua óssea anterior e uma tábua óssea posterior. Nesta região, as fraturas são classificadas pelo acometimento de estruturas que compõem o seio frontal, sendo elas a tábua óssea anterior e posterior e o ducto frontal. As fraturas de seio frontal acontecem em cerca de 2 a 12% das fraturas cranianas, e cerca de 60% envolvem a tábua anterior e posterior e/ou os ductos; o restante acomete apenas uma das tábuas ósseas.[4]

Fraturas Nasais

Para as fraturas nasais, as mais comuns encontradas na literatura, já foram propostas diversas classificações. Gilles, em 1929, já propunha uma segmentação das fraturas nasais, seguido de diversas outras propostas de classificações subsequentes, cada uma sob uma perspectiva diferente. Com o grande número de classificações, nenhuma se destaca. Desta forma, optamos pelo uso da classificação de Stranc e Robertson, que divide as fraturas pelo vetor de força aplicada, bastante utilizada. Os autores citados dividem as fraturas nasais em fraturas de vetor lateral e vetor frontal. As fraturas de vetor frontal ainda são divididas em 3 grupos (planos) a depender do acometimento das estruturas do nariz de anterior para posterior. O plano 1 é caracterizado pelo acometimento da espinha nasal anterior, septo nasal anterior e a porção mais inferior dos ossos nasais. O plano 2 caracteriza-se pelo acometimento de uma porção maior dos ossos nasais e dos processos frontais da maxila, mas sem acometimento das órbitas. E o plano 3, que é a fratura naso-orbitoetmoidal, com cominuição dos ossos nasal e sobreposição de porções fraturadas do septo nasal. Os casos de fraturas nasais com cometimento do plano 3 constituem um desafio no tratamento para restituição de forma e função nasal.

Fraturas Naso-Orbitoetmoidais (NOE)

Nesse tipo de fratura de face, há o acometimento de pelo menos três ossos da face para sua caracterização: o etmoide, o osso nasal e os ossos que compõem a órbita. A classificação utilizada para se dividir esse tipo de fratura, diferente da classificação de fraturas nasais, é bastante consagrada e um importante guia para o tratamento. Markowitz *et al.* propuseram uma classificação em que dividiam as fraturas NOE em três tipos, analisando as imagens de tomografia computadorizada e o exame clínico dos pacientes: o tipo 1 caracteriza-se por uma fratura não cominutiva, normalmente unilateral, mas podendo acometer os dois lados da face, com desvio do rebordo orbitário e da margem da abertura piriforme. O tipo 2 apresenta fraturas cominutivas da região sem comprometer a inserção do ligamento palpebral medial e o tipo 3, por fim, apresenta avulsão do ligamento palpebral medial ou apresenta fragmentos muito pequenos onde o ligamento está inserido, fazendo com que seja inviável a osteossíntese sem a reinserção do mesmo.[4]

Fraturas de Maxila

As fraturas de maxila foram estudadas por Le Fort, que propôs uma classificação, em 1901, amplamente utilizada até hoje, por meio de seus estudos das áreas de fraqueza estrutural do terço médio da face. Cabe aqui ressaltar que as fraturas de face podem apresentar combinações diversas dos padrões propostos por Le Fort, portanto podem coexistir em um mesmo paciente fraturas dos diversos tipos e, ainda, frequentemente são diferentes entre as hemifaces. O padrão de fratura do tipo I (horizontal), segundo a classificação de Le Fort, é aquele em que há uma disjunção do processo alveolar da maxila das demais estruturas ósseas, mantendo a lamina horizontal do osso palatino e o processo alveolar da maxila separados dos pilares de sustentação da face (pilar nasofrontal, pilar zigomático e pilar pterigomaxilar). O padrão do tipo II (piramidal) é aquele em que a maxila central é separada das áreas zigomáticas e do terço superior da face, sendo que o traço de fratura pode passar tanto pela cartilagem do septo quanto pelos ossos nasais, deslocando a maxila na sutura entre os ossos nasais e o seio frontal. Já no tipo III (disjunção craniofacial) toda a face é separada do osso frontal por meio de uma linha de fratura que passa pelas junções nasofrontal, nasoetmoidal e zigomática (Fig. 19-1).[4]

Fraturas de Zigoma

O zigoma é um osso estrutural bastante importante na face, servindo como uma massa óssea que confere o contorno lateral no terço médio da face. Na fratura de zigoma, duas classificações são as mais utilizadas: a de Knight e North, com enfoque anatômico, e a de Manson *et al.* que mais recentemente propuseram uma classificação com enfoque radiológico. Na classificação de Knight e North, as fraturas de zigoma são classificadas em seis tipos: Grupo I – sem deslocamento significativo do zigoma; Grupo 2 – impacto direto com afundamento da iminência malar; Grupo 3 – fraturas do corpo do zigoma sem rotação; Grupo 4 – fratura do corpo do zigoma com rotação medial; Grupo 5 – fratura de corpo do zigoma com rotação lateral; Grupo 6 – fraturas complexas com presença de mais de uma linha de fratura no fragmento principal. Já a proposta de Manson, um pouco mais simples, divide as fraturas em baixa, média e alta energia. Nas fraturas de baixa energia, não há deslocamento do corpo do zigoma; nas de média energia, há fratura de todos as suturas, com algum deslocamento e cominuição e, nas de alta energia, há envolvimento da fossa glenoide que produz deslocamento significativo do corpo do zigoma. Frequentemente as fraturas de zigoma de alta energia se apresentam junto com fraturas de maxila e panfaciais.[5]

Fraturas de Mandíbula

As fraturas de mandíbula são classificadas tomando como base a anatomia e a função. Podem ser classificadas quanto a localização, favorabilidade para o tratamento, lesão de tecidos

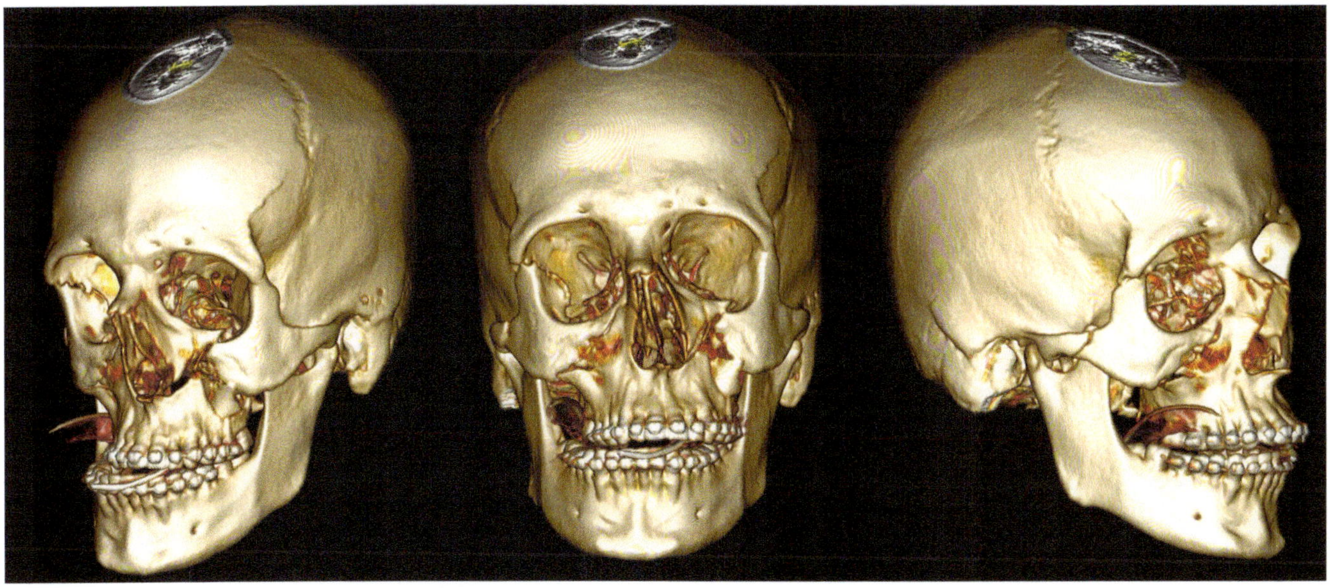

Fig. 19-1. Reconstrução 3D de um paciente com fraturas de maxila LeFort 1, 2 e 3 e zigoma à direita, e LeFort 1 e 2 à esquerda.

moles, presença ou ausência de dentes e direção do traço de fratura. Inicialmente localizamos a fratura na mandíbula, podendo ser uma fratura de sínfise, parassínfise, corpo, ângulo, ramo, subcôndilo, côndilo ou processo coronoide, além das fraturas de processo alveolar. Então, é possível classificar das demais formas as fraturas. É possível classificar a fratura como simples, em que o traço é linear e único, ou complexa, em que há mais de um traço e este se divide em vários traços criando diversos fragmentos ósseos. Também é possível classificar as fraturas em favoráveis ou desfavoráveis a depender da ação dos músculos da mastigação naquele traço de fratura específico. Quando o movimento muscular age de modo a aproximar os fragmentos ósseos, a fratura é classificada como favorável; já quando o movimento muscular separa os fragmentos ósseos, a fratura é classificada como desfavorável. Em ambos o caso é possível ainda falar da direção da favorabilidade para tratamento, podendo ser horizontalmente favorável ou desfavorável, ou verticalmente favorável ou desfavorável. Por fim, ainda é possível classificar a fratura quanto à presença de dentes na margem do traço. Caso o paciente apresente dentes em ambos os lados da fratura, ela é classificada como uma fratura de classe I. Caso haja dentes apenas de um dos lados da fratura, ela é classificada como classe II e, caso não haja dentes de nenhum dos lados da fratura, classe III.[4]

DIAGNÓSTICO CLÍNICO

A avaliação inicial do paciente com trauma de face é sempre iniciada com o exame físico, priorizando lesões possivelmente fatais para o paciente. É necessária a avaliação da via aérea e a desobstrução dela, o controle de sangramento e a exposição de locais de possíveis lesões. Após serem afastados possíveis riscos à vida do paciente de forma imediata, parte-se para uma avaliação pormenorizada das fraturas de face em si.

A história clínica detalhada e o exame clínico completo conseguem, na grande maioria das vezes, fazer um diagnóstico inicial dos locais de trauma no esqueleto facial. Inicia-se o exame pela inspeção. Lacerações, hematomas, equimoses e demais traumas de tecidos moles, mesmo que pequenos, não devem ser ignorados, visto que podem gerar a suspeita para um trauma ósseo no local. É necessária a avaliação do septo nasal, para exclusão de hematoma de septo, que configura uma urgência cirúrgica e quanto a presença de rinorreia, que pode representar uma fístula liquórica da base do crânio. A presença de uma laterorrinia pós-trauma percebida pelo paciente já configura indicação para redução nasal.

No paciente com lesões de tábua anterior de seio frontal, muitas vezes é possível notar o afundamento da tábua óssea, mas, no caso de suspeita de fratura, a não visualização de afundamento não exclui a lesão, que pode ser camuflada pelo edema local. No paciente com fraturas naso-orbitoetmoidais, a aparência é típica. O paciente aparenta ter ossos nasais afundados na região do *radix*, com aumento da distância interpalpebral (telecanto traumático).

A perda de projeção malar é característica das fraturas de zigoma podendo também ser notado o afundamento do arco zigomático, seja em fraturas de zigoma de média e alta energia ou em fraturas isoladas de arco zigomático. Ainda é essencial a avaliação da oclusão do paciente, caso seja possível, questionando o paciente sobre como era a oclusão antes do trauma e o registro fotográfico da face do paciente e da oclusão dentária. Alterações de oclusão geram uma alta suspeita de fraturas de maxila e/ou mandíbula. Também é importante a avaliação de trismo e mobilidade da mandíbula, assim com avaliação da articulação temporomandibular por meio de sua palpação.

A palpação de toda a face em busca de áreas de crepitação, edema e mobilidade óssea também é de grande importância no exame físico, pois, por meio dela, é possível realizar o diagnóstico de fraturas antes do exame de imagem em muitos casos.

A palpação sistematizada permite uma análise de todos os segmentos da face, sem que o examinador esqueça de avaliar alguma parte. Portanto, a abordagem com a palpação bimanual de cranial para caudal configura um método simples de sistematização, passando por todos os rebordos da face.

Na avaliação específica de cada terço da face, é importante o teste de sensibilidade e motricidade de toda a mímica facial e dos músculos da mastigação para diagnóstico precoce de lesões nervosas do VII par (facial) e do V par craniano (trigêmeo). Da avaliação ocular, deve-se proceder a avaliação da motricidade ocular extrínseca do olho, solicitando que o paciente siga o dedo do examinador com os olhos em todas as direções. Dificuldade para realizar a manobra pode sugerir encarceramento muscular por fratura de órbita.

É importante contar com uma avaliação de acuidade e fundo de olho pelo Oftalmologista, assim como valorizar queixas de diplopia e dor ocular pelo paciente. De 10 a 30% dos traumas dos ossos da órbita apresentam traumas oculares associados.[6]

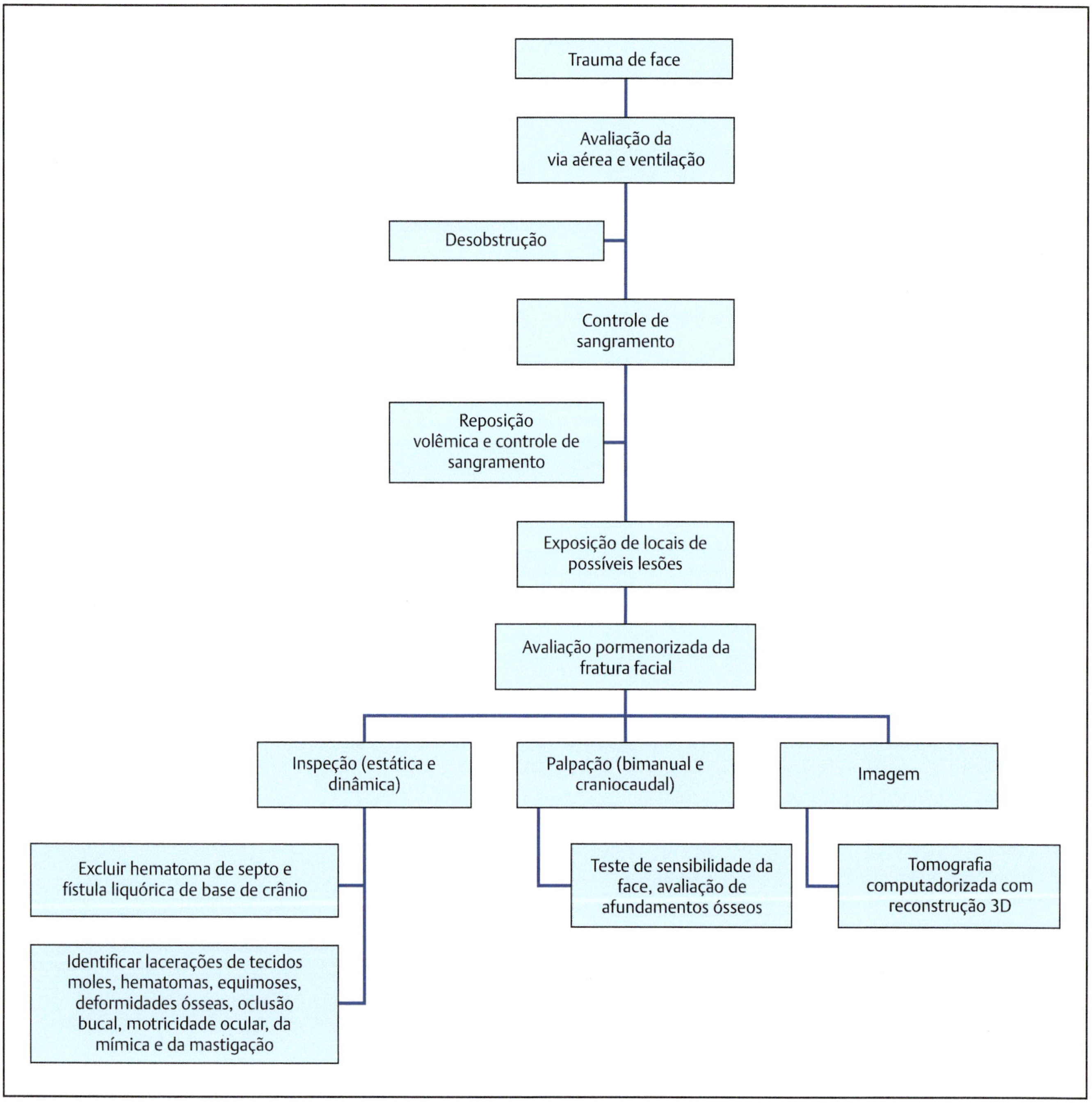

Fluxograma 19-1. Avaliação clínica do trauma de face.

DIAGNÓSTICO POR IMAGEM

As imagens de tomografia computadorizada são imprescindíveis para o diagnóstico preciso e tratamento corretos das fraturas de face. Elas devem ser obtidas nos cortes mais finos possíveis do aparelho de tomografia (usualmente 1 mm), de preferência obtidas em aparelhos *multislice* e avaliadas em janela óssea e de tecidos moles com reconstrução coronal, sagital e 3D. Cada umas das incidências mencionadas permite uma melhor avaliação de diferentes fraturas, portanto todas as incidências e cortes devem ser avaliados nas diferentes janelas (Fig. 19-2).

Historicamente, utilizava-se incidências de radiografia para avaliação de fraturas de face, conduta que atualmente não se justifica mais economicamente. O diagnóstico pela tomografia computadorizada é amplamente superior, mais específico e sensível, permitindo ao médico também um planejamento terapêutico mais eficiente.[5]

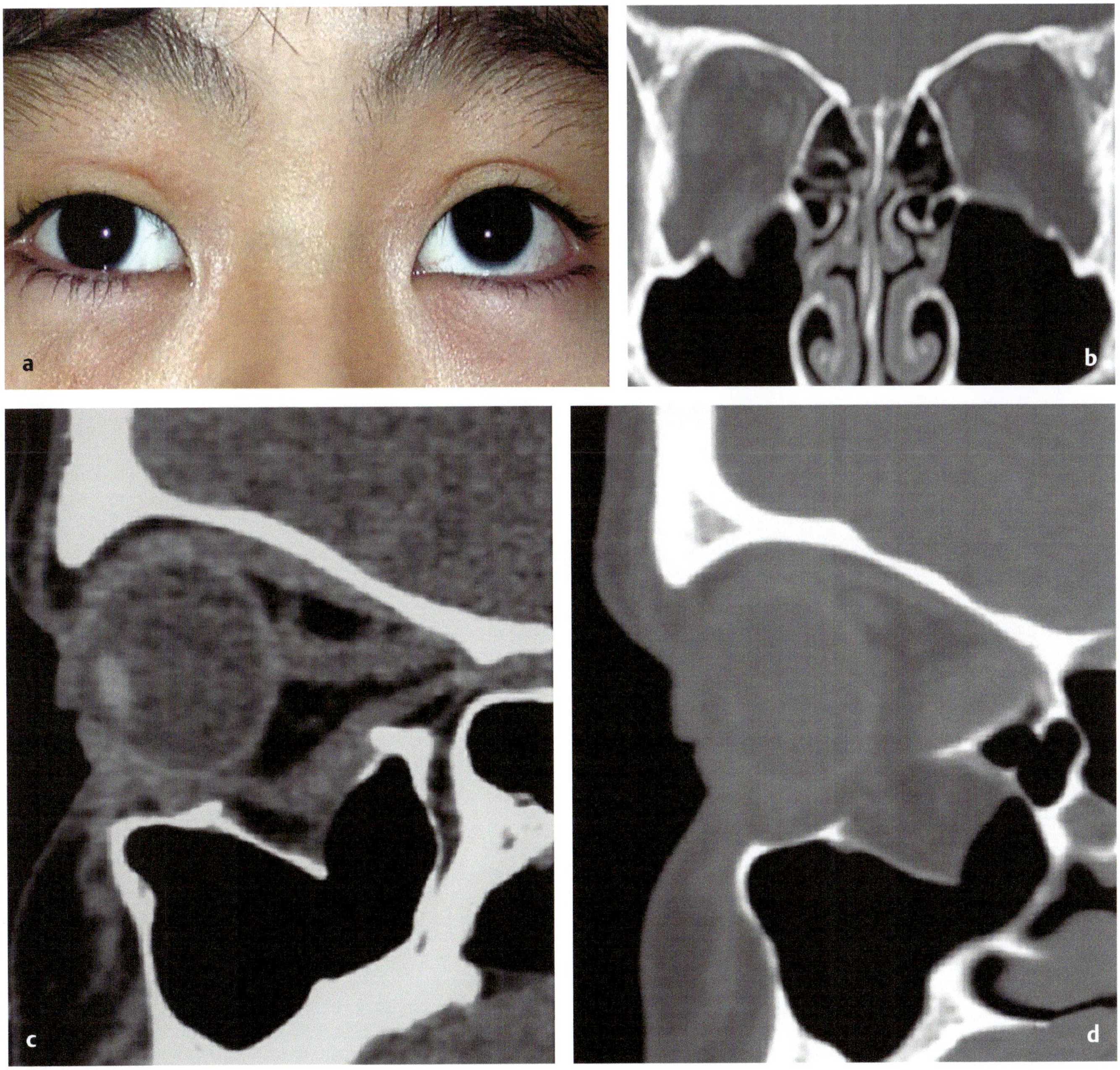

Fig. 19-2. (a) Traumatismo ocular direto com limitação de movimento ocular à direita. (b) Fratura de assoalho e órbita com encarceramento do músculo reto inferior com diplopia. (c) TC, corte sagital com detalhe de trauma direto no olho – janela de partes moles. (d) TC, corte sagital – janela óssea.

A manipulação das imagens radiológicas, em programas de computador de análise, permite ao avaliador na linha de frente e ao cirurgião que realizará o tratamento cirúrgico definitivo recursos ainda mais avançados, como planejamento e análise de segmentos isolados do esqueleto facial e até redução e planejamento virtual da cirurgia com impressão de guias em impressora 3D que facilitam o procedimento cirúrgico (Figs. 19-3 e 19-4).

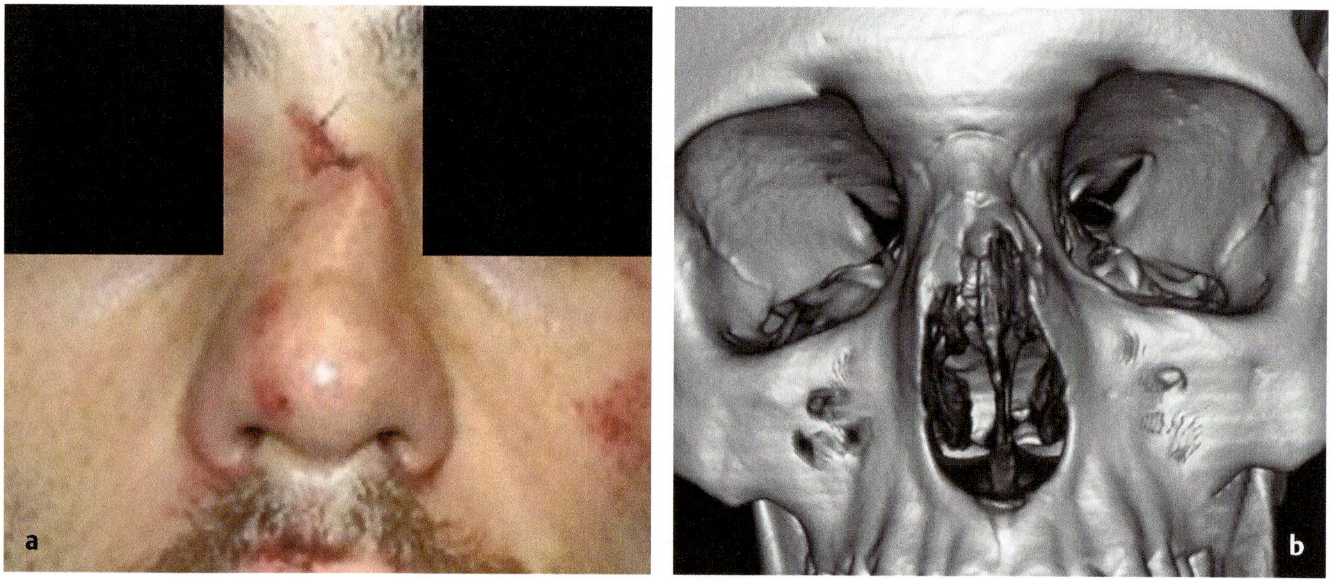

Fig. 19-3. (a) Trauma de face por agressão com desvio de pirâmide nasal. (b) Fratura de ossos nasais com desvio – imagem tomográfica.

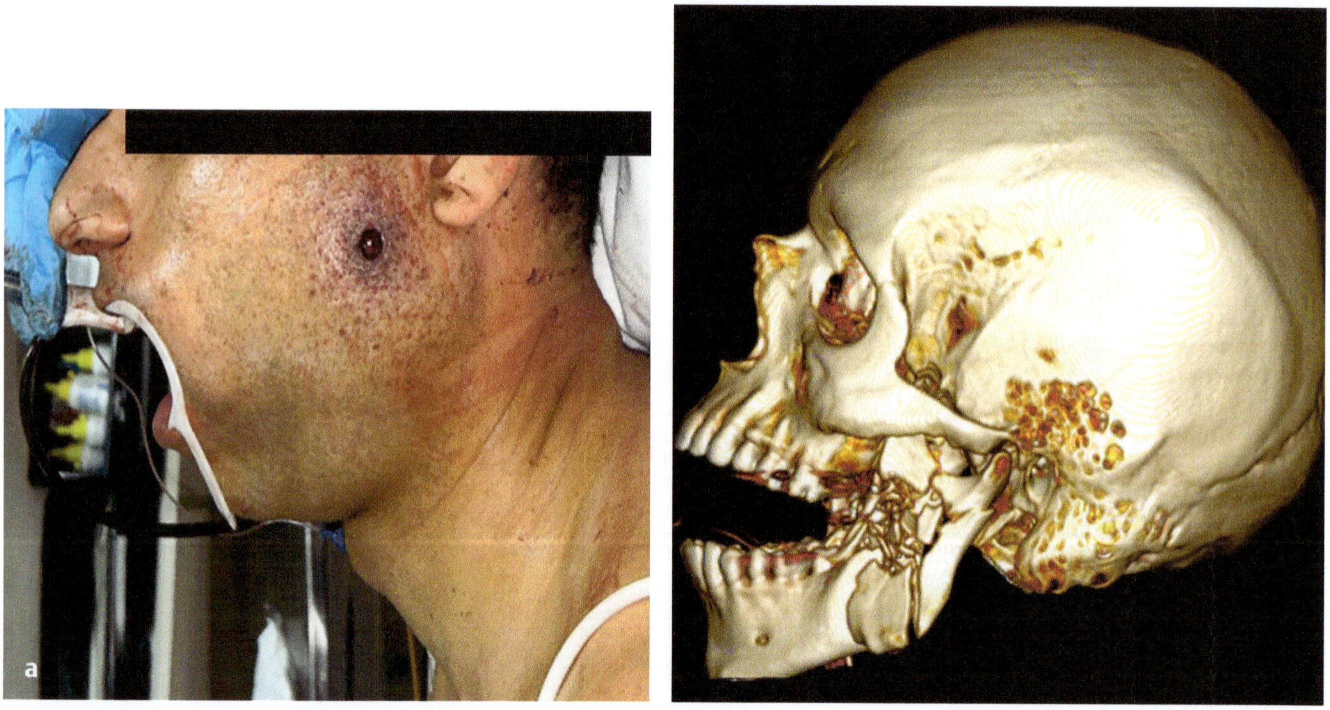

Fig. 19-4. (a) Paciente com orifício de entrada de projétil de arma de fogo em topografia de ramo da mandíbula esquerdo. (b) Reconstrução 3D demonstrando a fratura com cominuição de ramo da mandíbula esquerdo. *(Continua)*

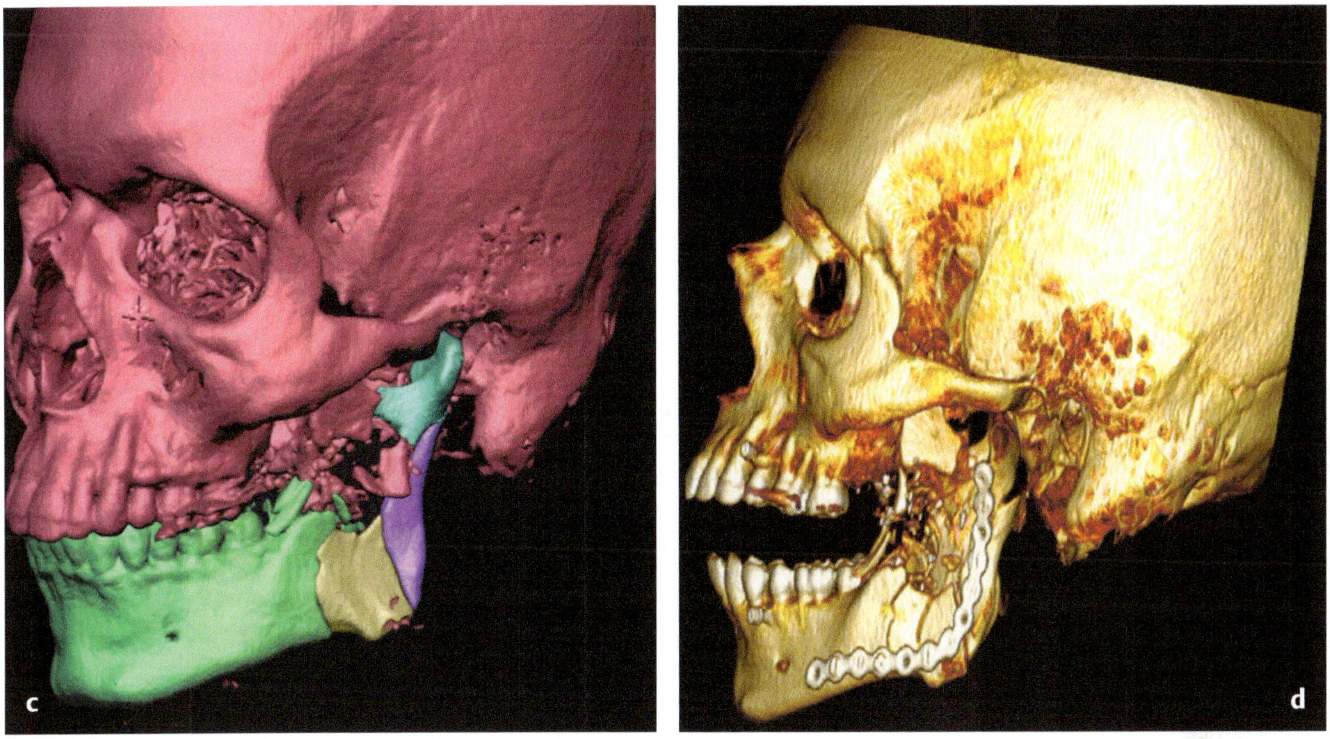

Fig. 19-4. *(Cont.)* (**c**) Redução virtual dos fragmentos cominuídos do ramo da mandíbula para planejamento da cirurgia. (**d**) Redução e fixação rígida com placa de reconstrução de ramo da mandíbula.

TRATAMENTO

O tratamento das fraturas de face também é dividido por segmentos. O raciocínio clínico para o tratamento de cada um dos segmentos faciais baseia-se nas deformidades estéticas e funcionais em decorrência do trauma para a indicação de tratamento cirúrgico ou um tratamento conservador.

No terço superior da face, para a indicação cirúrgica é importante considerar a extensão do afundamento da tábua anterior do seio frontal, o acometimento da tábua posterior e o acometimento do ducto nasofrontal. No caso de acometimento da tábua anterior, realiza-se a cirurgia em caso de afundamento visível através de acesso coronal, com redução e fixação rígida dos fragmentos fraturados. Já na eventualidade de acometimento do ducto nasofrontal, seja seu diagnóstico realizado por meio de tomografia no pré-operatório ou na exploração no intraoperatório, é realizada a obliteração do ducto com um enxerto de osso, se disponível. Caso não seja possível o uso de enxerto de osso, pode-se usar um retalho de gálea ou periósteo, ou ainda cola de fibrina para obliteração do ducto. A mucosa de todo o seio frontal é removida para evitar a formação de mucocele. Quando há o acometimento da tábua posterior, a cirurgia é realizada em conjunto com a neurocirurgia, para proteção do encéfalo e reparo da dura-máter quando necessário.[4,7]

Para as fraturas naso-orbitoetmoidais, o tratamento baseia-se na classificação de Markowitz já citada anteriormente. Nas fraturas do tipo 1, nos casos em que não há sintomas clínicos (telecanto traumático, proptose ou enoftalmo, deslocamento da margem orbital), pode-se optar por um tratamento não cirúrgico. Em casos de deslocamentos mínimos, é possível realizar a fixação apenas em dois pontos, com colocação de placa no assoalho da órbita por acessos locais, caso necessário. Já para deslocamentos mais significativos e sintomáticos, a fixação é realizada em três pontos (pilar medial, processo nasofrontal e margem orbital) por acesso coronal, e é colocada placa em assoalho da órbita caso necessário.

Na NOE tipo 2, a osteossíntese é realizada também por acesso coronal, com fixação em três pontos e enxerto ósseo para manter a continuidade óssea, caso necessário, e colocação de fios de aço para reposicionamento do fragmento central da fratura. No tipo 3, observando-se a completa desinserção do tendão palpebral medial, e é necessário realizar a cantopexia transnasal com fios de aço, enxertos ósseos para a continuidade óssea e reconstrução da margem palpebral com enxertos ósseos também, além da redução de ossos nasais e enxertia de cartilagem/osso, caso necessário para a manutenção da projeção.

Ainda sobre o tratamento das fraturas do terço médio, a fratura de assoalho de órbita é considerada uma urgência cirúrgica quando há encarceramento muscular diagnosticado clinicamente ou proptose aguda. Para as demais indicações, aguarda-se a reavaliação que acontece com 10-14 dias pós trauma para a definição. Quando o paciente mantém diplopia, enoftalmo ou restrição da movimentação ocular, é indicado o tratamento cirúrgico com colocação de tela de titânio no assoalho da órbita e redução do globo ocular para a posição correta. Em geral, o acesso cirúrgico, nesses casos, é realizado por via transconjuntival ou transcutânea em pálpebra inferior.

Para o tratamento das fraturas de maxila e zigoma são sempre consideradas as movimentações dos maciços ósseos por conta do trauma. Então, quando há fraturas nessas duas regiões, no entanto, não há instabilidade dos segmentos, com redução adequada e opta-se por um tratamento conservador. Quando a redução adequada não é possível, com aumento ou diminuição da projeção da região malar, alteração na largura da face ou alterações de oclusão ocasionadas pelo trauma, é indicado o tratamento cirúrgico com fixação rígida, com redução aberta das fraturas. Na consideração do acesso adequado, pondera-se a extensão da fratura, o grau de deslocamento ósseo e a facilidade de redução. Muitas vezes, um acesso intraoral para maxila associado a incisões locais periorbitárias é adequado para uma redução e fixação das fraturas. Caso não se obtenha sucesso ou seja muito difícil a redução por via intraoral, utiliza-se do acesso coronal para uma exposição mais ampla. Os objetivos do tratamento, nesse caso, são o restabelecimento da projeção, largura e altura da face e oclusão adequada (Figs. 19-5 e 19-6).

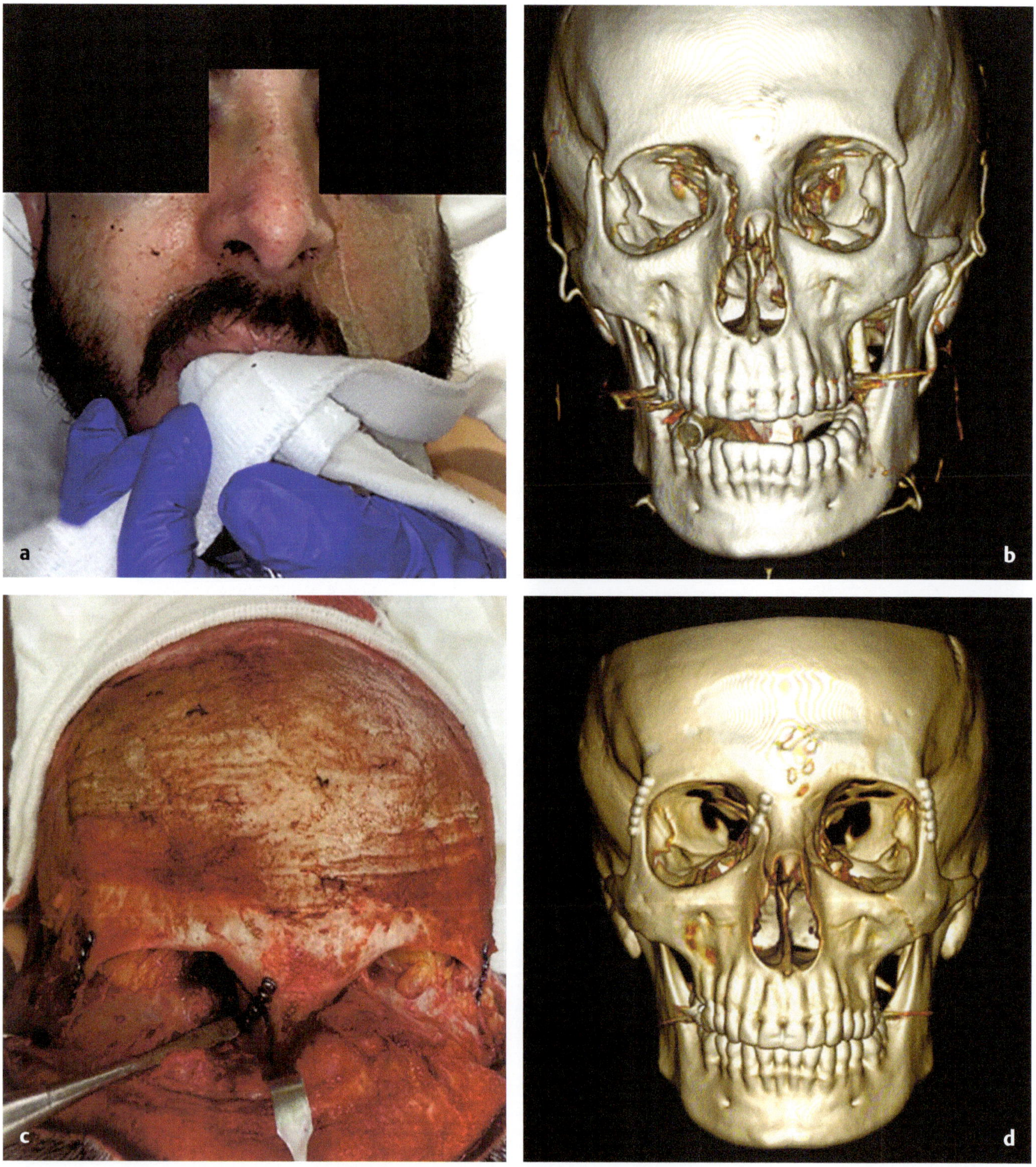

Fig. 19-5. (a) Paciente vítima de trauma de motocicleta × automóvel na chega ao hospital. (b) Reconstrução 3D do paciente demonstrando fraturas de maxila LeFort 2 e 3 bilateral. (c) Fixação rígida com placas e parafusos através de acesso coronal. (d) Tomografia de controle após redução e fixação das fraturas.

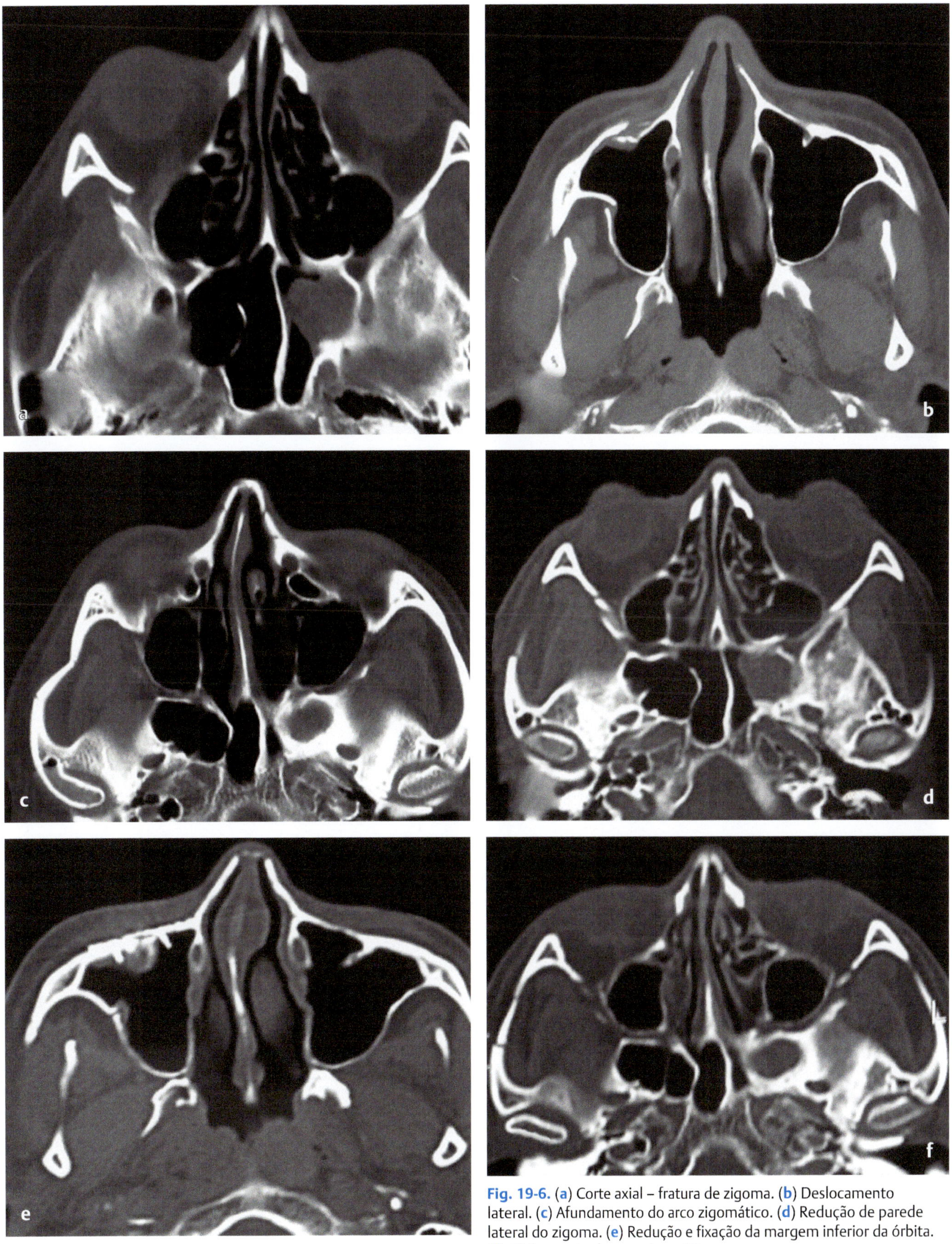

Fig. 19-6. (a) Corte axial – fratura de zigoma. (b) Deslocamento lateral. (c) Afundamento do arco zigomático. (d) Redução de parede lateral do zigoma. (e) Redução e fixação da margem inferior da órbita. (f) Alinhamento do arco zigomático.

Por fim, as fraturas de mandíbula, em sua grande maioria, são de tratamento cirúrgico. Apenas fraturas alinhadas e estáveis, sem alterações de oclusão em pacientes colaborativos e esclarecidos são tratadas conservadoramente. As demais fraturas são todas tratadas por meio de redução aberta com fixação rígida interna. Excetuam-se as fraturas de côndilo, onde a topografia da fratura determina a possibilidade de redução aberta ou tratamento conservador.[8]

Na maioria dos casos é possível a realização de uma fixação com distribuição de carga entre o osso da mandíbula e as placas colocadas (*load-sharing*), por meio da utilização de miniplacas e eventualmente bloqueio maxilomandibular. No entanto, em casos de cominuição dos ossos da mandíbula, é necessária a utilização de placas de reconstrução mais fortes, que sustentarão toda a carga depositada na mandíbula (*load bearing*). O objetivo após a redução da fratura de mandíbula deve ser um retorno à oclusão do paciente prévia ao trauma (Fig. 19-7).

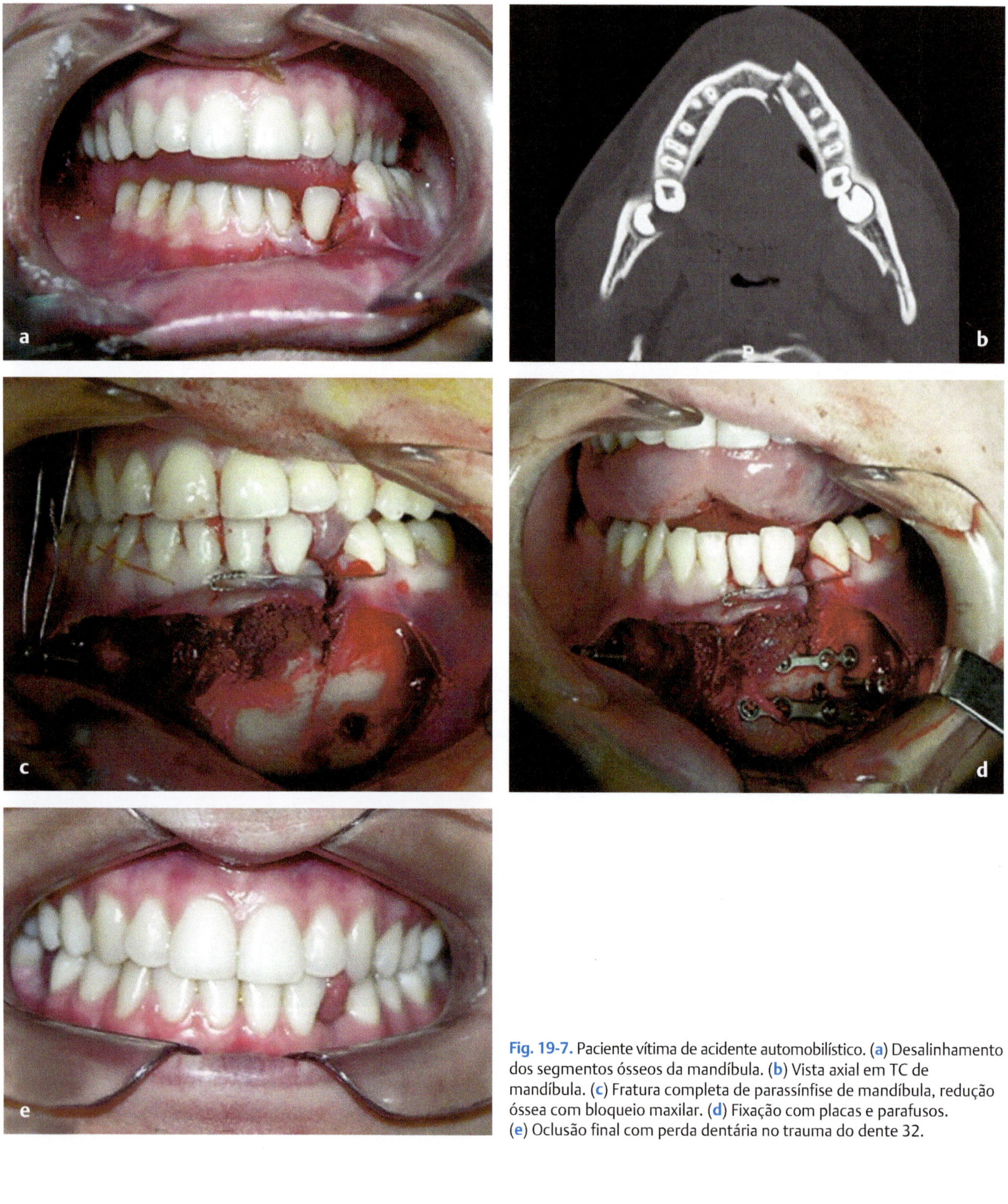

Fig. 19-7. Paciente vítima de acidente automobilístico. (a) Desalinhamento dos segmentos ósseos da mandíbula. (b) Vista axial em TC de mandíbula. (c) Fratura completa de parassínfise de mandíbula, redução óssea com bloqueio maxilar. (d) Fixação com placas e parafusos. (e) Oclusão final com perda dentária no trauma do dente 32.

COMPLICAÇÕES

Há uma vasta lista de complicações possíveis para as pacientes vítimas de traumas dos ossos da face, sejam eles submetidos a tratamento conservador ou tratamento cirúrgico propriamente. Para as pacientes vítimas de fraturas de terço superior da face, a complicação mais comum é a formação de mucocele do seio frontal, com possível evolução para mucopiocele e meningite, além da destruição dos tecidos moles e ósseos adjacentes. Quando isso acontece, é necessária uma nova intervenção cirúrgica para drenagem, desbridamento e remoção da mucosa residual do seio.

Para as fraturas NOE, o mais frequente são irregularidades de contorno assimétricas da região nasal e periorbitária, e desproporções. Também podem ocorrer alterações funcionais na respiração por desvios do septo nasal ou obstrução de válvula nasal interna ou externa, necessitando de novas abordagens cirúrgicas subsequentes para correção das complicações supracitadas.

Nas fraturas de órbita, podemos citar o hematoma retrobulbar, tratado com cantotomia e cantólise assim que identificado, e a manutenção do enoftalmo/exoftalmo como as complicações mais comuns. Nos casos em que a correção não é adequada, é necessário um novo procedimento para posicionamento correto do globo ocular (Fig. 19-8).

Nas fraturas de zigoma e maxila, as alterações de projeção da região malar e de altura da face são as mais comuns, no entanto a complicação mais grave é o surgimento de pseudoartrose na maxila. As alterações de oclusão após a redução da fratura e fixação, muitas vezes, podem ser corrigidas por ortodontia. Em casos mais graves, os pacientes podem ser submetidos a cirurgia ortognática posteriormente.

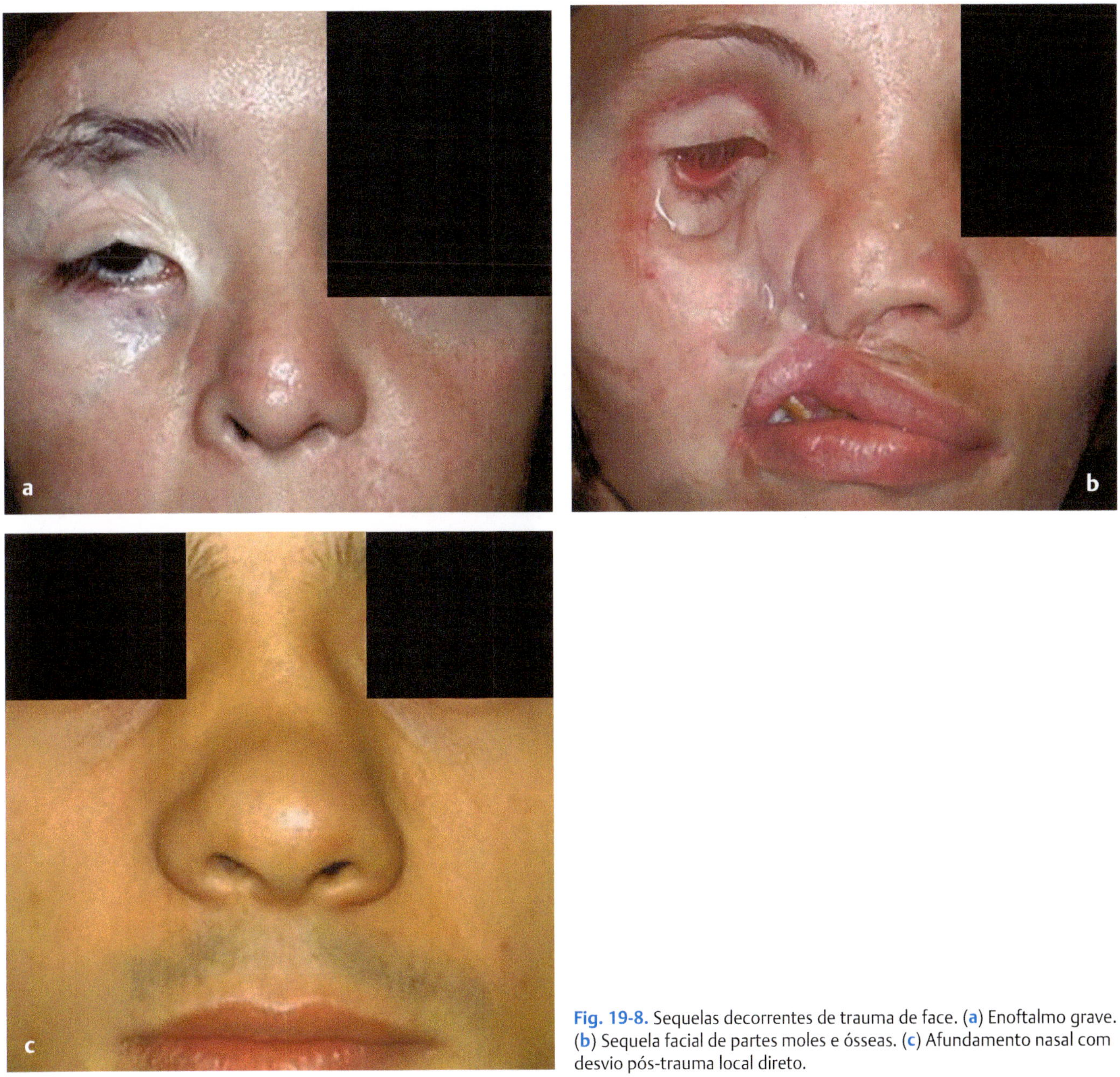

Fig. 19-8. Sequelas decorrentes de trauma de face. (a) Enoftalmo grave. (b) Sequela facial de partes moles e ósseas. (c) Afundamento nasal com desvio pós-trauma local direto.

Assim como na maxila, as alterações de oclusão no pós-operatório é uma das complicações que podem ocorrer nas fraturas de mandíbula. A ortodontia é uma opção muitas vezes resolutiva para esses casos. Quando não, o paciente tem indicação de cirurgia ortognática posteriormente.

Em todos os casos em que há utilização de material de síntese nos traumas de face, é possível que haja exposição do material, infecção, ou ruptura da placa por fadiga do material por sobrecarga crônica. Embora pouco frequentes, essas complicações também motivam reintervenções cirúrgicas para sua resolução com retirada do material de síntese e nova osteossíntese, caso necessário.

REFERÊNCIAS BIBLIOGRÁFICAS

1. Thaller S, McDonald WS. Facial trauma. 1st ed. CRC Press; 2004.
2. Macedo JLS de, Camargo LM de, Almeida PF de, Rosa SC. Perfil epidemiológico do trauma de face dos pacientes atendidos no pronto socorro de um hospital público. Rev Col Bras Cir. 2008;35(1):9-13.
3. Fonseca AS, Goldenberg D, Alonso N, Bastos E, Stocchero G, Ferreira MC. Seating position, seat belt wearing, and the consequences of facial fractures in car occupants. Clinics. 2007;62(3):289-94.
4. Rodriguez ED, Losee JE, Neligan P. Plastic surgery. Volume 3: Craniofacial head and neck surgery and pediatric plastic surgery. 4th ed. London: Elsevier Saunders; 2018.
5. Ernst A, Herzog M, Seidl RO. Head, and neck trauma: an interdisciplinary approach. Thieme; 2006.
6. Ho TQ, Jupiter D, Tsai JH, Czerwinski M. The incidence of ocular injuries in isolated orbital fractures. Ann Plast Surg. 2017;78(1):59-61.
7. Ricketts S, Gill HS, Fialkov JA, Matic DB, Antonyshyn OM. Facial fractures. Plast Reconstr Surg. 2016;137(2):424e-444e2.
8. Kurimori KT, Bastos EO, Oliveira WA, Alonso N. Management of intracranial condylar fracture with intracranial migration. J Craniofac Surg. 2018;29(6):1416-20.

TRAUMA NASAL – HEMATOMA SEPTAL – ABSCESSO SEPTAL

José Luiz Teixeira Rodrigues ■ Fernando Sasaki

TRAUMAS NASAIS

Fraturas Nasais

Dentre as fraturas dos ossos da face, as fraturas nasais são as mais comuns,[1] em especial devido à sua localização no centro facial proeminente,[2,3] correspondendo de 40 a 50% dos casos.[4,5] Ocorrem duas vezes mais em homens que em mulheres.[1,2] Várias são as causas, quase sempre relacionadas a traumas diretos decorrentes de quedas, esportes de contato, acidentes automobilísticos ou por agressões físicas, originadas por socos, chutes ou impactos de objetos.[3,6,7] Apesar de aparentar ser uma lesão menor, tem grande relevância estética e funcional.[2]

As fraturas nasais podem variar em gravidade e são classificadas pelo grau de lesão e de envolvimento do septo nasal. Estima-se que, em 90% dos casos de fratura de ossos nasais, exista também o comprometimento do septo nasal.[8]

Embora as fraturas nasais isoladas sejam mais comuns, estas também podem estar associadas a fraturas de outros ossos da face, como as do complexo zigomático-orbitário-maxilar e da base de crânio, possibilidades estas que devem ser aventadas, principalmente em casos cujo mecanismo de trauma seja intenso. Essas fraturas podem apresentar uma ampla gama de complicações se não forem adequadamente diagnosticadas e tratadas.[2,9,10]

Anatomia e Fisiologia

A estrutura do nariz é formada tanto por porções ósseas como cartilaginosas, num formato de pirâmide (Fig. 20-1).

A pirâmide óssea é formada pelos dois ossos próprios do nariz (unidos na linha média) e pelas porções ascendentes ou frontais da maxila.[11] A metade inferior dos ossos próprios é fina e larga, enquanto a porção superior é mais grossa e firmemente suportada pela articulação com o osso frontal e com o processo frontal da maxila.[12,13] Portanto, a porção inferior é mais suscetível a fraturas.[14]

A pirâmide cartilaginosa é formada pelas cartilagens laterais superiores (CLS) que estão em contato íntimo com os ossos nasais em sua porção mais cefálica. Caudalmente a esta estrutura, temos a ponta nasal, formada pelas cartilagens laterais inferiores (CLI).[3,13,15]

Internamente à pirâmide nasal, temos o septo nasal, também formado por partes cartilaginosas (cartilagem quadrangular) e ósseas (lâmina perpendicular do osso etmoide, vômer, espinha nasal anterior e canaleta óssea). O septo nasal atua sustentando e dando forma ao dorso nasal. A cartilagem quadrangular é mantida centralizada pelo apoio lateral das CLS, inferior da crista maxilar e superior e posteriormente pela lâmina perpendicular do etmoide. As CLI contribuem para o contorno e permeabilidade da válvula nasal.[3,16]

A inervação sensitiva nasal (importante à anestesia) é dada pelos ramos oftálmico e maxilar do V par craniano (**nervo trigêmeo**). Do **nervo oftálmico** surgem os **nervos supratroclear e infratroclear**, para dar sensibilidade a raiz nasal, dorso e parede lateral óssea. Também, através do **nervo etmoidal anterior**, emite ramos externos (que emergem entre osso nasal e CLS) para inervar o dorso, ponta e asas nasais, enquanto os internos se distribuem na mucosa anterior da cavidade nasal. Já do **nervo maxilar**, o **nervo infraorbital** abrange a parede lateral inferior, base alar e vestíbulo (Fig. 20-2).[16]

A vascularização do nariz é proveniente de ramos dos sistemas carotídeos interno e externo. A artéria oftálmica é ramo da artéria carótida interna que, por sua vez, dá origem às artérias etmoidais anterior e posterior e que se estendem da órbita lateralmente para a porção superior do septo nasal, ao longo da base do crânio. Já os ramos do sistema carotídeo externo são representados pelas artérias facial e maxilar interna. Da artéria facial, têm-se a artéria labial superior, a artéria esfenopalatina e a artéria palatina maior, que, junto das etmoidais, confluem no plexo de Kisselbach.[16] O septo posterior apresenta o plexo Woodruff, formado pela esfenopalatina e pelas artérias faríngeas posteriores.[12]

Mecanismos de trauma na face que provoquem lesões de tecido mole ou estruturas ósseas adjacentes a estes ramos arteriais podem levar a diferentes graus de intensidade de sangramentos nasais (epistaxe), um dos principais sintomas associados a traumas nasais.[10,17]

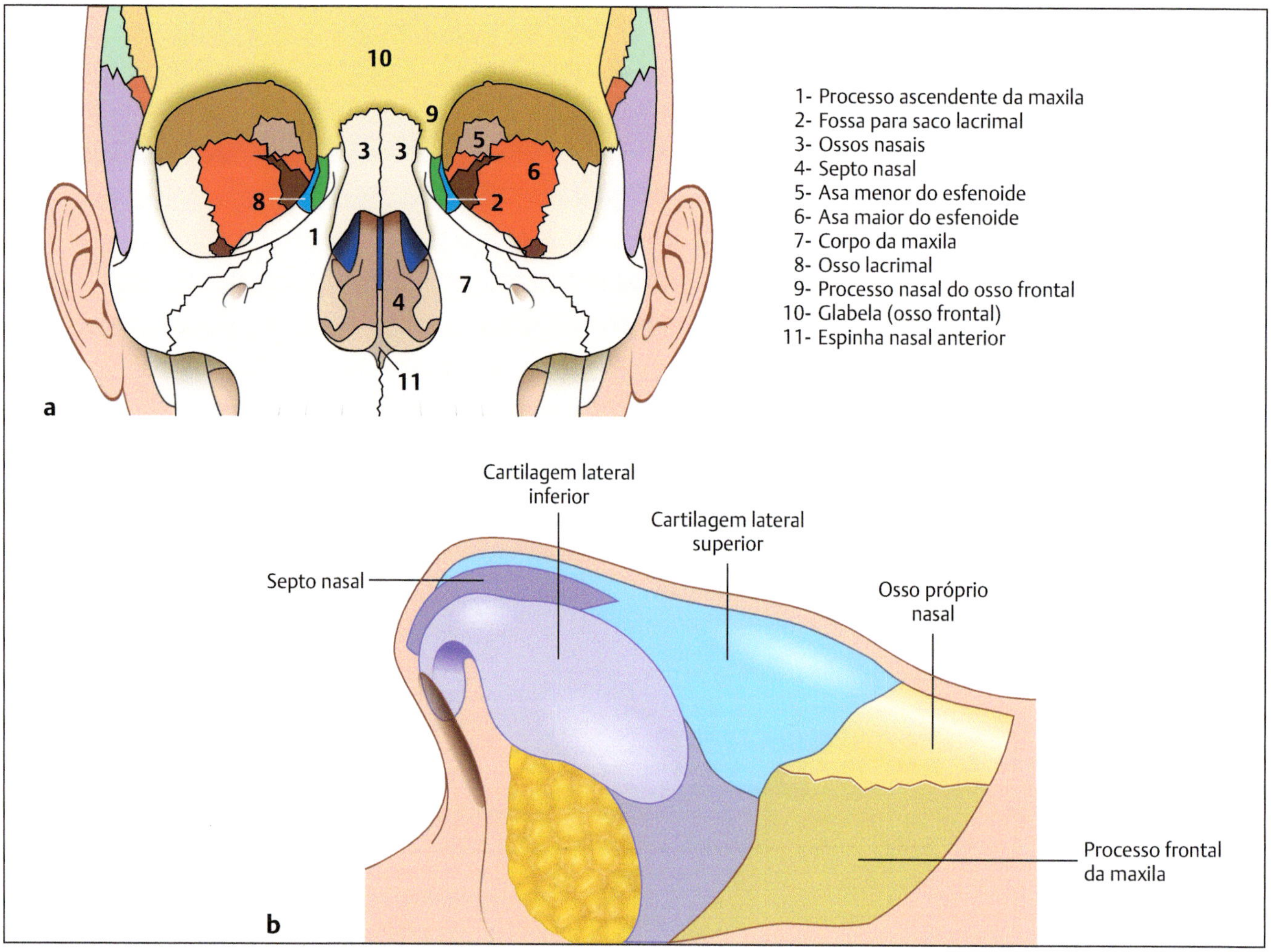

Fig. 20-1. (a) Ossos nasais. (b) Estrutura nasal osteocartiloginosa.

Fisiopatologia

O entendimento adequado da fisiopatologia do trauma nasal será responsável por um melhor índice de sucesso no tratamento. Os tipos de fraturas nasais e suas sequelas dependem de alguns fatores, como idade do paciente (flexibilidade das estruturas); intensidade e direção da força aplicada; natureza do instrumento causador do trauma.[2,9,10]

Lesões comuns de tecidos moles incluem laceração, equimoses e hematomas do nariz externo, assim como do interno. Lesões ósseas correspondem a fraturas (cominutiva é mais comum em pacientes idosos), desvios (mais comum em crianças) e fraturas-desvios. As fraturas laterais são mais frequentes que as frontais.[18] Em estudos, verifica-se que a maioria das fraturas ocorrem na junção dos ossos próprios e o ramo ascendente do maxilar.[6] Também, as fraturas septais foram identificadas na maior parte das fraturas nasais.[8]

O padrão das fraturas nasais varia com a direção e as forças aplicadas (lateral ou frontal), e uma evidente diferença é encontrada entre esses impactos. A força aplicada de direção frontal pode causar lesões simples, como a fratura interna da margem inferior dos ossos nasais, que é mais delgada, ou lesões graves com afundamento dos ossos nasais e do septo. Quando associada a telecanto ou pseudotelecanto, pode indicar fratura naso-orbitoetmoidal.[10,19] A força aplicada de direção lateral pode causar depressão do osso nasal ipsilateral ou ser forte o suficiente para ocasionar fratura do osso contralateral.[19] O septo nasal pode ser deslocado da crista maxilar, principalmente quando as forças têm direção inferior. Em 80% dos casos, as fraturas ocorrem na junção osteocartilaginosa do dorso.[20,21]

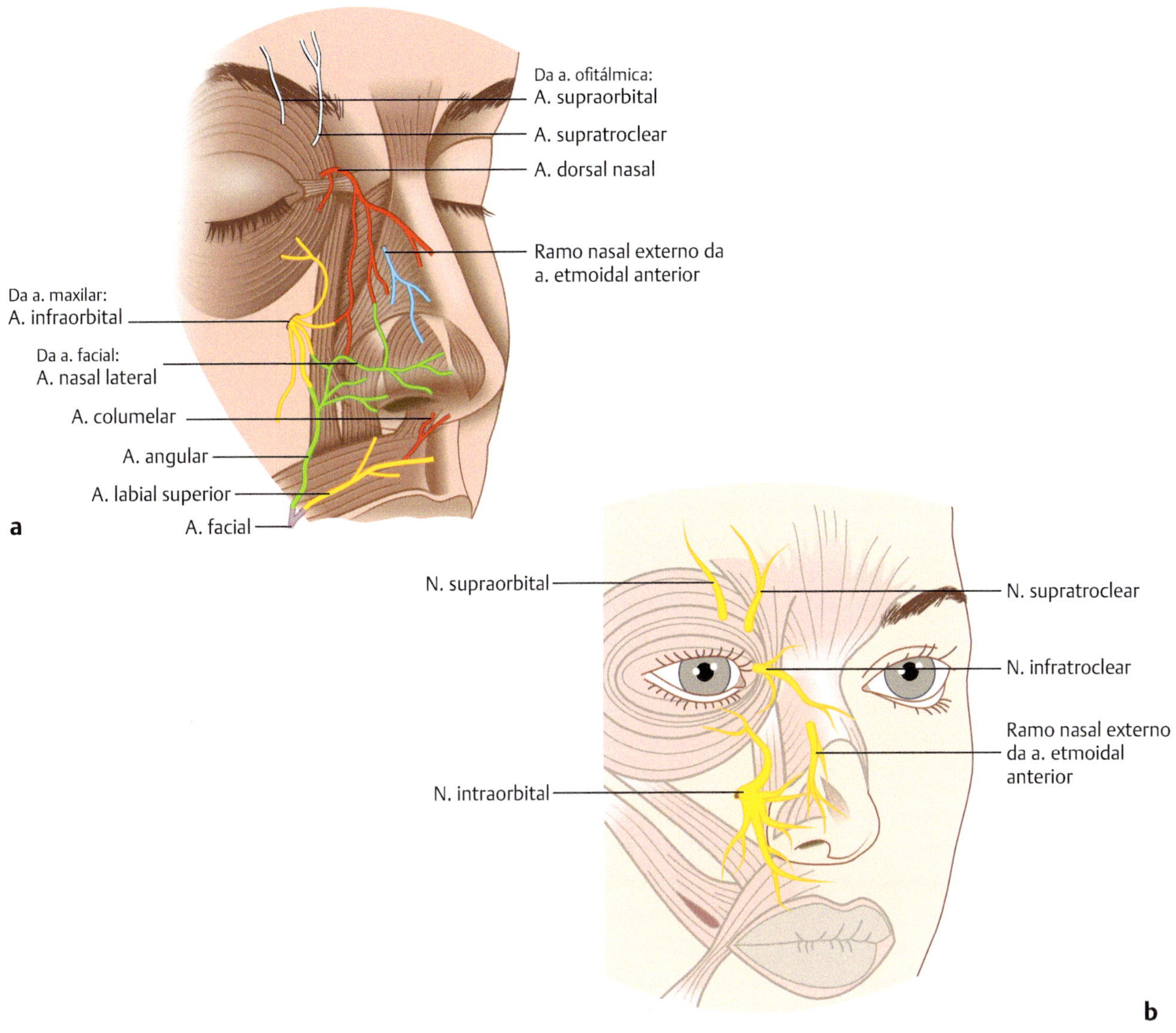

Fig. 20-2. (a) Irrigação nasal externa. (b) Inervação nasal externa.

Classificação dos Traumas Nasais

Existem vários tipos de classificação das fraturas nasais de acordo com alguns sistemas, incluindo a extensão do trauma, a localização da fratura e a presença de lesões associadas. Em comum, todas procuram classificar o tipo de trauma nasal de acordo com sua quantidade de energia envolvida (intensidade do trauma), sentido e direção (em relação ao mecanismo do trauma) e alterações ao exame físico. E, de acordo com a classificação, existe uma conduta com o objetivo de melhorar o índice de sucesso e diminuir as chances de se evitar procedimentos sem sucesso (Fig. 20-3; Quadros 20-1 e 20-2).[2,22-24]

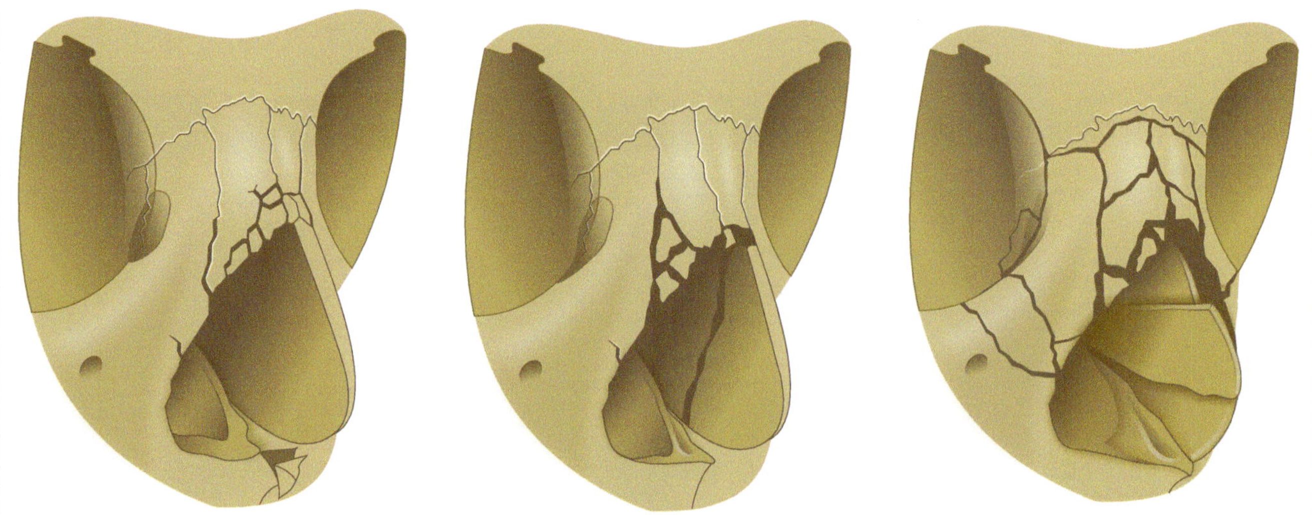

Fig. 20-3. Classificação de Stranc & Robertson.

Quadro 20-1. Classificação de Murray Modificada (Stal & Kelley)[23]

Tipo I	Lesões limitadas a partes moles
Tipo IIa	Fraturas nasais simples, unilaterais e alinhadas
Tipo IIb	Fraturas nasais simples, bilaterais e alinhadas
Tipo III	Fraturas nasais simples com desalinhamento
Tipo IV	Fraturas nasais cominutivas e fechadas
Tipo V	Fraturas nasais cominutivas ou complicadas

Quadro 20-2. Classificação de Stranc & Robertson (1979)[24]

Tipo I	Somente as extremidades distais dos ossos nasais e o septo são lesionados
Tipo II	Porção distal do osso nasal e processo frontal da maxila na abertura piriforme
Tipo III	Fratura de ambos os processos frontais da maxila, osso frontal, sendo na verdade uma fratura naso-orbitoetmoidal

Diagnóstico

Anamnese

A avaliação da fratura nasal geralmente é feita com base em uma história clínica detalhada, exame físico e exames de imagem, como radiografias simples, tomografia computadorizada (TC) ou ressonância magnética (RM) da face e seios paranasais. Uma avaliação cuidadosa dos sintomas e sinais do paciente, como dor facial, deformidade nasal, epistaxe, edema e equimose periorbital, é essencial para o diagnóstico preciso.[10,19]

Traumas de baixa intensidade e velocidade levam a fraturas nasais isoladas. Já traumas de altas intensidade e velocidade estão mais relacionados com fraturas nasais associadas a outros ossos da face. O sentido do trauma também sugere diferentes tipos de acometimento da pirâmide nasal. Impactos laterais levam ao desvio da linha média do nariz, com laterorrinias (com fraturas uni ou bilaterais dependendo da intensidade do trauma) e, muito provavelmente, acometimento do septo nasal. Traumas frontais levam a alterações na ponta e septo nasal anterior, além de afundamento da pirâmide nasal com alargamento e perda da altura em casos de traumas mais intensos.[25]

No caso de traumas faciais de alto grau de impacto, deve-se suspeitar de fraturas de ossos da face quando há história de: hipoestesia facial, o que sugere acometimento do nervo infraorbitário em regiões orbitária e maxilar; diplopia, que sugere acometimento de órbita; e má-oclusão dentária, o que leva a suspeita de fraturas de maxila e/ou mandíbula.[25]

Ainda nestes casos e outros mais extremos, uma adequada avaliação das vias aéreas se faz necessária de acordo com os protocolos do Advanced Trauma Life Support (ATLS) ou Pediatric Advanced Life Support (PALS), antes de qualquer abordagem sobre face e nariz.

Exame Físico

A) Inspeção do nariz e da face:[26-29]
- Deformidades da pirâmide nasal: assimetrias de ossos nasais, laterorrinias, nariz em sela, alterações de ponta nasal (assimetrias, perdas de projeção e rotação de ponta).
- Edema: o grau é bastante variável no momento da avaliação médica. Casos de edema intenso dificultam avaliação (aguardar de 3 a 7 dias para reavaliação).
- Equimoses.
- Epistaxe.
- Alterações oculares: diplopia e outras alterações da motricidade extrínseca ocular sugerem acometimento de órbita e face com eventual lesão neural e devem ser avaliadas concomitantemente por outras especialidades, sugerindo também a necessidade de exames de imagem elaborados.

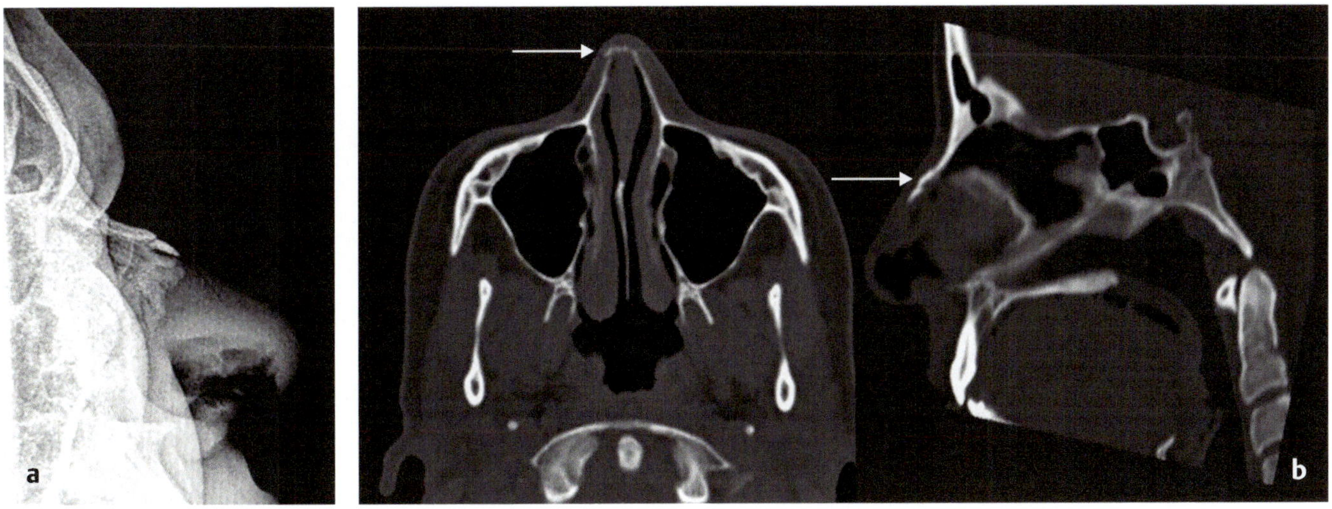

Fig. 20-4. (a) Fratura nasal em radiografia de perfil nasal. (b) Fratura nasal em TC de face (axial e sagital). (Fonte: acervo pessoal do autor.)

B) Palpação:[26-29]
- Crepitação e mobilidade da pirâmide nasal: sugerem fratura com instabilidade de ossos nasais.
- Deformidades de pirâmide nasal (afundamentos, linhas de fratura, assimetrias ósseas e degrau ósseo): indicam desalinhamento entre os fragmentos dos ossos nasais.
- Parestesia infraorbitária (sem sensibilidade ao toque): sugere acometimento do nervo infraorbitário em regiões orbitária ou maxilar.[26]
- Alterações ósseas do rebordo orbitário: sugere acometimento de órbita.

C) Rinoscopia/cavidade nasal:[26-29]
- Inspeção: com o auxílio de um fotóforo ou otoscópio, avaliar as porções mais anteriores da cavidade nasal.
- Edema e equimose do septo nasal sugerem a presença de hematoma septal (condição esta que requer tratamento de urgência).
- Presença de rinorreia com líquido claro hialino pode sugerir fístula liquórica por associação à fratura dos ossos da base do crânio. O teste do halo e/ou aferição da relação da glicose entre o líquido e o sangue auxiliam no diagnóstico desta condição.
- Desvios de septo nasal: a presença de desvios septais importantes concomitantes é um fator preditivo de insucesso de redução fechada de fraturas de ossos nasais, da mesma forma que lacerações extensas e exposição cartilaginosa e óssea.[27-29]

Exames Complementares

Comumente realizadas nos serviços de prontos-socorros, as radiografias simples de ossos próprios do nariz (incidências em perfil nasal e Waters) não apresentam grau de confiança adequada, sendo questionável o seu real valor diagnóstico,[26] mas, de certa forma, são úteis na confirmação para fraturas simples. Porém, na grande maioria dos casos, a história e o exame físico são suficientes para o diagnóstico adequado.[9,25,29]

Enquanto isso, o exame de tomografia computadorizada de face se faz imprescindível na suspeita (por meio da história e do exame físico) de fraturas de ossos da face associadas (Fig. 20-4).[10,25] A ressonância nuclear magnética também pode ser necessária, especialmente em lesões maiores e neurológicas.[9,19]

A nasofibroscopia pode ser utilizada para localização de foco de epistaxe ou na suspeita de traumas do septo ósseo, e em complementação da rinoscopia anterior.[30]

Tratamento

Avaliação Inicial

O tratamento das fraturas nasais depende da gravidade da lesão, da presença de lesões associadas e do tempo desde o trauma (Fig. 20-5).[10,12,19] Podemos avaliar um quadro de lesão nasal inicialmente em três seguimentos:

A) *Lesões de tecido mole externo (cutâneo)*: deve-se realizar primeiramente a limpeza e remoção de corpos estranhos. Pequenas lesões cortocontusas devem ser fechadas, seja por meio de suturas, como também com o "ponto falso" (curativo realizado com *micropore* ou *sterile strip*) ou colas biológicas.

B) *Mucosa nasal e septo nasal*: avaliar a presença de lacerações, epistaxes (que devem inicialmente ser contidas),

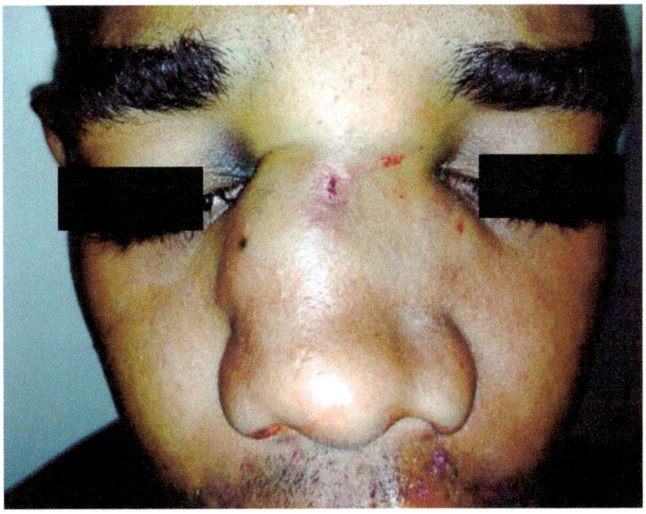

Fig. 20-5. Paciente com fratura nasal lateral.

avulsões, e exposição de cartilagem e osso. Dependendo do grau das lesões, poderá se decidir sobre a melhor abordagem.

C) *Fraturas nasais*: para a correção direta dos ossos nasais fraturados, existem duas abordagens:
   - Redução fechada: método mais simples, econômico e rápido, sendo este o mais realizado, servindo às fraturas simples e deslocadas sem deformidades estéticas e/ou funcionais graves ou outras fraturas associadas.[10,19] Realizada, em geral, ambulatorialmente e sob anestesia local, reposicionando-se os fragmentos ósseos diretamente pela fossa nasal, por manobras que forçam a volta da arquitetura original do nariz.[18] Contudo, deformidades nasais, pós-redução de fechada simples, podem ocorrer entre 15 e 42% dos pacientes,[31] com necessidade de revisão entre 9 e 62% dos casos.[19,21,28,32] Relaciona-se este fato a uma fratura septal não diagnostica e tratada, levando ao desvio posterior,[1,33,34] sendo proposto o uso de *splints* nasais para prevenção.[35]
   - Redução aberta: fraturas mais complexas e extensas ou com deformidades significativas podem exigir abordagem cirúrgica aberta, onde os fragmentos ósseos são acessados por meio de incisões nasais ou intraorais ou externas e realinhados cirurgicamente. A remoção da parte da cartilagem ou dos ossos da lâmina perpendicular do etmoide ou vômer pode ser necessária. Também indicada quando da persistência de deformidade após redução fechada ou quando existem outras fraturas de face que precisarão de correção cirúrgica. Alguns autores recomendam redução aberta sempre, devido ao alto número de casos que necessitam de rinosseptoplastia posterior em redução fechada.[21,32,36] Todavia, a redução das fraturas nasais nem sempre se faz necessária. Casos em que não há alteração estética ou funcional do nariz (pirâmide nasal alinhada, septo e espinha nasal sem desvios) ou mesmo nos casos em que o aspecto estético não incomoda o paciente, deve-se apenas manter a observação até a regressão do edema, atentando-se para possibilidade de deformidades ou complicações (hematoma) no retorno. Outro motivo, é quando se opta por uma rinoplastia futura.[10,21,22,28]

Redução Fechada de Fraturas Nasais

É o procedimento no qual os ossos nasais são realinhados sem a necessidade de incisões cirúrgicas abertas. Existem várias técnicas de redução fechada de fraturas nasais, cada uma adaptada para diferentes tipos de fraturas e necessidades individuais do paciente.[10,29] Pode ser feita apenas de forma digital (mais básica e em desuso), utilizando apenas a compressão direta e movimentos de modelagem para realinhamento nasal. Porém, o mais comum é a utilização de instrumental simples

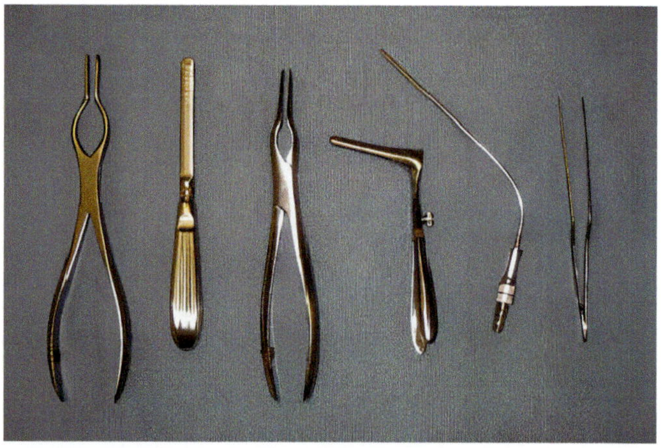

Fig. 20-6. Materiais especiais para redução: fórceps Walsham; elevador de Boies; fórceps Asch; espéculo nasal; aspirador nasal; pinça baioneta.

(mais usado no PS HCFMUSP) ou especiais, como elevadores e fórceps (Fig. 20-6), próprios para realocação dos fragmentos ósseos e septo nasal. Além disso, outras variações podem ser usadas se necessário, ainda sem realização de cirurgia aberta com uso de martelo, tração (ganchos ou fios) e uso de endoscópico.[37]

É importante ressaltar que a escolha da técnica de redução fechada depende da gravidade e do tipo específico da fratura nasal, bem como das habilidades e preferências do cirurgião. Além disso, como dito, nem todas as fraturas nasais podem ser tratadas com redução fechada, e algumas podem exigir intervenção cirúrgica aberta para garantir um resultado ideal.[10,19,28,32]

As suas principais contraindicações para realização são:

A) Fraturas cominutivas extensas.
B) Fraturas expostas (externas e de septo).
C) Tempo de história de trauma superior a 3 semanas.
D) Fraturas de face naso-orbitoetmoidais e do tipo Le Fort associadas (Quadro 20-3).[9]

Portanto, o plano de tratamento deve ser personalizado para cada paciente com base em uma avaliação cuidadosa da lesão, como na classificação do Quadro 20-4 e Fluxograma 20-1.[22,28,29]

Quadro 20-3. Resumo de Classificação de Le Fort

1. Le Fort I: Fratura transversal pela parte inferior do septo nasal e do processo palatino do osso maxilar
2. Le Fort II: Envolve uma fratura piramidal que separa os processos nasais do osso maxilar do crânio
3. Le Fort III: Mais grave, envolve uma fratura que passa pelo septo nasal, órbitas e base do crânio

Quadro 20-4. Classificação de fraturas septais e nasais

Tipo	Descrição da fratura	Características
I	Simples direta	Fratura deslocada unilateral ou bilateral sem desvio da linha média
II	Simples desviada	Fratura deslocada unilateral ou bilateral com desvio da linha média
III	Cominutiva de ossos nasais	Lesão cominutiva óssea bilateral mais desvio do septo, com preservação do suporte da linha média septal; o septo não interfere na redução óssea
IV	Fraturas septais e nasais com desvio severo	Fraturas nasais unilaterais ou bilaterais com desvio grave ou ruptura da linha média, secundárias a qualquer fratura septal severa ou deslocamento septal. Podem estar associadas à fragmentação cominutiva dos ossos nasais e septo, que interferem na redução das fraturas
V	Fraturas septais nasais complexas	Lesões severas, incluindo lacerações e traumas de tecidos moles, sela nasal aguda, lesões abertas e avulsão de tecido

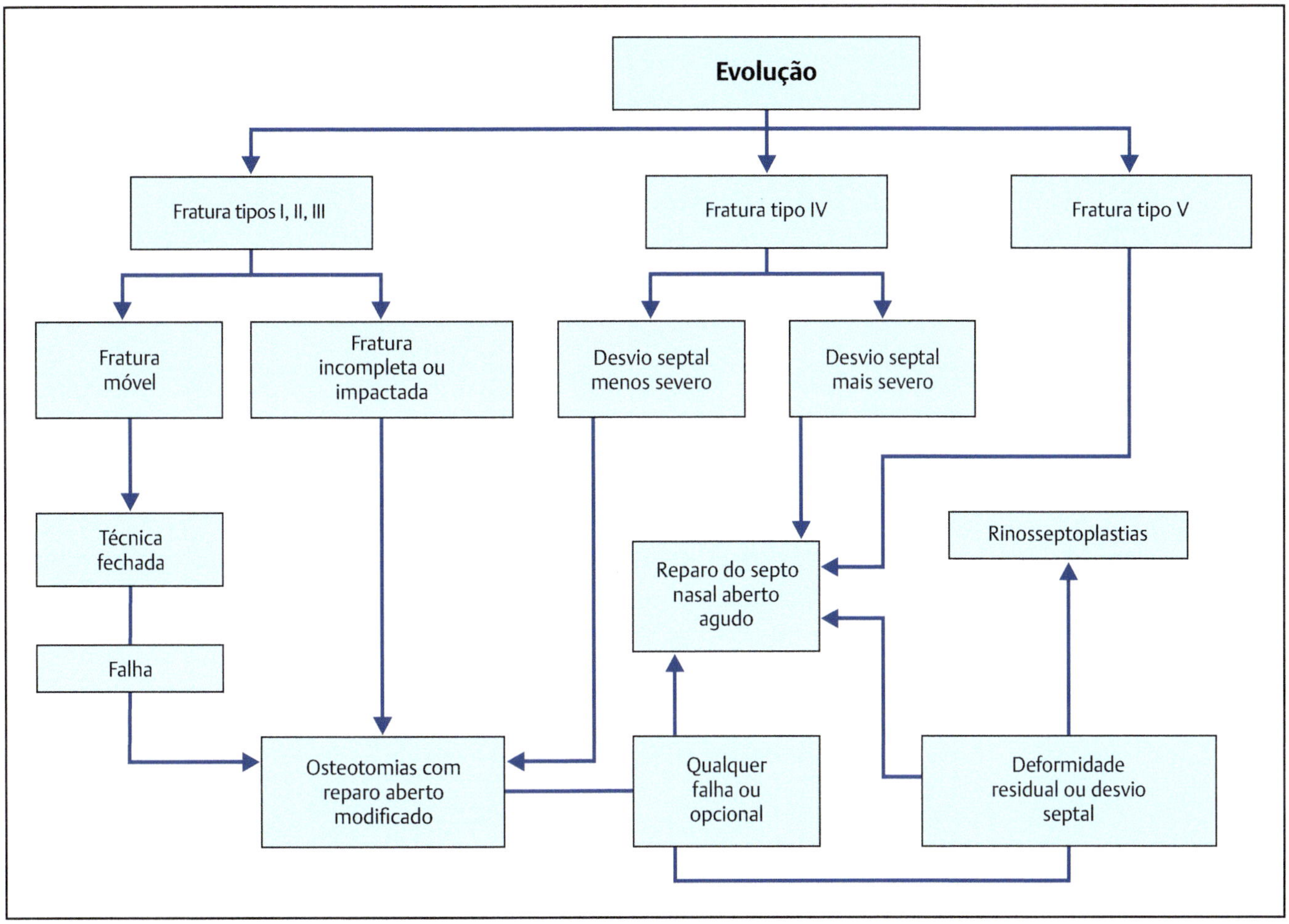

Fluxograma 20-1. Fluxograma de tratamento. (Adaptado da classificação e algoritmo de Rohrich & Adams; 2000).[28]

Preparativos para Redução Fechada com Instrumental (Simples) HCFMUSP (Fluxograma 20-2)

A taxa de sucesso da redução fechada de fraturas nasais varia de 60 a 90% dos casos das fraturas nasais simples e não cominutivas.[10,18,19,32] Nos casos em que há um edema intenso de partes moles da pirâmide nasal, isto pode impedir uma avaliação adequada quanto a presença de deformidades e desalinhamentos, e pode-se aguardar para a melhora parcial do quadro. Uso de compressas geladas em face bem como uso de anti-inflamatórios hormonais sistêmicos (prednisona, prednisolona) orais por 3-5 dias podem ser prescritos em casos mais intensos.

Devido a essa dificuldade de avaliação pelo edema dos primeiros dias, a redução deve ser realizada idealmente, senão nas primeiras horas após o trauma (até 3 a 5 horas), entre o 3º e 7º dia após a fratura, mas podendo estender-se até 14 dias da lesão.[10,19,38,39] De modo geral, passamos aos residentes a ideia de que a redução deve ser realizada **antes** de 5 horas ou **após** 5 dias do trauma.

A redução fechada dos ossos nasais deve ser realizada em até o máximo de 2 a 3 semanas a partir da ocorrência do trauma nasal. Após 3 semanas do trauma, motivados pelo processo de cicatrização, as fraturas acabam por consolidar-se, o que dificulta a redução fechada, devendo ser orientado posteriormente o procedimento em centro cirúrgico com uma abordagem maior.[19,21,28,38,39]

Antes de iniciar o tratamento com redução fechada, observar se existe a presença de **hematoma septal**, que é o acúmulo de sangue submucoso no septo, que, caso não drenado, pode evoluir para um **abscesso septal**. Ambos podem levar a necrose e absorção da cartilagem, com posterior deformidade da pirâmide nasal.[40]

A drenagem imediata se faz necessária, antes do tratamento da fratura, seja em regime ambulatorial ou em centro cirúrgico, com o auxílio de seringa e agulha calibrosa. Incisões de alívio na mucosa septal, uso de tampões ou *splints* nasais ou mesmo suturas em colchoeiro (transfixantes ao septo e mucosa) são todas medidas válidas que diminuem as chances de recoleção do hematoma/abscesso septal. Antibióticos sistêmicos profiláticos devem ser administrados após a drenagem para se evitar infecções locais.[40]

Na sequência, poderá ser então realizada a alocação dos ossos nasais pela redução.

Materiais para Redução de Fratura Nasal com Instrumental Simples

A redução fechada dos ossos nasais não requer necessariamente materiais especiais (Fig. 20-7):

- Fotóforo.
- Espéculo nasal.
- Algodão (para envolver pinças).
- Cotonoides (ou o próprio algodão, para anestesia tópica nasal).
- Pinças para reposicionamento dos ossos nasais: 2 pinças baionetas ou "Kelly" retas.
- Tala nasal externo (placa termolábil moldável é mais recomendável do que gesso).
- *Splint* septal, tampão e drenos podem ser usados.
- Lidocaína gel (opcional): para lubrificar o algodão das pinças.
- Solução tópica (ação anestésica e vasoconstritora de contato):
  - Lidocaína a 2% com vasoconstritor na concentração de 1:200.0000.
  - Solução de lidocaína a 2% sem vasoconstritor e adrenalina em 1:2000.
  - Solução de lidocaína a 2% sem vasoconstritor e oximetazolina tópica.
- Solução infiltrativa (ação especialmente anestésica):
  - Lidocaína a 2% sem vasoconstritor.
  - Lidocaína a 2% com vasoconstritor na concentração de 1:200.0000.
  - Solução de lidocaína 2% sem vasoconstritor e adrenalina em 1:80.000.

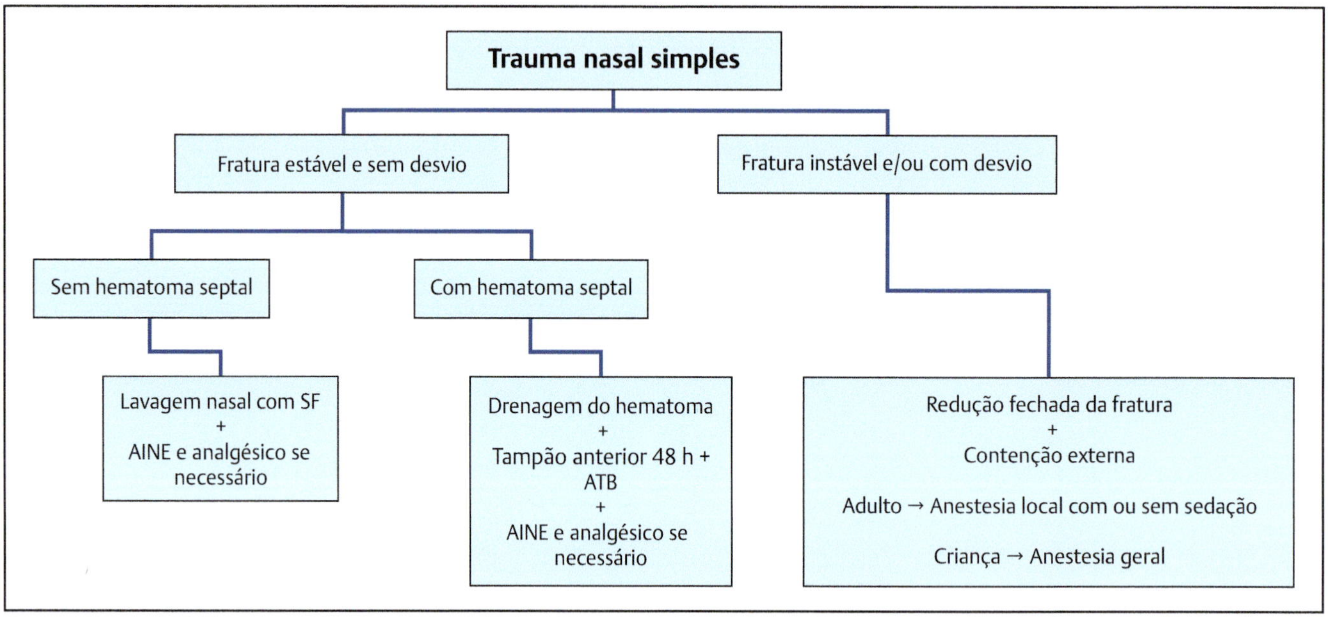

Fluxograma 20-2. Algoritmo resumido para tratamento de fraturas nasais simples.

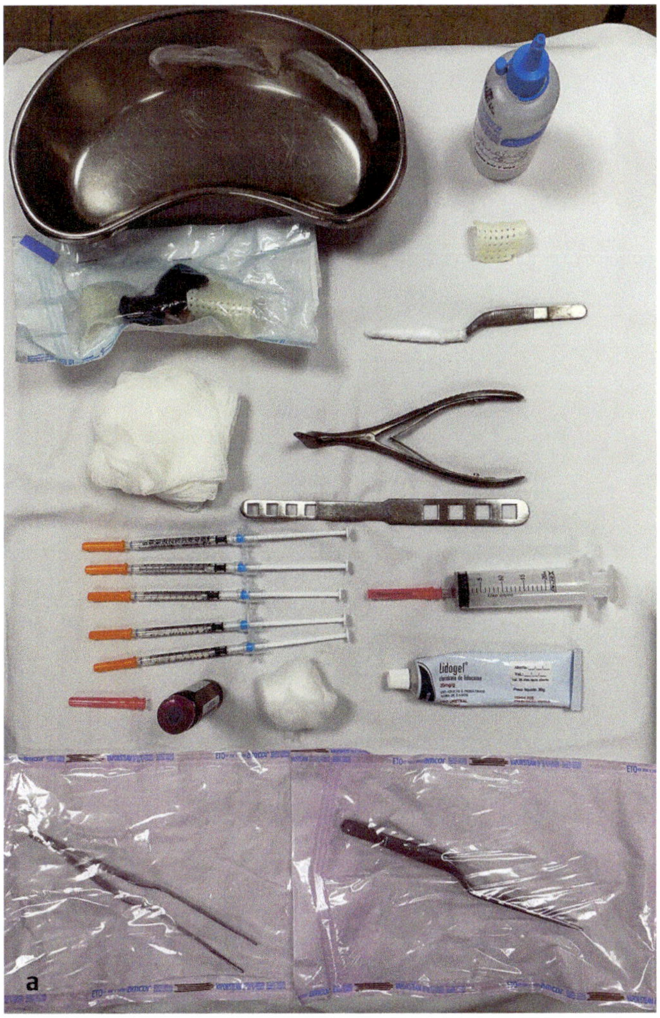

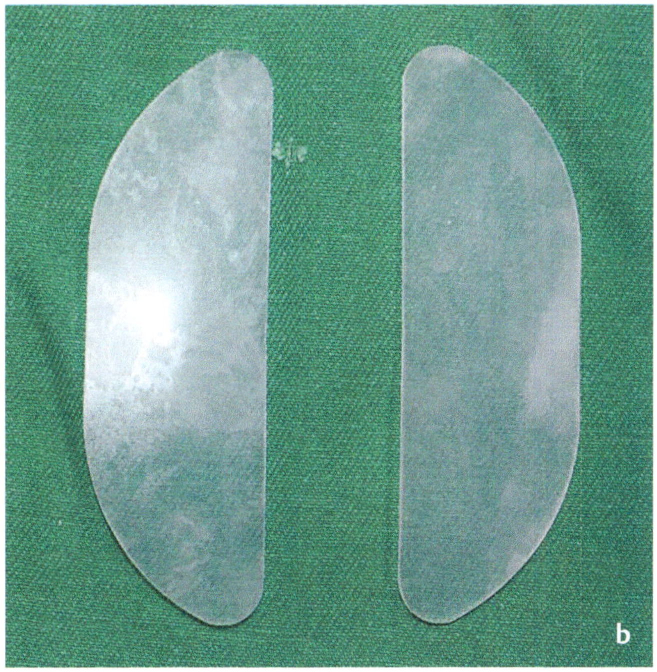

Fig. 20-7. Material para redução fechada simples. Em lesões no septo, pode ser necessário uso de *splint* nasal.

Descrição da Técnica Fechada com Instrumental Simples sem Sedação

Esta abordagem é indicada para fraturas uni ou bilaterais dos ossos nasais e fraturas do complexo nasosseptal com desvio menor que a metade da largura da ponte nasal (Fig. 20-8). Nos casos de fraturas cominutivas com laterorrinias importantes associadas a desvios septais obstrutivos, geralmente também é necessária a programação de correção cirúrgica eletiva da pirâmide e do septo nasal, mesmo após realização da redução fechada de fratura dos ossos nasais. Este procedimento deve ser realizado, geralmente, a partir do 6º mês pós-fratura nasal, e envolve a realização de osteotomias para reposicionamento da pirâmide nasal, septoplastia para correção de desvio de septo e uso de enxertos cartilaginosos para fortalecimento e camuflagem de assimetrias da pirâmide nasal.[29,34-36,38,39]

A redução fechada pode ser realizada tanto sob anestesia local quanto sob sedação leve ou anestesia geral a depender do grau de cooperação do paciente. Portanto, cabe ao médico avaliar e orientar o paciente sobre as opções de anestesia, a maneira como cada uma é feita, bem como as vantagens e desvantagens de cada opção. Apesar disso, na maioria dos casos, é possível realizar a redução fechada sob anestesia local.[18] Deve-se considerar a anestesia geral em casos de crianças pequenas e pacientes pouco cooperativos.[16,18,33]

Inicia-se o procedimento com o posicionamento preferencial do paciente em decúbito dorsal horizontal (diminui as chances de lipotimia ou síncope). Em seguida, realiza-se assepsia de toda a face e a colocação de campos estéreis. Nestes casos sob anestesia local, é importante que o médico comunique o paciente sobre cada passo a ser realizado a fim de acalmá-lo e não o assustar com movimentos incômodos e repentinos. Deve-se atentar também com a infiltração lenta do anestésico, visando a diminuir a dor por distensão dos tecidos moles. Isto é fundamental para reduzir o desconforto e manter a calma do paciente durante a anestesia.

A anestesia tópica é realizada com a colocação de cotonoide ou algodão laminado embebido com solução anestésica e vasoconstritora nas fossas nasais. Em seguida, inicia-se a anestesia local com a infiltração de lidocaína a 2% (associada ou não à adrenalina na concentração de 1:100.000 a 1:80.000) realizando-se os bloqueios regionais dos infraorbitários, supratrocleares e infratrocleares.

Na sequência, são infiltradas as regiões do nariz que serão manipuladas com os instrumentos utilizados na redução da fratura nasal, a saber: espinha nasal anterior; porção anterior do L-*strut* septal, região intercartilaginosa, porção

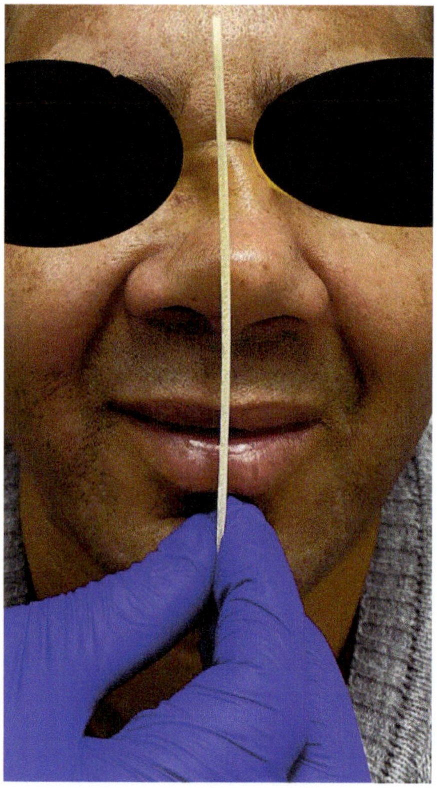

Fig. 20-8. Verificação de lateralização nasal pós-trauma, em relação a linha média.

dorsal do L-*strut*; cabeças das conchas inferiores e médias; porção interna do teto da pirâmide nasal. Também toda a parede lateral dos ossos nasais (interna e externamente) deve ser infiltrada (linha de osteotomia lateral), especialmente em casos com laterorrinia.

Uma anestesia realizada adequadamente permite ao médico a manipulação das estruturas sem causar grande dor ao paciente, aumentando a sua colaboração durante o procedimento sob anestesia local (Fig. 20-9). Após este passo, o médico testa a analgesia tocando (com o auxílio de uma pinça) as porções internas anestesiadas.

Por fim, posiciona-se então o instrumental (Kelly reta/pinça baioneta), envolvido por algodão laminado fino embebido com solução anestésica ou lidocaína gel, com delicadeza pela fossa nasal, apoiando-se sob todo o teto da pirâmide óssea.

Aplica-se uma força de dentro para fora no sentido anterior e superior (de baixo para cima), além de lateralmente (contra o sentido do trauma), a fim de reposicionar a pirâmide nasal para a posição desejada, sendo importante compensar com o dedo índex o local para compensar a força do movimento ascendente. Normalmente se escutará um estalo. Com esta manobra, também é possível corrigir alguns casos de desvios septais causados pelo trauma. Caso contrário, se houver fratura septal eminente, realiza-se posteriormente uma compressão do desvio septal para o sulco vomeriano.

A seguir, a explicitação do procedimento de redução de fratura nasal simples (Figs. 20-10 a 20-12).

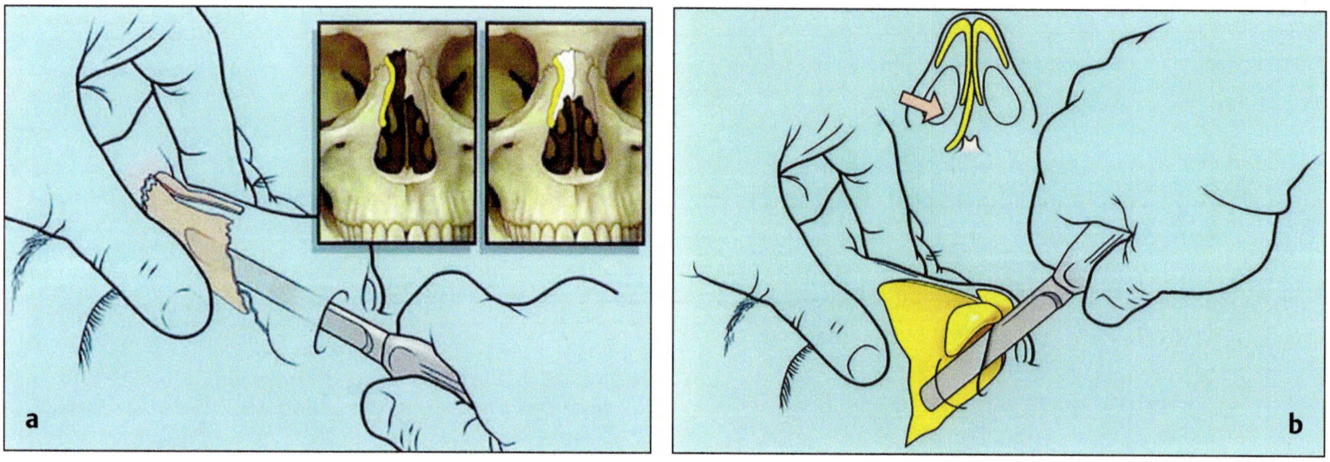

Fig. 20-9. Esquema de redução da parede lateral (a) e do septo nasal (b). (Fonte: Rohrich RJ, Adams WP Jr. Nasal fracture management: minimizing secondary nasal deformities. Plast Reconstr Surg. 2000 Aug;106(2):266-73.)

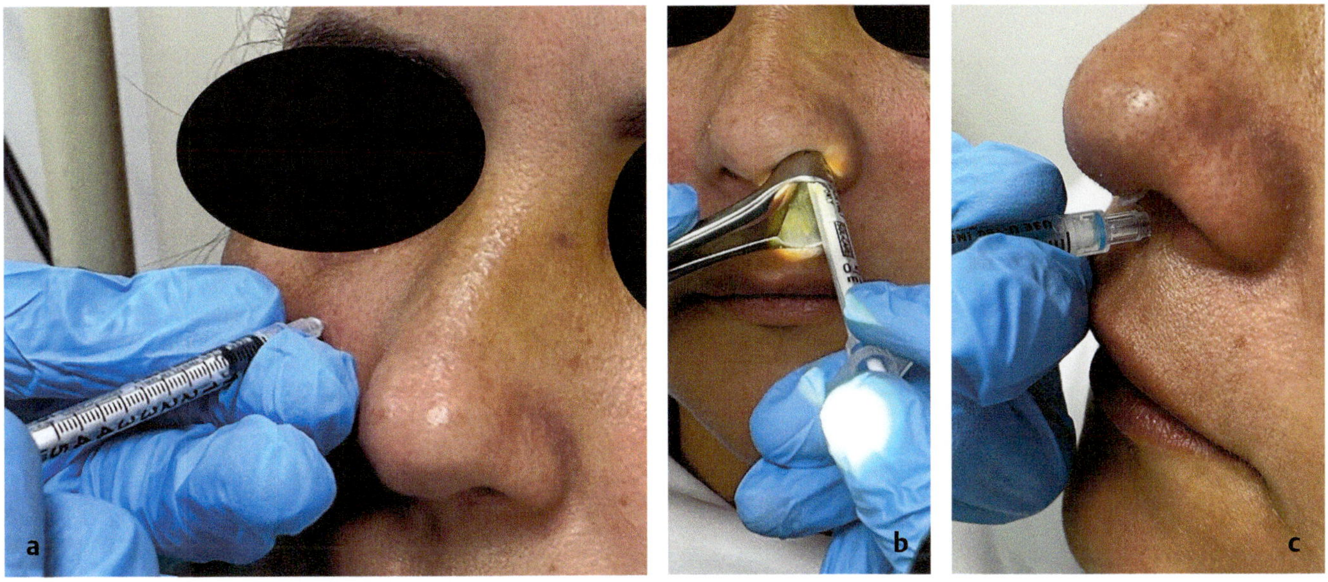

Fig. 20-10. Anestesia com: (a) bloqueio dos nervos, (b) infiltração interna e (c) infiltração externa.

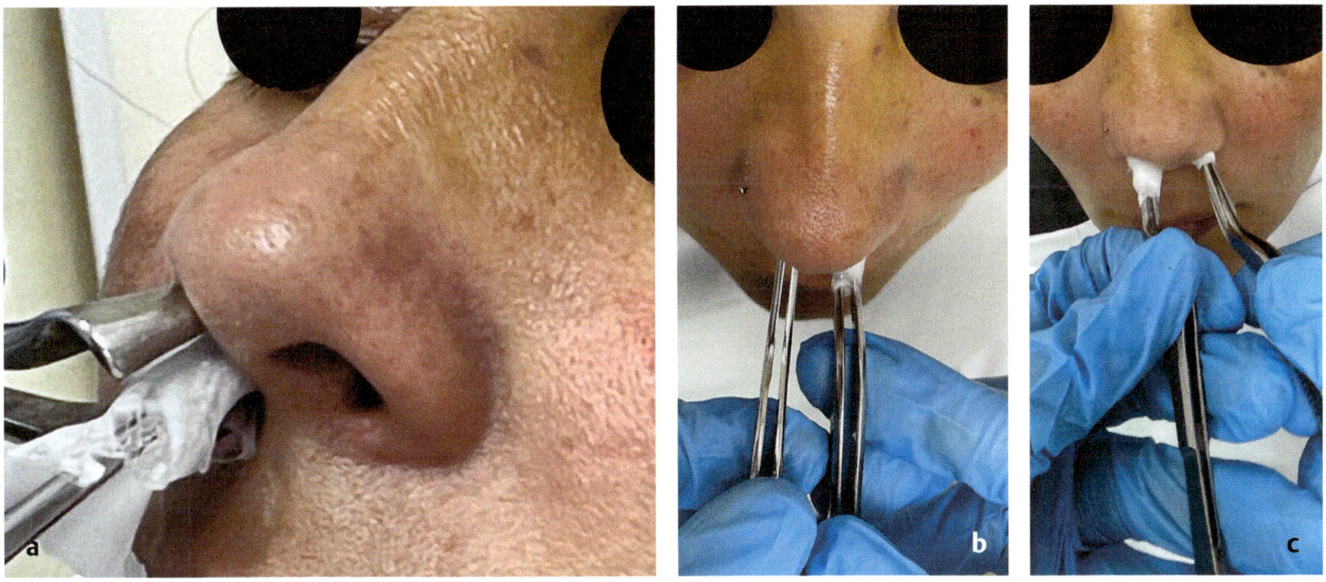

Fig. 20-11. Anestesia tópica (a), posicionamento das pinças baionetas envoltas em algodão (b), manobra de redução (c).

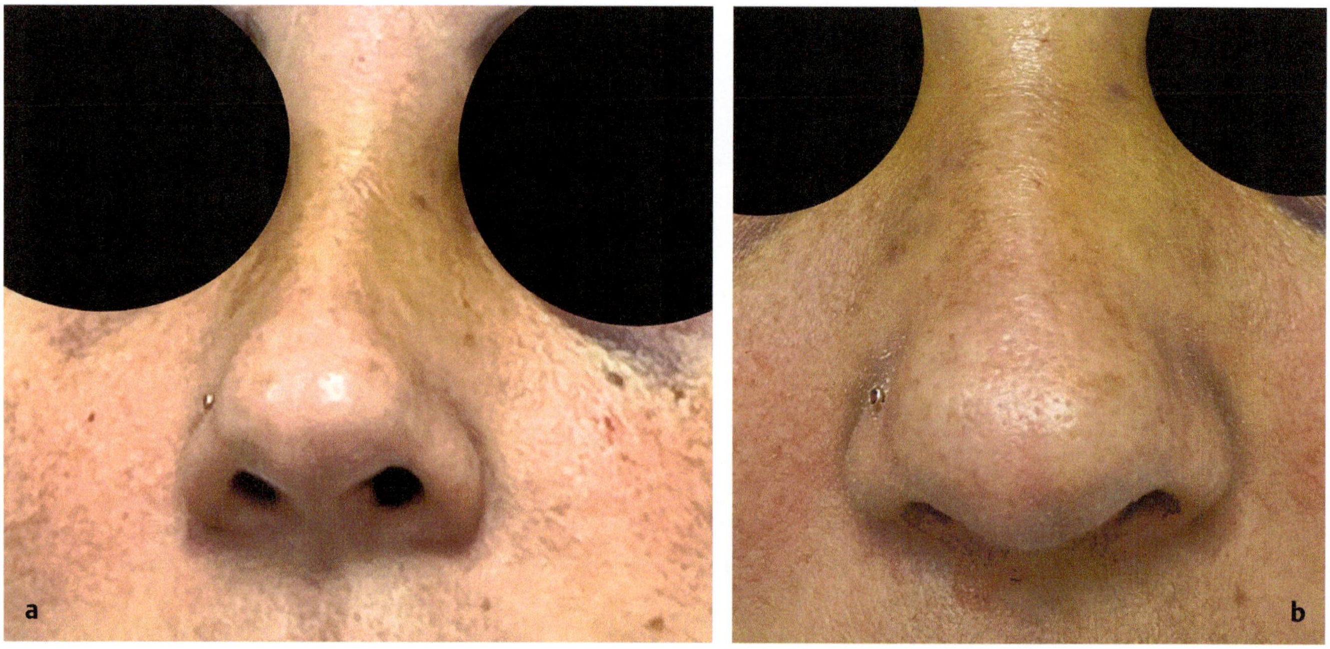

Fig. 20-12. Retificação do desvio do dorso: (a, b) pré e pós-redução fechada de fratura nasal.

Imobilização e Acompanhamento

Após a redução, é necessário a imobilização da área de redução da fratura nasal, a fim de manter a posição corrigida dos ossos durante o processo de cicatrização.

Inicialmente é realizado um curativo externo com fita microporosa diretamente sobre a pele do dorso nasal. Segue-se a confecção e colocação de tala externa sobre esta camada, que pode ser de gesso (em desuso), metálica ou preferencialmente termoplástica. Este curativo deverá ser mantido por 7 a 14 dias. Uso de *splint* intranasal, ou tampões nasais, pode ser necessário quando grandes desvios septais forem corrigidos ou se houver certa instabilidade do septo.[9,41]

Quanto às medicações pós-operatórias, o uso de analgésicos e anti-inflamatórios auxiliam na melhora da dor (que costuma ser leve e autolimitada) e do edema local. O uso de antibióticos é controverso e seria profilático para alguns autores, mas, nos casos já associados a hematoma e abscesso septais, é obrigatório. A lavagem nasal também deve ser mantida e de preferência por 2 a 3 meses pós-trauma.[9,10,19,41]

No retorno após 7 dias, depois da remoção do curativo externo, é importante orientar o paciente que existe a possibilidade de mobilização das estruturas ósseas por até 6 semanas pós-procedimento e que, por isso, alguns cuidados devem ser mantidos por um tempo, como evitar situações de risco de qualquer novo trauma nasal (esportes de contato), evitar o uso de óculos (pelo apoio sobre o nariz enquanto existe edema), assim como o uso de máscaras apertadas devem ser evitadas nos primeiros meses de pós-redução (Figs. 20-13 e 20-14).

Outros cuidados incluem:

1. Bolsas geladas após a redução por 3 a 5 dias, no intuito de reduzir edemas.
2. Proteção contra raios solares e de luz branca pelo uso de chapéus/bonés e pelo uso de protetor solar em face com alto grau de fator de proteção UVA e UVB, aplicado várias vezes ao dia para evitar manchas na pele pelas equimoses (por 60 dias, como em rinoplastia).
3. Evitar atividades físicas extenuantes por 30 a 60 dias para impedir o prolongamento do edema local, bem como deslocamentos ósseos ou sangramentos nasais.

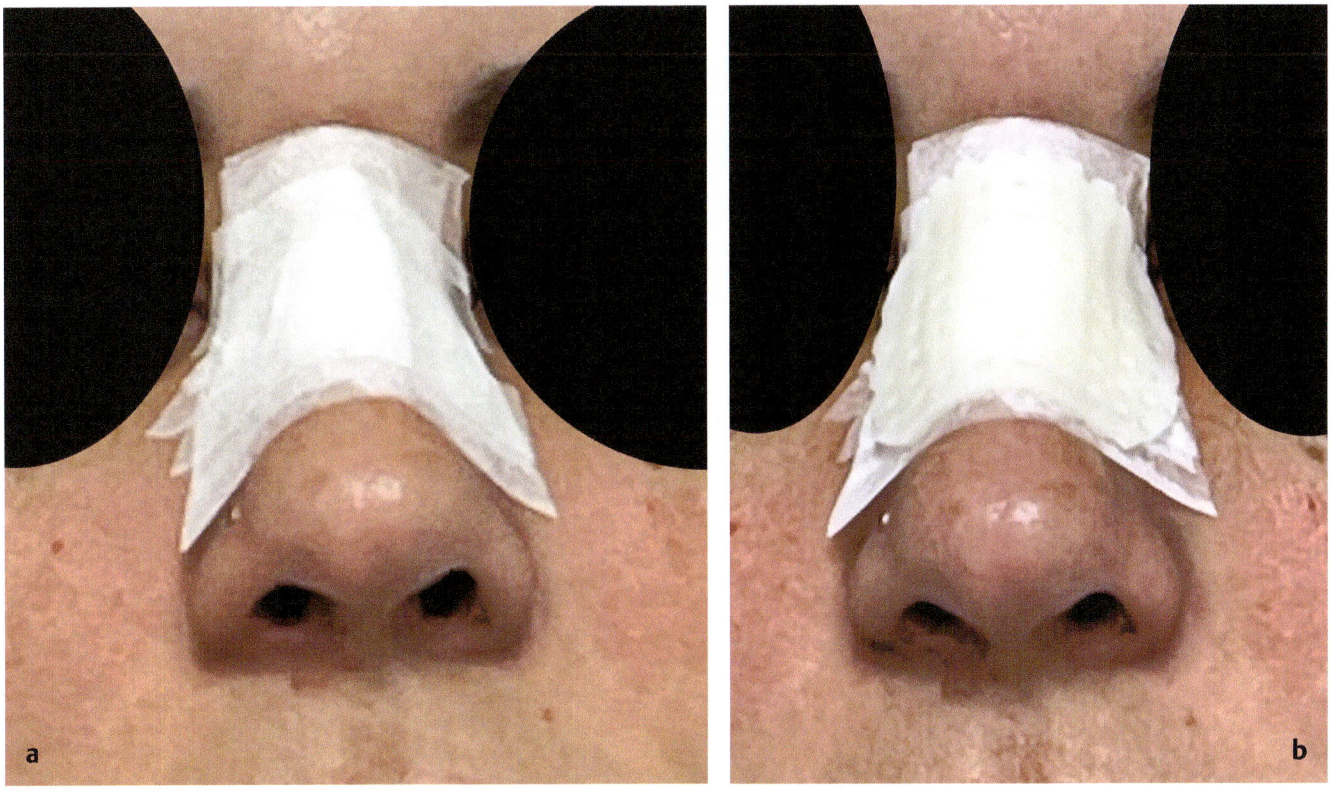

Fig. 20-13. Posicionamento de fita adesiva (a) e placa termolábil (b) para estabilização de fratura.

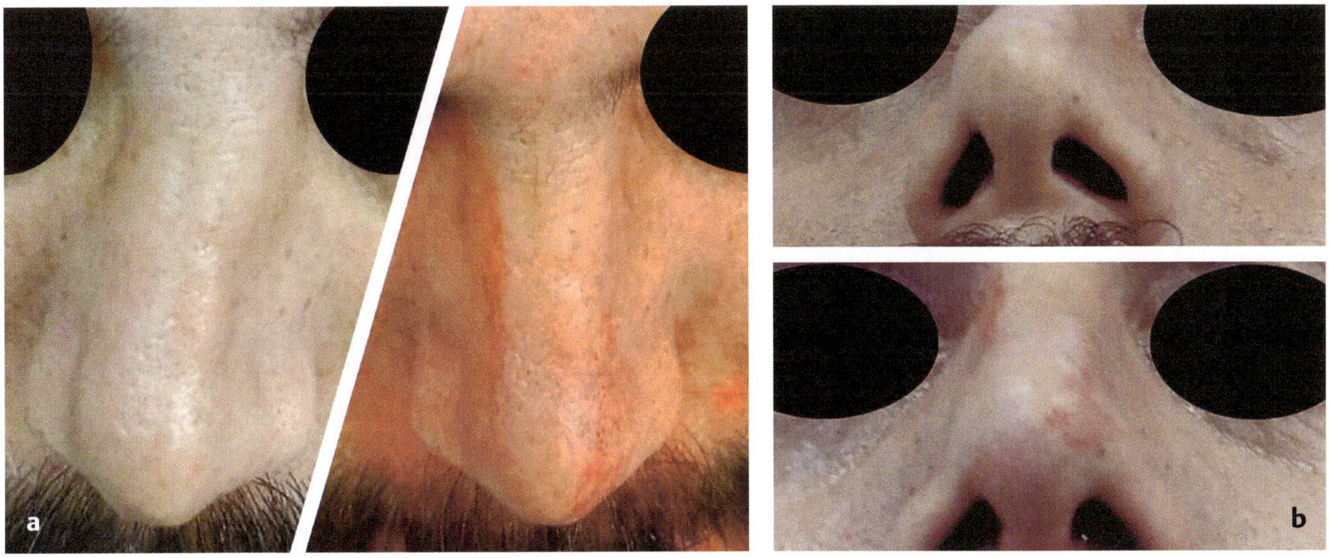

Fig. 20-14. (a,b) Aparência de outro caso em pré e pós-tratamento (frontal e base nasal).

Complicações de Traumas Nasais

Além das fraturas nasais poderem levar a uma obstrução nasal a longo prazo (desvio septal residual, sinequias, insuficiência de válvula ou desabamento nasal), também estão associadas a outras complicações crônicas intrínsecas do nariz, incluindo deformidade estética permanente da pirâmide nasal, perfuração do septo nasal, sangramento nasal recorrente e infecção, que deverão ser tratadas também.[19,42]

Porém, existem outros quadros relacionados com os traumas nasais que o médico deve estar mais atento durante todo o acompanhamento imediato ao paciente. Os mais importantes são o hematoma e o abscesso septais, além das alterações extrínsecas ao nariz, como: lesões oculares, fraturas da base do crânio, incluindo a da placa cribriforme, com eventual formação de fístula liquórica rinogênica e os riscos de meningite e outras enfermidades neurológicas com risco a vida do paciente.[19,40,42]

As fraturas nasais são lesões traumáticas relativamente comuns que requerem do otorrinolaringologista (em geral, a linha de frente de avaliação) uma abordagem focada para diagnóstico e tratamento adequados, e eventualmente necessitando de abordagem multidisciplinar, especialmente quando associadas a outras fraturas de face ou lesões sistêmicas. O reconhecimento precoce, a avaliação cuidadosa e a intervenção terapêutica apropriada são essenciais para prevenir complicações e garantir uma recuperação satisfatória do paciente.

HEMATOMA SEPTAL

Hematoma de septo nasal é definido como o acúmulo de sangue entre as estruturas cartilaginosa ou óssea do septo e a mucosa septal (porções submucopericondral e submucoperiosteal respectivamente). Pode ser uni ou bilateral e, apesar de rara, é uma condição que deve ser tratada o quanto antes, uma vez que pode evoluir para formação de abscesso septal, necrose, absorção de estruturas cartilaginosas do nariz e deformidade em cela da pirâmide nasal.[40,42-44]

Seu principal fator etiológico é o trauma nasal.[43-46] Porém, o hematoma septal ocorre em apenas 2%.[46] Causas iatrogênicas pós-operatórias, como nas cirurgias nasais (septorrinoplastias), também são possíveis de coletar sangue no espaço submucoso. Hematoma septal atraumático é muito raro e ocorre por alterações da coagulação, sejam elas patológicas (hereditárias ou não) ou medicamentosas.[40,43,44]

O hematoma septal é uma condição potencialmente grave, principalmente se não for tratada adequadamente e precocemente.

Fisiopatologia

A vascularização do septo nasal apresenta uma vasta irrigação proveniente das artérias etmoidais anterior e posterior (sistema carotídeo interno) e da artéria esfenopalatina. A mucosa septal apresenta-se intimamente aderida às estruturas cartilaginosas e ósseas do septo nasal.[44]

Um trauma nasal pode levar ao descolamento abrupto entre as porções osteocartilaginosas do septo e o as mucosas que as revestem. O espaço formado é ocupado por sangue proveniente da ruptura de vasos submucosos. O hematoma formado aumenta a pressão local que leva a alterações isquêmicas e necrose da cartilagem septal. O hematoma septal é mais comum em crianças que em adultos, possivelmente devido a maior fragilidade da cartilagem quadrangular e da mucosa septal.[17,44,45,47]

No caso de não diagnosticado, após sua consolidação, o hematoma pode ser reabsorvido ou se organizar evoluindo para um tecido fibrótico que pode causar obstrução nasal, ou ainda, devido à pressão exercida sobre a cartilagem septal e sua irrigação submucosa, ocasionar a necrose da mesma, deixando como consequência uma perfuração septal, ou levar ao desabamento do dorso nasal, gerando uma sela nasal. Contudo, o hematoma funciona também como um meio propício para a proliferação e colonização de bactérias, podendo ocasionar a formação do abscesso septal.[44,47]

História e Exame Físico

Geralmente, o hematoma septal apresenta-se nas primeiras 24-72 horas pós trauma. Os sintomas mais comuns são: obstrução nasal uni ou bilateral e contínua (presente em 95% dos casos); dor local (50% dos casos); rinorreia (25% dos casos) e febre (25% dos casos). O índice de suspeição deve ser alto principalmente nos casos de deformidade nasal e/ou dor nasal associados à história de trauma nasal prévio (Quadro 20-5).[40,43]

Ao exame físico, podem ser observados:

- À rinoscopia, presença de abaulamento septal uni ou bilateral (Fig. 20-15).
- À palpação, com o auxílio de uma cureta de ouvido ou um porta-algodão, sente-se uma consistência mole e flutuante do septo (mucosa estufada).

Quadro 20-5. Evolução do hematoma

Obstrução	O acúmulo de sangue no septo leva a dificuldade da respiração nasal
Dor	Devido à distensão tecidual, especialmente se houver pressão
Infecção	O sangue acumulado cria um ambiente propício ao crescimento bacteriano, com risco de abscesso
Necrose septal	Em casos prolongados, a pressão do hematoma pode causar necrose, levando à necessidade cirúrgica emergencial e/ou corretiva
Deformidade nasal	O hematoma septal não tratado pode levar a deformidades permanentes (perfuração, sela do dorso), devido à perda tecidual

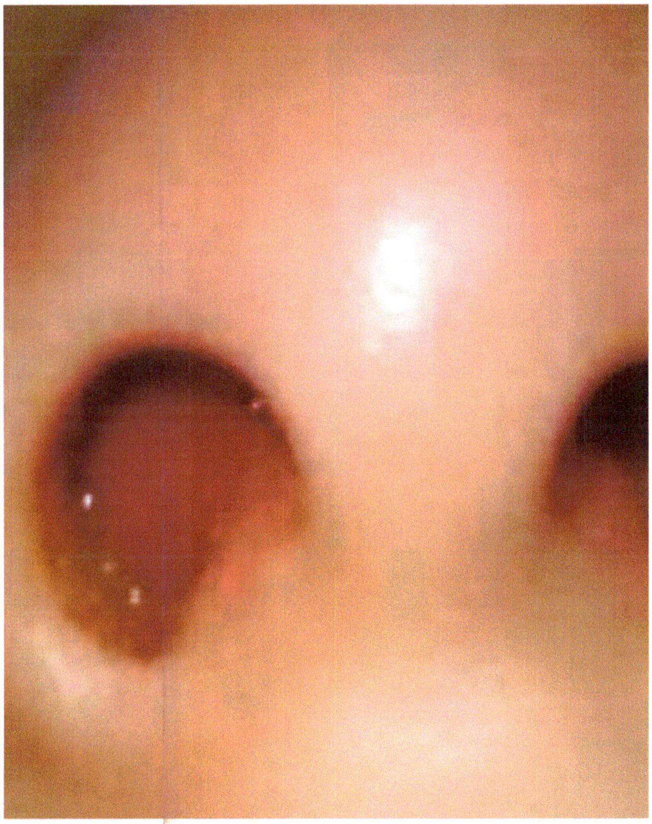

Fig. 20-15. Abaulamento unilateral por hematoma septal.

Exames de Imagem

Exames de imagem não são necessários. Geralmente o diagnóstico de hematoma septal é feito clinicamente. A tomografia computadorizada (TC) de face é solicitada para avaliações de suspeita de outras condições que podem estar presentes concomitantemente, como as fraturas de ossos de face e as fístulas rinogênicas. A ressonância nuclear magnética também pode ser usada.[40]

Quando visualizado na TC, o hematoma apresenta-se como aumento de volume da espessura do septo nasal circundado por halo hiperatenuante (quando realizada a administração de contraste durante o exame).

Tratamento

O tratamento do hematoma septal se faz necessário assim que o diagnóstico é feito, envolvendo a drenagem do hematoma para aliviar a pressão no septo nasal e prevenir complicações. Geralmente é possível ser realizado sob anestesia local, reservando-se a anestesia geral para casos em que o paciente é pouco colaborativo (crianças e adultos apreensivos).[40,43,44]

Material

Os materiais necessários para realização da punção e drenagem incluem:

- Anestésico tópico (como na redução da fratura de ossos nasais).
- Cotonoides.
- Fotóforo.
- Espéculo nasal.
- Seringa de 5, 10 ou 20 mL.
- Agulha grossa (40×1,2/18 G×1/2" ou rosa).
- Lâmina de bisturi nº 11 ou 15.
- Tampão e/ou *splint* nasal septal.
- Dreno de Penrose (eventualmente).
- Fios de sutura (em geral, *nylon* 4).

Descrição da Técnica de Drenagem do Hematoma Septal

O paciente é posicionado em decúbito dorsal horizontal. Em seguida, é feita a assepsia, antissepsia e colocação de campos estéreis. São colocados cotonoides embebidos em solução anestésica e vasoconstritora tópica em fossas nasais.

Ao ser identificada a porção mais flutuante e mole do hematoma, com o auxílio de uma seringa e agulha grossa, aspiramos o seu conteúdo. Uma incisão na mucosa é realizada no sentido anteroposterior e paralela ao assoalho da fossa nasal para evitar novo acúmulo do hematoma.

Nos casos em que o hematoma se apresenta em ambos os lados, a incisão na mucosa deve ser feita em ambos os lados, mas em alturas diferentes (nunca coincidentes) para evitar eventual perfuração septal.

Ao final do procedimento, opcionalmente, coloca-se um dreno de Penrose, fixado por meio de sutura, além de um tampão ou *splint* nasal bilateral a fim de evitar novo acúmulo de sangue. Depois de três dias, remove-se tudo e reavalia-se o quadro (pode ser necessário novo *splint*).

Pós-Operatório

Antibiótico sistêmico é prescrito preventivamente para evitar complicações infecciosas com cobertura ampla, especialmente para bactérias gram-positivas e anaeróbios, mais comum nos abscessos septais.[45,48]

O acompanhamento pós-procedimento próximo, especialmente para a remoção dos curativos, faz-se necessário no intuito de realizar possíveis diagnósticos de potenciais complicações, como:[43,48]

A) *Locais*: abscesso septal, perfuração septal, nariz em sela, desvio septal, insuficiência de válvula nasal, sinusites, celulite de face e vestibulite nasal.
B) *Orbitárias*: celulite orbitária, abscesso subperiosteal, abscesso orbitário.
C) *Intracranianas*: trombose do seio cavernoso, abscesso epidural, meningite.
D) *Sistêmicas*: sepse e bacteremia.

É muito importante procurar atendimento médico (especializado) imediato se houver suspeita de hematoma septal após um trauma nasal. O tratamento precoce é essencial para prevenir complicações graves e garantir uma recuperação adequada. Após a drenagem do hematoma, devem-se seguir as instruções quanto aos cuidados pós-operatórios e acompanhar de perto qualquer sinal de complicação.

ABSCESSO SEPTAL

O abscesso de septo nasal é definido como o acúmulo de pus entre as estruturas cartilaginosas e/ou ósseas, e o mucopericôndrio e/ou mucoperiósteo respectivamente. É uma complicação rara, mas potencialmente grave, que pode ocorrer como resultado de infecção bacteriana no septo nasal. Este distúrbio exige um diagnóstico precoce e tratamento imediato para evitar complicações graves.[49]

Fisiopatologia

O abscesso septal é uma condição incomum, representando uma pequena porcentagem das infecções nasais. Afeta mais comumente adultos jovens e crianças, com uma ligeira predominância no sexo masculino.[44,49]

Sua fisiopatologia está relacionada mais frequentemente com o trauma nasal, mesmo que de leve intensidade, que, por sua vez, origina o aparecimento de um espaço, antes virtual, entre as estruturas do septo e sua mucosa. Além disso, ocorre o rompimento de vasos submucosos septais para dentro deste espaço, levando a formação do hematoma septal.[44,49]

A necrose cartilaginosa, causada pela isquemia gerada pelo aumento da pressão local e consequente diminuição da irrigação local, propicia a proliferação e colonização de bactérias, formando então o abscesso septal. Abscessos septais podem ser uni ou bilaterais, quando ocorre a extensão para o lado contralateral pela necrose da cartilagem septal.[49]

Existem outras causas de aparecimento do abscesso septal, como as infecções locais por manipulação e pequenas escarificações, ou no caso de patologias adjacentes já em curso (vestibulites, rinite bacteriana, sinusite e infecções odontogênicas). Também pode ocorrer em quadros pós-operatórios, devido ao extenso descolamento da mucosa septal, e eventual formação de hematoma, especialmente no que se refere a septoplastia e rinosseptoplastia. Nesta última, deve-se dar maior atenção quanto ao uso de enxertos, especialmente se forem de cartilagem costal ou aloplásticos.[43,44,49-51]

Independente da causa, a infecção bacteriana leva ao desenvolvimento de toda cadeia do processo inflamatório dentro do espaço septal e a formação de pus, resultando em grande edema do tecido circundante. Isso pode levar à obstrução do fluxo sanguíneo com necrose tecidual e potencialmente ao alastramento do abscesso com maiores complicações.

Staphylococcus aureus é o germe mais frequentemente isolado (até 70%) em culturas deste tipo de abscesso, muito embora foram relatados outros Gram+, como o *Staphylococcus epidermidis, Streptococcus* spp, *Haemophilus* influenzae, e ainda Gram- e anaeróbios.[43,44,49,52]

História e Exame Físico

Os sintomas mais frequentemente relatados são:

- Obstrução nasal contínua.
- Dor nasal intensa e persistente.
- Edema e hiperemia locais (columela, ponta ou pirâmide nasais).
- Sintomas gerais inespecíficos: cefaleia, febre e astenia.

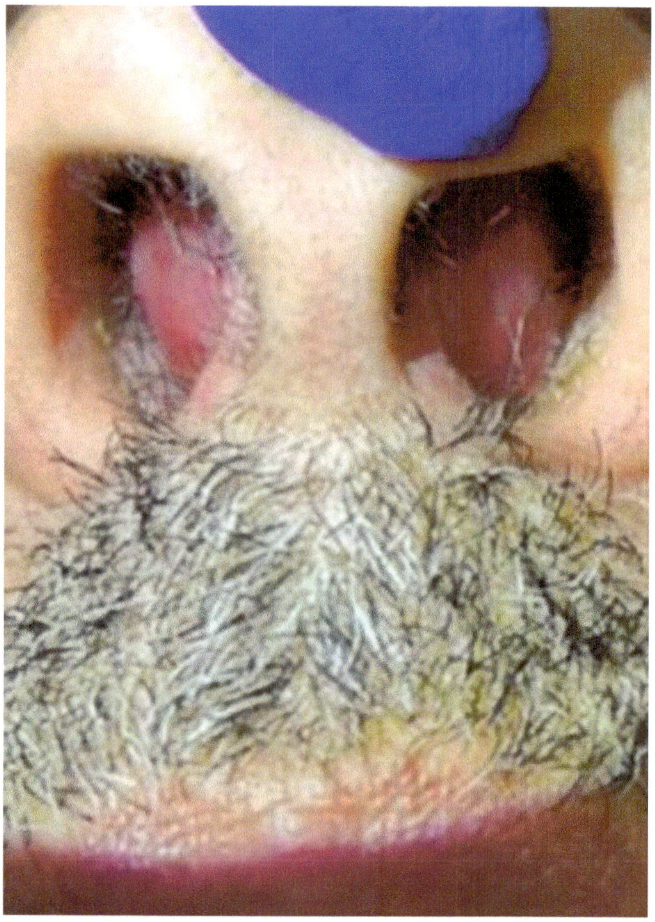

Fig. 20-16. Abscesso septal bilateral.

Ao exame físico, são encontrados:

- Edema e eritema locais (columela, ponta ou pirâmide nasais).
- Aumento de volume do septo nasal em um ou ambos os lados (mais comum), com diminuição das fossas nasais, aparentando mucosa bem hiperemiada.
- Presença de ponto de flutuação à palpação do septo nasal.
- Em casos mais avançados, possível deformidade nasal.

O diagnóstico de abscesso septal é feito com base em uma história clínica detalhada, exame físico e eventualmente (suspeita de complicações) exames de imagem, como tomografia computadorizada (TC) ou ressonância magnética (RM) dos seios paranasais, face e crânio (Fig. 20-16). A punção aspirativa pode ser realizada para confirmar a presença de pus, como diagnóstico diferencial para hematoma ou outra patologia.[40,44]

Complicações

A demora no tratamento do abscesso septal pode levar a situações de grave risco à vida do paciente:[43,44,49]

- *Complicações agudas*: Disseminação da infecção para estruturas adjacentes, por contiguidade ou via hematogênica, em decorrência da vasta rede vascular presente no septo, como: sinusite, celulite e abscesso orbitário, celulite facial, osteomielite dos ossos da face, meningite, empiema subaracnóideo, abscesso intracraniano, trombose do seio cavernoso e sepse.

- *Complicações tardias*: A absorção da cartilagem septal, responsável pela sustentação da pirâmide cartilaginosa, poderá levar a deformidades em sela da pirâmide nasal, com repercussões funcionais e estéticas. Também podem ocorrer perfurações septais.

Tratamento

Feito o diagnóstico, o tratamento deve ser realizado o quanto antes em decorrência das graves complicações citadas anteriormente. Por meio de punção com agulha grossa, coleta-se o material para pesquisa de Gram e culturas para aeróbios e anaeróbios a fim de auxiliar nos casos de eventual falha da primeira antibioticoterapia.[44,49,52]

Além da punção, também se faz necessária uma incisão em mucosa septal entre 5 e 10 mm seguida da utilização de *splints* ou tampões nasais no intuito de se evitar uma nova coleção do abscesso. O modo como é feita a drenagem do abscesso é a mesma do hematoma septal (ver anteriormente). Eventualmente, também se faz uso da colocação de dreno.[53]

De preferência, dado aos riscos referidos, o paciente deve ser internado. Antibióticos sistêmicos, de amplo espectro, devem ser administrados por via venosa para cobrir os agentes patogênicos mais comuns destes casos, iniciando imediatamente após o diagnóstico e ajustados conforme os resultados da cultura e sensibilidade, por, pelo menos, 3 a 5 dias. Com a melhora clínica, após a alta, manter a prescrição por via oral, por mais 7 a 14 dias. Os *splints* devem ser removidos em até 5-7 dias e os tampões nasais, em até 3 dias. Se houver drenos, estes também devem ser retirados neste período.[43,44,46,52,53]

Outros cuidados de suporte devem ser mantidos durante a internação, como hidratação, analgesia, monitoramento contínuo dos sinais vitais e períodos febris, avaliação do local de drenagem e manifestações neurológicas.

Uma abordagem com drenagem em centro cirúrgico deve ser pensada para casos com abscessos maiores, já com complicações no momento do diagnóstico ou ainda naqueles não responsivos a terapia antibiótica. Em geral, por via endonasal com vídeo, realiza-se o desbridamento de tecidos necróticos com aspiração de todo o pus e lavagens sequenciais.[49,52-54]

Deformidades da pirâmide nasal, eventualmente presentes após o tratamento, devem ser corrigidas em caráter eletivo com o objetivo de reconstruir as estruturas cartilaginosas acometidas (cartilagens laterais inferiores, L-*strut* cartilaginoso) com uso de cartilagens do próprio paciente, sendo elas a cartilagem costal e a de concha auricular.[44,49]

O abscesso septal é uma condição séria que requer diagnóstico e tratamento rápidos. A intervenção precoce é essencial para evitar complicações graves e garantir uma recuperação adequada.

REFERÊNCIAS BIBLIOGRÁFICAS

1. Murray JA, Maran AGD. The treatment of nasal injuries by manipulation. J Laryngol Otol 1980;94(12):1403-10.
2. Kim KS, Lee HG, Shin JH, Hwang JH, Lee SY. Trend analysis of nasal bone fracture. Arch Craniofac Surg 2018 Dec;19(4):270-4.
3. Marstron AP, O'Brien EK, Hamilton III GS. Nasal injuries in sports. Clin Sports Med 2017 Apr;36(2):337-53.
4. Gilman GS, Rivera-Serrano CM. Nasal fractures. In: Johnson JT, Rosen CA, editors. Bailey's head and neck surgery—Otolaryngology. Philadelphia, PA: Wolters Kluwer; 2014. p.1241-54.
5. Reilly MJ, Davison SP. Open vs closed approach to the nasal pyramid for fracture reduction. Arch Facial Plast Surg 2007;9(2):82-6.
6. Gassner R, Tuli T, Hächl O, Rudisch A, Ulmer H. Cranio-maxillofacial trauma: a 10-year review of 9,543 cases with 21,067 injuries. J Craniomaxillofac Surg. 2003;31(1):51-61.
7. Swenson DM, Collins CL, Fields SK, Comstock RD. Epidemiology of US high school sports-related fractures: 2005-2009. Clin J Sports Med 2010 Jul:20(4):293-9.
8. Rhee SC, Kim YK, Cha JH, Kang SR, Park HS. Septal fracture in simple nasal bone fracture. Plast Reconstr Surg 2004;113(1):45-52.
9. Kuhnel TS, Reichert TE. Trauma of the midface. GMS Curr Top Otorhinolaryngol Head Neck Surg. 2015;14(6).
10. Park HK, Lee JY, Song JM, Kim TS, Shin SH. The retrospective study of closed reduction of nasal bone fracture. Maxillofac Plast Reconstr Surg. 2014;36(6):266-72.
11. Hsu DW, Suh JD. Anatomy and physiology of nasal obstruction; Otolaryngol Clin North Am. 2018 Oct;51(5):853-65.
12. Landeen KC, Kimura K, Stephen SJ. Nasal fractures. Facial Plast Surg Clin North Am. 2022;30(1):23-30.
13. Alvi S, Patel BC. Nasal fracture reduction In: StatPearls [Internet]. Treasure Island (FL): StatPearls Publishing 2024 Jan; 2023 Apr 3.
14. Mondin V, Rinaldo A, Ferlito A. Management of nasal bone fractures. Am J Otolaryngol. 2005;26(3):181-5.
15. Craig JR, Bied A, Landas S, Suryadevara A. Anatomy of the upper lateral cartilage along the lateral pyriform aperture. Plast Reconstr Surg 2015 Feb;135(2):406-11.
16. Trujillo O, Lee C. Nasal fractures: Acute, subacute and delayed management. Otolaryngol Clin North Am 2023 Dec;56(6):1089-99.
17. Kopacheva-Barsova G, Arsova S. The impact of the nasal trauma in childhood on the development of the nose in future. Maced J Med Sci 2016 Sep15;4(3):413-19
18. Green KM. Reduction of nasal fractures under local anaesthetic. Rhinology 2001;39(3):43-6.
19. Fattahi T, Salman S. Management of Nasal Fractures. Atlas Oral Maxillofac Surg Clin North Am. 2019;27(2):93-8.
20. Converse JM. Surgical treatment of facial injuries, 3rd ed. Baltimore: Williams & Wilkins; 1974.
21. Fernandes SV. Nasal fractures: The time of the shrewd. Laryngoscope 2004 Mar;114(3):587-92.
22. Park KS, Kim SS, Lee WS, Yang WS. The algorithm-oriented management of nasal bone fracture according to Stranc's classification system. Arch Craniofac Surg 2017 Jun;18(2):97-104.
23. Kelley BP, Downey CR, Stal S. Evaluation and reduction of nasal trauma. Seminars in Plastic Surgery 24(4):339-47.
24. Stranc MF, Robertson GA. A classification of injuries of the nasal skeleton. Ann Plast Surg 1979 Jun;2(6):468-74.
25. Hoffmann JF. An Algorithm for the initial management of nasal trauma. Facial Plast Surg 2015;31:183-93.
26. Jaberoo MC, Joseph J, Korgaonkar G, Mylvaganam K, Adams B, Keene M. Medico-legal and ethical aspects of nasal fractures secondary to assault: do we owe a duty of care to advise patients to have a facial x-ray? J Med Ethics 2013;39(2):125-6.
27. Higuera S, Lee EI, Cole P, Hollier LH Jr, Stal S. Nasal trauma and the deviated nose. Plast Reconstr Surg 2007;120(7, Suppl 2):64S–75S.
28. Rohrich RJ, Adams WP. Nasal fracture management: minimizing secondary nasal deformities. Plast Reconstr Surg 2000;106(2):266-73.

29. Ondik MP, Lipinski L, Dezfoli S, Fedok FG. The treatment of nasal fractures: a changing paradigm. Arch Facial Plast Surg 2009;11(5):296-302.
30. Clayton MI, Lesser TH. The role of radiography in the management of nasal fractures. J Laryngol Otol 1986 Jul;100(7)797-801.
31. Yan S, Jiang Y, Wang Y, Chen K, Yan X, Sun X, et al. Effectiveness endoscopic intranasal incision reduction for nasal fractures; Eur Arch Otorhinolaryngol 2022;279(30):1341-48.
32. Maliniac JW. Rhinoplasty and restauration of facial contour with special reference to trauma. Philadelphia: Davis; 1947.
33. Atighechi S, Karimi G. Serial nasal bone reduction: A new approach to management of nasal bone fracture. J Craniofac Surgery 2009 Jan;20(9):49-52.
34. Murray JA. Management of septal deviation with nasal fractures. Facial Plastic Surgery 1989;6(2):88-94.
35. Arnold MA, Yanik SC, Suruyadeva AC. Septal fractures predict poor outcomes after closed nasal reduction: Retrospective review and survey. Laryngoscope 2019 Aug;129(8):1784-90.
36. Renner GJ. Management of nasal fractures. Otolaryngol Clin North Am 1991 Feb; 24(1):195-213.
37. Li K, Moubayed SP, Spataro E, Most SP. Risk factors for corrective septorhinoplasty associated with initial treatment of isolated nasal fracture. JAMA Facial Plast Surg 2018 Dec 1;20(6):460-7.
38. Park CH, Kwon TK, Lee JH, Hong SJ, Joung HH, Kim HS. Endoscopically assisted reduction of nasal bone fractures. Rhinology 2009 Sep;47(3):301-4.
39. Colton JJ, Beekhuis GJ. Management of nasal fractures. Otolaryngol Clin North Am 1986 Feb;19(1):73-85.
40. Ridder GJ, Boedeker CC, Schipper MF. Technique and timing for closed reduction on isolated nasal fractures: a retrospective study. Ear Nose Throat J 2002 Jan;81(1):49-54.
41. Gupta G, Mahajan K. Nasal septal hematoma. Statpearls(internet) Treasure Island (Fl); StatPearls Publish 2023 Aug 8, Internet.
42. Schoinohoriti O, Igoumenakis D, Rallis G. Fractures of the nasal bones: External splinting really warranted? J Cranofac Surg 2017 Nov;28(8):7860-763.
43. Hwang K, Yeom SH, Hwang SH. Complications of nasal bone fractures. J Craniofac Surg 2017 May;28(3):803-5.
44. Canty PA, Berkowitz RG. Hematoma and abscess of the nasal septum in children. Arch Otolaryngol Head Neck Surg 1996 Dec;122(12):1373-6.
45. Alshaikh N, Lo S. Nasal septal abscesso in children: from diagnosis to management and prevent. Int J Pediatric Otorhinolaryngol 2011;75(6):737-44.
46. Henry M, Hern HG. Traumatic injuries of the ear, nose and throat. Emerg Med Clin North Am 2019 Feb; 37(1):131-6.
47. Elcock M. Nasal septal hematomas: A case series and literature review. Emerg Med 1999;11(1):41-4.
48. Gabory L, Sowerby LJ, DelGaudio JM, Al-Hussaini A, Hopkins C, Serrano E. International survey and consensus (ICON) on ambulatory surgery in rhinology. Eur Ann Otorhinolaryngol Head Neck Dis 2018 Feb;135(1S):S49-S53.
49. Bartholomew RA, Mohan S, Keamy DG Jr. Infected septal hematoma. J Pediatr 2022;241:260-1.
50. Cheng LH, Wu PC, Shih CP, Wang HW, Chen HC, Lin YY, et al. Nasal septal abscess: a 10-year retrospective study. Eur Arch Otorhinolaryngol 2019 Feb; 276(2):417-20.
51. Tien DA, Krakovitz P; Anne S. Nasal septal abscess in association with pediatric acute rhinosinusitis. Int J Pediatr Otorhinolarigol 2016;91:27-29.
52. Gall R, Beavans S, Robitschek J. Postoperative nasal septal abscess following use of 2-octylcyanoacrylate and polydioxanone plate in open septorhinoplasty: A case series. Ann Otol Rhinol Laryngol 2017 Oct;126(10):688-92.
53. Cain J, Roy S. Nasal septal abscess. Ear Nose Throat J 2011 Apr;90(4):144-7.
54. Mull CC, Ginsburg MA. Drainage and packing of a nasal septal hematoma. In: King C, Henretig FM, King BR, Loiselle JM, Ruddy RM, Wiley JF II, editors. 2nd ed. Textbook of pediatric emergency procedures, Vol. 58. Lippincott Williams & Wilkins, United States; 2008. p. 615.

CAPÍTULO 21

TRAUMA DO OSSO TEMPORAL

Paula Tardim Lopes ■ Ricardo Ferreira Bento ■ Stephanie Rugeri de Souza Novaretti

INTRODUÇÃO

O traumatismo do osso temporal tem se tornado cada vez mais comum devido ao aumento da incidência de acidentes de trânsito, domésticos e profissionais, violência traumática, ou por arma de fogo, e lesões esportivas.

Aproximadamente 75% dos acidentes automobilísticos levam a trauma de cabeça e 5% deles apresentam fraturas da pirâmide petrosa dos quais 12% são bilaterais.

Assim o conhecimento do tratamento das fraturas de osso temporal torna-se essencial em nossa especialidade.

Existem dois tipos de lesões no osso temporal:

1. Traumatismo não penetrante (fechado). O mais comum.
2. Traumatismo penetrante (lesões por projéteis de arma de fogo e outros corpos estranhos). Geralmente mais grave e que pode ter mais sequelas.

Os traumas penetrantes são mais comuns em assaltos, tentativas de suicídio e alguns acidentes. Lesões provocadas por projéteis de arma de fogo na região de cabeça e pescoço atingem o osso temporal em 40% dos casos. O ouvido é o segundo local escolhido para tentativas de suicídio.

Os sintomas podem apresentar uma variabilidade extensa devida à relação direta do tipo e da força do trauma, podem apresentar repercussões leves e transitórias, como pequenas hemorragias de conduto auditivo externo, ou hemotímpano com redução momentânea da audição, como hipoacusias condutivas permanentes causadas por luxação ou deslocamento dos ossículos do ouvido, ou até cofose. Outros sintomas como vertigem, paralisia facial também são comuns.

Dentro do osso temporal passam estruturas nobres, vasculares como a artéria carótida interna e a veia jugular, e os nervos cranianos que podem ser lesados, assim como causar fístulas liquóricas e meningite. Os nervos cranianos do V ou XII, tem posição adjacente ou trajeto pelo osso temporal, em especial o VII par craniano que tem seu trajeto dentro do osso temporal.

Para o diagnóstico e as prioridades de tratamento dos traumas de osso temporal dividimos em estágios:

1. Estágio primário ou de emergência: salvar o paciente da morte e minimizar possíveis futuras sequelas. É feita então a liberação das vias aéreas, reanimação, bloqueio de sangramentos, danos neurológicos e recuperação do coma.
2. Estágio secundário ou funcional: resolução das urgências (outras fraturas, paralisia facial, fístulas, otorragia, surdez e vertigem) que se deixadas sem tratar podem resultar em severas sequelas funcionais ou infecção.
3. Estágio terciário ou de reparo das sequelas: reconstrução timpânica, de cadeia ossicular, fístulas tardias, reconstrução de meato acústico externo etc.

EPIDEMIOLOGIA

Acidentes automobilísticos representam 60% dos traumas temporais, os acidentes motociclísticos são o mais comum. Predominante em homens, faixa etária de 18-40 anos. Nos casos de atropelamento atingem principalmente crianças e idosos.

Os acidentes de trabalho ainda são muito prevalentes nos locais de trabalho informais, onde as medidas de proteção não são adotadas com tanto rigor como nas grandes empresas.

A violência urbana, o terrorismo, as guerras e as agressões são responsáveis por um grande número de casos, o trauma por arma de fogo envolve a região cefálica em 20% a 50% dos casos.

Mesmo sendo consideradas lesões traumáticas, não abordaremos lesões iatrogênicas, trauma acústico ou lesões de canal acústico externo e de membrana timpânica.

O conteúdo deste capítulo compreende 40 anos de experiência do Grupo de Otologia do Departamento de Otorrinolaringologia da Faculdade de Medicina da Universidade de São Paulo, no Hospital das Clínicas, em São Paulo, Brasil. O grupo multidisciplinar do hospital atendeu 4.634 casos de trauma de osso temporal.

O objetivo do presente capítulo é discutir a fisiopatologia do trauma temporal com foco no diagnóstico e tratamento.

FISIOPATOLOGIA

O osso temporal apresenta diferentes densidades, apresenta o formato de uma pirâmide de ápice medial e base lateral à base do crânio, com íntima relação com a articulação temporomandibular. A mastoide é um osso esponjoso que apresenta pouca resistência ao impacto, já o osso petroso é extremamente denso, contém a cápsula ótica e adjacente à artéria carótida interna.

Para entender melhor a fisiopatologia das lesões do osso temporal nos traumas, vamos dividi-las em:

1. Lesões ósseas:
   - Fraturas longitudinais ou extralabirínticas.
   - Fraturas transversais ou translabirínticas.
   - Fraturas mistas ou cominutivas.

2. Lesões labirínticas:
   - Devido a fraturas transversais.
   - Devido a fraturas parciais.
   - Sem fraturas labirínticas.
   - Outros.
3. Lesões dos ossículos do ouvido:

   A) Luxação
   - Incudoestapedial.
   - Incudomaleolar.
   - Estapedovestibular.

   B) Fraturas dos ossículos.
4. Lesões do nervo facial:
   - Neurotmese.
   - Axonotmese.
   - Neuropraxia.
5. Outras lesões:
   - Lesões vasculares.
   - Lesões meníngeas.
   - Lesões encefálicas.

Fisiopatologia de Fraturas ou Lesões ósseas

Fraturas Longitudinais ou Extralabirínticas

As fraturas longitudinais representam 70% a 80% dos casos, mais comum após trauma fechado e preservam a cápsula ótica por isso a denominação de extralabiríntica.

São causadas por impacto lateral (temporoparietal) (Fig. 21-1), e a onda de choque que poupa o bloco labiríntico (devido à sua densidade) rompe a porção escamosa vertical estendendo-se a mastoide e osso timpânico. Pode haver três linhas de fratura longitudinais (Figs. 21-2 e 21-3):

- *Tipo I:* linha de fratura rompe a porção escamosa vertical, segue até a porção escamosa pré-meato e até a parede posterior da cavidade timpânica, atingindo o ápice petroso (cruzando um plano frontal). Este tipo de fratura pode danificar o gânglio geniculado e estender-se anteriormente à articulação temporomandibular.
- *Tipo II:* linha de fratura rompe a porção escamosa vertical, segue para região suprameatal do meato acústico externo e até a parede anterior da cavidade timpânica, até o ápice petroso, acometendo de forma semelhante o nervo facial.
- *Tipo III:* linha de fratura rompe a porção escamosa vertical, segue para região superior e posterior do meato acústico externo, estendendo-se até a mastoide, atravessando as paredes posterior do conduto auditivo e a sutura petroescamosa, até a região anterior da membrana timpânica. O traço de fratura localiza-se num plano de 45° com o plano frontal (paralelo ao osso petroso). Essa fratura está associada à lesão do nervo facial em sua porção timpânica ou mastóidea.

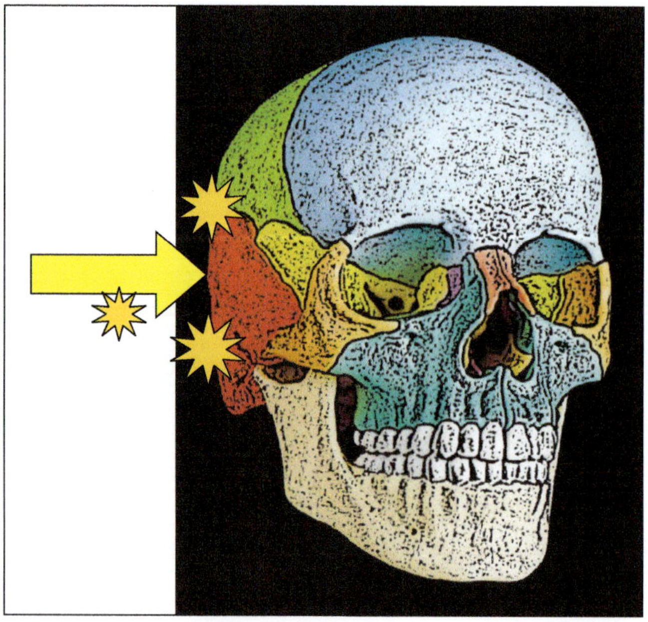

Fig. 21-1. Impacto na fratura longitudinal. (Arquivo pessoal do autor.)

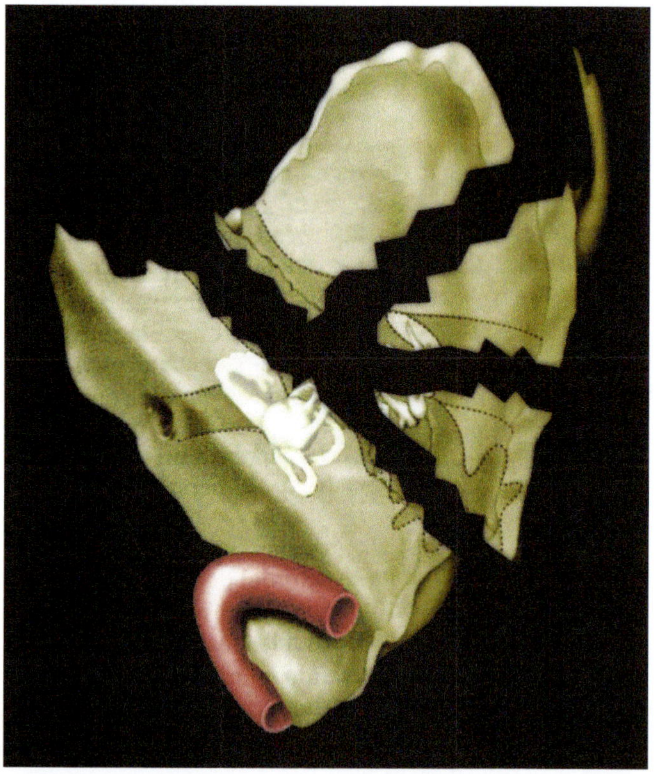

Fig. 21-2. Possíveis traços de fraturas longitudinais. (Arquivo pessoal do autor.)

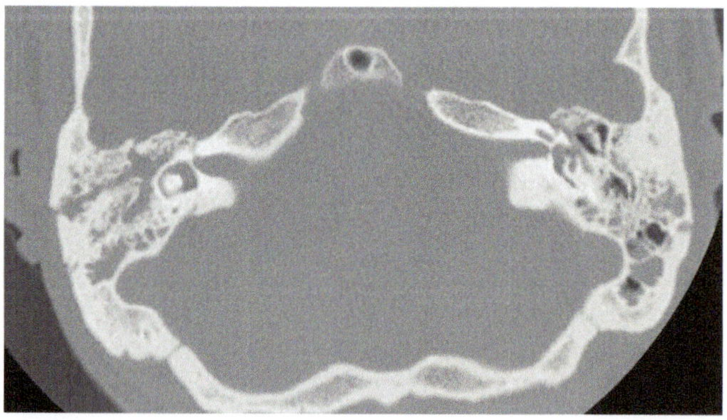

Fig. 21-3. Tomografia computadorizada do osso temporal mostrando linha de fratura longitudinal no ouvido direito. (Arquivo pessoal do autor.)

O traço de fratura pode estender-se até o forame lácero e o canal carotídeo, levando ao risco de acidente vascular cerebral por dissecção carotídea e hemorragia.

Nas fraturas longitudinais normalmente detectamos otorragia, perda auditiva condutiva pela presença de sangue na cavidade timpânica, perfuração timpânica, fratura e luxação de ossículos, lesão do nervo facial (20% dos casos) e fístulas perilinfáticas ou liquóricas (líquido cefalorraquidiano).

Fraturas Transversais ou Translabirínticas

Menos comum, representam de 10% a 20% das fraturas, são causadas por impacto occipital ou vertical (Fig. 21-4), provocando uma onda de choque que vem da base occipital e cruza o forame jugular, projetando-se anteriormente, e atinge a região posterior do osso petroso, normalmente fraturando o labirinto ósseo na região nível do canal semicircular posterior e do aqueduto vestibular. O canal auditivo interno e a cóclea também podem fraturar se a linha de fratura se anteriorizar. Podemos encontrar lesões labirínticas em 90% das fraturas transversais.

O nervo facial é acometido em mais da metade dos casos e pode ser em dois níveis diferentes (Fig. 21-5):

- Linha de fratura pode passar pelo conduto auditivo interno e danificar a porção labiríntica e excepcionalmente o gânglio geniculado.
- Linha de fratura da parede interna da cavidade timpânica lesionando sua porção timpânica.

O comprometimento do conduto auditivo interno e do vestíbulo podem gerar fistula liquórica, que podem ser subdiagnosticadas pelo sangramento do trauma, que também geram velamento da cavidade mastóidea e da caixa timpânica no exame físico e exames de imagem (Fig. 21-6).

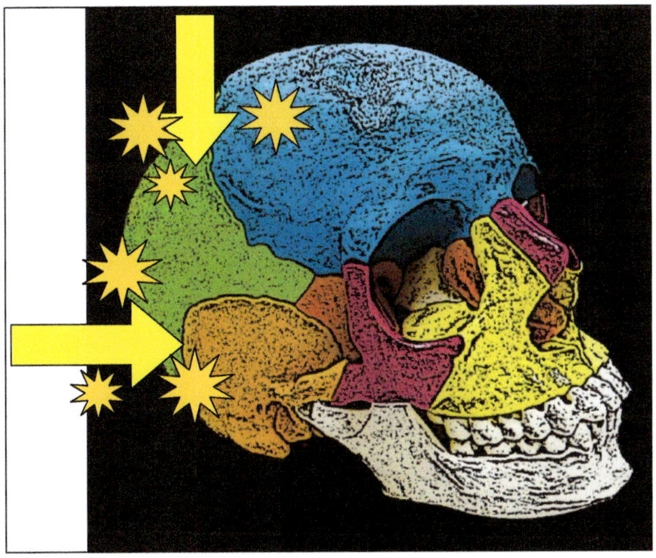

Fig. 21-4. Impacto na fratura transversal. (Arquivo pessoal do autor.)

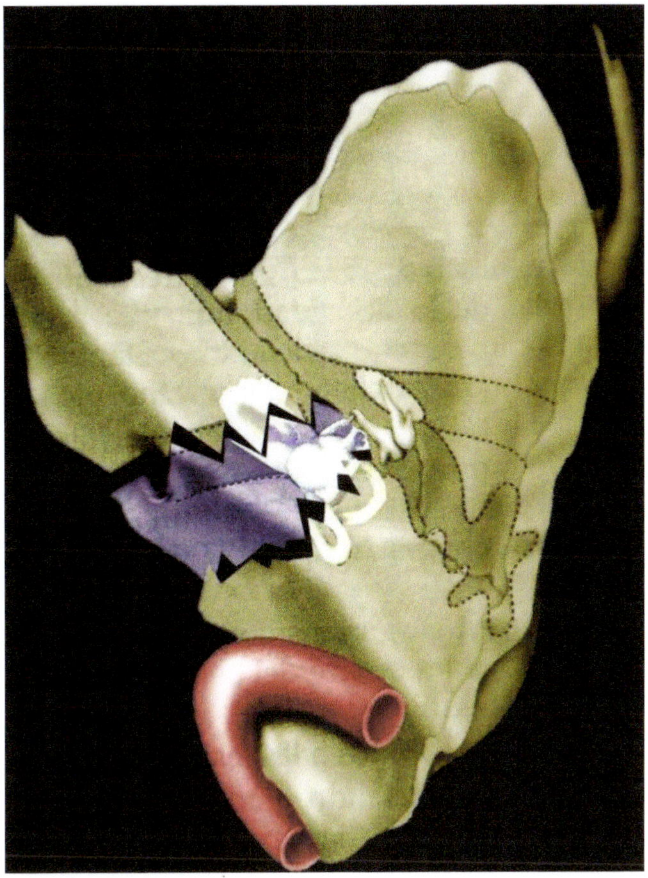

Fig. 21-5. Demonstrando os possíveis traços de fratura transversal. (Arquivo pessoal do autor.)

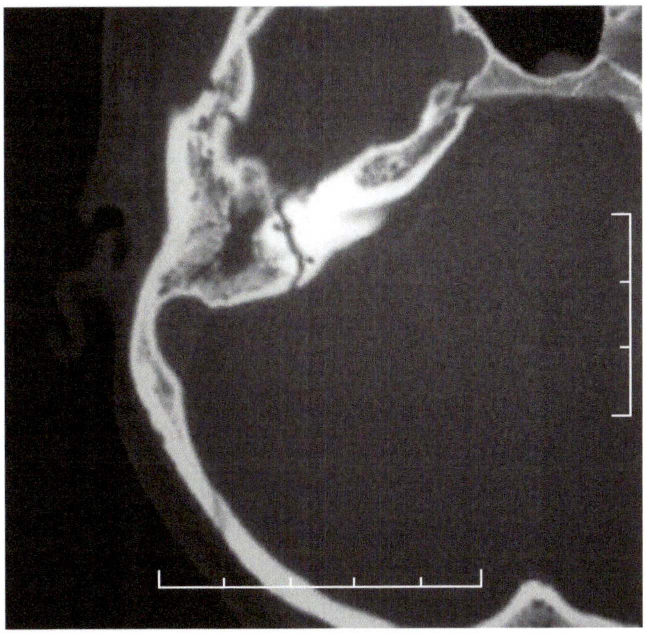

Fig. 21-6. Tomografia computadorizada do osso temporal direito com traço de fratura transversal envolvendo o bloco labiríntico. (Arquivo pessoal do autor.)

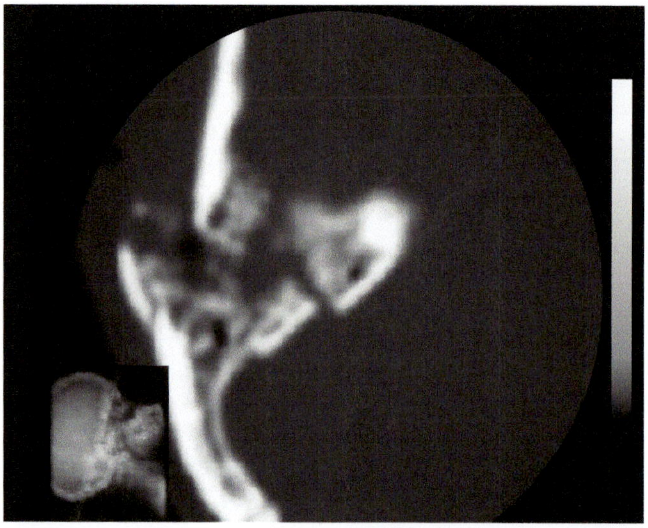

Fig. 21-7. Tomografia computadorizada do osso temporal com fratura cominutiva em ouvido direito. (Arquivo pessoal do autor.)

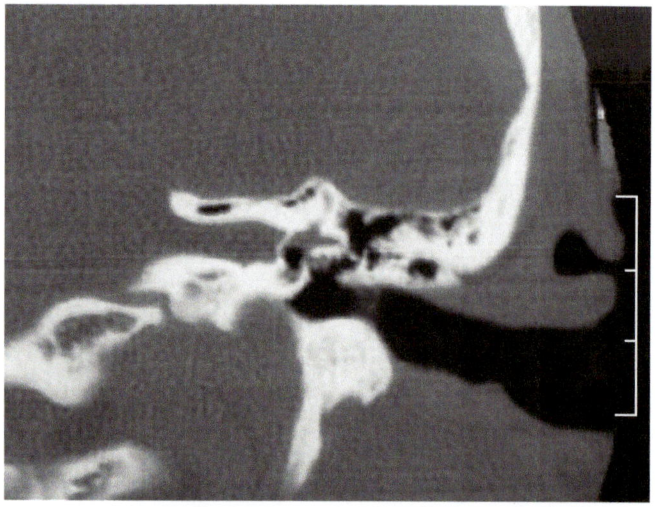

Fig. 21-8. Tomografia computadorizada de ouvido esquerdo com bolha de ar dentro do labirinto caracterizando o pneumolabirinto. (Arquivo pessoal do autor.)

Fraturas Mistas (Cominutivas) (Fig. 21-7)

Combinação de linhas de fraturas longitudinais ou transversais, ocorrem após traumas graves que levam a múltiplas consequências, normalmente causados por grandes impactos ou lesão por arma de fogo. Sequelas estarão presentes e devem ser avaliadas após estabilização neurológica do paciente, cofose por ruptura da cápsula ótica e lesão completa do nervo facial são esperadas. Fístula liquórica e hemorragias severas são mais frequentes em traumas fechados.

Lesões por arma de fogo normalmente se alojam na eminência mastóidea adjacente ao processo estilomastóideo, isso se explica pela densidade do osso petroso que desvia o projétil em direção lateroinferior. Além da fragmentação do osso temporal, apresentam os fragmentos de projétil e também lesão térmica.

Fisiopatologia das Lesões Labirínticas

Lesão Labiríntica Causada por Fraturas Transversais

Podemos encontrar lesões labirínticas em 90% das fraturas transversais. Caso a linha de fratura estiver localizada mais anteriormente, ela pode cruzar o conduto auditivo interno e a cóclea e danificar a primeira porção do nervo facial, mas se a lesão for posterior, a fratura passa pelo vestíbulo e pelos canais semicirculares, podendo lesar a segunda porção do nervo facial.

Nos casos em que há o comprometimento labiríntico, podemos detectar pneumolabirinto associado a fístula perilinfática e lesão meníngea (Fig. 21-8). Os sintomas usualmente presentes são surdez profunda e vertigem.

Lesões Labirínticas Causadas por Fraturas Parciais

Em caso de fratura parcial próxima às janelas com laceração timpânica ou luxação estapedovestibular, observamos fístula perilinfática com hidrolabirinto, surdez flutuante e vertigem.

Lesões Labirínticas sem Fraturas Labirínticas

O mecanismo de comoção labiríntica ou desaceleração súbita pode prejudicar a microcirculação periférica causando surdez flutuante ou ruptura da mácula otolítica, liberando os otólitos responsáveis pelas alterações vestibulares.

Outras Lesões Labirínticas

Nas fraturas longitudinais podem ocorrer alterações da orelha interna decorrentes de fraturas parciais do promontório ou da base do estribo, resultando em surdez progressiva, o que confirma a presença de fístula perilinfática.

Fisiopatologia da Lesão Ossicular

Em 50% das fraturas do osso temporal há danos na cadeia ossicular, que pode ser luxação ou fratura. As lesões ossiculares normalmente se manifestam por perda auditiva condutiva de pelo menos 30 dB. A lesão da orelha média é muito mais frequente nas fraturas longitudinais, que produzirá fraturas na parede da cavidade timpânica, responsáveis por causar hemotímpano ou vazamento de LCR.

Luxações Ossiculares

A) *Luxação incudoestapedial (Fig. 21-9):* é o tipo mais frequente (60%) segundo a nossa experiência. Outros autores (Hough-1980) encontraram frequência de até 82%.
B) *Luxação incudomaleolar:* fratura entre o martelo e a bigorna, encontrada em 52% dos casos, e pode estar associada em fratura do processo longo da bigorna. Na tomografia vemos o sinal clássico do deslocamento da "casquinha da bola do sorvete".
C) *Luxações estapédio-vestibular:* são raras: encontra-se em 5% dos casos e normalmente está associado a vertigens graves.

Fraturas Ossiculares

O longo processo da bigorna é o local mais frequentemente afetado devido à sua fragilidade. Também podemos encontrar fraturas nos processos do estribo, que estão associadas à luxação incudomaleolar.

Fisiopatologia da Lesão do Nervo Facial

A paralisia facial é um dos principais sintomas da fratura do osso temporal, ocorre em 60% das fraturas transversais e em 20% das longitudinais. A área mais frequentemente afetada é o gânglio geniculado.

As fraturas raramente levam à secção completa do nervo facial, a secção parcial normalmente é causada por espículas ósseas que acabam danificando o nervo. As lesões do nervo podem ser geradas pela sua compressão ou estiramento, o hematoma ou edema intra ou extrabainha comprimem o nervo.

A maioria dos casos de paralisia manifesta-se imediatamente após o trauma e alguns podem manifestar-se até 15 dias após, em pacientes com paralisia incompleta após 5 dias, a recuperação é quase total em quase 100% dos casos.

AVALIAÇÃO E CONDUTA

A avaliação primária sempre visará a estabilização clínica e neurológica do paciente, e o tratamento de possíveis lesões de órgãos vitais, a avaliação do otorrinolaringologista geralmente é feita num segundo momento quando o paciente já saiu da sala de emergência. A otorragia severa é a única situação realmente emergencial, é necessário realizar um tamponamento pelo meato acústico externo e a realização da angiotomografia para identificar o local da lesão ou se possível imediata radiointervenção e colocação de *stent*. Por se tratar de possível sangramento proveniente da artéria carótida e veia jugular, há alta taxa de mortalidade nestes casos.

O otorrinolaringologista deve atentar-se e fazer o diagnóstico de fístula liquórica e, segundo Hicks e Wright, ocorrem em 29% das fraturas longitudinais e em 44% das fraturas transversais. O sinal do duplo halo é um sinal característico de fístula, mas é necessário ter exteriorização de quantidade significativa de líquido sero-hemático do ouvido. A fístula otológica pode ser de difícil diagnóstico porque nem sempre há a exteriorização do líquor, e na tomografia a mastoide e a caixa timpânica ficam veladas com conteúdo hipoatenuante,

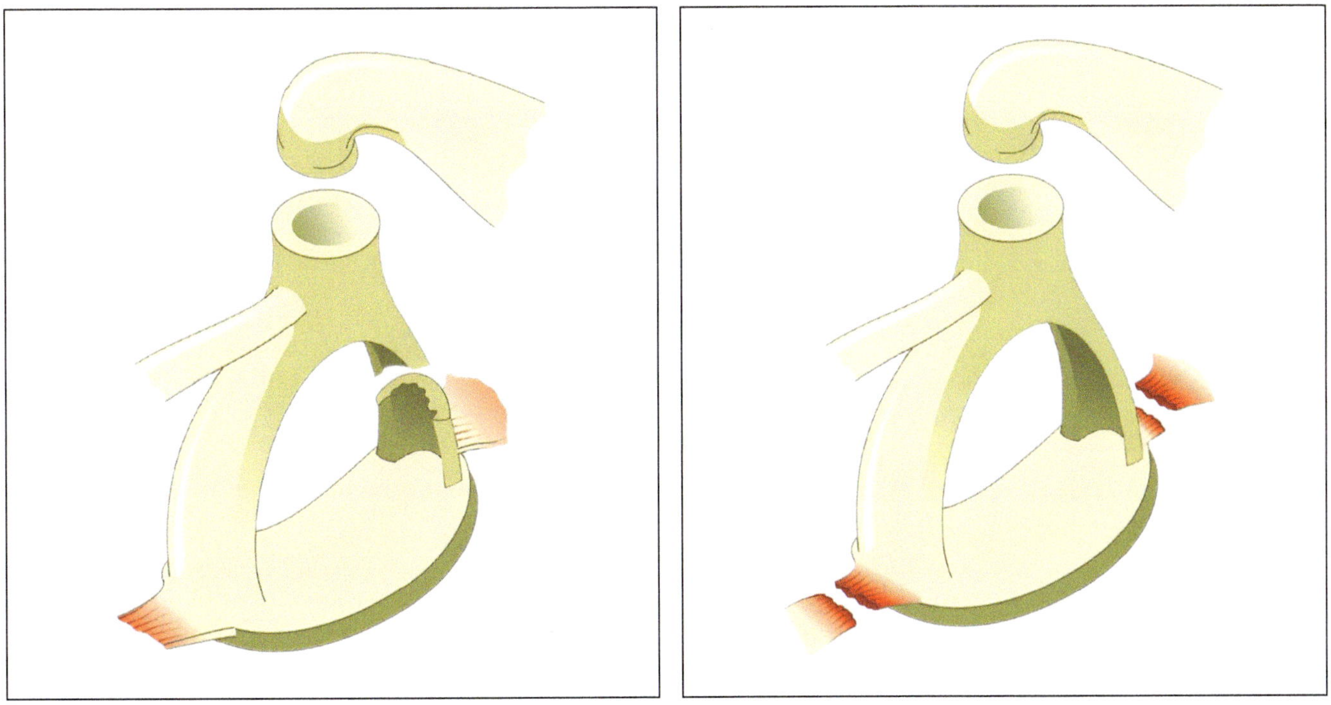

Fig. 21-9. Luxação incudoestapedial. (Arquivo pessoal do autor.)

não conseguimos diferenciar se líquor ou sangue devido o trauma. O paciente também pode evoluir com rinoliquorreia, devido uma fístula paradoxal onde o líquor drena pela tuba auditiva na rinofaringe. Para seguir a investigação nestes casos é necessário realização de nasofibrolaringoscopia, ressonância magnética dos ouvidos, e em alguns casos indicar a cintilografia para identificação da fístula.

O tratamento da fístula traumática inicialmente é conservador com repouso absoluto, antibioticoterapia de amplo espectro e dose de sistema nervoso central, derivação liquórica lombar por vezes é necessária. Caso após três dias não houver fechamento da fístula opta-se pela abordagem cirúrgica e fechamento com gordura, cola de fibrina e Duragen® (colágeno bovino).

Para a avaliação e o exame físico será necessário o otoscópio e um diapasão, a hipoacusia está presente em praticamente todos os casos, normalmente pela presença de sangue no conduto auditivo externo ou dentro da caixa timpânica, possível desarticulação da cadeia ossicular, mais comum da junção incudomaleolar, ou até mesmo por uma perfuração timpânica. A perda auditiva neurossensorial é incomum e irreversível. O teste de Weber com o diapasão pode auxiliar no diagnóstico e na diferenciação da perda auditiva.

A avaliação da paralisia de face merece atenção principal do examinador, algumas características da sua evolução que irão ditar a melhor conduta a ser tomada e podem impactar no prognóstico. A primeira característica que deve ser avaliada é o tempo de início da paralisia, se imediato ou tardio em relação ao trauma. Quando tardio o prognóstico é melhor, pode-se supor que não houve secção do nervo, que a paralisia pode ser consequência de edema devido ao trauma. Em seguida deve-se classificar a gravidade da paralisia, classificação de House-Brackmann, que deve ser acompanhada diariamente e com cautela – caso haja piora significativa ou não melhora pode-se mudar o prognóstico do paciente e a conduta. Em alguns casos é necessária a realização da eletroneurografia; se houver 90% de degeneração em relação ao lado normal é indicado o procedimento cirúrgico. A paralisia de face será abordada em outro capítulo mais aprofundado.

A tomografia computadorizada dos ossos temporais é o principal exame para avaliação, deve ser realizada em cortes finos (< 1 mm), e laudada por radiologista experiente, é instrumento imprescindível para o diagnóstico e direcionar possíveis condutas. A presença de fratura no canal de falópio ou presença de fragmentos ósseos sobre o nervo facial são indicativos de tratamento cirúrgico da paralisia facial. As disjunções ou fraturas da cadeia ossicular devem ser avaliadas no exame de imagem, com reconstrução da cadeia, mesmo assim nem sempre consegue ser visualizado com clareza e, na luxação incudomaleolar é visível como o "sinal do sorvete de casquinha" (Fig. 21-10). A ressonância magnética e a cintilografia podem ser usadas como exames complementares.

A avaliação da audição muitas vezes é realizada num terceiro momento, sendo necessária avaliação com audiometria tonal, vocal e imitanciometria, muitas vezes impossibilitada de ser realizada em decorrência da necessidade de deslocamento do paciente e sua realização em cabine. Os testes com diapasão podem ser realizados à beira leito e ajudam na identificação da perda auditiva. A documentação da audição na fase inicial da internação é imprescindível antes de qualquer procedimento cirúrgico otológico, e pode determinar a via de acesso cirúrgico, por exemplo, em fratura do canal de Falópio com necessidade de descompressão do facial neste trajeto – caso o paciente esteja com cofose pode-se realizar a técnica translabiríntica para descompressão do facial. Por vezes é necessária a realização do BERA.

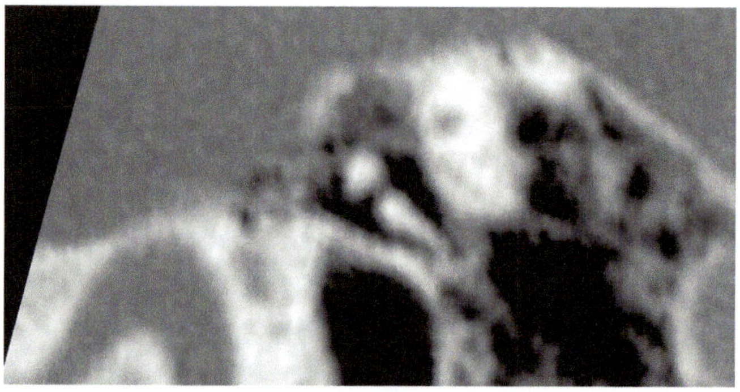

Fig. 21-10. Desarticulação incudomaleolar. (Arquivo pessoal do autor.)

No exame físico deve ser realizada a palpação da face e do crânio. Desequilíbrios e vertigens estão relacionados com concussão do trauma ou mesmo por possível ruptura do labirinto posterior. Os traumas que levam ao comprometimento do labirinto normalmente são mais severos, necessitando de estabilização neurológica geral antes de dar seguimento com o otorrinolaringologista. O exame vestibular de rastreio pode ser realizado à beira do leito com avaliação do nistagmo espontâneo e semiespontâneo, *head impulse test* e *skew test* (HINTS), a avaliação do equilíbrio dinâmico como romberg, fukuda e exames de marcha irão depender da condição do paciente para realizá-los. Os demais testes vestibulares como vídeo *hit*, serão realizados e úteis para avaliação do paciente na fase sequelar. O tratamento de vertigens no quadro agudo é com sedativos labirínticos e corticosteroides.

A paralisia facial é a sequela que traz maior impacto na vida do paciente, deve ser tratada precocemente, mas em sua maioria em procedimentos eletivos. O tipo de cirurgia varia quanto a gravidade e temporalidade da paralisia facial, dos exames de imagem e eletroneurografia. A descompressão do nervo deve ser realizada dentro de 21 dias do início da paralisia, existem casos que podem descomprimir o nervo até 3 meses após o trauma e cada caso deve ser individualizado.

O otorrinolaringologista terá mais ação no terceiro estágio (ou sequela), no qual serão realizados procedimentos para perfuração timpânica, reconstrução de cadeia ossicular, tratamento de surdez – com as próteses de ancoramento ósseo ou implante coclear, fechamento de fistulas otológicas. Reabilitações vestibulares e auditivas são feitas com aparelhos de amplificação sonora ou tratamento cirúrgico.

Nos traumas por arma de fogo deve-se, junto à tomografia computadorizada, também realizar o estudo vascular antes da exploração cirúrgica, nesses casos a do nervo facial pode ser corrigido com a sutura do nervo (aproximação dos cotos) ou enxerto com o nervo sural ou auricular magno, tipo de procedimento que deve ser realizado dentro dos dois primeiros anos da lesão, mesmo assim o paciente manterá um grau de paralisia.

ESTÁGIOS DE INTERVENÇÃO

Existem três etapas em que o otorrinolaringologista pode avaliar o paciente:

- Estágio primário ou inicial.
- Estágio secundário ou intermediário.
- Estágio terciário ou sequela.

Estágio Primário ou Inicial

A fase primária é aquela do pronto-socorro, na qual o paciente é avaliado quanto ao risco de vida e sequelas neurológicas.

São avaliados:

- Sinais encefálicos (coma curto, coma prolongado).
- Sinais de danos cranianos (danos nos ossos da cabeça ou na base do crânio).
- Sinais de hipertensão intracraniana.
- Sinais de tromboflebite do seio sigmoide.
- Sinais de lesão vascular (pode ser o motivo da chamada do otorrinolaringologista).
- Sinais de perda de tecido cerebral através do ouvido.
- Sinais de dano por fratura petrosa.
- Sinais de paralisia facial.
- Sinais de otorragia.
- Sinais de vazamento de LCR (ouvido ou rinofaringe).
- Sinais de hemotímpano.
- Sinais de lesão vestibular (vertigens, nistagmo).
- Sinais de surdez (diapasões, audiometria ou BERA).

Estágio Secundário

É o estágio de anormalidade funcional do paciente.

- Paralisia facial.
- Avaliação da perda auditiva.
- Otoliquorreia.
- *Tinnitus*.
- Avaliação de fístula liquórica com contraste.
- Vertigem.

Estágio Terciário ou Sequelar

- Perfuração timpânica.
- Deslocamento da cadeia ossicular.
- Problemas significativos.
- Meningite por fístula menor e lacuna osteomeníngea.
- Tratamento cirúrgico.
- Paralisia facial.
- Surdez.
- Transmissão (avaliar para cirurgia).
- Percepção (bilateral – implante coclear).
- Tratamento de zumbido.
- Tratamento de vertigem.
- Posicional (em direção ao movimento da cabeça).
- Cinético (em direção ao movimento do corpo).
- Sensação de desequilíbrio.
- Neurose pós-traumática.
- Fístula arteriovenosa entre o seio carotídeo interno e o seio cavernoso.
- Estenose do conduto auditivo externo.
- Colesteatomas.
- Disfunção da trompa de Eustáquio.
- Meningocele.
- Otalgia.
- Dores de cabeça.

BIBLIOGRAFIA

Bento RF, Brito RV, Sanchez TG. A rapid and safe middle fossa approach to the geniculate ganglion and labyrinthine segment of the facial nerve. Ear Nose Throat J. 2002 May;81(5):320-6.

Bento RF, Brito RV. Gunshot wounds to the facial nerve. Otol Neurotol. 2004 Nov;25(6):1009-13.

Bento RF, Lessa MM, Chung D, Wiikman C, Miniti A. Condutas Práticas em Otologia. São Paulo: Fundação Otorrinolaringologia; 2002.

Bento RF, Miniti A, Marone S. Tratado de Otologia. Edusp: São Paulo; 1998.

Bento RF, Pirana S, Sweet R, Castillo A, Brito Neto RV. The role of the middle fossa approach in the management of traumatic facial paralysis. Ear Nose Throat J. 2004 Dec;83(12):817-23.

Bento RF, Salomone R, Brito Neto RV, Tsuji RK, Hausen M. Lesões parciais no seguimento intratemporal do nervo facial. Enxerto total ou reconstrução parcial? Arq Int Otorrinolaringol. 2007;11(4):459-464.

Bento RF, Voegels RL, Brito Neto RV, Sanchez TG. Traumatic intratemporal facial nerve paralysis: analysis of 23 cases. Otol Neurotol. 2002;23(3):S59.

Bogar P, Bento RF. Paralisia facial de origem traumática. Arq Fund Otorrinolaringol. 1997;1(2):23-25.

Bogar P, Grasel SS, Ramos AHC, Pedalini MEB, Padula FM, Bento RF. Achados audiológicos e radiológicos em pacientes com otorragia após trauma crânio-encefálico. Rev Bras Otorrinolaringol. 1992;58(2):120-123.

Bogar P, Sennes LU, Busch GHC, et al. Perfurações traumáticas de membrana timpânica. Rev Bras Otorrinolaringol. 1993;59(4):276-278.

Hagan WE, Tabb HG, Cox RH, Travis LW. Gunshot injury to the temporal bone: an analysis of thirty-five cases. Laryngoscope. 1979;89:1258-1272.

VISÃO DO OTORRINOLARINGOLOGISTA NO MANEJO DO PACIENTE COM PARALISIA FACIAL PERIFÉRICA

Ricardo Ferreira Bento ▪ Paula Tardim Lopes ▪ Stephanie Rugeri Souza Novaretti

O conteúdo deste capítulo (págs. 183 a 188), encontra-se disponível on-line.

Para acessá-lo, aponte a câmera do seu smartphone ou tablet para a imagem acima.

AVALIAÇÃO DO PESCOÇO NO PRONTO-SOCORRO – TRAUMA CERVICAL FECHADO, FERIMENTOS POR ARMA DE FOGO (FAF), FERIMENTOS POR ARMA BRANCA (FAB), QUEIMADURAS E PERFURAÇÃO POR INGESTÃO DE CORPO ESTRANHO

CAPÍTULO 23

Dorival De Carlucci Jr. ▪ Alberto Bitran

PONTOS-CHAVE

1. Traumas no pescoço são potencialmente mortais e exigem intervenção imediata. O atraso no diagnóstico pode levar a aumento da mortalidade.
2. As principais estruturas no pescoço incluem vasos sanguíneos, nervos, vias respiratórias e digestórias, todas próximas e suscetíveis a danos graves.
3. Traumas cervicais afetam principalmente homens jovens e estão associados a acidentes automobilísticos e violência urbana, caracterizada principalmente por ferimentos por arma de fogo ou arma branca.
4. Traumas contusos podem resultar em compressão ou fraturas, levando a traumas ósseos, vasculares, lesões em laringe e traqueia.
5. Lesões penetrantes do pescoço exigem abordagem rápida devido à gravidade das estruturas envolvidas. Ferimentos penetrantes podem comprometer vias aéreas e vasos sanguíneos, exigindo exploração cirúrgica em casos instáveis.
6. A avaliação primária em politraumatizados prioriza a via aérea e controle da coluna cervical.
7. Pacientes estáveis com ferimentos superficiais podem não necessitar de intervenção cirúrgica. O manejo seletivo não operatório é praticado na maioria dos centros para ferimentos penetrantes hemodinamicamente estáveis.
8. A tomografia computadorizada com contraste é comum na investigação diagnóstica, sendo que a angiotomografia e exames endoscópicos são usados na avaliação pré-operatória de lesões.
9. Objetos estranhos no esôfago requerem tratamento imediato, especialmente se pontiagudos ou baterias.
10. Queimaduras no pescoço são graves e podem comprometer as vias aéreas, exigindo atenção imediata e tratamento agressivo.

INTRODUÇÃO

Traumas contusos ou penetrantes no pescoço podem resultar em lesões com risco de morte que exigem atenção e intervenção imediatas por parte do médico da emergência e do cirurgião de trauma.

As principais estruturas contidas no pescoço podem ser agrupadas em:

- *Vasculares:* artérias carótidas e vertebrais, vasos subclávios e veias jugulares.
- *Nervosas:* medula e nervos cranianos.
- *Respiratórias:* laringe e traqueia.
- *Digestórias:* faringe e esôfago cervical.

Elas se encontram dispostas em uma área muito restrita e, portanto, muito próximas, e quando danificadas podem causar morte imediata.

As lesões de vias aéreas desafiam até mesmo os profissionais mais habilidosos. É necessário ter familiaridade com as várias abordagens disponíveis para garantir uma via aérea definitiva – nenhuma técnica isolada é garantia de êxito. Lesões na faringe ou no esôfago cervical podem, no início, ser pouco sintomáticas e muitas vezes de difícil diagnóstico. O atraso por mais de 24 horas na identificação dessas lesões está associado a um aumento significativo na mortalidade. As estruturas vasculares como as artérias carótidas, subclávias e vertebrais são fontes de morbidade e mortalidade significativa nos traumas cervicais.[1]

Ressalta-se que traumas cervicais podem acometer a medula espinhal levando a quadros de tetraplegia e até óbito a depender do nível medular da lesão. Assim, o paciente com ferimento no segmento cervical deve ser avaliado com atenção aos mínimos sinais e sintomas, pois a evolução favorável depende do diagnóstico das lesões de maneira rápida e precisa.

As lesões térmicas na região cervical exigem da equipe médica especial atenção as vias aéreas pelo risco de queimadura direta, por inalação ou pela ocorrência de formação de escaras comprometendo a circulação.

A definição do tipo de trauma, contuso ou penetrante, vai auxiliar na definição da melhor forma de tratamento, sendo atualmente realizado de forma individualizada, seletiva e conservadora sempre que possível.

EPIDEMIOLOGIA

Predomina o sexo masculino e a faixa etária jovem, entre 24 e 34 anos, as principais vítimas de traumas cervicais, relacionados a acidentes automobilísticos e violência urbana.

Atualmente, as lesões na medula espinhal e a trombose das artérias carótidas comuns e internas são responsáveis por 50% de todas as mortes atribuídas a traumas no pescoço.

Ferimentos por arma de fogo e arma branca são as principais causas de lesões penetrantes das vias aéreas e do trato digestivo na região cervical. O trauma fechado compõe apenas cerca de 5% de todos os traumas no pescoço e, nessas situações, as lesões aerodigestivas são raras, mas potencialmente fatais, o que exige um alto índice de suspeita para diagnosticar e tratar adequadamente.

As obstruções das vias aéreas levam ao óbito rapidamente, mas apresentam sintomas claros, enquanto as lesões da faringe e/ou do esôfago cervical podem apresentar-se de forma mais insidiosa, levando a um atraso no diagnóstico.

Acidentes automobilísticos são a causa mais comum de trauma contuso no pescoço. Essas lesões geralmente resultam de forças de aceleração e desaceleração ou de um golpe direto na parte anterior do pescoço pelo volante do carro ou diretamente no painel, podendo esmagar a traqueia ou comprimir o esôfago contra as vértebras cervicais. Elas também podem ocorrer devido a aumento da pressão intratraqueal contra uma glote fechada devido ao uso inadequado do cinto de segurança.

O estrangulamento resulta de enforcamento, sufocamento por ligadura, asfixia manual ou manipulação excessiva. O mecanismo usual de morte em enforcamentos ocorre pela pressão sobre as veias jugulares, impedindo o retorno venoso do cérebro, resultando em uma perda de consciência. Forças maiores podem levar a oclusão da artéria carótida ou reflexo do corpo carotídeo.

TRAUMA CERVICAL E A COLUNA

Conhecer e entender o mecanismo de trauma é a melhor forma de prever as possíveis lesões de um paciente politraumatizado. As condutas nessas situações devem seguir as diretrizes do Suporte Avançado de Vida no Trauma (*Advanced Trauma Life Support – ATLS*),[2] observando a sequência de prioridades no atendimento a essas vítimas, garantindo uma via aérea pérvia e mantendo o controle da coluna cervical.

As vítimas com trauma cervical fechado ou contuso devem ser sempre consideradas como potenciais portadoras de trauma na coluna cervical. Devido às consequências devastadoras de uma tetraplegia, a busca pelo trauma na coluna cervical deve ser rigorosa. Pacientes conscientes podem relatar dor a palpação das vertebras cervicais ou alterações sensitivas no corpo, enquanto naqueles com alteração de nível de consciência o diagnóstico deverá ser por exames radiológicos.[3] A condução dos pacientes com trauma raquimedular não será assunto desse capítulo.

TRAUMA CERVICAL FECHADO

O trauma fechado ou contuso, no pescoço, é definido pela evidência do trauma sem uma lesão na pele, ou seja, não existe uma solução de continuidade do meio externo com os compartimentos do pescoço. Os principais mecanismos de trauma nestas situações são a lesão direta por golpe ou pelos efeitos de aceleração e desaceleração. A laringe e a coluna cervical são as estruturas mais lesadas nesses casos.[3]

Os golpes diretos no pescoço podem levar à compressão de uma estrutura contra outra, causando esmagamento, cisalhamento ou fraturas. Esse mecanismo de trauma pode levar a traumas vasculares como dissecções, oclusões, fístulas e aneurismas. Fraturas podem ocorrer nas estruturas da laringe e da traqueia causando desde sintomas desastrosos ou fatais pela obstrução irreversível da via aérea até lesões sutis que são diagnosticadas tardiamente.

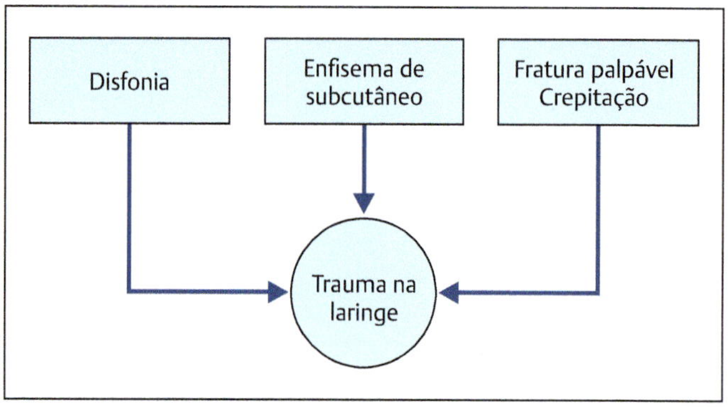

Fluxograma 23-1. Tríade para suspeita de trauma cervical fechado com lesão de laringe.

A tríade rouquidão, enfisema subcutâneo e fratura palpável deve nos alertar para trauma da laringe (Fluxograma 23-1). Outros sinais como disfonia, diminuição da mobilidade da laringe, aumento do volume do pescoço, massas pulsáteis são sugestivas de lesões potencialmente graves nesta vítima.

TRAUMA CERVICAL PENETRANTE

Consideramos ferimentos penetrantes do pescoço aqueles que ultrapassam o nível do músculo platisma. Os ferimentos penetrantes do pescoço apresentam mortalidade significativa (cerca de 10%), uma vez que a região contém importantes estruturas vasculares, nervosas e aerodigestivas, todas pouco protegidas.

As lesões penetrantes do pescoço são emergências desafiadoras no atendimento ao trauma e requerem uma abordagem rápida e coordenada para a avaliação e o tratamento. As estruturas vitais presentes no pescoço – vias aéreas, vasos sanguíneos como artérias carótidas, veias jugulares e ainda nervos cranianos – podem ser acometidos diretamente nos ferimentos penetrantes.

Conforme as diretrizes do ATLS,[2] na avaliação primária de um paciente politraumatizado, a identificação de obstrução das vias aéreas é prioritária, sempre com a imobilização da coluna cervical. Ferimentos cervicais penetrantes podem causar lesões diretas nas vias aéreas comprometendo a sua permeabilidade, mas podem também promover sangramentos e hematomas que, pela expansão rápida, comprometem o retorno venoso cervical e causam obstrução da via aérea. Sinais e sintomas que sugiram obstrução de vias aéreas como rouquidão, estridores respiratórios, cornagem, dispneia, utilização de musculatura acessória, enfisema de subcutâneo, hemoptise, vazamento de ar pelo ferimento remetem a necessidade de garantir uma via aérea definitiva.

Pacientes instáveis ou que apresentem sinais claros de lesões de estruturas vitais do pescoço necessitam exploração cirúrgica imediata.[4,5]

Nos pacientes estáveis, tradicionalmente a avaliação e o tratamento destes ferimentos baseiam-se nas zonas anatômicas descritas por Monson em 1969.[6]

Elas permitem um direcionamento para as prováveis estruturas lesadas em cada região com uma abordagem direcionada. Desta forma, o pescoço no trauma penetrante é dividido em três zonas, delimitadas por reparos anatômicos conforme a seguir (Quadro 23-1; Fig. 23-1).

Quadro 23-1. Limites anatômicos e estruturas presentes em cada zona anatômica para o trauma cervical

Zona	Limites anatômicos	Principais estruturas
Zona I	Clavícula até a cartilagem cricoide ou altura de C6	Artéria vertebral, carótidas proximais, artéria inominada e vasos subclávios Pulmão, traqueia, tireoide, esôfago, medula espinhal e laringe
Zona II	Cartilagem cricoide até o ângulo da mandíbula	Artérias carótidas, vertebrais, veias jugulares Esôfago, traqueia e laringe
Zona III	Ângulo da mandíbula à base do crânio	Artéria carótida interna, faringe e base do crânio

- *Zona I – Região supraclavicular ou visceral:* corresponde ao terço cervical inferior, delimitado inferiormente pelas clavículas e superiormente pela cartilagem cricoide. Estruturas como a traqueia, esôfago, artéria carótida comum, artéria vertebral, veia jugular e ducto torácico podem ser acometidos. Nestas situações pode haver hemorragias maciças, pneumotórax ou comprometimento de via aérea, que podem necessitar de um acesso cirúrgico complexo com esternotomia ou toracotomia. Por esta razão, é a zona que apresenta maior mortalidade
- *Zona II – Região carotídea:* abrange o terço médio do pescoço. É delimitada inferiormente pela cartilagem cricoide e superiormente pelo ângulo da mandíbula. É a porção mais acometida pelos ferimentos penetrantes do pescoço. Essa região abrange as artérias carótidas comuns e internas, além das veias jugulares. Fazem parte desta região também a traqueia e a faringe que, se lesadas, comprometem a via aérea diretamente.
- *Zona III – Região submandibular:* cranialmente, no terço superior do pescoço, temos a zona III, limitada pelo ângulo da mandíbula até a base do crânio. Faringe, laringe, coluna cervical alta e estruturas da base do crânio são encontradas nessa subregião, cuja abordagem pode ser multidisciplinar com especialistas como neurocirurgiões e otorrinolaringologistas.

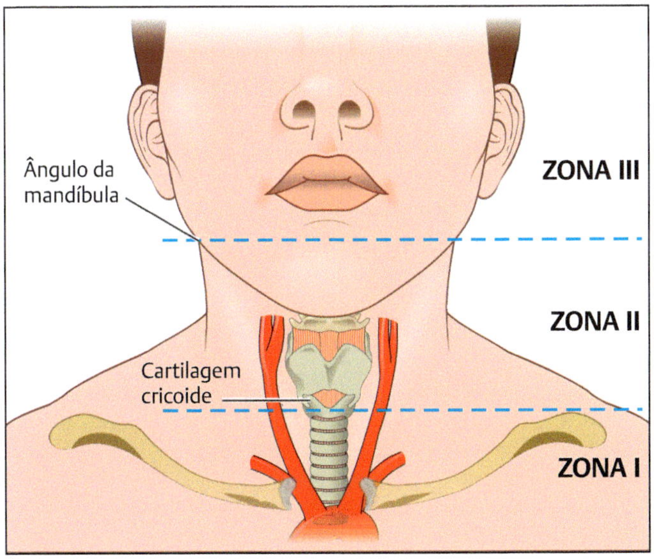

Fig. 23-1. Zonas do pescoço no trauma. Zona I: clavícula até cartilagem cricoide, zona II: cartilagem cricoide até o ângulo da mandíbula, zona III: ângulo da mandíbula até a base do crânio.

A complexidade das estruturas presentes em cada segmento, as dificuldades técnicas de exposição das lesões e diferentes abordagens cirúrgicas, exige um diagnóstico pré-operatório preciso para lesões sintomáticas das zonas I e III. Nas lesões da zona II a exploração mandatória do passado vem sendo modificada nos últimos anos dando espaço também à investigação pré-operatória das lesões e tratamento direcionado.[7]

Portanto, pacientes vítimas de ferimentos penetrantes no pescoço, quando estáveis, receberão uma investigação detalhada. A investigação deve ser feita com angiotomografia e exames endoscópicos digestivo e respiratório.[5,7,8]

A angiotomografia computadorizada do pescoço e do tórax determina o trajeto da lesão, que pode indicar a necessidade de outras modalidades de diagnóstico. Estudos contrastados do trato digestivo superior, com soluções de contraste solúveis, como o esofagograma, permitem determinar perfurações esofágicas. Sempre devemos considerar o uso dos exames endoscópicos como a esofagoscopia ou endoscopia digestiva alta e a traqueobroncoscopia.

O diagnóstico angiográfico, principalmente de lesões de zona III, pode ser seguido de intervenção endovascular para tratamento definitivo.

O manejo do trauma cervical penetrante requer uma equipe multidisciplinar bem coordenada, incluindo cirurgiões de trauma, intensivistas, radiologistas e outros especialistas, para garantir uma avaliação e um tratamento adequados e maximizar os resultados do paciente.

Os pacientes com ferimentos que não penetram no platisma, estáveis e assintomáticos, não necessitam de intervenção cirúrgica e podem ser dispensados para seguimento ambulatorial.

CONDUTA NOS TRAUMAS CERVICAIS

Embora a exploração presuntiva possa ser apropriada em algumas circunstâncias, o manejo seletivo não operatório é praticado na maioria dos centros.[9] O algoritmo de gerenciamento para pacientes com ferimentos penetrantes e hemodinamicamente estáveis baseia-se nos sintomas apresentados e na localização anatômica da lesão, usando a divisão por zonas cervicais para prever as estruturas potencialmente acometidas.

A estabilidade hemodinâmica sem evidência de lesão potencialmente fatal permite realizar uma investigação para diagnóstico das eventuais lesões, sendo a tomografia computadorizada com contraste o método mais utilizado. Exames endoscópicos como endoscopia digestiva alta, laringoscopia e broncoscopia serão uteis na busca por ferimentos na faringe,

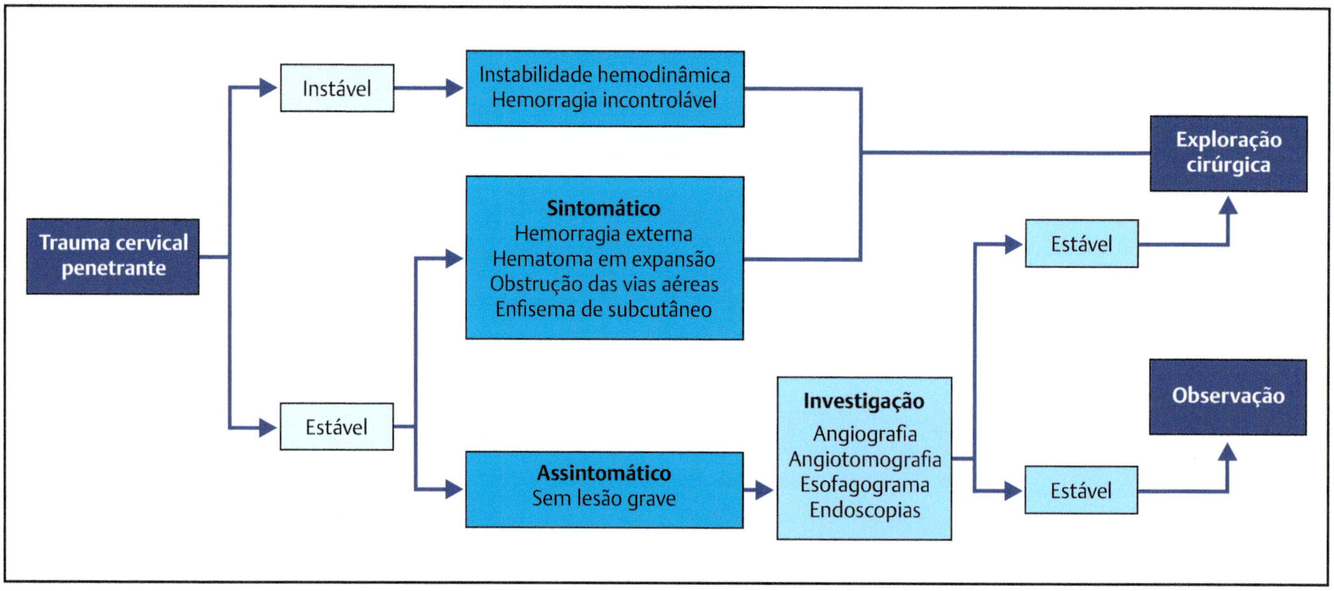

Fluxograma 23-2. Conduta no trauma cervical penetrante.

laringe, traqueia e esôfago cervical. Lesões vasculares podem ser investigadas por ultrassonografia Doppler, angiotomografia e, como padrão-ouro, a arteriografia.

Indicações para intervenção cirúrgica imediata para lesão cervical penetrante incluem instabilidade hemodinâmica, hemorragia externa significativa, hematoma em expansão com sinais compressivos, obstrução de via aérea e enfisema de subcutâneo progressivo (Fluxograma 23-2).

O tratamento deve ser feito de acordo com a estrutura lesada:

- *Traqueia:* realizar desbridamento e sutura primária. Se houver perda de três ou mais anéis traqueais, está indicada a reconstrução em um segundo momento, mantendo o paciente com traqueostomia.
- *Esôfago:* realizar sutura primária se a lesão tiver menos de 12 horas. Nos traumas com mais de 12 hora de evolução é mais segura uma exclusão do trânsito por esofagostomia e alimentação por gastrostomia. A reconstrução será realizada posteriormente.
- *Veia jugular interna:* pode ser ligada se o trauma for unilateral. Em traumas bilaterais é recomendada a rafia de pelo menos uma delas.
- *Artéria carótida comum ou interna:* sutura primária se possível, enxertos com veia autóloga (por exemplo, veia safena) ou enxertos sintéticos

INGESTÃO DE CORPOS ESTRANHOS

A ingestão de corpos estranhos com impactação no esôfago ocorre principalmente em crianças, idosos, portadores de doenças neurológicas e psiquiátricas. Muitas vezes o objeto é conhecido e o paciente sabe referir o acontecimento. Porém, em crianças e portadores de alguma deficiência, o diagnóstico é muito difícil.

Entre os objetos mais frequentes encontramos bolos alimentares, ossos, espinhos, palitos, dentaduras, moedas e baterias. Doenças pré-existentes no esôfago favorecem a impactação. Grande parte das impactações esofágicas ocorrem no esôfago superior, na região do pescoço, e necessitam tratamento imediato.

Baterias e objetos pontiagudos representam riscos mais imediatos e graves. Objetos pontiagudos levam a perfurações e a sintomatologia vai depender do tamanho da perfuração e do local. Baterias podem causar rapidamente perfurações esofágicas devido a corrente elétrica, aquecimento e saída de líquidos corrosivos.

O diagnóstico deve ser feito através de história clínica e reconhecimento de sintomas como sialorreia, tosse, disfagia.

Objetos radiopacos podem sem confirmados com radiografia simples em duas incidências. A endoscopia digestiva alta permite a confirmação do diagnóstico e a retirada de cerca de 90% dos objetos. Caso a retirada endoscópica não ocorra com sucesso, o tratamento cirúrgico deve ser indicado.

Nas impactações esofágicas, as indicações de endoscopia digestiva alta são divididas entre indicações de emergência e de urgência (pode aguardar 12 a 24 horas). As indicações de emergências são quando há obstrução total do esôfago, quando o objeto é uma bateria ou algo pontiagudo. Indicações de urgência são objetos com bordas rombas e obstrução parcial do esôfago.[10-13]

QUEIMADURAS

O tratamento inicial de queimaduras leves e moderadas, sem complicações, concentra-se no controle dos ferimentos e no conforto do paciente. Nas queimaduras graves o tratamento requer ressuscitação com fluidos, suporte de vias aéreas, avaliar traumas associados, analgesia e tratamento dos ferimentos.

As queimaduras no pescoço possuem grande potencial de gravidade requerendo uma abordagem cuidadosa e baseada nas diretrizes do atendimento ao traumatizado (ATLS).[2] A proximidade da região cervical com as cavidades oral e nasal exige a busca por sinais de queimadura nas vias aéreas superiores, que podem ocorrer diretamente, com evidências de queimaduras externas na face, ou pela inalação do ar quente.

Quadro 23-2. Passos importantes na condução da queimadura cervical

Via aérea	▪ Garantir que não haja obstrução ▪ Definitiva → sinais de queimadura ou edema de vias aéreas
Acesso venoso	▪ Reposição volêmica considerando a superfície corpórea ▪ Analgesia ▪ Antibiótico sistêmico
Resfriamento do local	▪ Evitar progressão da queimadura ▪ Remover tecidos e objetos
Formação de escara	▪ Definir a profundidade da queimadura
Prevenção de infecção	▪ Tratamento antisséptico das feridas ▪ Antibióticos sistêmicos ▪ Profilaxia do tétano

Nessas situações, a obtenção de uma via aérea definitiva deve ser precoce, pois aguardar algum sinal clínico, como dispneia, disfonia ou estridor, pode impedir o acesso à via aérea pela intubação orotraqueal e obrigar a realização de um acesso cirúrgico.[14,15]

A preocupação com a via aérea deve existir mesmo quando a área queimada é exclusiva ao pescoço. Queimaduras profundas, de terceiro grau, podem levar à formação de escara comprometendo a circulação, causando uma síndrome compartimental, e exigem a realização de escarotomia ou fasciotomia, ou o paciente pode desenvolver obstrução da via aérea em minutos.

As queimaduras elétricas possuem risco adicional. É fundamental entender o trajeto da queimadura, local de entrada e de saída da corrente elétrica. Nestas situações, além da queimadura externa evidente, existe a queimadura interna pelo trajeto da corrente elétrica, com potencial aumentado de parada cardíaca ou distúrbios como acidose metabólica e mioglobinúria.

A pele queimada perde sua função de proteção e coloca os pacientes em risco de hipotermia, desequilíbrios hidroeletrolíticos, infecção e sepse. As primeiras horas após uma lesão por queimadura exigem um gerenciamento agressivo para garantir a sobrevivência com o mínimo de complicações.

A sequência de atendimentos, portanto, deve ser (Quadro 23-2):

- Estabelecer um acesso venoso confiável.
- Priorizar a via aérea, garantindo não haver obstrução.
- Considerar obtenção de via aérea definitiva precocemente se houver sinais de possível queimadura ou de edema das vias aéreas.
- Remover tecidos e objetos com o resfriamento do local para evitar progressão da queimadura.
- Realizar reposição volêmica considerando a superfície corpórea atingida.
- Iniciar prontamente analgesia.
- Avaliar cuidadosamente a região do pescoço para determinar a profundidade da área queimada e o risco de formação de escara.
- Prevenir infecção com tratamento antisséptico das feridas, antibióticos sistêmicos e profilaxia do tétano.

CONSIDERAÇÕES FINAIS

O paciente politraumatizado requer um atendimento sistematizado, priorizando a identificação e o tratamento das lesões com maior risco de morte. Devemos sempre considerar a existência de múltiplas lesões no corpo. Por exemplo, um paciente vítima de uma explosão pode ter sofrido, além de queimaduras, ferimentos penetrantes e contusos. O conhecimento do mecanismo do trauma, seguido da avaliação sistemática, baseada na identificação das lesões prioritárias permite a melhor evolução dessa vítima.

REFERÊNCIAS BIBLIOGRÁFICAS

1. Rathlev NK, Medzon R, Bracken ME. Evaluation and management of neck trauma. Emerg Med Clin North Am. 2007;25(3):679-94.
2. ATLS, Advanced Trauma Life Support, Colégio Americano de Cirurgiões – Comitê de Trauma. 10. ed. Rio de Janeiro: Elsevier; 2019. p. 2018.
3. Cothren CC, Biffl WL, Moore EE. Trauma. In: Brunicardi FC, Andersen DK, Billiar TR et al. Schwartz - Tratado de Cirurgia. Chapter 7. 9. ed. Rio de Janeiro: Thieme Revinter; 2013. p. 148-151.
4. Shiroff AM, Gale SC, Martin ND, Marchalik D, Petrov D, Ahmed HM, et al. Penetrating neck trauma: a review of management strategies and discussion of the 'No Zone' approach. Am Surg. 2013;79:23-29.
5. Osborn TM, Bell RB, Qaisi W, Long WB. Computed tomographic angiography as an aid to clinical decision making in the selective management of penetrating injuries to the neck: a reduction in the need for operative exploration. J Trauma. 2008;64:1466-1471.
6. Monson DO, Saletta JD, Freeark RJ. Carotid vertebral trauma. J Trauma. 1969;9:987-999.
7. Brywczynski JJ, Barrett TW, Lyon JA, Cotton BA. Management of penetrating neck injury in the emergency department: a structured literature review. Emerg Med J. 2008;25:711-715.
8. Burgess CA, Dale OT, Almeyda R, Corbridge RJ. An evidence based review of the assessment and management of penetrating neck trauma. Clin Otolaryngol. 2012;37:44-52.
9. Biffl WL, Moore EE, Rehse DH, Offner PJ, Franciose RJ, Burch JM. Selective management of penetrating neck trauma based on cervical level of injury. Am J Surg. 1997;174(6):678-82.
10. Anderson KL, Dean AJ. Foreign bodies in the gastrointestinal tract and anorectal emergencies. Emerg Med Clin North Am. 2011;29(2):369-400.

11. Al Lawati TT, Al Marhoobi R. Patterns and Complications of Ingested Foreign Bodies in Omani Children. Oman Med J. 2018;33(6):463-467.
12. Bekkerman M, Sachdev AH, Andrade J, Twersky Y, Iqbal S. Endoscopic Management of Foreign Bodies in the Gastrointestinal Tract: A Review of the Literature. Gastroenterol Res Pract. 2016;2016:8520767.
13. Schaefer TJ, Trocinski D. Esophageal Foreign Body. NCBI Bookshelf. A service of the National Library of Medicine, National Institutes of Health. StatPearls [Internet]. Treasure Island (FL): StatPearls Publishing; 2024 Jan.
14. Jennes S, Hanchart B, Keersebilck E, Rose T, Soete O, François PM, et al. Management of burn wounds of the head and neck region. B-ENT. 2016;Suppl 26(1):107-126.
15. Faldmo L, Kravitz M. Management of acute burns and burn shock resuscitation. AACN Clin Issues Crit Care Nurs. 1993;4(2):351-66.

CAPÍTULO 24

LESÃO INADVERTIDA E TRAUMÁTICA DE HIPOFARINGE E ESÔFAGO

Marcus Vinícius Lopes Horiuchi ▪ Sérgio Gonçalves
Isaac Massaud Amim Amaral ▪ Flavio Roberto Takeda

O conteúdo deste capítulo (págs. 195 a 200), encontra-se disponível on-line.

Para acessá-lo, aponte a câmera do seu smartphone ou tablet para a imagem acima.

PARTE V VIAS AÉREAS

VIA AÉREA DIFÍCIL: COMPRESSÃO E INVASÃO DE VIA AÉREA POR TUMORES, PÓS-TRAUMA (TRAUMA DE FACE, COLUNA, QUEIMADURAS)

CAPÍTULO 25

SEÇÃO 25-1

ABORDAGEM NÃO CIRÚRGICA

Daniel Perin ▪ Joaquim Edson Vieira

PONTOS-CHAVE

1. Sempre considerar a possibilidade de dificuldade na obtenção de uma "via aérea definitiva" em casos de tumores ou traumas.
2. A avaliação inicial e o exame físico incluem história médica detalhada, observação de desvios anatômicos, tumorações, cicatrizes e a abertura bucal mínima de 3 cm. O teste de mordedura do lábio superior é importante para avaliar a capacidade de realizar a manobra de elevação da mandíbula.
3. A localização da obstrução influencia a estratégia de manejo da via aérea. Exames de imagem, como tomografia e ressonância magnética, são úteis para a avaliação antes do procedimento.
4. Em situações de dúvida, a intubação com anestesia tópica preservando a respiração espontânea é recomendada. Em casos específicos, como cirurgias com traqueostomia prevista, iniciar o caso com traqueostomia sob anestesia local pode ser desejável.
5. A escolha entre intubação inalatória e venosa deve considerar a preservação da ventilação espontânea.
6. A videolaringoscopia é preferida em pacientes com vias aéreas difíceis. Dispositivos supraglóticos podem ser utilizados como alternativa, mas sua eficácia é influenciada por vários fatores.

AVALIAÇÃO

A avaliação das vias aéreas em pacientes com doenças das especialidades de cirurgia de cabeça e pescoço e otorrinolaringologia deve sempre levantar suspeitas de possível dificuldade para se obter uma "via aérea definitiva". Esta definição contempla a condição do tubo traqueal estar no interior da traqueia e com o balonete insuflado, abaixo das pregas vocais.

O algoritmo da Sociedade Americana de Anestesiologistas (ASA), criado em 1993 e na sua última versão em 2022, descreve claramente quais as condutas a serem tomadas nos casos eletivos e em emergências. No entanto, sendo uma diretriz genérica, os casos específicos devem ser avaliados individualmente; como exemplo: pacientes com tumores nas regiões de cabeça e pescoço ou traumas.[1]

Na avaliação inicial, deve-se fazer, além de um exame geral, uma história detalhada dos antecedentes pessoais relacionados com doenças específicas (hipertensão arterial sistêmica, diabetes melito, cardiopatias, pneumopatias, neuropatias), além de pergunta ativa sobre a síndrome da apneia obstrutiva do sono. Importante calcular o índice de massa corpórea e questionar se o paciente foi submetido à radioterapia cervical.

No exame físico, observar externamente desvios de traqueia, tumorações cervicais, lesões actínicas, cicatrizes com retrações e limitação da mobilidade atlanto-occipital. Neste exame, o paciente deve estar em posição lateralizada em relação ao examinador e não à sua frente. Importante observar o tamanho da abertura bucal que deve ser de pelo menos 3 cm (distância mínima entre os incisivos superiores e inferiores). Escutar se o paciente produz estridores ou cornagens, tem rouquidão, utiliza musculatura acessória para respiração e se tolera ou não o decúbito dorsal horizontal.

Além disso, o teste de mordedura do lábio superior deve sempre ser realizado pois ele traz a suspeita, caso positivo, de possível dificuldade na realização da manobra de elevação da mandíbula (do inglês *jaw thrust*), que é usada para facilitar a ventilação com máscara facial sob pressão positiva.

A localização do tumor ou do trauma é de suma importância para se definir qual a melhor estratégia para realizar o manejo da via aérea. Pacientes com grandes carcinomas espinocelulares de laringe não são bons candidatos para a utilização de dispositivos supraglóticos pois o tumor está exatamente no local de alocação do dispositivo. Já em traumas do tipo Lefort III, não se deve utilizar a via nasal como alternativa pois existe o risco de lesão cerebral na passagem do tubo traqueal por essa via.

Para esses pacientes, devem-se avaliar os exames de imagem, como tomografia com ou sem reconstrução 3D, ressonância magnética e o exame endoscópico das vias aéreas pré-operatório.[2] Esta avaliação permite estratificar quais pacientes devem ser intubados acordados e quais podem ser intubados após a indução da anestesia geral. Este exame endoscópico é feito imediatamente antes do início da anestesia com auxílio de um nasoendoscópio. Essa técnica é realizada com o paciente acordado e anestesia tópica do nariz, semelhante ao exame realizado nos consultórios de otorrinolaringologia.

Pacientes com tumores devem apresentar exames recentes realizados até 1 mês prévio, pois os tumores podem crescer nesse período e distorcer uma anatomia que previamente parecia não ter alterações significativas.

A estratégia para a realização do manejo adequado deve ser definida antes do paciente entrar na sala cirúrgica. Todos os membros da equipe (técnico de enfermagem, enfermeiro e cirurgiões) devem ser avisados do passo a passo e em caso de eventual falha da técnica, quais serão as ações a serem tomadas.

Importante destacar: todos os dispositivos em seus tamanhos adequados devem estar disponíveis na sala operatória mesmo com possibilidade mínima de uso. Em caso de necessidade, sua utilização estará otimizada.

Especialistas em vias aéreas enaltecem a frase "não tire de um paciente aquilo que você não pode devolver, que é sua respiração espontânea". Desta forma, na dúvida, a intubação com anestesia tópica preservando a respiração espontânea está indicada. Em situações específicas, principalmente em pacientes que terminarão a cirurgia com uma traqueostomia, iniciar o caso com traqueostomia sob anestesia local é desejável.

A primeira pergunta a ser respondida deve considerar a sequência: poderei realizar ventilação com máscara facial, intubar com laringoscopia direta, intubar com videolaringoscopia ou passagem de um dispositivo supraglótico?

A avaliação das vias aéreas para prever essas eventuais dificuldades é infelizmente muito falha. Em 94% das vezes falhou-se em prever a dificuldade na ventilação com máscara facial isoladamente e em 90% das vezes falhou-se em prever a dificuldade de ventilar com máscara facial associada à dificuldade de intubação traqueal.[3]

Esses percentuais não devem desencorajar a avaliação prévia. Avaliar significa levantar possíveis dificuldades e desencadear uma série de cuidados, bem como a definição de estratégias fundamentais para o atendimento seguro do paciente.

CONDUTA

O melhor medicamento pré-anestésico é o estabelecimento de uma boa relação médico-paciente baseada em confiança e transparência. A sedação pré-anestésica não deve ser administrada em paciente que já apresenta obstrução parcial das vias aéreas com risco de sua piora.

Deve-se, portanto, definir a estratégia: intubação acordada ou após indução anestésica. Em caso de proceder com indução: se inalatória para preservar a ventilação espontânea ou venosa, com ou sem o uso de bloqueadores neuromusculares.

Independente da técnica escolhida, deve-se entregar oxigênio constantemente durante todo o processo, seja através de cateter nasal convencional (técnica NO DESAT) ou através do cateter de oxigênio de alto fluxo (técnica THRIVE).[4,5]

Na indução inalatória, o estudo realizado no Reino Unido (NAP4) observou 75% de falha nas vias aéreas com algum grau de obstrução, seja pelo tumor ou por uma estenose traqueal. Houve ainda falha da técnica em 5% dos pacientes sem lesões obstrutivas. Possíveis complicações da técnica inalatória são: estridor expiratório, apneia e laringoespasmo.[6]

Na indução venosa, a falta de uso de bloqueadores musculares pode dificultar ou até impossibilitar a intubação dos pacientes aumentando o número de complicações.[7] Porém, a escolha do bloqueador neuromuscular é outro importante tópico nesta discussão.

Na indução e na intubação em sequência rápida, os medicamentos utilizados atualmente são a succinilcolina ou o rocurônio. A succinilcolina apresenta alguns efeitos colaterais importantes assim como contraindicações. Já o rocurônio, tem uma duração de ação prolongada na dose recomendada de 1,2 mg/kg. Após a introdução do mercado do antagonista do rocurônio, conhecido como sugamadex, sua reversão completa pode ser obtida em curto espaço de tempo desde que a dose correta de 16 mg/kg seja administrada. Sorensen et al. concluíram que na indução e na intubação em sequência rápida com rocurônio a reversão com sugamadex permitiu o retorno da ventilação espontânea mais precoce quando comparada com a succinilcolina.[8]

A escolha do equipamento a ser utilizado nesses pacientes também é muito importante. A utilização da videolaringoscopia tem se mostrado superior ao laringoscópio direto em pacientes com vias aéreas difíceis.[9] Porém, existem alguns preditores que sugerem maior falha do videolaringoscópio:

- *No pescoço:* radioterapia cervical prévia, massas tumorais, cicatrizes, diminuição da distância tireomentoniana (< 6,5 cm), diminuição ou impossibilidade de movimentação da coluna cervical.
- *No tipo de cirurgia:* otorrinolaringologia e cardíaca.
- *Em problemas de inserção:* abertura de boca < 3 cm, diminuição da mobilidade mandibular e obesidade.
- *Na diminuição do espaço orofaríngeo:* retrognatia e sangramentos ou edema na orofaringe.[10]

Os dispositivos supraglóticos são excelentes alternativas para resgate da oxigenação em situações de emergência e também em cirurgias eletivas. Especificamente em pacientes sob risco de broncoaspiração ou com tumores na região da laringe, sua utilização tem risco aumentado de falha relacionada com complicações. Os preditores independentes identificados na falha dos dispositivos supraglóticos são: radioterapia cervical, distância tireomentoniana diminuída, diminuição da mobilidade cervical, sexo masculino, idade acima de 45 anos.[4]

Quando há falha do controle de via aérea pelos métodos tratados anteriormente, pode ser necessária a abordagem cirúrgica, tratada em outro capítulo.

O manejo das vias aéreas na condição de compressão e invasão por tumores depende da avaliação minuciosa, da preparação do ambiente com equipamentos e pessoas treinadas, do conhecimento dos dispositivos de vias aéreas e da cooperação entre os atendentes e suas equipes.

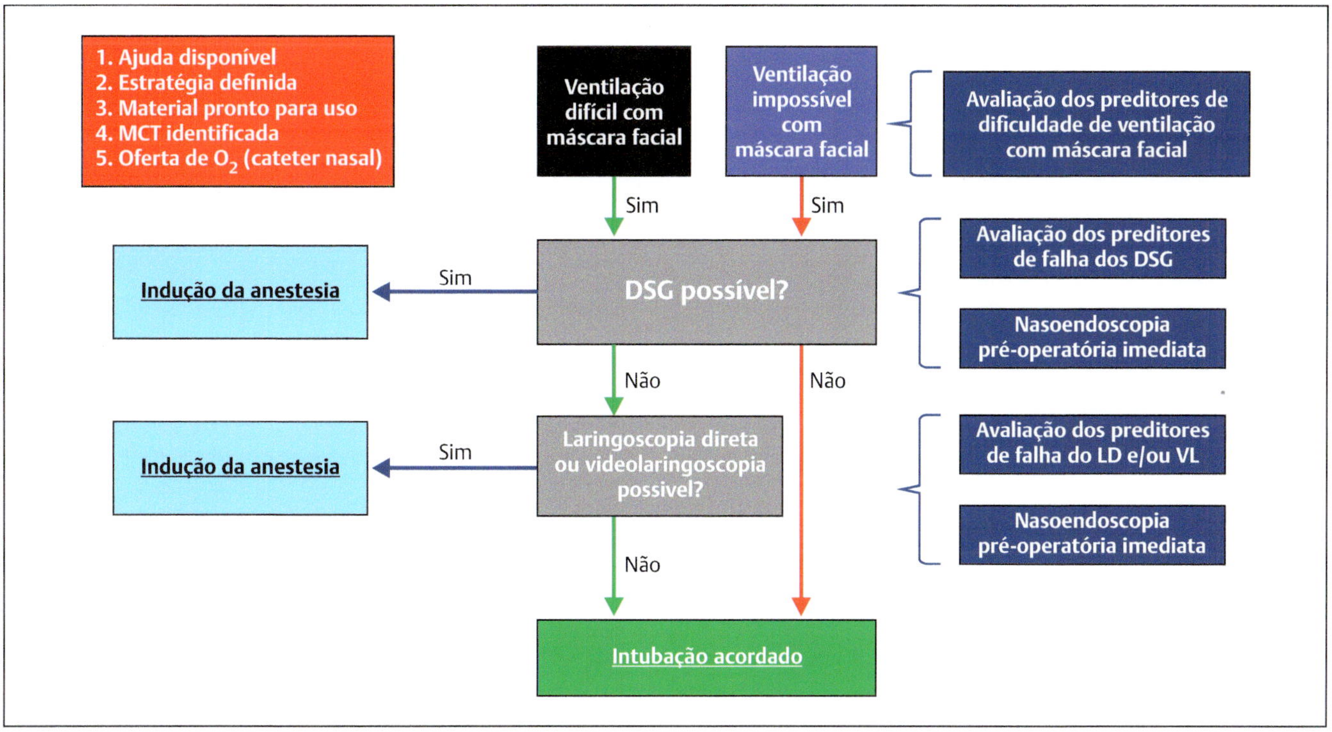

Fluxograma 25-1-1. Fluxograma para auxílio na tomada de decisão do manejo das vias aéreas difíceis em pacientes com doenças cervicais. DSG: dispositivo supraglótico; MCT: membrana cricotireóidea; LD: laringoscopia direta; VL: videolaringoscopia.

REFERÊNCIAS BIBLIOGRÁFICAS

1. Apfelbaum JL, Hagberg CA, Connis RT, Abdelmalak BB, Agarkar M, Dutton RP, et al. 2022 American Society of Anesthesiologists Practice Guidelines for Management of the Difficult Airway. Anesthesiology. 2022;136(1):31-81.
2. Rosenblatt W, Ianus AI, Sukhupragarn W, Fickenscher A, Sasaki C. Preoperative endoscopic airway examination (PEAE) provides superior airway information and may reduce the use of unnecessary awake intubation. Anesth Analg. 2011;112(3):602-7.
3. Nørskov AK, Rosenstock CV, Wetterslev J, Astrup G, Afshari A, Lundstrøm LH. Diagnostic accuracy of anaesthesiologists' prediction of difficult airway management in daily clinical practice: a cohort study of 188 064 patients registered in the Danish Anaesthesia Database. Anaesthesia. 2015;70(3):272-81.
4. Levitan RM. NO DESAT! Nasal oxygen during efforts securing a tube. Emergency Physicians Monthly. December 9, 2010. Disponível em: https://epmonthly.com/article/no-desat/ [acesso em 21 de fevereiro, 2024].
5. Patel A, Nouraei SA. Transnasal Humidified Rapid-Insufflation Ventilatory Exchange (THRIVE): a physiological method of increasing apnoea time in patients with difficult airways. Anaesthesia. 2015;70(3):323-9.
6. Cook TM, Woodall N, Harper J, Benger J. Major complications of airway management in the UK: results of the Fourth National Audit Project of the Royal College of Anaesthetists and the Difficult Airway Society. Br J Anaesth. 2011;106(5):143-154.
7. Lundstrom LH, Duez CHV, Norskov AK, Rosenstock CV, Thomsen JL, Moller AM, et al. Effects of avoidance or use of neuromuscular blocking agents on outcomes in the tracheal intubation: a Cochrane systematic review. Br J Anaesth. 2018;120:1381-93.
8. Sorensen MK, Bretlau C, Gätke MR, Sorensen AM, Rasmussen LS. Rapid sequence induction and intubation with rocuronium-sugammadex compared with succinylcholine: a randomized trial. Br J Anaesth. 2012;108(4):682-9.
9. Hansel J, Rogers AM, Lewis SR, Cook TM, Smith AF. Videolaryngoscopy versus direct laryngoscopy for adults undergoing tracheal intubation: a Cochrane systematic review and meta-analysis update. Br J Anaesth. 2022;129(4):612-23.
10. Aziz MF, Bayman EO, Van Tienderen MM, Todd MM, Brambrink AM. Predictors of difficult videolaryngoscopy with Glidescope® or C-MAC® with D-blade: secondary analysis from a large comparative videolaryngoscopy trial. Br J Anaesth. 2016;117(1):118-23.

SEÇÃO 25-2

ABORDAGEM CIRÚRGICA: CRICOTIREOIDOSTOMIA, TRAQUESTOMIA E LARINGECTOMIA DE EMERGÊNCIA

Marília D'Elboux Guimarães Brescia ▪ Sérgio Samir Arap ▪ Luiz Paulo Kowalski

PONTOS-CHAVE

1. Observar sempre o correto posicionamento do paciente.
2. Ter conhecimento da anatomia de superfície cervical.
3. Avaliar possíveis obstáculos que possam dificultar o acesso cirúrgico à via aérea.
4. Checar o material necessário antes de iniciar o procedimento.
5. Sempre que possível, solicitar auxílio para a realização do procedimento e adquirir consentimento informado.
6. Durante a aquisição do acesso cirúrgico da via aérea, fixar o conjunto laringotraqueal com a mão não dominante.
7. Após a garantia da via aérea, sempre checar a eficiência e a qualidade da ventilação, bem como a patência do sistema.
8. Não esquecer de fixar os dispositivos ao final.

INTRODUÇÃO

O acesso cirúrgico na via aérea difícil refere-se a abordagens específicas utilizadas em situações em que a intubação tradicional é desafiadora ou malsucedida. Queimaduras de via aérea alta, traumas graves de face e de coluna cervical – cuja estabilização/fixação de fraturas vertebrais impeçam mobilização, sangramentos volumosos em boca e orofaringe, ou seja; cenários que impedem a visualização e o acesso à faringe e à glote, podem exigir técnicas cirúrgicas para obtenção de uma via aérea segura, como cricotireoidostomia ou traqueostomia de emergência. A laringectomia de emergência é um procedimento em que a laringe é removida devido a situações críticas, como trauma grave, tumor obstrutivo ou sangramento incontrolável. Este procedimento é raro e geralmente realizado em circunstâncias extremas.

Todos esses procedimentos invasivos de aquisição de via aérea devem ser realizados por profissionais com treinamento específico e em situações críticas, em que outras opções menos invasivas não são viáveis. Este é um guia geral e não substitui o treinamento prático e a experiência clínica adequada.

As considerações éticas e legais ao lidar com acesso cirúrgico na via aérea difícil são os universais: consentimento informado, autonomia, proporção de benefício (relação risco-benefício), competência e treinamento profissional, documentação adequada de todas as etapas do processo, confidencialidade e respeito às diretrizes institucionais. Entretanto, nem sempre é possível a completude destes preceitos, principalmente em casos de rebaixamento de nível de consciência do paciente ou ausência de responsável legal na emergência vital que o procedimento cirúrgico exige.

Assim, conforme detalhado no capítulo de via aérea definitiva não cirúrgica, alguns aspectos podem sugerir dificuldades de ventilação e de intubação orotraqueal: dificuldade de visualização glótica à (vídeo) laringoscopia, dificuldade de ventilar com máscara facial ou dispositivos supraglóticos (traumas faciais extensos, edema e lesão de via aérea alta, como em queimados), alto risco de broncoaspiração (estômago cheio, rebaixamento de nível de consciência, por exemplo); risco aumentado dessaturação (associação de trauma torácico ou cranioencefálico graves).[1]

Essas características do paciente que predizem a dificuldade de aquisição de via aérea definitiva não cirúrgica (intubação orotraqueal) estão abaixo listadas no Quadro 25-2-1, utilizando o método mnemônico *LEMON* com estes indicativos.[2,3]

Quadro 25-2-1. Fatores preditivos de dificuldade para aquisição de via aérea definitiva não cirúrgica (*LEMON*)

L	**Inspeção externa** **(*Look Externally*)**	Sinais de dificuldades para ventilar ou intubar (trauma facial, abertura bucal pequena, mandíbula pequena etc.)
E	**Avaliação** **Regra 3-3-2*** **(*Evaluation*)**	Avaliar se é possível alinhar, no mesmo eixo da boca, faringe e laringe para uma intubação orotraqueal segura
M	**Classificação de Mallampati**	Certificar se a hipofaringe pode ser adequadamente visualizada pela classificação de Mallampati
O	**Obstrução**	Checar se há algum fator de obstrução de via aérea ou de dificuldade ventilatória ou de realização de laringoscopia (fraturas de face, edema e lacerações de via aérea alta etc.)
N	**Restrição na mobilidade cervical** **(*Neck Mobility*)**	Pacientes com restrição cervical, principalmente por trauma, comumente imobilizados, apresentarão dificuldade para intubação orotraqueal

*Regra 3-3-2.[3]
- Distância mínima entre os dentes incisivos superiores e inferiores de pelo menos três dedos (3).
- Distância entre o osso hioide e o mento de pelo menos três dedos (3).
- Distância entre a incisura laríngea e o soalho da boca de pelo menos dois dedos (2).

CRICOTIREOIDOSTOMIA

A cricotireoidostomia deve ser realizada em situações de emergência extrema, quando métodos menos invasivos de acesso à via aérea avançada falharam. É a via de acesso cirúrgico à via aérea preferível à traqueostomia na emergência, por ser mais simples, rápida e com menor risco de sangramento. Apesar de sua simplicidade, é importante que todo médico tenha afinidade com a técnica e, para isso, seja treinado constantemente para garantia de seu sucesso e agilidade no momento de emergência.

O conhecimento da anatomia anterior do pescoço é fundamental para identificação da membrana cricotireóidea, onde poderá ser feita a punção percutânea ou a incisão cirúrgica. Os dois reparos anatômicos principais são a borda inferior da cartilagem tireoide (aproximadamente 1-2 cm abaixo da proeminência laríngea da cartilagem tireoide) e a cartilagem cricoide. Entre estas duas estruturas está a membrana cricotireóidea, região bastante superficial e pouco vascularizada (Fig. 25-2-1). Há quem sugira o uso de ultrassom para sua localização, mas muitas vezes o quadro de hipoxemia grave impede o uso de recursos complementares à palpação e realização imediata do procedimento.

Atualmente, com a facilidade de acesso à ultrassonografia (POCUS: *point-of-care ultrasound*), e se a condição clínica do paciente permitir, a localização da cartilagem cricoide e da traqueia pode ajudar a guiar o reconhecimento da membrana cricotireoidea (Fig. 25-2-2), principalmente nos casos em que a palpação possa estar prejudicada por um subcutâneo espesso ou mesmo hematoma local.[4,5]

Entretanto, apesar da sua simplicidade, a cricotireoidostomia deve ser evitada em indivíduos menores de 12 anos de idade, pois devem-se evitar lesões na cartilagem cricoide por ser o único anel circunferencial que sustenta a traqueia cervical. Este risco é explicado pelo fato de que, nesta faixa etária, além de haver maior mobilidade e flexibilidade das cartilagens cervicais, pode também ocorrer sobreposição da cartilagem tireoide sobre a cricoide, implicando em uma membrana cricotireóidea muito menor e de identificação difícil.

São contraindicações absolutas para a realização da cricotireoidostomia as lesões/fraturas laríngeas com comprometimento da cartilagem cricoide ou presença de ruptura traqueal, situações estas que impedem a oxigenação e a ventilação efetivas por uma via de acesso superior à lesão.

As contraindicações relativas estão associadas ao impedimento ao acesso anatômico à membrana critotireoidea, sugeridas pelo método mnemonico **SMART** (Quadro 25-2-2).[6]

As técnicas mais comumente usadas na cricotireoidostomia são por punção, por Seldinger e cirúrgica (cricoidotomia), todas detalhadas a seguir.

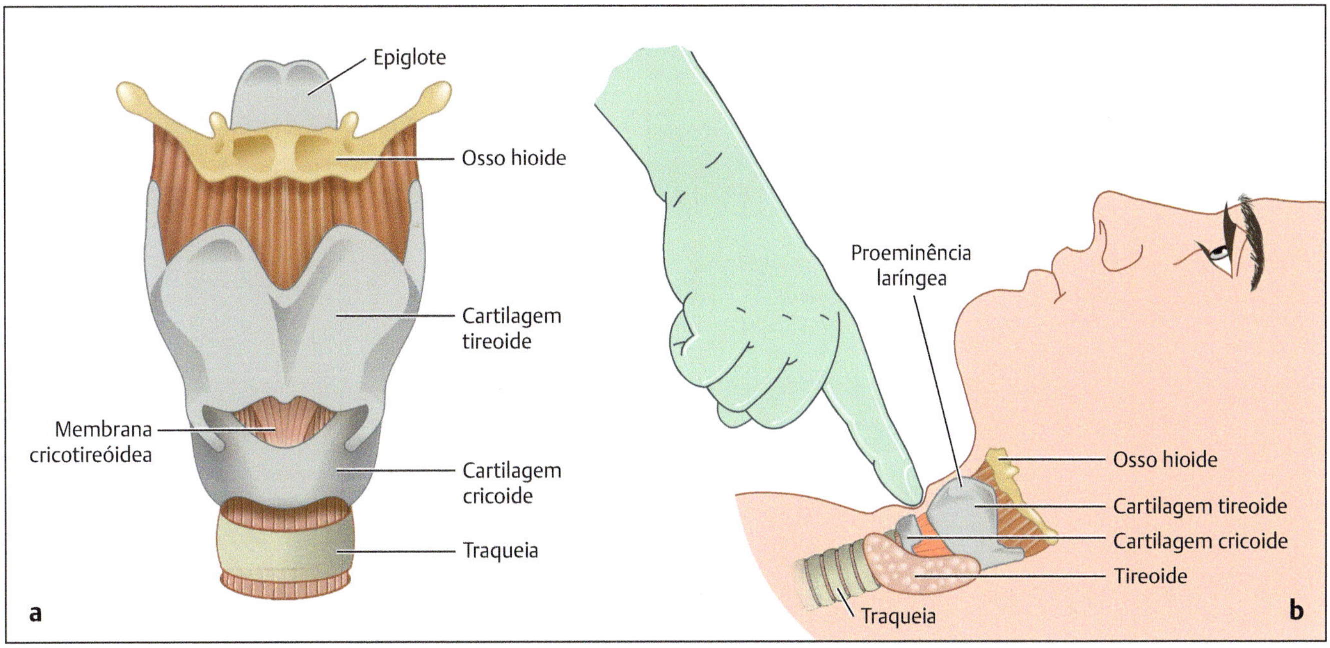

Fig. 25-2-1. Anatomia da membrana cricotireóidea (em vermelho escuro). (**a**) Relação da membrana cricotireóidea com as cartilagens tireoide e cricoide. (**b**) Palpação a partir da proeminência laríngea da cartilagem tireoide, logo acima da cartilagem cricoide, na qual se identifica uma depressão entre elas, exatamente onde se encontra a membrana cricotireóidea.

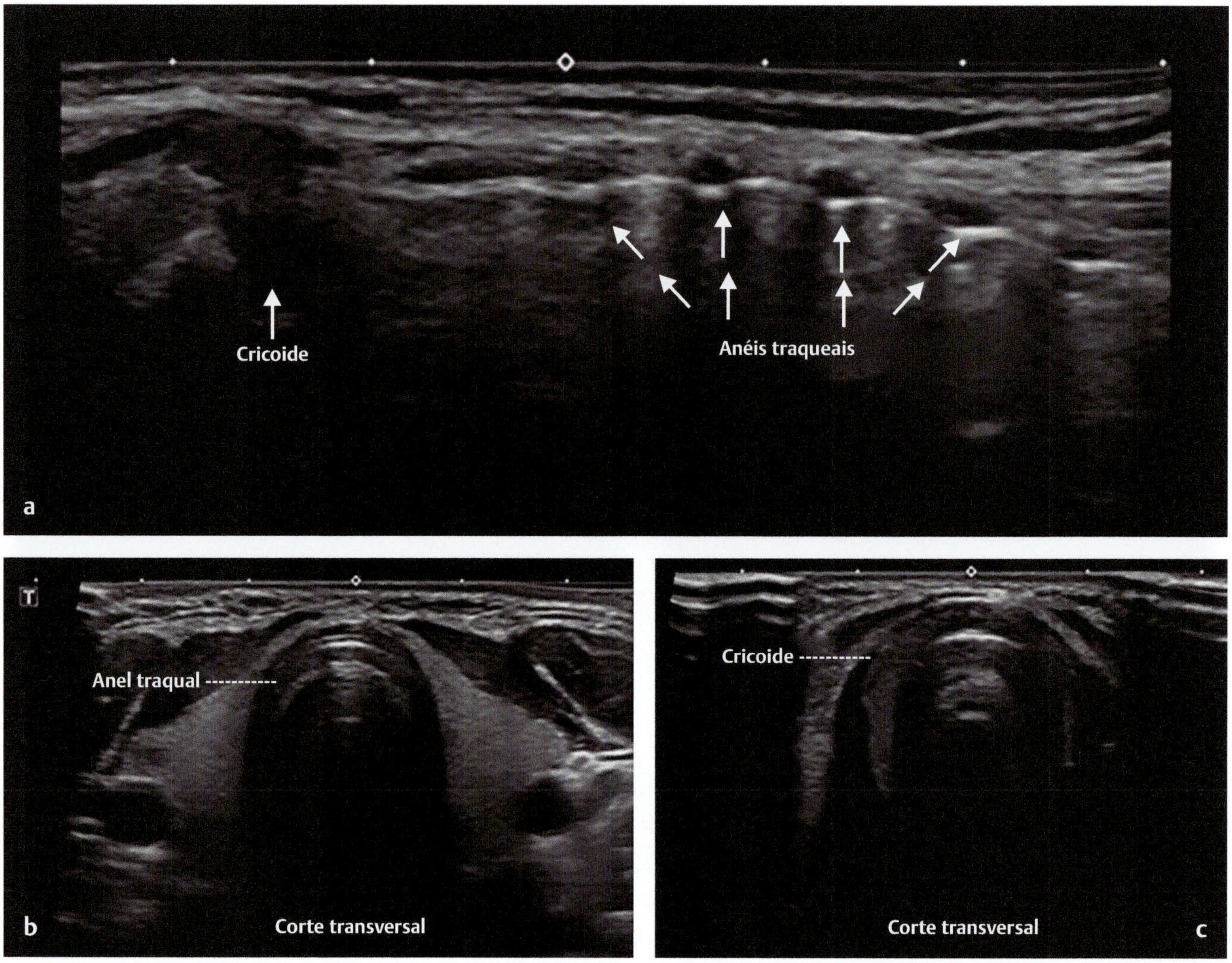

Fig. 25-2-2. (a) Imagem por ultrassonografia do aspecto dos anéis traqueais e da cartilagem cricoide à semelhança do desenho esquemático da figura b e em (b, c) as mesmas estruturas em corte transversal. (Fonte: cedidas por Prof. Dra. Maria Cristina Chammas – Diretora do Serviço de Ultrassom – InRad – HCFMUSP e Diretora Médica e Coordenadora do setor de Ultrassom do Alta Excelência Diagnóstica – DASA®.)

Quadro 25-2-2. Fatores preditores de dificuldade ao acesso à membrana cricotireóidea

S	**Cirurgia (*surgery*)**	Cirurgia prévia na região cervical anterior
M	**Massa**	Massas palpáveis na região anterior do pescoço, como hematomas, abscessos e edema
A	**Anatomia**	Anatomia desfavorável decorrente de obesidade e desvio de traqueia, traumas ou crianças pequenas
R	**Radiação**	Radiação prévia em região cervical anterior
T	**Tumor**	Tumores cervicais na região anterior do pescoço

Cricotiroidostomia por Punção

- Materiais: produto específico para assepsia e antissepsia, jelco 14 G ou 16 G; seringa de 3 mL, conexão em "Y" ou ponta de tubo endotraqueal 7,5 F; ou seringa de 10 mL sem êmbolo e tubo endotraqueal com *cuff* 7,5F, fonte de oxigênio.
- Posicionamento do paciente: se possível, com hiperextensão cervical e coxim abaixo dos ombros para alinhamento da boca, laringe e traqueia.
- Posicionamento do médico executor: preferencialmente na cabeceira.
- Procedimento: assepsia e antissepsia e colocação de campos estéreis. Palpação da membrana cricotireóidea (Fig. 25-2-1b) e punção a 30º em relação à pele em direção craniocaudal. O acesso bem-sucedido à via aérea é confirmado pela aspiração de ar na seringa (podendo se otimizar a visualização com a formação de bolhas se a seringa estiver com um pouco de soro fisiológico em seu interior). A seguir introduz-se o cateter siliconado do jelco, mantendo-o fixado com a mão não dominante, e retira-se a agulha metálica de seu interior (Fig. 25-2-3).

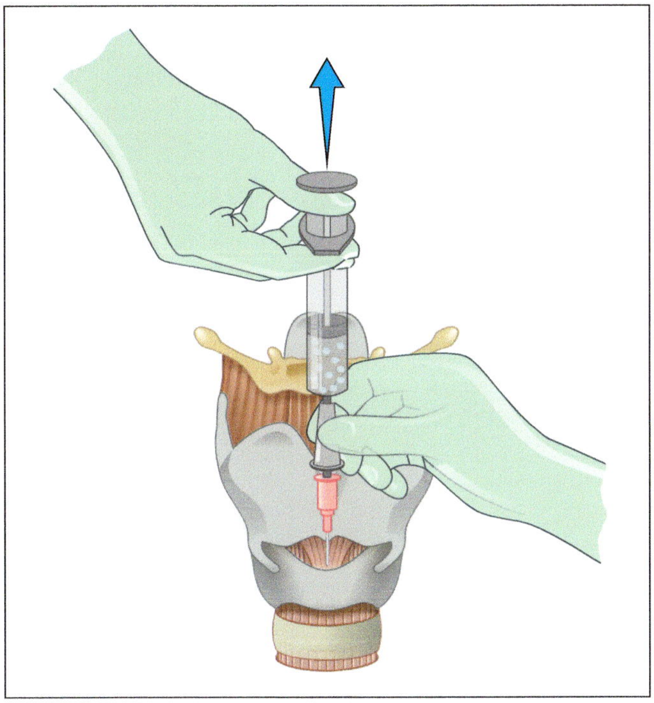

Fig. 25-2-3. Desenho esquemático demonstrando a cricotiroidostomia por punção.

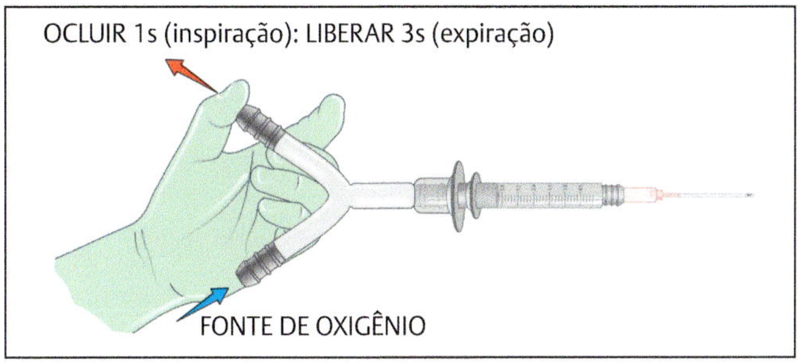

Fig. 25-2-4. Imagem esquemática do uso do adaptador em Y para ventilação na cricotireoidostomia por punção.

- Acopla-se o sistema com fonte de oxigênio à seringa através de um conector em "Y" (Fig. 25-2-4) ou diretamente na abertura lateral do tubo fonte de oxigênio. Uma opção é usar o conector de um tubo endotraqueal acoplado à seringa, atuando como um adaptador para ventilação com bolsa-válvula (Fig. 25-2-5), ou mesmo, utilizar uma seringa de 10 mL (ao invés da de 3 mL) e inserir em seu interior um tubo endotraqueal e insuflar seu balonete (*cuff*) para não haver escape de ar (Fig. 25-2-6).

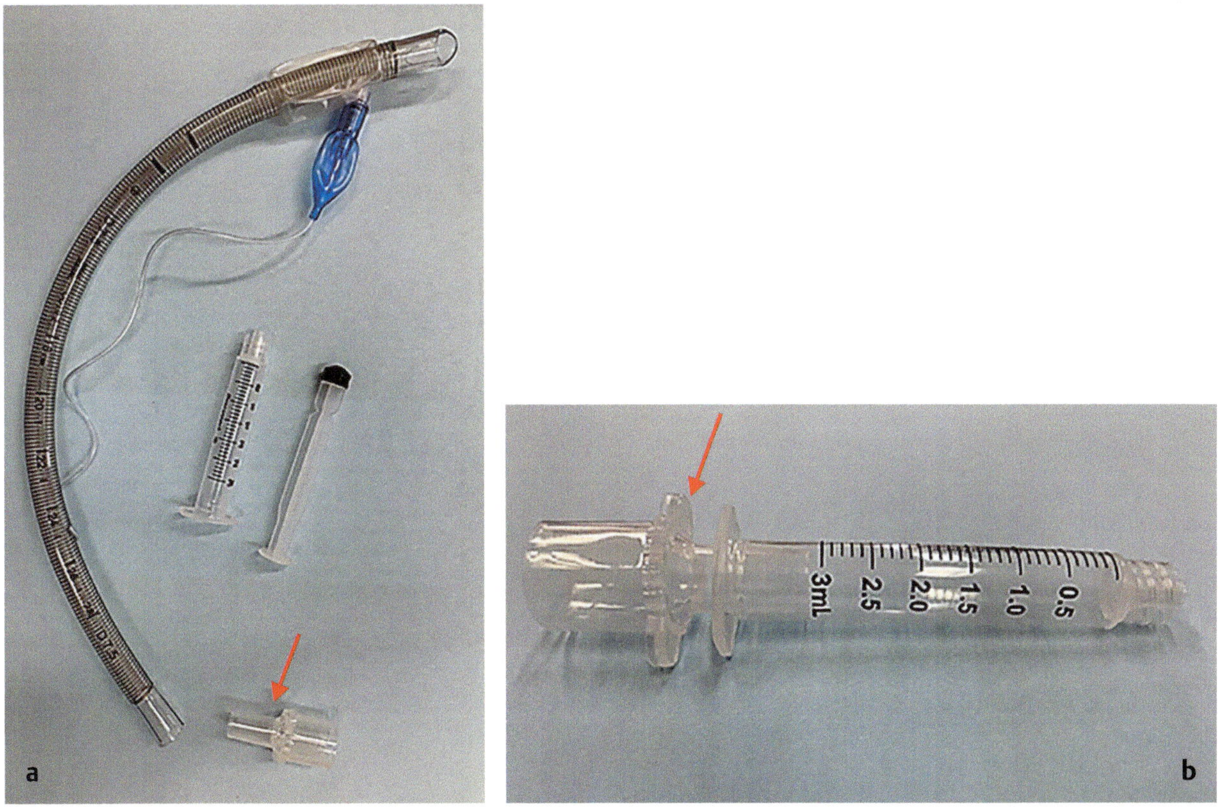

Fig. 25-2-5. (a) Material necessário para adaptação de seringa (3 mL) utilizada na punção da membrana cricotireóidea. (b) Seringa e adaptador proveniente do tubo endotraqueal já acoplados. Seta vermelha destaca o adaptador adquirido do tubo endotraqueal para ventilação.

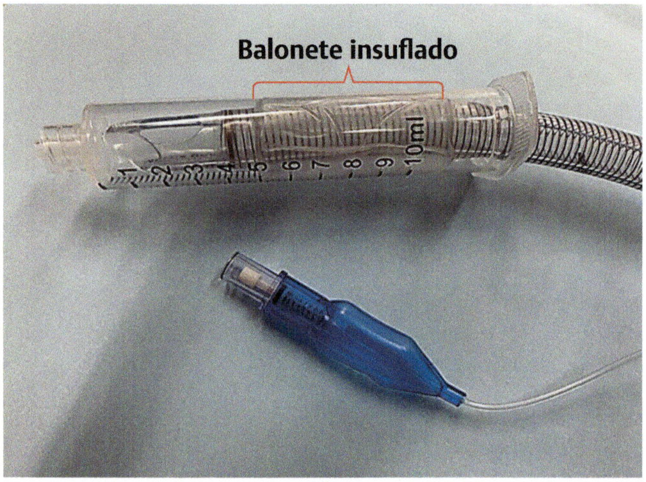

Fig. 25-2-6. Inserção do tubo endotraqueal e insuflação do balonete (*cuff*) dentro da seringa (10 mL) para vedação do sistema utilizado na ventilação na punção da membrana cricotireóidea.

- Ventilação: deve ser ofertado oxigênio em fluxo contínuo a 15L/min, sem pressão durante 1 segundo; em seguida, permitir a exalação passiva por 4 segundos, quando utilizado o acoplamento em "Y" ou diretamente na abertura lateral do tubo fonte de oxigênio. Isto é possível com a oclusão intermitente da abertura pelo 1º dedo. Esta técnica pode ser usada por 30-40 min. Nos casos em que há associação do tubo endotraqueal, ou apenas do adaptador à seringa, é possível se associar o dispositivo bolsa-valva para ventilação.
- Cuidados: como a exalação de gás carbônico é limitada, pode haver seu acúmulo, com alto risco de hipoventilação, hipercapnia e barotrauma. Como o material inserido na via aérea é muito flexível, sua fixação é apenas manual, é fundamental que seja constantemente checado se não há obstrução ao fluxo de ar. Por estes fatores é fundamental o acionamento precoce de equipes de anestesia e cirúrgicas aptas para conversão em uma traqueostomia definitiva.

Cricotiroidostomia por Técnica de Seldinger

- *Materiais:* produto específico para assepsia e antissepsia, *kit* próprio contendo agulha introdutora, seringa, fio-guia e dilatador e cânula endotraqueal e bisturi de lâmina fria.
- *Posicionamento do paciente:* se possível, com hiperextensão cervical e coxim abaixo dos ombros para alinhamento de boca, laringe e traqueia
- *Posicionamento do médico executor:* preferencialmente na cabeceira.
- *Procedimento:* o procedimento inicial é exatamente igual ao da punção da membrana cricotireoide. Após a confirmação de que se acessou a via aérea com a aspiração de ar, desacopla-se a seringa para permitir a passagem do fio-guia por dentro da agulha do *kit*. Em seguida tira-se a agulha e realiza-se uma pequena incisão na pele com o bisturi de lâmina fria para que seja possível a passagem da cânula endotraqueal acoplada ao dilatador pela pele, membrana cricotireóidea até a luz da via aérea. Este procedimento é seguro por ter o direcionamento ofertado pelo fio-guia que está inserido na luz do dispositivo endotraqueal. Assim que posicionada a cânula endotraqueal, o fio-guia e o dilatador podem ser retirados e o *cuff* da cânula insuflado.
- *Ventilação:* seguir habitualmente a conexão de bolsa valva na cânula endotraqueal do *kit*.
- *Cuidados:* deve-se proceder a fixação da cânula assim que feita a conexão com o sistema de ventilação e a confirmação de seu correto posicionamento.

Cricotiroidostomia Cirúrgica

- *Materiais:* produto específico para assepsia e antissepsia, bisturi de lâmina fria, se possível pinça hemostática Kelly, tubo endotraqueal (preferencialmente de 5 a 7 mm de diâmetro interno) ou de traqueostomia (preferencialmente 5 a 7 mm de diâmetro externo), fixadores específicos, ou cordões para fixação ou fio de sutura para fixação.
- *Posicionamento do paciente:* se possível, com hiperextensão cervical e coxim abaixo dos ombros para alinhamento da boca, laringe e traqueia.
- *Posicionamento do médico executor:* na cabeceira à direita do paciente.
- *Procedimento:* Assepsia e antissepsia e colocação de campos estéreis. Identificação da membrana cricotireoide. Abertura de pele em sentido longitudinal ou transversal imediatamente à posição superficial à membrana. Separação e afastamento da musculatura pela linha média até a visualização da membrana cricotireóidea. Fixação do conjunto laringotraqueal com a mão não dominante para realizar com firmeza uma incisão horizontal na membrana cricotireóidea. Após promover dilatação do orifício criado com uma pinça hemostática de Kelly através de sua abertura no sentido horizontal e vertical ou, na ausência desta, rodar 90 graus o bisturi pelo orifício (Fig. 25-2-7). Deve-se tomar cuidado com as cartilagens e com as pregas vocais que se encontram logo superiormente à membrana. Inserir o tubo endotraqueal ou de traqueostomia pelo orifício, insuflar o balonete (*cuff*). Para esta passagem,

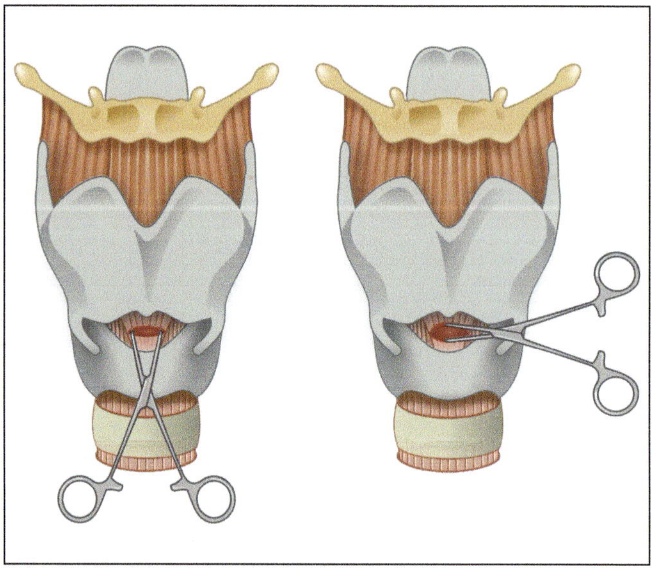

Fig. 25-2-7. Desenho esquemático da confecção da cricotireoidostomia cirúrgica.

pode-se usar um *bugie* como guia a fim de se evitar falsos trajetos e lesões traumáticas da(o) cânula/tubo à inserção no orifício confeccionado. Após a passagem da cânula/tubo, conferir se a ventilação está adequada através da ausculta e fixá-la(o) com fixadores de velcro, cordão largo, ou ponto em pele.

- *Ventilação:* seguir habitualmente a conexão de bolsa valva na cânula endotraqueal ou traqueal.
- *Cuidados:* se uso de tubo endotraqueal, cuidado para não haver introdução excessiva e ventilação seletiva. Outro cuidado é com sangramento da artéria cricotireóidea, que é ramo da artéria tireóidea superior, no momento da abertura da membrana, pois isso pode atrapalhar e retardar o acesso à via aérea e promover aspiração de sangue. A conversão da cricotireoidostomia cirúrgica para traqueostomia deve ser feito em 5-7 dias.

TRAQUEOSTOMIA

Este é acesso mais definitivo à via aérea, mas que, porém, requer idealmente ambiente de centro cirúrgico e, se possível, além de cirurgiões devidamente treinados, também anestesista. Dependendo da gravidade do caso, somente é possível anestesia local, com o comemorativo do paciente estar hipoxêmico, agitado não tolerando o decúbito horizontal, com grande risco de parada cardiorrespiratória durante o procedimento ou mesmo a ocorrência de pneumotórax por lesão de parede posterior de traqueia ou de ápices pulmonares. É esperado que as complicações em pacientes portadores de extensas distorções cervicofaciais apresentem maior índice de complicações devido às condições locais frequentemente desafiadoras, como invasão de estruturas nobres e alteração da anatomia local.

As indicações de traqueostomia de urgência são por trauma de face ou coluna cervical que impeçam o acesso seguro à via aérea por intubação orotraqueal ou cricotireoidostomia por não permitir a hiperextensão cervical ou por acometimento da região da laringe; obstrução mecânica por corpo-estranho ou tumores, infecções (abscessos) ou hematomas das vias aéreas superiores incluindo a laringe.

A técnica cirúrgica do procedimento de traqueostomia está descrita a seguir:

- *Materiais:* produto específico para assepsia e antissepsia, bisturi de lâmina fria, se possível pinça hemostática Kelly, tubo endotraqueal (preferencialmente de 5 a 7 mm de diâmetro interno) ou de traqueostomia (preferencialmente 5 a 7 mm de diâmetro externo), fixadores específicos, ou cordões para fixação ou fio de sutura para fixação.
- *Posicionamento do paciente:* se possível, em decúbito horizontal, caso contrário, alinhar o tórax e a cabeça em um ângulo que seja tolerável para o paciente durante o procedimento.
- *Posicionamento do médico executor:* na cabeceira à direita do paciente. O procedimento vai requerer no mínimo um auxiliar.
- *Procedimento:* assepsia e antissepsia e colocação de campos estéreis. Identifique na superfície cervical a área abaixo da cartilagem cricoide, pois nesta posição se inicia a traqueia. Deve-se fazer uma incisão de aproximadamente 2 cm entre a fúrcula esternal e a cartilagem cricoide, podendo ser no sentido transversal (com melhores resultados estéticos no fechamento posterior da traqueostomia) ou longitudinal na linha média. Segue-se a abertura da linha média verticalmente, entre a musculatura pré-tireoideana, expondo-se a porção traqueal junto à loja da glândula tireoide. Se o istmo tireóideo é visualizado, o mesmo pode ser apenas afastado ou mesmo ressecado ou seccionado; o que for mais propício na avaliação intraoperatória. Assim, torna-se possível a visualização dos anéis traqueais, procede-se a incisão na traqueia na posição do segundo ou do terceiro anel; compreendendo uma extensão aproximada de 2-3 anéis. A incisão traqueal pode ser realizada em formato de "T", "T" invertido, "U invertido", "H", longitudinal, ou mesmo implicar na retirada de uma porção quadrada da parede anterior da traqueia. Após a abertura da via aérea, devemos proceder sua higienização com aspiração da secreção luminal. Pontos de reparo com fios inabsorvíveis podem ser posicionados na borda do anel traqueal incisado visando uma melhor exposição da luz traqueal em casos de perda da cânula no pós-operatório. A cânula endotraqueal deve ser introduzida somente após o seu balonete (*cuff*) ser testado (balão sem vazamentos) e com o mandril em seu interior. Após isso, a cânula endotraqueal deverá ser introduzida no orifício com sua ponta apontada para porção cefálica e, conforme introduzida na luz, rodada em 180° para a posição caudal (Fig. 25-2-8). Imediatamente retira-se o mandril e segura-se com a mão não dominante a cânula no orifício traqueal, pois habitualmente o paciente cursa com tosse potente e expectoração de secreção. A cânula, então, deve ser fixada com um cadarço ou fixador de velcro próprio, evitando-se a sua expulsão acidental, porém, também deve ser de fácil retirada em situação de obstrução do lúmen da cânula por rolhas de secreção.
- *Cuidados:* recentemente, traqueostomia percutânea tem ganhando espaço, mas principalmente em caráter eletivo. No trauma e em outras situações de emergência, está técnica não é recomendável por necessitar de hiperextensão para seu sucesso, o que nem sempre é possível.

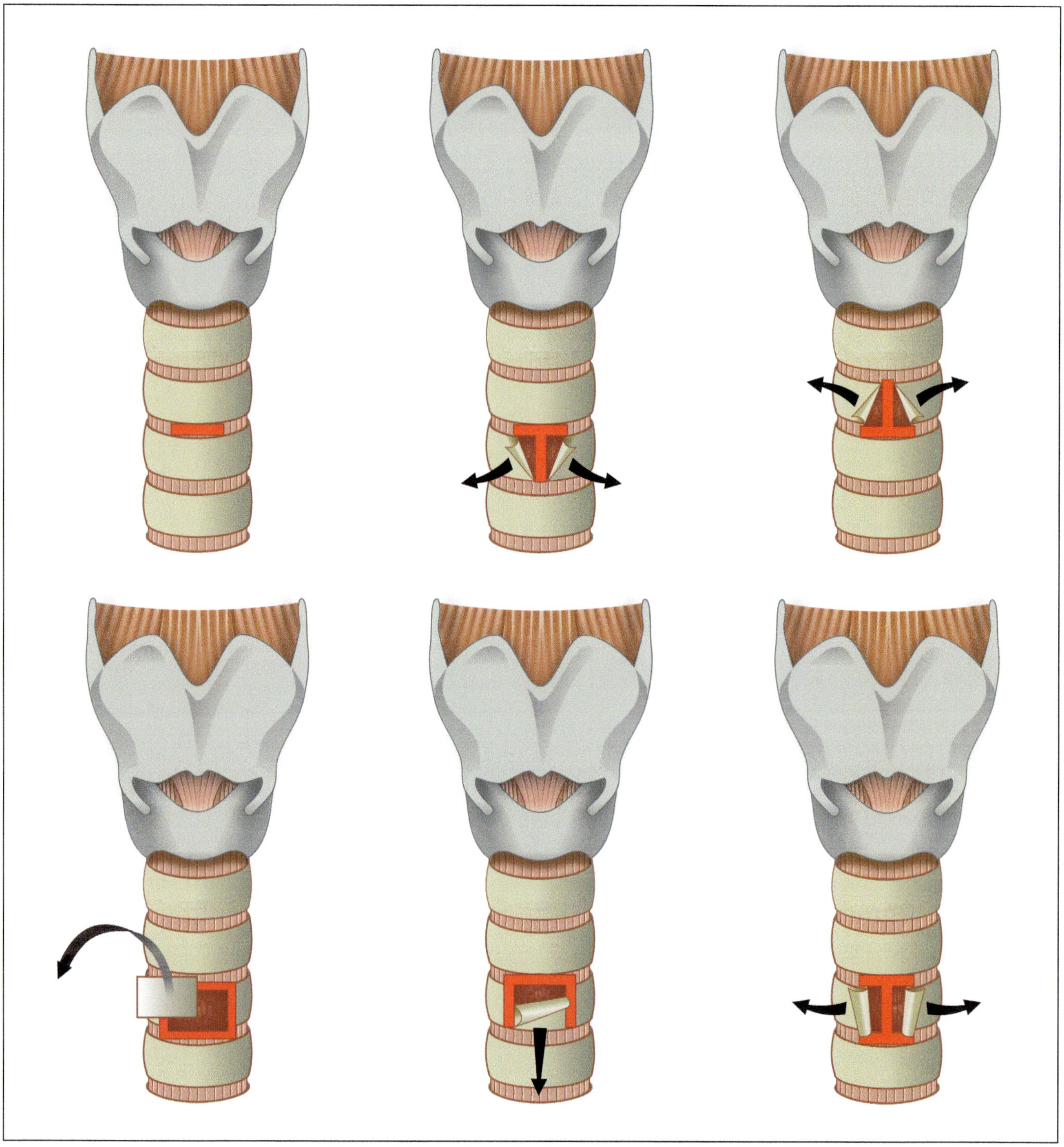

Fig. 25-2-8. Desenho esquemático representando o melhor posicionamento da incisão (em vermelho) e os seus possíveis formatos.

LARINGECTOMIA DE EMERGÊNCIA

A laringectomia de emergência é uma medida extrema e normalmente é reservada para situações em que a preservação da vida é a principal preocupação. O plano de tratamento específico dependerá da natureza e da gravidade da condição subjacente.

Em casos de tumores avançados, com acometimento extenso da faringe e da laringe, cujo diagnóstico é feito apenas no momento de desconforto respiratório extremo, a laringectomia total de emergência pode ser a única alternativa para obtenção de via aérea definitiva e segura. Nestes casos, o paciente apresenta sinais de esforço respiratório acompanhado de estridor laríngeo decorrentes da obstrução tumoral. Deverá, então, ser submetido à traqueostomia de emergência com anestesia local seguida, no mesmo ato operatório ou de forma eletiva 48 a 72 horas após, à laringectomia total. No entanto, a laringectomia total de emergência em casos oncológicos implica em algumas dificuldades, e por isso ainda é discutida na literatura.[7,8] Dentre as dificuldades estão a necessidade de um cirurgião experiente e a demanda de exame

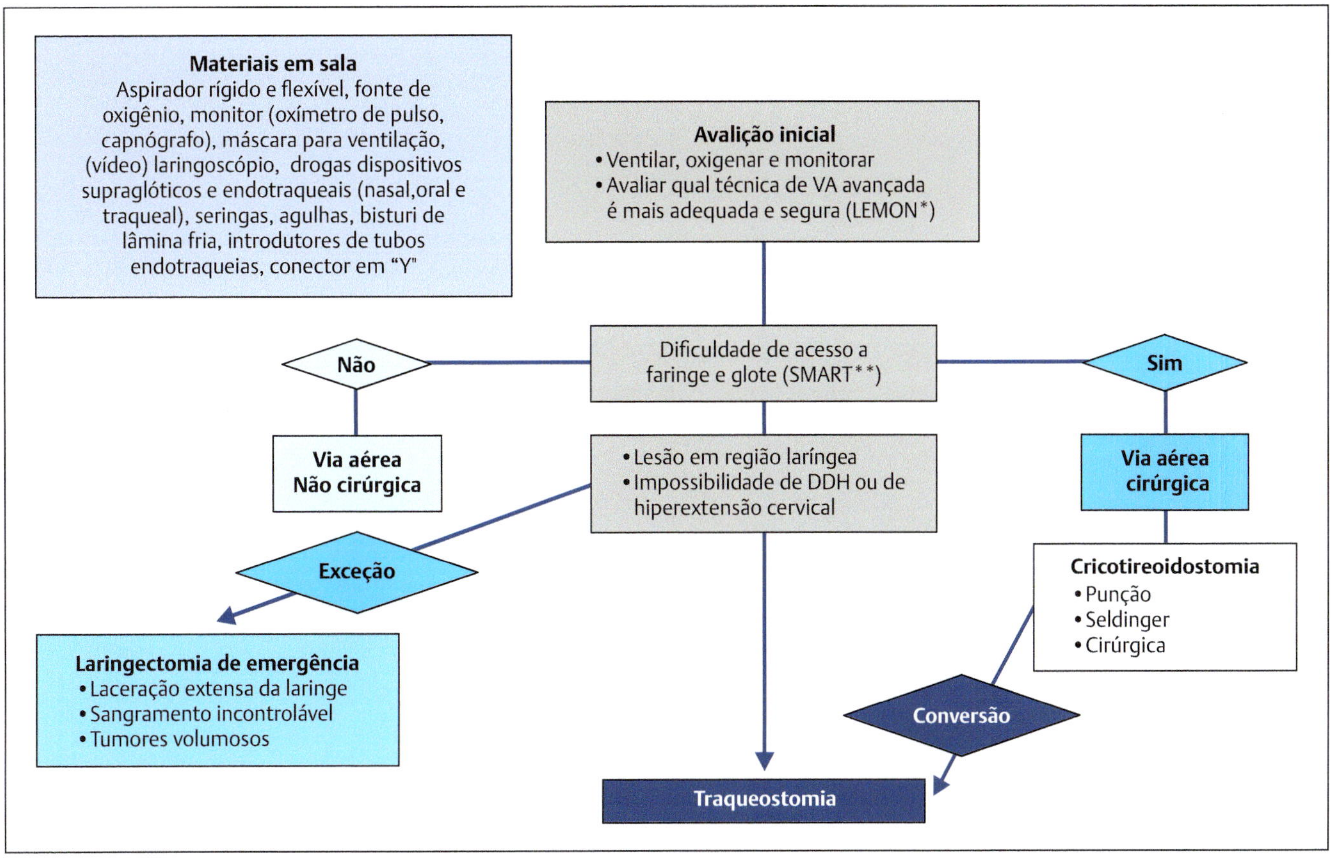

Fluxograma 25-2-1. Resumo do capítulo.

de congelação intraoperatório para as margens cirúrgicas. Este exame é fundamental na tentativa de se prevenir o risco de recidiva tumoral, tanto na área da neofaringe, como na região do traqueostoma definitivo – podendo atingir a 79,2% em 1 ano de seguimento.[9-11]

Além disso, existem riscos de deiscência de suturas por incapacidade de preparo nutricional perioperatório e por dificuldade em se realizar reconstruções complexas na impossibilidade de planejamento e estadiamento prévios pelo estado de emergência.

A laringectomia total após laceração grave da laringe por trauma, é muito rara e excepcional. Ela deve ser indicada em situações em que a lesão não permite a realização de uma traqueostomia de emergência em posição cervical, ou que a laringe foi tão lacerada que se tornou totalmente disfuncional, ou que exista algum sangramento incontrolável. O profissional que se propuser a fazer este procedimento deverá ser habilitado, devendo se restringir a cirurgiões de cabeça e pescoço presentes em hospitais terciários.

REFERÊNCIAS BIBLIOGRÁFICAS

1. Apfelbaum JL, Hagberg CA, Connis RT, Abdelmalak BB, Agarkar M, Dutton RP, et al. 2022 American Society of Anesthesiologists Practice Guidelines for Management of the Difficult Airway. Anesthesiology. 2022;136(1):31-81.
2. American College of Surgeons Committee on Trauma. Chapter 2 - Airway and Ventilatory Management. In: Advanced Trauma Life Support® Student Course Manual – ATLS, 10th Edition, American College of Surgeons Chicago / USA 2018. p23-41.
3. Sun F, Wang Y, Ma S, Zhu H, Yu X, Xu J; Chinese Collaboration Group for Emergency Airway Management. Clinical consensus of emergency airway management. J Thorac Dis. 2017; 9(11):4599-4606.
4. Siddiqui N, Yu E, Boulis S, You-Ten KE. Ultrasound Is Superior to Palpation in Identifying the Cricothyroid Membrane in Subjects with Poorly Defined Neck Landmarks: A Randomized Clinical Trial. Anesthesiology. 2018;129(6):1132-1139.
5. Rai Y, You-Ten E, Zasso F, De Castro C, Ye XY, Siddiqui N. The role of ultrasound in front-of-neck access for cricothyroid membrane identification: A systematic review. J Crit Care. 2020;60:161-168.
6. Brown III CA, Walls RM. Identification of the difficult and failed airway. In: The Walls Manual of Emergency Airway Management, 5th Edition, Brown III CA, Sakles JC, Mick NW (Eds), Wolters Kluwer, Philadelphia / USA 2018.
7. Narula AA, Sheppard IJ, West K, Bradley PJ. Is emergency laryngectomy a waste of time? Am J Otolaryngol. 1993 Jan-Feb;14(1):21-3.
8. Battoo AJ, Sheikh ZA, Thankappan K, Haji AG. Emergency Laryngectomy Feasibility and Indications Beyond Airway Obstruction in the Era of Concurrent Chemoradiotherapy. Ear Nose Throat J. 2021;100(10_suppl):892S-896S.
9. Kowalski LP. Recidiva de carcinomas de laringe e da parte laríngea da faringe na área do traqueostoma: Análise dos fatores de risco e do tratamento [Tese de Mestrado], São Paulo, Brasil: Escola Paulista de Medicina, 1986.
10. Sartini AL, Fava AS, de Faria PH. Surgical stoma recurrence after total laringectomy. Braz J Otorhinolaryngol. 2007;73(1):80-6.
11. Kowalski LP, Rinaldo A, Robbins KT, Pellitteri PK, Shaha AR, Weber RS, et al. Stomal recurrence: pathophysiology, treatment and prevention. Acta Otolaryngol. 2003;123(3):421-32.

DESABAMENTO DE TRAQUEOSTOMA E FALSO TRAJETO DE DISPOSITIVOS ENDOTRAQUEAIS

Mariana Gonçalves Rodrigues ▪ Daniel Marin Ramos

PONTOS-CHAVE

- A traqueostomia é um procedimento para a formação de um pertuito artificial entre a atmosfera e a traqueia;
- Em uma emergência, o procedimento de escolha para obtenção de via aérea cirúrgica é a cricotireoidostomia;
- O falso trajeto é uma complicação na qual a extremidade inferior da cânula está fora da traqueia;
- Técnicas de fixação da traqueostomia à pele, de fixação da traqueia à pele, ou pontos de reparo na traqueia podem ser úteis para lidar com situações de deslocamento do dispositivo endotraqueal;
- O desabamento do traqueostoma é a deiscência total ou parcial da sutura da traqueia à pele nas laringectomias totais, ocasionando deslocamento da borda da traqueia em direção ao mediastino;
- O manejo de emergência de via aérea em paciente traqueostomizado frequentemente envolve a convocação de um especialista em via aérea;
- Boa iluminação e posicionamento do paciente em decúbito dorsal horizontal e com o pescoço levemente estendido são importantes para a avaliação da via aérea alternativa de urgência;
- Em uma situação de urgência, a prioridade deve ser a oferta de oxigênio via boca/nariz e traqueostomia ou apenas pelo traqueostoma se o paciente for um laringectomizado total;
- Se a oferta de oxigênio via dispositivo endotraqueal não for eficaz, deve-se realizar aspiração do dispositivo com sonda;
- Remover a endocânula se a sonda de aspiração não progredir ou se diagnosticado falso trajeto.

INTRODUÇÃO

A traqueostomia é a formação de um pertuito artificial entre a atmosfera e a traqueia. Os primeiros relatos de sua realização são do Antigo Egito em 3600 A.C., sendo descrita e padronizada por Chevalier no início do século XX.[1]

Ao longo dos anos, avanços técnicos e tecnológicos trouxeram maior segurança, e atualmente o índice de complicações é baixo. Estudo multi-institucional mostrou incidência de complicações intraoperatórias de 1,4%, precoces até 1 semana de 5,6% e tardias de 7,1%, com mortalidade de 0,85%. A taxa de complicações foi 9,1 vezes maior quando o procedimento foi realizado por não especialistas.[1]

No Brasil, otorrinolaringologistas, cirurgiões torácicos e cirurgiões de cabeça e pescoço podem ser considerados especialistas nesse procedimento.

Dentre as complicações precoces de uma traqueostomia estão:[2-4] obstrução da cânula, decanulação inadvertida, falso trajeto, aspiração, pneumotórax, hemorragia, enfisema de subcutâneo, infecção, perfuração da parede posterior da traqueia, lesão da glândula tireoide e, até mesmo, incêndio provocado pelo eletrocautério.

Importante frisar que em uma emergência na qual uma via aérea cirúrgica se fizer necessária, principalmente na ausência de especialista, o procedimento de escolha deve ser a cricotireoidostomia, pois pode ser feita de forma mais rápida e com menor risco de sangramento e, posteriormente, convertida em traqueostomia.

INDICAÇÕES DE TRAQUEOSTOMIA

De forma geral, a traqueostomia pode ser realizada por cirurgia aberta ou percutânea, eletiva ou de urgência, e suas principais indicações são:[2,3]

- *Ventilação mecânica prolongada:* sem previsão de extubação ou para facilitar o desmame da ventilação mecânica.
- *Toalete pulmonar:* por incapacidade do paciente de clarear a própria secreção pulmonar, tosse fraca.
- *Proteção de via aérea:* portadores de doenças neurodegenerativas, rebaixamento do nível de consciência.
- *Parte de um procedimento cirúrgico:* laringectomia total, por exemplo.
- *Obstrução de via aérea superior:* trauma de face ou de laringe, grande queimado, anafilaxia, tumor avançado de cabeça e pescoço, estenose de laringe, corpo estranho em via aérea superior.

FALSO TRAJETO DE DISPOSITIVOS ENDOTRAQUEAIS

O falso trajeto de um dispositivo endotraqueal é uma complicação potencialmente fatal e deve ser rapidamente reconhecido. Nesse cenário, a cânula encontra-se locada na ferida cervical, entretanto a extremidade inferior do dispositivo está fora da traqueia, portanto o paciente não pode ser ventilado por essa via. A cânula mal locada também pode lesar outras estruturas cervicais, como o esôfago ou as estruturas vasculares.[5] O falso trajeto pode ocorrer tanto na primeira tentativa de passagem do dispositivo endotraqueal, seja ela cirúrgica ou percutânea, ou durante o cuidado nos primeiros dias de pós-procedimento. O deslocamento da cânula endotraqueal geralmente ocorre durante períodos de mobilização, tais como agitação do paciente, transporte, cuidados com sua higiene no leito, dentre outros. Pacientes obesos têm maior risco de sofrerem falso trajeto, uma vez que a distância entre a traqueia e a pele é maior.

Estudo prospectivo mostrou que a incidência de decanulação acidental em pacientes internados em unidades de longa permanência passou de 4,2 ± 0,9/1.000 dias de traqueostomia para 2,7 ± 1,9/1.000 dias de traqueostomia com a capacitação da equipe assistencial com cuidados e manejos da traqueostomia.[6]

Metanálise comparando a ocorrência de complicações em traqueostomias abertas e percutâneas mostra menor incidência geral nos procedimentos percutâneos (principalmente complicações infecciosas), mas, comparando a ocorrência de decanulações e falsos trajetos, os procedimentos abertos são mais seguros. Isso pode ser explicado pelo fato de a passagem da cânula ser realizada sob visão direta, e a maior abertura da traqueia facilitar a troca da cânula quando necessário.[4]

TÉCNICAS PARA MINIMIZAR OCORRÊNCIA DE FALSO TRAJETO E DECANULAÇÃO INCIDENTAL

É controversa a realização de suturas de fixação tanto da traqueia na pele como da cânula na pele com a finalidade de evitar a saída da cânula de sua posição. Estudo multicêntrico mostrou diminuição da ocorrência de sangramento pós-operatório com a fixação da cânula à pele, mas não mostrou diminuição da ocorrência de decanulação, sugerindo até a possibilidade de maior risco pela dificuldade de troca rápida da cânula pela presença dos pontos de fixação.[1]

Em outro estudo retrospectivo, a ocorrência de decanulação precoce (até o 7º dia pós-operatório) em traqueostomias com fixação com cadarço e sutura à pele foi comparada com a ocorrência em traqueostomias fixadas somente com cadarço, e não houve diferença estatística (1,11% *versus* 1,54% p = 0,56).[7]

A forma como a incisão é feita na traqueia e a decisão de fixar a traqueostomia à pele são informações do intraoperatório que devem constar no prontuário do paciente, pois auxiliam a tomada de decisões durante uma situação crítica em que a cânula precisa ser reinserida após um deslocamento inadvertido, por exemplo.

Uma técnica bastante utilizada é a realização de retalho em "U" invertido na parede da traqueia (também chamado de *bjork flap*), formando uma aba cartilaginosa de anel traqueal (Fig. 26-1). Esta aba é suturada à pele com um ponto cujo fio é deixado com sua extremidade longa após o término da sutura. Em caso de necessidade, a extremidade do fio pode ser tracionada, facilitando a exposição da traqueia para acessar a via aérea. Outra possibilidade de fixação da traqueostomia à pele é a sutura dos anéis traqueais cranial e caudal do estoma à própria pele, também deixando as extremidades do fio longas. A literatura não mostra superioridade de uma técnica de fixação da traqueia em relação à outra.[8]

DESABAMENTO DO TRAQUEOSTOMA

Após a retirada da laringe durante a realização de uma laringectomia total, a borda superior da traqueia é suturada à

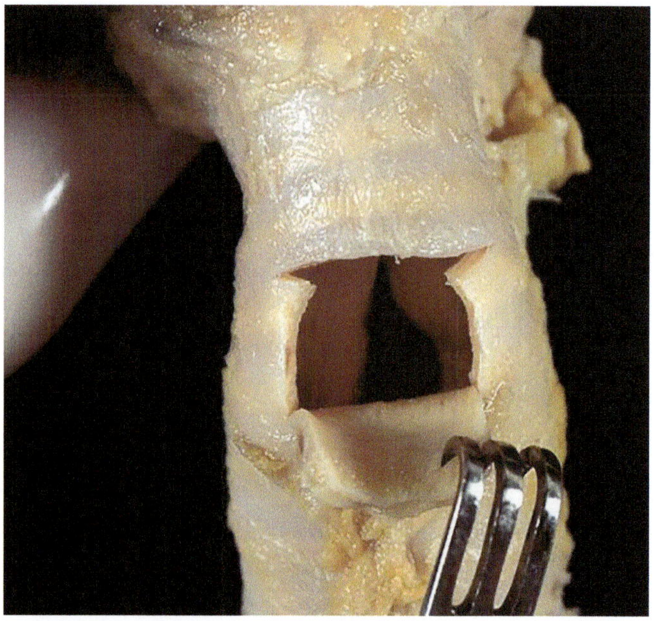

Fig. 26-1. *Bjork flap*: traqueia com traqueostomia em "U" invertido. A aba de cartilagem contém segmentos de dois anéis traqueais, e pode ser suturada à pele para fixar a traqueostomia e assim facilitar a identificação da via aérea. Neste espécime, nota-se também uma lesão de parede posterior da traqueia. (Cortesia do Professor Doutor Rogério Aparecido Dedivitis.)

pele na região do pescoço próxima à fúrcula esternal. Trata-se de uma sutura terminal em "chaminé de navio", normalmente realizada com pontos separados em plano único.

A ocorrência de deiscência subtotal ou total dessa sutura ocasiona o desabamento do traqueostoma, que nada mais é do que o deslocamento da borda superior da traqueia no sentido caudal (mediastinal).

Trata-se de evento relativamente incomum, mas bastante grave, e que deve ser prontamente corrigido através de nova abordagem cirúrgica.

Alguns fatores parecem favorecer o desabamento do traqueostoma:

- Ressecção extensa da traqueia durante a laringectomia total, com retirada de mais de quatro anéis traqueais, promovendo tensão sobre a sutura da traqueia na pele.
- Infecção de sítio cirúrgico, causando fragilidade na sutura.
- Ocorrência de fístula salivar, que gravitacionalmente pode causar acúmulo de saliva próximo à sutura da traqueia na pele e favorecer a deiscência da mesma.
- Fatores clínicos do paciente como desnutrição.

O desabamento do traqueostoma pode causar diversas complicações:

- Obstrução e dificuldade no fluxo respiratório pela perda de continuidade da traqueia com o meio externo.
- Hemorragia pela exposição de vasos calibrosos cervicais e mediastinais.
- Mediastinite pela formação de pertuito de comunicação entre traqueia, meio externo e mediastino.

INDICADORES DE BOM POSICIONAMENTO DO DISPOSITIVO ENDOTRAQUEAL

Há alguns indicadores do correto posicionamento de um dispositivo endotraqueal, os quais podem ser utilizados durante o procedimento de primeira passagem da cânula ou na unidade de cuidados intensivos:[2]

- *Monitoramento da concentração ou pressão parcial de dióxido de carbono nos gases respiratórios (capnografia):* a detecção de dióxido de carbono pelo sensor do capnógrafo acoplado na extremidade externa da cânula de traqueostomia indica que a mesma se encontra dentro da traqueia.
- *Endoscopia:* a inserção do aparelho de nasofibrolaringoscopia ou de broncoscopia pela cânula de traqueostomia permite avaliar não apenas se a situação da cânula é endotraqueal, mas também o seu posicionamento preciso em relação à carina e às paredes traqueais.
- *Pressão do balonete:* a necessidade de insuflar o balonete a pressões superiores a 20-30 cmH_2O (14-22 mmHg) pode indicar o mau posicionamento da cânula ou mesmo o tamanho inadequado da mesma.

CONDUTA FRENTE À SUSPEITA DE FALSO TRAJETO OU OBSTRUÇÃO DE TRAQUEOSTOMIA

O Royal College of Anesthetists desenvolveu uma série de recomendações e instruções para o manejo de pacientes com suspeita de obstrução ou falso trajeto de cânulas endotraqueais,[9] e a primeira orientação, em caso de necessidade, é a convocação de um médico especialista em via aérea (Fluxograma 26-1), seguida da oferta imediata de oxigênio suplementar e avaliação da patência da via aérea. Segundo o fluxograma britânico,[10] a capnografia é essencial para o diagnóstico precoce e a oxigenação do paciente deve ser a prioridade do atendimento. Nesse sentido, a oferta de oxigênio deve ocorrer tanto pela via alternativa (via dispositivo traqueal), quanto pela face do paciente (nariz e boca). No caso de pacientes submetidos à laringectomia total, ofertar oxigênio apenas pelo traqueostoma. Se não for possível progredir uma sonda de aspiração através do dispositivo endotraqueal, este deve ser prontamente removido e a oferta de oxigênio ocorrerá diretamente ao traqueostoma (Fluxogramas 26-2 e 26-3).

Pacientes submetidos a procedimentos para a retirada completa da laringe (laringectomia total) têm a extremidade superior da traqueia remanescente suturada à pele, formando um traqueostoma. Uma complicação rara, porém, muito temida, no pós-operatório precoce da laringectomia total é a deiscência completa desta sutura, causando desabamento da traqueia em direção ao tórax. Nessas situações, a equipe responsável pela cirurgia deve ser notificada e o paciente deve ser reoperado imediatamente para ressutura. O cuidado para ventilação do paciente até a reabordagem cirúrgica é primordial e envolve oferta de oxigênio diretamente pela ferida onde antes estava presente o traqueostoma. Se a extremidade superior da traqueia estiver claramente visível pela inspeção da ferida operatória, é possível tentar inserir uma cânula de intubação orotraqueal de calibre fino (número 6 ou menor) na traqueia, com delicadeza, a fim de evitar a progressão do deslocamento caudal da traqueia. Recomenda-se seguir o fluxograma "Manejo de emergência de uma traqueostomia após laringectomia total" (Fluxogramas 26-4 a 26-6) nesses casos. É importante mencionar também que a boa iluminação e o adequado posicionamento do paciente (decúbito dorsal horizontal e com o pescoço levemente estendido) contribuem muito para a avaliação da via aérea alternativa.

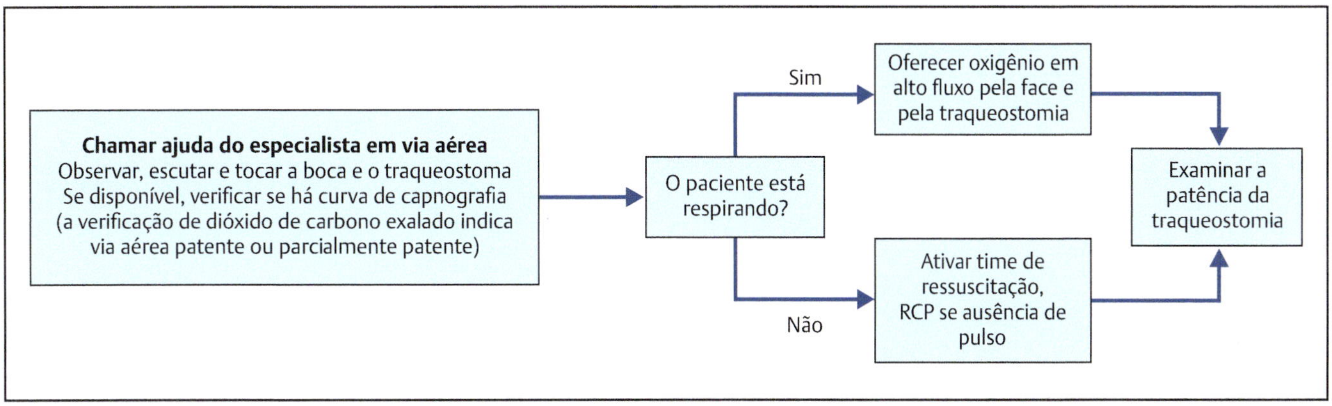

Fluxograma 26-1. Manejo de emergência de uma traqueostomia – via aérea superior patente. RCP: ressuscitação cardiopulmonar.[10]

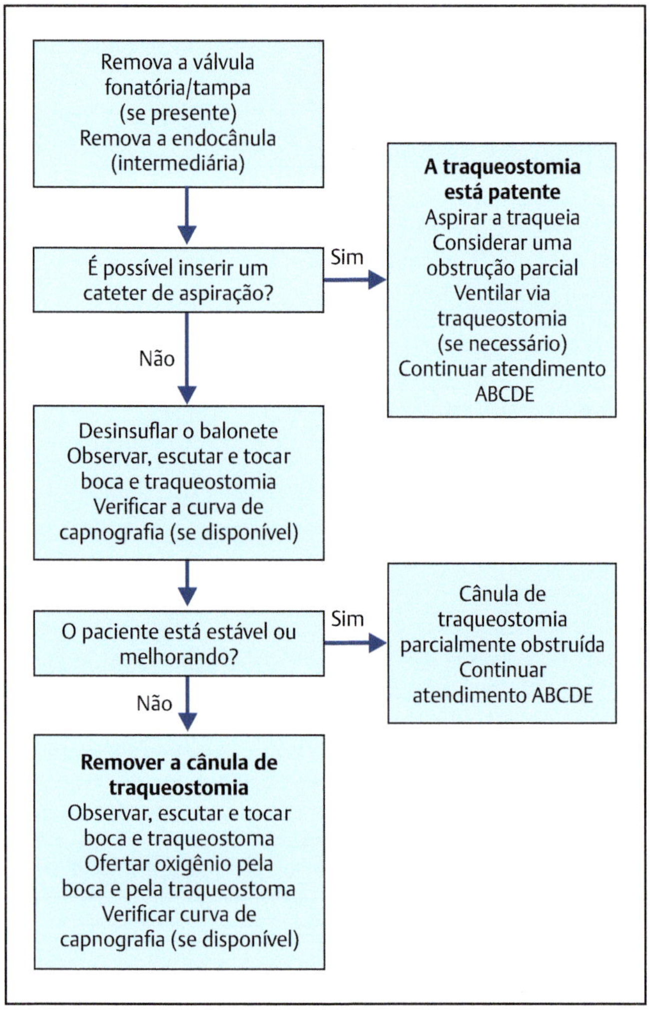

Fluxograma 26-2. Avaliação da patência da traqueostomia.

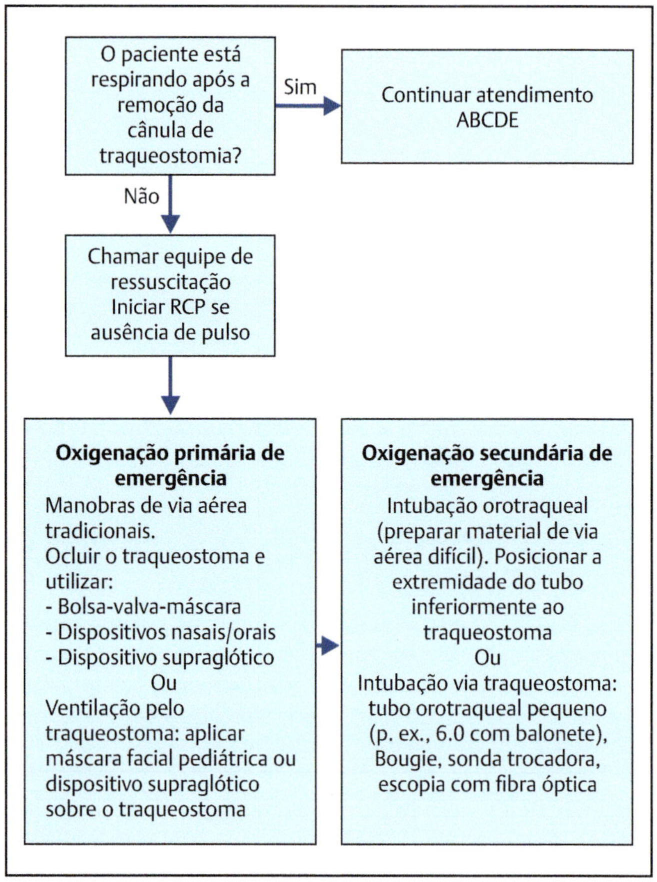

Fluxograma 26-3. Após remover a cânula de traqueostomia. RCP: ressuscitação cardiopulmonar.

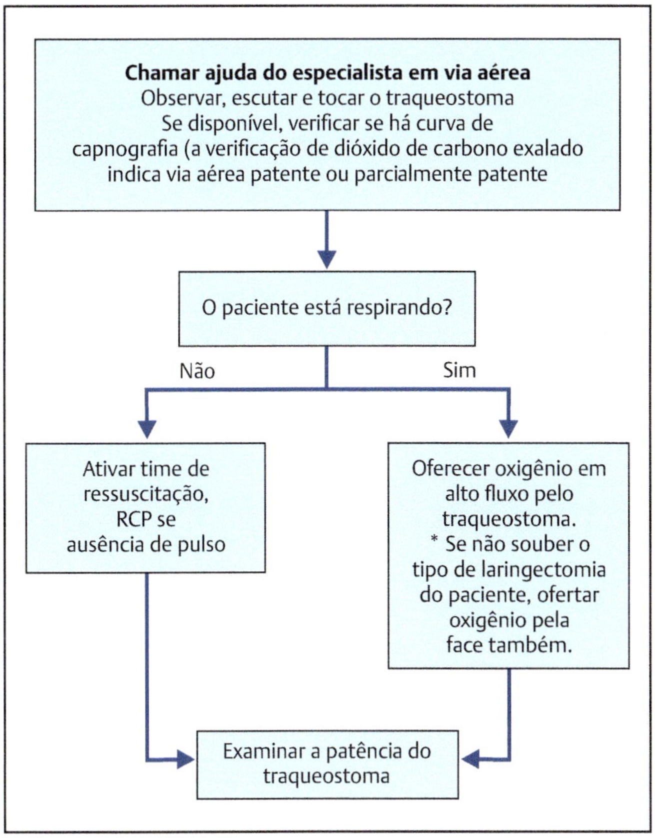

Fluxograma 26-4. Manejo de emergência de uma traqueostomia – após laringectomia total. RCP: ressuscitação cardiopulmonar.[10]

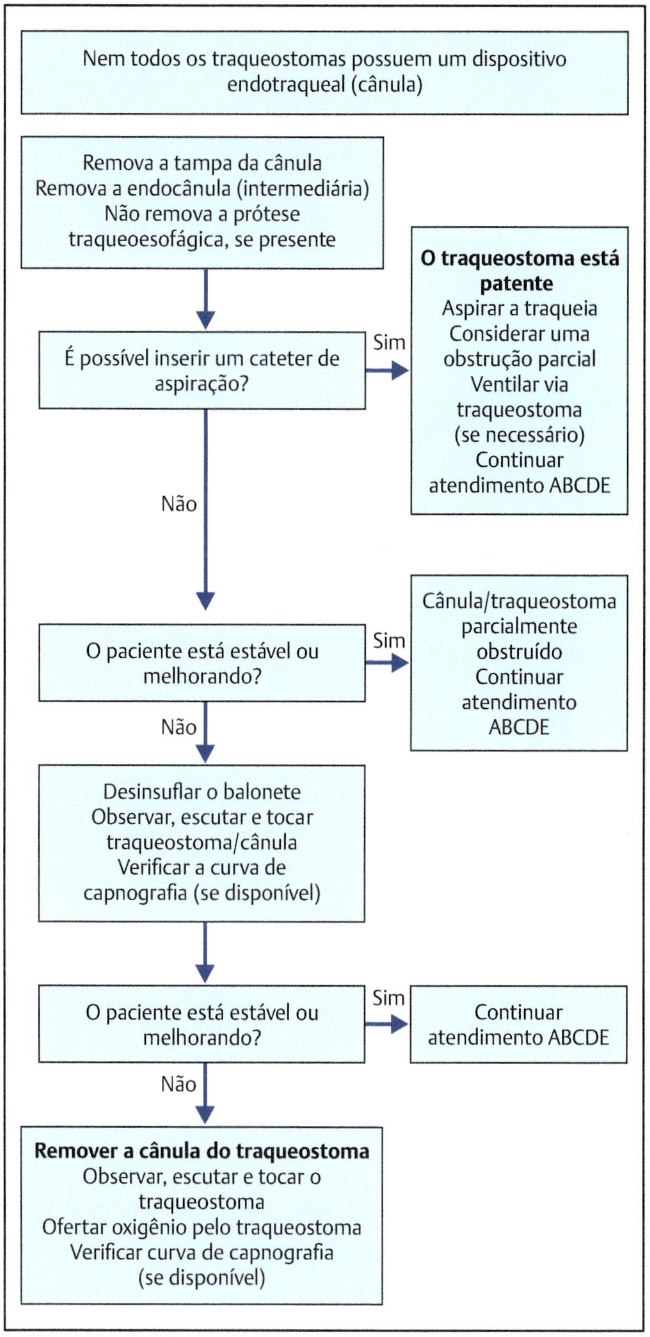

Fluxograma 26-5. Avaliação da patência da traqueostomia.

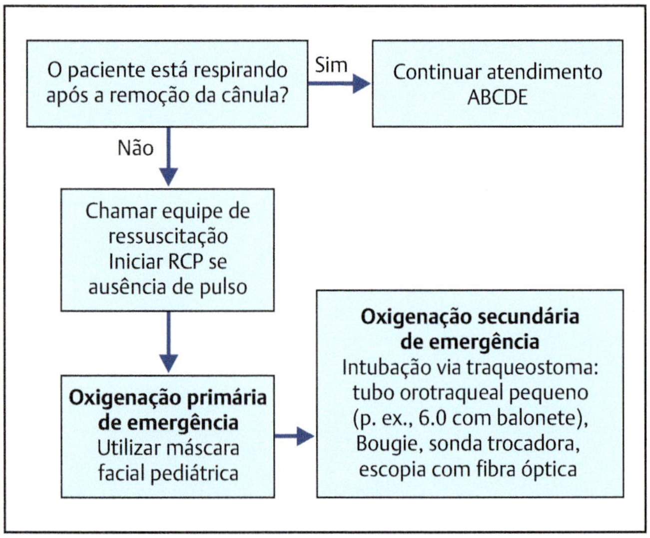

Fluxograma 26-6. Após remover a cânula da traqueostomia. RCP: ressuscitação cardiopulmonar.

REFERÊNCIAS BIBLIOGRÁFICAS

1. Halum SL, Ting JY, Plowman EK, Belafsky PC, Harbarger CF, Postma GN, et al. A multi-institutional analysis of tracheotomy complications. Laryngoscope. 2012 Jan;122(1):38-45.
2. Lewith H, Athanassoglou V. Update on management of tracheostomy. BJA Educ. 2019 Nov;19(11):370-376.
3. Nyanzi DJ, Atwine D, Kamoga R, Birungi C, Nansubuga CA, Nyaiteera V, et al. Tracheostomy-related indications, early complications and their predictors among patients in low resource settings: a prospective cohort study in the pre-COVID-19 era. BMC Surg. 2023 Mar 18;23(1):59.
4. Cipriano A, Mao ML, Hon HH, Vazquez D, Stawicki SP, Sharpe RP, et al. An overview of complications associated with open and percutaneous tracheostomy procedures. Int J Crit Illn Inj Sci. 2015 Jul-Sep;5(3):179-88.
5. Higgins KM, Punthakee X. Meta-analysis comparison of open versus percutaneous tracheostomy. Laryngoscope. 2007 Mar;117(3):447-54.
6. White AC, Purcell E, Urquhart MB, Joseph B, O'Connor HH. Accidental decannulation following placement of a tracheostomy tube. Respir Care. 2012 Dec;57(12):2019-25.
7. Fine KE, Wi MS, Kovalev V, Dong F, Wong DT. Comparing the tracheostomy dislodgement and complication rate of non-sutured neck tie to skin sutured neck tie fixation. Am J Otolaryngol. 2021 Jan-Feb;42(1):102791.
8. Silva-Nash J, Campbell JB, Gardner JR, Daigle O, King D, Moreno M, et al. Early postoperative complications following tracheotomy: Does suturing technique influence outcomes? Laryngoscope Investig Otolaryngol. 2023 Feb; 8(1):156-161.
9. Cook TM, Woodall N, Harper J, Benger J; Fourth National Audit Project. Major complications of airway management in the UK: results of the Fourth National Audit Project of the Royal College of Anaesthetists and the Difficult Airway Society. Part 2: intensive care and emergency departments. Br J Anaesth. 2011 May;106(5):632-42.
10. McGrath BA, Bates L, Atkinson D, Moore JA; National Tracheostomy Safety Project. Multidisciplinary guidelines for the management of tracheostomy and laryngectomy airway emergencies. Anaesthesia. 2012 Sep;67(9):1025-41.

VIA AÉREA DEFINITIVA EM INSUFICIÊNCIA RESPIRATÓRIA POR CAUSAS NÃO TUMORAIS – COVID-19 E PARALISIA BILATERAL DE PREGAS VOCAIS

Carlos Augusto Metidieri Menegozzo ▪ Mariana Faccini Teixeira

PONTOS-CHAVE

1. Uma vez indicadas, a intubação orotraqueal e a traqueostomia de pacientes com Covid-19 devem seguir um protocolo específico que minimize o risco de contaminação.
2. A videolaringoscopia é indispensável na intubação orotraqueal de pacientes com Covid-19.
3. A técnica de escolha da traqueostomia deve levar em conta os benefícios para o paciente e os riscos para os profissionais envolvidos.
4. A principal causa de paralisia bilateral de pregas vocais é relacionada com a manipulação cirúrgica.
5. Minimizar a chance de lesões nervosas: avaliação pré-operatória da motricidade de pregas vocais, visualização direta (padrão-ouro) e monitorização intraoperatória.
6. Na presença de sinais de insuficiência respiratória após a cirurgia, não atrasar o acesso à via aérea: reintubação, cricotireoidostomia, traqueostomia.

INTRODUÇÃO

Uma via aérea definitiva pode ser definida como a presença de um tubo endotraqueal, conectado a uma fonte de oxigênio e adequadamente fixado, com balonete (*cuff*) insuflado abaixo das pregas vocais, como ocorre na intubação endotraqueal, por via nasal ou por via oral, e na traqueostomia. Entre as indicações que podem levar à necessidade de se obter uma via aérea definitiva em um paciente, podemos citar traumas de via aérea ou de face, queimaduras, presença de corpo estranho obstruindo a via aérea alta, infecções ou abscessos em face e pescoço, neoplasias de cabeça e pescoço com obstrução direta da via aérea ou lesões expansivas cervicais, hematomas cervicais, paralisia bilateral de pregas vocais, processos inflamatórios, infecções respiratórias e doenças degenerativas.

A traqueostomia pode ainda ser empregada como mecanismo de proteção à via aérea após cirurgias com risco obstrutivo, como ocorre em algumas cirurgias oncológicas em cabeça e pescoço. Além disso, na eventual necessidade de suporte ventilatório prolongado, decorrente de quaisquer dos motivos acima, e também na falha de extubação, a intubação endotraqueal e a cricotireoidostomia são preferencialmente substituídas pela traqueostomia, buscando facilitar o manejo e a higiene da via aérea, facilitar o desmame ventilatório e evitar complicações, como a estenose subglótica e a traqueomalácia.[1] Assim, neste capítulo, focaremos principalmente em indicações e detalhes relativos à traqueostomia, com foco na indicação associada a causas não tumorais, em especial a Covid-19 e a paralisia bilateral de pregas vocais.

COVID-19

Aproximadamente 26% dos pacientes com Covid-19 desenvolvem insuficiência respiratória, e até 42% podem necessitar de suporte ventilatório invasivo.[2] Paralelamente, os profissionais de saúde enfrentam um risco significativo de contaminação na abordagem dos pacientes com comprometimento respiratório grave secundário à Covid-19.[3] Dessa forma, é imprescindível determinar as indicações e compreender as adaptações técnicas que ajudam a mitigar os riscos de contaminação da equipe nos procedimentos de vias aéreas nos pacientes com Covid-19.[4]

Intubação orotraqueal

O Quadro 27-1 destaca as principais indicações de intubação orotraqueal nos pacientes com Covid-19. Ressalta-se que a literatura tem sugerido a determinação de uma equipe específica para esses procedimentos.[5,6]

Uma vez indicada, os profissionais envolvidos na intubação orotraqueal devem adotar protocolos de uso de equipamentos de proteção individual (EPI) e de descontaminação. Preferencialmente, o procedimento deve ser realizado em uma sala exclusiva com sistema de filtração de ar ou com

Quadro 27-1. Indicações de intubação orotraqueal em pacientes com Covid-19

▪ Alteração de nível de consciência	▪ Risco de broncoaspiração
▪ Acidose grave (pH 7,20-7,25)	▪ Hipoxemia severa PaO_2 < 50 mmHg ou $SatO_2$ < 90% apesar de suporte ventilatório não invasivo
▪ Sinais e sintomas de dispneia grave ou hipoxemia tecidual (hiperlactatemia, sudorese, uso de musculatura acessória, entre outros	▪ Indicação de oxigenação por membrana extracorpórea (ECMO) venoarterial

Adaptado de Pisano et al.[6]

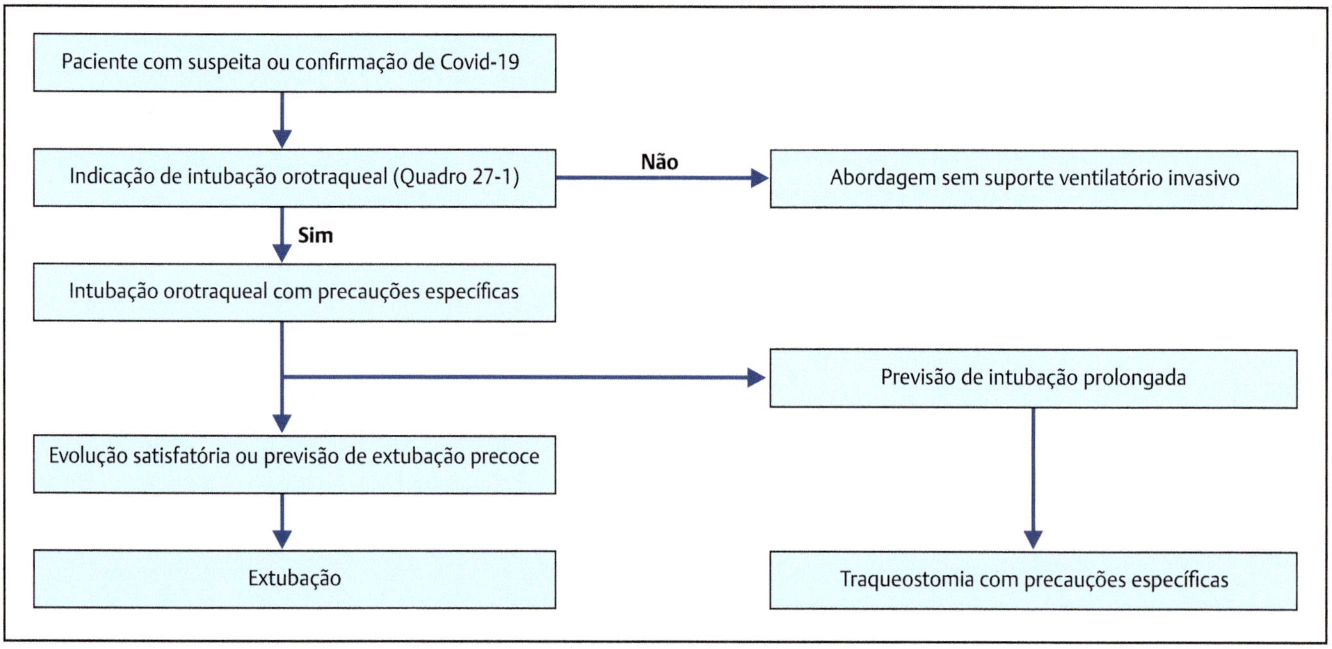

Fluxograma 27-1. Abordagem de pacientes com Covid-19 e necessidade de suporte ventilatório invasivo.

pressão negativa. Ainda, algumas modificações técnicas essenciais podem ajudar a mitigar os riscos de contaminação. Entre elas, destacam-se preoxigenção sem ventilação manual, uso rotineiro de videolaringoscópio, início da ventilação mecânica apenas após confirmação de insuflação adequada do balonete, e bloqueio do tubo e da ventilação caso seja necessário realizar alguma manipulação do dispositivo, e o uso de filtros HIPA.[5]

A videolaringoscopia é uma ferramenta indispensável na abordagem das vias aéreas dos pacientes com Covid-19. Além de oferecer uma taxa maior de intubação na primeira tentativa, permite que o médico envolvido na laringoscopia possa realizar o procedimento a uma distância maior das vias aéreas do paciente.

Uma vez que o paciente tenha critérios de extubação, o procedimento deve ser realizado com atenção especial ao risco de aerossolização. Apesar de controverso, pode-se considerar o uso de medicações que reduzam o risco de tosse durante a extubação. Assim como em qualquer procedimento de manipulação das vias aéreas de pacientes com Covid-19, a extubação deve ser realizada por uma equipe totalmente de acordo com os protocolos de EPI e de redução de risco de contaminação.

Traqueostomia

Dentre os principais tópicos da realização desse procedimento em pacientes com Covid-19 destacam-se a escolha da técnica, as modificações que visam mitigar o risco de aerossolização e a precocidade da sua realização.

O Quadro 27-2 compara as técnicas convencional e percutânea guiada por ultrassonografia ou por broncoscopia. A técnica broncoscópica foi preterida, principalmente no início da pandemia, devido a preocupações com maior aerossolização durante a instrumentalização da via aérea.[3]

À semelhança das intubações, a literatura recomenda a criação de um grupo dedicado à realização das traqueostomias e o uso de salas exclusivas. Nesse sentido, criamos uma equipe composta por cirurgiões gerais, torácicos, de cabeça e pescoço e por otorrinolaringologistas no Hospital das Clínicas de São Paulo. Seguindo uma padronização institucional,[4] nosso grupo realizou mais de 300 procedimentos durante o período mais crítico da pandemia em 2020.[7] Nosso grupo também publicou uma padronização da técnica percutânea guiada por ultrassonografia com as medidas de redução do risco de contaminação.[8]

O momento da realização da traqueostomia deve balancear a previsão da necessidade do suporte ventilatório com a disponibilização mais precoce de leitos de UTI e com os riscos

Quadro 27-2. Comparação entre as técnicas de traqueostomia utilizadas em pacientes com Covid-19

	Convencional (aberta)	Percutânea guiada por bronscoscopia	Percutânea guiada por ultrassonografia
Vantagens	Procedimento mais familiar para a maioria dos cirurgiões	Visualização direta da traqueia, sem necessidade de auxiliar cirúrgico	Visualização da anatomia cervical anterior, menor manipulação na via aérea, sem necessidade de auxiliar cirúrgico
Desvantagens	Maior risco de infecção e de sangramentos menores, necessidade de um auxiliar cirúrgico	Mais manipulação da via aérea, risco de hipoxemia	Ausência de visualização direta da traqueia

associados ao procedimento, sejam para o paciente ou para a equipe. Os estudos apresentam resultados controversos. Porém, um estudo retrospectivo multicêntrico conduzido por Schrekengost *et al.*, do qual nosso grupo do Hospital das Clínicas de São Paulo participou, observou que pacientes submetidos à traqueostomia nos primeiros 14 dias apresentaram significativamente menores tempos de ventilação mecânica e de internação hospitalar.[9] Mesmo considerando as limitações de uma análise retrospectiva, vale ressaltar que esse mesmo estudo identificou uma sobrevida menor durante a internação naqueles pacientes submetidos à traqueostomia precoce (< 14 dias).

PARALISIA BILATERAL DE PREGAS VOCAIS

Etiologia

A paresia e a paralisia de pregas vocais podem ser unilaterais ou bilaterais, e podem envolver causas centrais ou periféricas. Na faixa etária adulta, as causas centrais incluem acidente vascular cerebral, malformações do sistema nervoso, doença de Parkinson, *miastenia gravis*, e são mais raramente observadas. Já as causas periféricas são mais comuns e principalmente de origem iatrogênica, por lesões de nervo vago ou dos nervos laríngeos inferiores durante procedimentos cirúrgicos; podem ser também secundárias a trauma de intubação.

Outras causas relevantes, embora não sejam o escopo deste capítulo, são as de origem neoplásica, especialmente as neoplasias malignas de cabeça e pescoço, como os cânceres da laringe, os cânceres avançados de tireoide e as neoplasias com metástases cervicais, nas quais pode haver acometimento direto da laringe ou infiltração pelo tumor dos nervos vagos e laríngeos.

As lesões iatrogênicas de origem cirúrgica podem ocorrer em procedimentos que demandam a identificação e a dissecção dos nervos laríngeos inferiores e/ou do nervo vago, em qualquer ponto do seu trajeto, como em tireoidectomias totais e em esvaziamentos cervicais, em algumas cirurgias torácicas, em abordagens por via anterior da coluna cervical, em cirurgias da base do crânio e em cirurgias vasculares cervicais. Os possíveis mecanismos de lesão do nervo são diversos: por lesão direta, por meio da secção acidental do nervo durante a dissecção, ou da necessidade de sacrificar o nervo na presença de invasão tumoral; por dano térmico pelo uso do bisturi elétrico ou outros dispositivos geradores de calor em regiões próximas ao nervo; por tração excessiva; por compressão do nervo; e por comprometimento ao suprimento vascular do nervo.[10]

Avaliação Pré-Operatória

Na avaliação pré-operatória das cirurgias que envolvem a manipulação e a dissecção dos nervos vagos e laríngeos inferiores, o estudo da mobilidade pré-cirúrgica das pregas vocais pode fornecer informações importantes ao cirurgião. A avaliação pode ser feita por meio da nasofibrolaringoscopia ou com o uso do fibroscópio rígido, para visualização direta das pregas vocais e de seu movimento durante a fonação e a respiração. Tal informação é importante pois a paralisia unilateral de prega vocal pode ser assintomática, por causas idiopáticas, ou por alterações ao nervo decorrentes da doença a ser tratada (como invasão ou compressão do nervo nas causas tumorais).[10]

Dessa maneira, já havendo sinais de paralisia de uma prega vocal, o cirurgião pode antever a necessidade de ressecção de um nervo já desfuncionalizado, redobrar a atenção para evitar lesões contralaterais ou até mesmo planejar um procedimento cirúrgico em dois tempos, ou ainda planejar a realização de uma traqueostomia eletiva já durante a cirurgia.

Avaliação Intraoperatória

Durante uma cirurgia com necessidade de abordagem do nervo vago ou dos nervos laríngeos recorrentes, como nas tireoidectomias totais, é essencial que o cirurgião tenha conhecimento dos reparos anatômicos que permitem reconhecer o nervo ao longo de seu trajeto, pois a não identificação do nervo durante a cirurgia configura um fator de risco para sua lesão.

Além disso, pode ser empregada a monitorização intraoperatória de nervos. Os estudos atuais divergem quanto a diferenças estatisticamente significantes no tempo cirúrgico, nas taxas de lesão de nervos e de paralisia de pregas vocais, porém, embora a visualização direta ainda seja o padrão-ouro para evitar lesões ao nervo, em casos de dúvida ou de variações anatômicas o monitor é capaz de fornecer informações importantes ao cirurgião.[11,12] A monitorização busca auxiliar a localização do nervo e fornecer informação sobre sua integridade funcional. O tubo endotraqueal utilizado contém um eletrodo ao seu redor, o qual é posicionado entre as pregas vocais. Durante a cirurgia, são feitos estímulos ao nervo vago e ao nervo laríngeo inferior, ocasionando a contração das pregas vocais, que é captada pelos eletrodos do tubo endotraqueal, assegurando a integridade da via neural e permitindo avaliar parâmetros como amplitude e latência da resposta, auxiliando a confirmar a identificação do nervo entre as demais estruturas e a avaliar sua integridade e função.

Quadro Clínico e Manejo

Os pacientes com paralisia unilateral de prega vocal podem ser assintomáticos ou apresentar disfonia, engasgos, episódios de aspiração e disfagia, mas em geral são pouco sintomáticos do ponto de vista respiratório, pois a paralisia unilateral não compromete o calibre da via aérea de forma a gerar desconforto. Estes pacientes se beneficiam de fonoterapia, muitas vezes com resolução completa dos sintomas, pois a prega vocal funcionante pode compensar a disfunção da prega contralateral e permitir fechamento glótico adequado.

Por outro lado, cirurgias com abordagens bilaterais dos nervos laríngeos inferiores e/ou dos nervos vagos, como as tireoidectomias totais, podem ocasionar lesões bilaterais, causando paralisia completa e bilateral das pregas vocais. Trata-se de uma complicação pouco frequente, mas perigosa, para a qual o cirurgião e a equipe de anestesia devem estar preparados, sabendo reconhecer precocemente sinais de desconforto ou instabilidade respiratória, e estando aptos a intervir na eventual necessidade de reintubação, de cricotireoidostomia ou de traqueostomia.

A paralisia bilateral pode cursar com diferentes sintomas, a depender da posição na qual as pregas tenham ficado paralisadas. Quando em posição mediana ou paramediana,

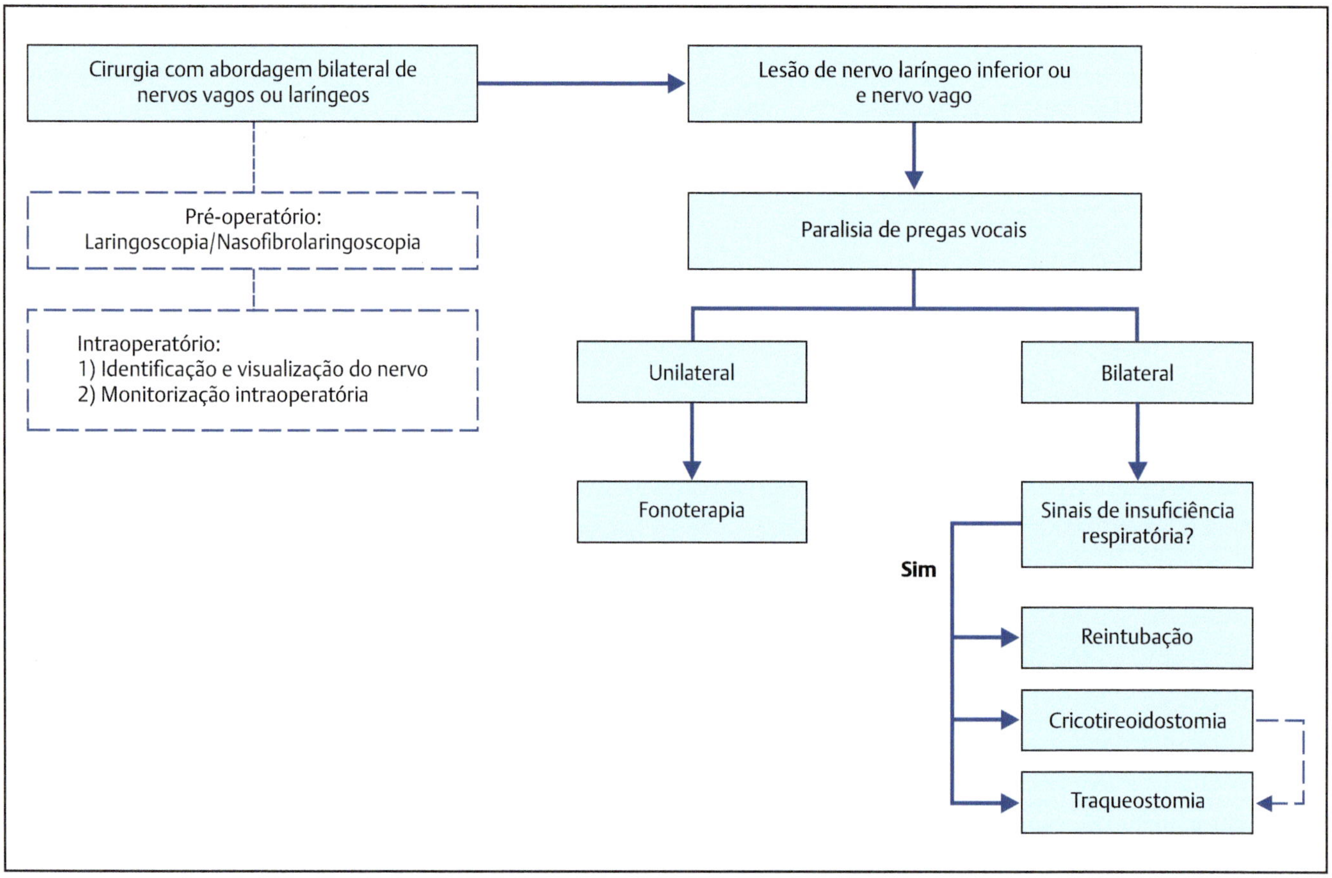

Fluxograma 27-2. Abordagem dos pacientes com paralisia de pregas vocais por lesões cirúrgicas de nervos laríngeos ou dos nervos vagos.

causam estreitamento do calibre da via aérea, sendo o estridor o sintoma mais frequente, podendo variar desde um leve ruído inspiratório até uma respiração ruidosa e agônica, com sinais de insuficiência respiratória, casos nos quais é necessário acessar rapidamente a via aérea. A decisão entre qual dos métodos de acesso à via aérea empregar depende de fatores individuais do paciente, da experiência do cirurgião e do anestesista presentes e da rapidez com a qual se podem obter os recursos necessários ao procedimento. A alternativa mais rápida pode ser a reintubação, porém, em especial em pacientes com via aérea difícil, a traqueostomia, realizada por cirurgião experiente, pode ser a alternativa mais rápida. Ainda, em casos em que o acesso cirúrgico para a traqueostomia seja difícil, o cirurgião pode optar por realizar uma cricotireoidostomia e, após estabilizado o paciente, prosseguir com a traqueostomia.

Por outro lado, caso a paralisia bilateral de pregas vocais ocorra em posição de abdução, o paciente pode apresentar apenas estridor leve, queixas relacionadas com a fonação, como voz soprosa e fraca, além de engasgos e episódios de aspiração, decorrentes da incapacidade de fechamento glótico adequado. Alguns pacientes não requerem intervenção imediata, podendo se manter relativamente compensados em situações de repouso, porém podem apresentar piora repentina em situações de esforço, em que a demanda ventilatória é maior, ou em situações com redução do calibre da via aérea, como com a presença de edema mucoso nas infecções de via aérea superior. Nesses casos, podem ser realizados procedimentos cirúrgicos visando o reposicionamento da prega vocal afetada.

Assim, a decisão de garantir a via aérea na presença de paralisia bilateral de pregas vocais deve considerar não somente a gravidade dos sintomas, mas também a condição clínica individual de cada paciente, incluindo sua capacidade de tolerar episódios de dessaturação e broncoaspiração. Um fator importante a também ser considerado é o caráter muitas vezes transitório das paralisias. Nos pacientes em que a via aérea foi assegurada por meio da reintubação, é possível tentar a extubação programada após alguns dias, preferencialmente com auxílio de fibroscópio. Caso retomada a função das pregas vocais, é realizada a extubação; se mantida a paralisia, prossegue-se com a traqueostomia.

Em conclusão, em pacientes com comprometimento da função respiratória secundária à paralisia de pregas vocais, a garantia da via aérea não deve ser adiada, evitando sequelas decorrentes da incapacidade de ventilação, e permitindo a estabilização do paciente para, em um segundo momento, avaliar a necessidade de programar novos procedimentos e abordagens para sua adequada reabilitação.[13]

REFERÊNCIAS BIBLIOGRÁFICAS

1. Apfelbaum JL, Hagberg CA, Connis RT, Abdelmalak BB, Agarkar M, Dutton RP, et al. 2022 American Society of Anesthesiologists Practice Guidelines for Management of the Difficult Airway. Anesthesiology. 2022;136(1):31-81.

2. Wu C, Chen X, Cai Y, Xia J, Zhou X, Xu S, et al. Risk Factors Associated with Acute Respiratory Distress Syndrome and Death in Patients with Coronavirus Disease 2019 Pneumonia in Wuhan, China. JAMA Intern Med. 2020;180(7):934-43.
3. Klompas M, Baker M, Rhee C. What Is an Aerosol-Generating Procedure? JAMA Surg. 2021;156(2):113-4.
4. Menegozzo CAM, Arap SS, Mariani AW, Minamoto H, Imamura R, Bento RF, et al. Standardization of elective tracheostomies at the central institute of the Hospital das Clínicas in São Paulo during the Covid-19 pandemic. Rev Col Bras Cir. 2020;47(1):1-7.
5. Lee DW, Ma M, Parotto M, Wąsowicz M. Intubation outside of the operating room: new challenges and opportunities in Covid-19 era. Curr Opin Anaesthesiol. 2020;33(4):608-11.
6. Pisano A, Yavorovskiy A, Verniero L, Landoni G. Indications for Tracheal Intubation in Patients With Coronavirus Disease 2019 (Covid-19). J Cardiothorac Vasc Anesth. 2021;35(5):1276-80.
7. Menegozzo CAM, Rocha MC, Utiyama EM. Performing Ultrasound-Guided Percutaneous Tracheostomy in Covid-19 Patients. J Am Coll Surg. 2021;232(2):226-7.
8. Menegozzo CAM, Sorbello CCJ, Santos-Jr JP, Rasslan R, Damous SHB, Utiyama EM. Safe ultrasound-guided percutaneous tracheostomy in eight steps and necessary precautions in Covid-19 patients. Rev Col Bras Cir. 2022;49:e20223202.
9. Harrell Shreckengost CS, Foianini JE, Moron Encinas KM, TolaGuarachi H, Abril K, Amin D, et al. Outcomes of Early Versus Late Tracheostomy in Patients With Covid-19: A Multinational Cohort Study. Crit Care Explor. 2022;4(11):E0796.
10. Myssiorek D. Recurrent laryngeal nerve paralysis: anatomy and etiology. Otolaryngol Clin North Am. 2004;37(1):25-44, v.
11. Higgins TS, Gupta R, Ketcham AS, Sataloff RT, Wadsworth JT, Sinacori JT. Recurrent laryngeal nerve monitoring versus identification alone on post-thyroidectomy true vocal fold palsy: a meta-analysis. Laryngoscope. 2011;121(5):1009-17.
12. Cirocchi R, Arezzo A, D'Andrea V, Abraha I, Popivanov GI, Avenia N, et al. Intraoperative neuromonitoring versus visual nerve identification for prevention of recurrent laryngeal nerve injury in adults undergoing thyroid surgery. Cochrane Database Syst Rev. 2019;1(1):CD012483.
13. Li Y, Garrett G, Zealear D. Current Treatment Options for Bilateral Vocal Fold Paralysis: A State-of-the-Art Review. Clin Exp Otorhinolaryngol. 2017;10(3):203-12.

CAPÍTULO 28

CUIDADOS COM DISPOSITIVOS ENDOTRAQUEAIS DE MANUTENÇÃO DE VIA AÉREA

Natália Martins Magacho de Andrade ▪ Gustavo Borges Manta
Rogério Aparecido Dedivitis

PONTOS-CHAVE

1. Conhecimento detalhado dos dispositivos de manutenção de via aérea (máscara laríngea, tubo endotraqueal e cânula de traqueostomia) é vital para preservação da vida e assistência à saúde.
2. Tubo endotraqueal: além de ventilação, o dispositivo protege contra aspiração de líquidos e pode ser usado como via de administração de medicações. Mensurar a altura do paciente pode ser uma boa estratégia para a escolha adequada do tamanho do tubo. Em pacientes pediátricos, a equação: Tamanho = ([idade/4] + 4) pode auxiliar nessa escolha.
3. Cânula de traqueostomia: pode ser feita de materiais variados (plástico ou metal), com presença ou não de cânula interna, obturador, fenda fonatória ou *cuff* (este último não presente em cânulas metálicas). A escolha muitas vezes será baseada de acordo com a demanda do paciente.
4. Em pacientes obesos, o tamanho grande do tubo de traqueostomia está associado à estenose traqueal.
5. Cuidados com a traqueostomia: manter fixação apropriada, realizar aspirações e nebulizações frequentes. Em caso de rolha intransponível ao aspirador, retirar a endocânula para limpeza. Caso o paciente não dispuser de cânula interna, retirar todo o conjunto.
6. Retirada da cânula pode ser realizada através da diminuição progressiva do calibre ou retirada definitiva com curativo oclusivo. Atentar para a avaliação de estenose traqueal e laríngea antes da retirada definitiva.
7. Sempre que possível, realizar a manipulação dos dispositivos de via aérea com auxílio.

INTRODUÇÃO

Dispositivos artificiais de manutenção de via aérea são utilizados em múltiplas situações clínicas, sejam elas eletivas ou de urgência. Esses dispositivos têm por objetivo propiciar uma comunicação entre os pulmões e o mundo exterior, permitindo a ventilação do paciente com oxigenação adequada. Conhecer detalhadamente toda a gama de equipamentos disponíveis para o manejo de via aérea, bem como suas indicações de uso, é fundamental tanto para preservação da vida quanto para facilitar a assistência de saúde primária, evitando potenciais consequências debilitantes.[1]

Os dispositivos mais comumente usados para gerenciamento das vias aéreas são máscara laríngea, tubo endotraqueal e cânula de traqueostomia. O combitube (combinação de dois tubos plásticos com *cuffs* independentes, geralmente introduzido às cegas no esôfago) tem sua indicação mais restrita aos quadros de urgência. Neste capítulo, abordaremos as diferenças entre os dispositivos endotraqueais.

TUBO ENDOTRAQUEAL

O tubo endotraqueal (TET) foi usado pela primeira vez, de forma segura e confiável, no início do século XX, com os avanços das práticas de cirurgia e anestesia. Em sua forma mais simples, é um tubo construído em cloreto de polivinila (PVC) que é colocado entre as cordas vocais através da traqueia para fornecer oxigênio e gases inalados aos pulmões. Outra função do TET é a proteção da via aérea contra aspiração de líquidos (conteúdo gástrico ou sangue, por exemplo). No século XXI, algumas modificações foram feitas neste dispositivo a fim de minimizar a aspiração, isolar um pulmão, administrar medicamentos e prevenir incêndios nas vias aéreas.

Os TETs possuem uma variedade de comprimentos e diâmetros. O tamanho comumente usado refere-se ao seu diâmetro interno em milímetros. Atualmente existem disponíveis no mercado modelos de 2 a 9,5 mm de diâmetro interno. Quanto mais estreito for o tubo, maior será a resistência ao fluxo de gás. Assim, a seleção do tubo apropriado para o paciente é de extrema importância, principalmente para o paciente com respiração espontânea, que terá que trabalhar mais para superar o aumento da resistência ventilatória. O comprimento do TET é medido a partir da extremidade distal do tubo e normalmente é graduado a cada 2 cm.[2]

Até o momento, não existem diretrizes amplamente adotadas para a seleção do tamanho do TET. Em geral, um TET de 8 é a seleção padrão para homens e 7 para mulheres. No entanto, estudos recentes demonstraram que, em vez de ser puramente influenciada pelo sexo, a altura é um preditor mais robusto do diâmetro das vias aéreas. Os tubos pediátricos são dimensionados usando a equação: Tamanho = ([idade/4] + 4). Historicamente, os tubos endotraqueais pediátricos não tinham *cuff* por medo de que a pressão do balonete pudesse danificar a traqueia por meio de necrose por pressão, já que a via aérea logo abaixo das cordas vocais (cartilagem cricoidea) é a parte mais estreita em crianças.

Nos adultos, a porção mais estreita das vias aéreas são as cordas vocais. Exceto para pacientes neonatais, esta prática foi amplamente descontinuada em favor de TET pediátricos com *cuff*.[3]

Procedimentos que requerem uso de tubos especiais na sala de cirurgia:

- *Ventilação monopulmonar:* tubos de duplo lúmen.
- *Cirurgias orofaciais:* tubo nasotraqueal.
- *Cirurgias a* laser *de vias aéreas:* tubos com corpo de aço inox flexível.
- *Monitoramento da integridade dos nervos laríngeos:* TET com sensores aderidos ou incorporados e posicionados para monitorar continuamente a atividade eletromiográfica das pregas vocais durante procedimento cirúrgico.

CÂNULA DE TRAQUEOSTOMIA

As cânulas de traqueostomia (CT) são usadas em menor quantidade do que os TETs na maioria dos serviços de terapia intensiva, todavia requerem treinamento específico para escolha do melhor dispositivo para a condição clínica do paciente, além de manejo adequado do leito cirúrgico.

As primeiras CTs eram feitas de metais, como prata e aço inoxidável. Elas continuam disponíveis e usadas ainda hoje, principalmente nos serviços públicos de saúde, porém grande parte dos casos, atualmente, utiliza cânulas de plástico ou siliconadas. Os dispositivos plásticos são mais leves, permitindo melhor conforto, além de poderem ter uma maior gama de dimensões para atender necessidades especiais (Fig. 28-1).[4]

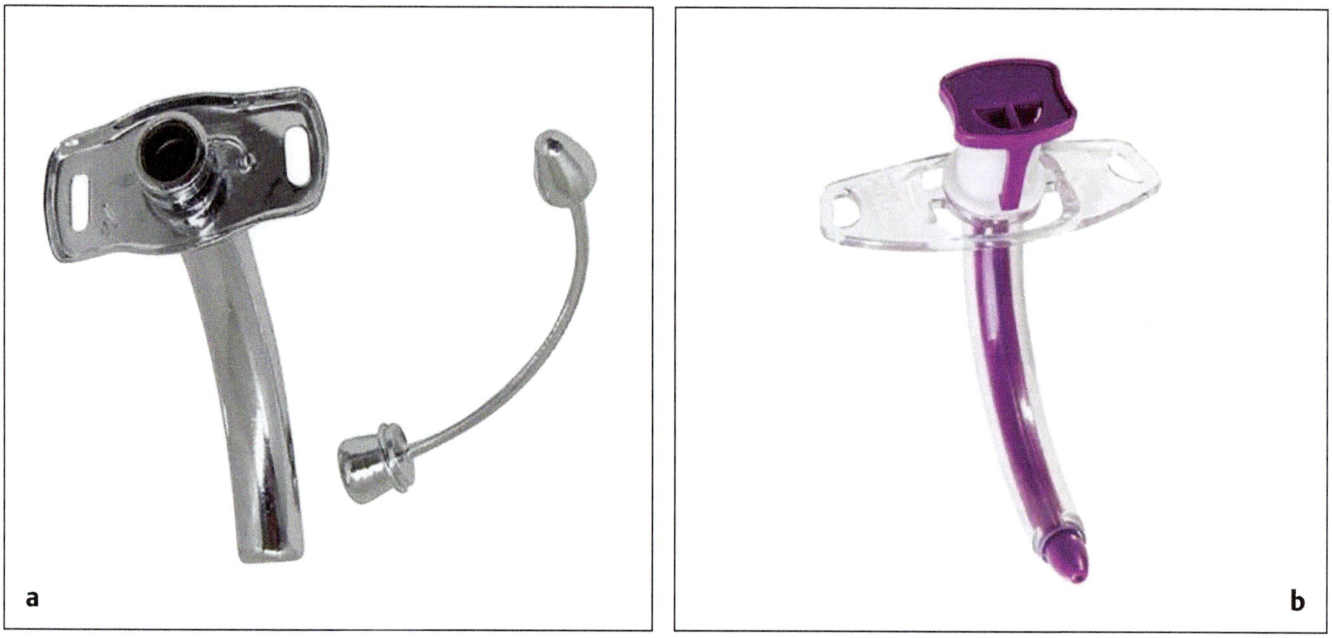

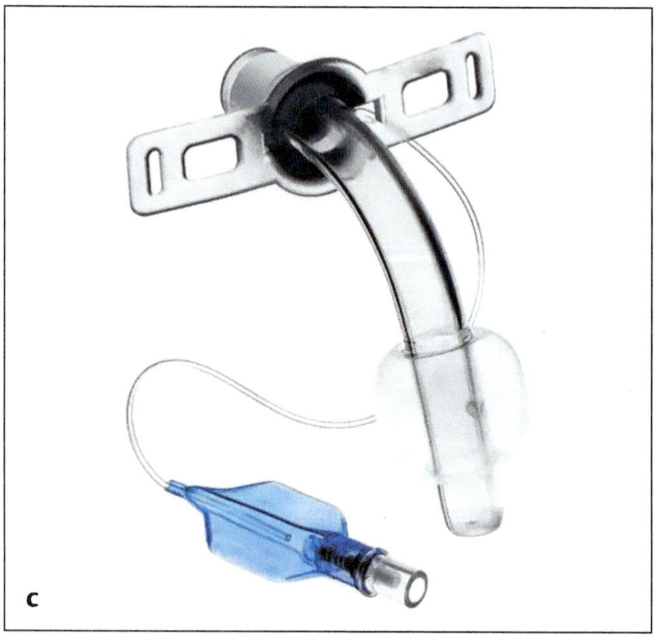

Fig. 28-1. Modelos de cânulas de traqueostomia. (**a**) Cânula metálica, com intermediário e obturador. (**b**) Cânula de PVC siliconada, com intermediário e sem *cuff*. (**c**) Cânula de PVC termossensível com balão de baixa pressão e alto volume.

Considerando unicamente o material, não há CT com desempenho superior, sendo a escolha, muitas vezes, baseada na disponibilidade e na preferência pessoal. Uma das desvantagens da CT metálica é a necessidade de troca para os componentes de plástico durante a realização de alguns tratamentos, como tomografia computadorizada ou ressonância magnética.[1,5]

A cânula de traqueostomia é composta pelas seguintes partes: cânula externa; cânula interna ou intermediário; obturador (guia).

Cânula Externa

Colocada na incisão cervical até o lúmen traqueal, possui uma placa com aberturas para sua fixação no pescoço (com fita de algodão ou colar de traqueostomia). Alguns modelos têm as placas ajustáveis, permitindo o alongamento do tubo. Essas cânulas podem ser com ou sem balão (*cuff*). A função primária do balão é vedar as vias aéreas para facilitar a ventilação com pressão positiva (mecânica), além de diminuir a aspiração pulmonar de secreção que pode se acumular acima dele. A maioria dos *cuffs* hoje são de alto volume/baixa pressão, selando adequadamente a traqueia sem exercer pressão de contato excessiva contra a mucosa, evitando isquemia e necrose.

Cânula com Cuff

Composto por um balão interno que pode ser inflado através de um sistema de válvula unidirecional acoplado em um balonete externo. O balonete externo serve de controle, demonstrando se o balão interno (*cuff*) está cheio de ar. Recomenda-se que a pressão do *cuff* seja mantida em 20-30 cm H_20 (15-22 mm Hg), devendo ser monitorada frequentemente (com auxílio do cufômetro), principalmente se o tubo for realocado ou houver reposicionamento do paciente. Indivíduos com antecedentes de isquemia prévia pelo *cuff* ou anormalidades traqueais têm indicação do uso de cânulas com balão feito de espuma.

Cânula sem Cuff

Indicada para diminuir o esforço respiratório do paciente e melhorar seu conforto durante o processo de decanulação. Alguns acessórios como a prótese antitosse, válvula de fonação ou conector de oxigênio podem ser acoplados nesta CT. Cuidado especial deve ser tomado em relação à potencial aspiração de secreção ou fluidos orais.

Cânula Interna

Dispositivo encaixado dentro da cânula externa, permite a limpeza ou sua substituição periódica sem a remoção da CT do seu estoma. As secreções acumuladas dentro da cânula interna precisam ser retiradas através de limpeza frequente, pois podem formar rolhas ou tampões endurecidos que impedem ou dificultam a passagem do ar. Em caso de oclusão da via aérea, a cânula interna pode ser rapidamente removida e a ventilação retomada. Indicada para pacientes em unidades de cuidados intensivos ou que demandarão o uso prolongado da CT.

Obturador

Todas as CTs são fornecidas com um obturador (guia), que tem por objetivo auxiliar na inserção do tubo, deixando a ponta mais lisa e estabilizando a cânula externa, sendo removido após a colocação da CT na traqueia. Sugere-se manter o obturador próximo ao paciente, para facilitar a reinserção, principalmente em caso de urgência.

Prótese Fonatória

A prótese fonatória é um dispositivo desenvolvido com intuito de minimizar os impactos na fisiologia da fonação do paciente traqueostomizado. Basicamente consiste em uma válvula unidirecional que permite a passagem de ar apenas durante a inspiração e o impedindo qualquer fluxo durante a expiração.[6]

Sua indicação normalmente existe nos pacientes submetidos à traqueostomia em situação de preservação total ou parcial da laringe. Neste caso, é acoplada à cânula de traqueostomia, permitindo um fluxo inspiratório pela traqueostomia e um direcionamento de todo o fluxo expiratório para a laringe, melhorando a fonação. Há indicação de seu uso ser implementado precocemente após a realização da traqueostomia e o paciente ser constantemente avaliado por equipe de fonoaudiologia (Fig. 28-2).[7]

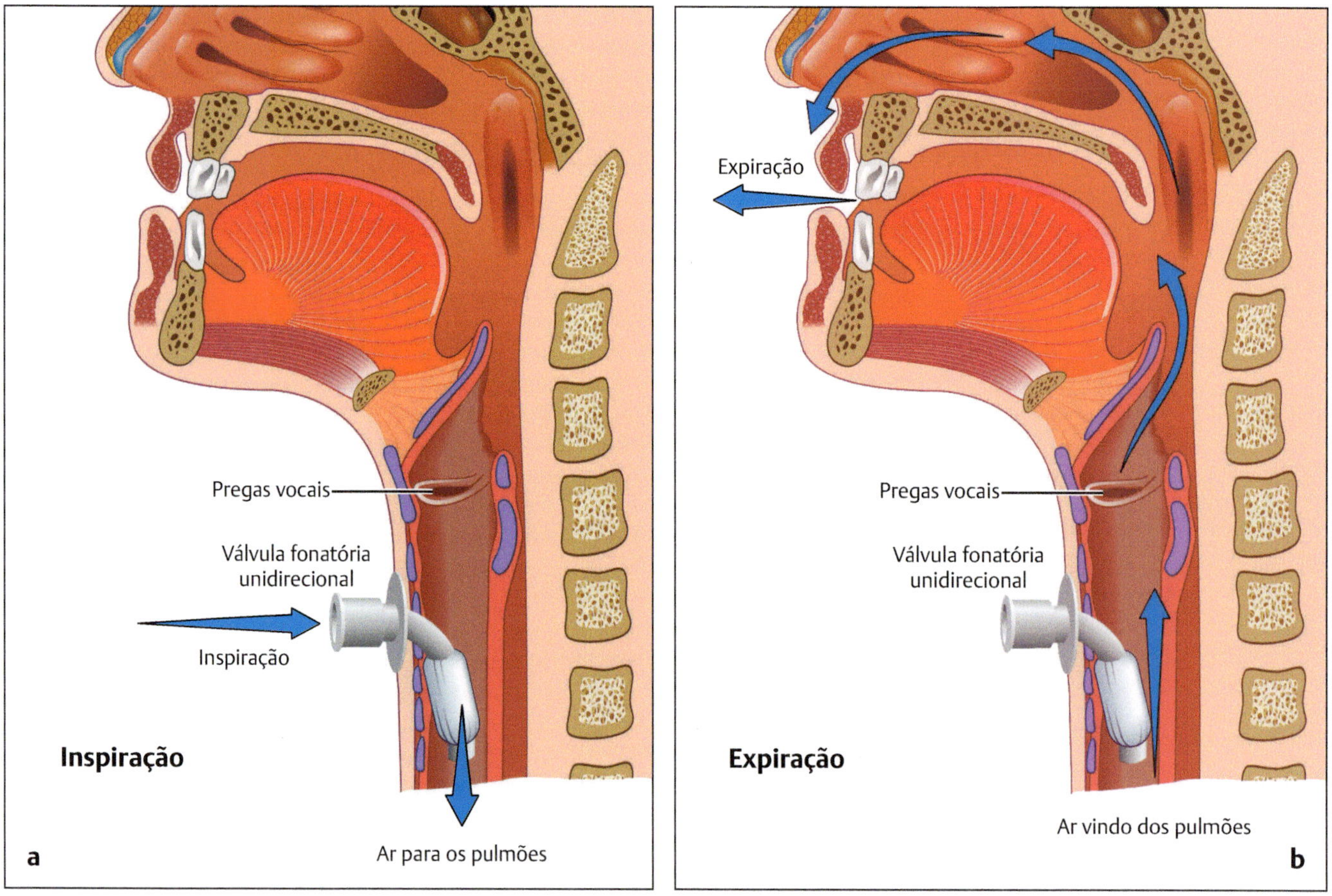

Fig. 28-2. A válvula fonatória permite um fluxo inspiratório pela traqueostomia e um direcionamento de todo o fluxo expiratório para a laringe, melhorando o processo de fonação.

O IMPACTO DA OBESIDADE

A taxa de obesidade está aumentando e a porcentagem de pacientes obesos em unidades de terapia intensiva também. As estratégias de suporte ventilatório em pacientes obesos devem levar em consideração as condições fisiopatológicas alteradas. A ventilação não invasiva em pacientes críticos com insuficiência respiratória aguda e síndrome de hipoventilação por obesidade é uma opção de tratamento eficiente e deve ser fornecida o mais cedo possível, como um esforço para evitar a intubação. A traqueostomia precoce combinada com interrupção/redução da sedação e relaxamento é controversa como opção terapêutica durante ventilação invasiva de pacientes com obesidade mórbida.[8]

Há evidências que ligam o tamanho grande do tubo de traqueostomia à estenose traqueal pós-traqueotomia.[9] Em um estudo com 5.307 pacientes, sendo 2.797 (52,7%) com tubo traqueostomia grande (≥ 8), a altura do paciente e a obesidade foram associadas à necessidade de tubo de traqueostomia de maior diâmetro. A obesidade foi associada ao aumento da probabilidade de um tubo de traqueostomia grande, independentemente da altura do paciente.[10] Por sua vez, tamanho grande do tubo de traqueostomia não afetou as chances de decanulação. Um estudo retrospectivo avaliou 31 pacientes obesos (índice de massa corpórea entre 30 e 50) e superobesos (IMC > 50). A taxa global de complicações foi de 19% no grupo superobeso (seis pacientes) em comparação com 6% no grupo obeso (dois pacientes). Pacientes superobesos tiveram menor probabilidade de receber alta (55%) em comparação com pacientes do grupo obeso (65%). Pacientes gravemente enfermos e superobesos têm alta probabilidade de permanecer dependentes de traqueotomia ou ventilador no momento da alta.[11]

Cânulas mais longas são recomendadas. A inserção de um tubo traqueal mal fixado pode levar a complicações de decanulação e reinserção. A gravidade da decanulação em pacientes com obesidade mórbida é enfatizada pelo fato de esse evento estar associado a 30% de mortalidade. Alguns cirurgiões defendem a realização de retalho de Björk (incisão de um retalho em forma de U invertido na parede traqueal anterior) no momento da cirurgia para prevenir essa complicação.[12]

TRAQUEOSTOMIA TRANSTUMORAL

Tumores avançados da tireoide e particularmente o carcinoma anaplásico podem causar vias aéreas comprometidas. Tal situação pode desenvolver-se e progredir durante o tratamento, particularmente durante a radioterapia. Uma emergência aguda de vias aéreas pode ser precipitada após qualquer manipulação. O câncer de tireoide localmente agressivo pode infiltrar a submucosa ou o lúmen da traqueia e a via aérea pode estar comprometida ou o paciente pode sangrar no lúmen traqueal, causando desconforto respiratório agudo. A traqueostomia pode ser difícil porque na presença de tumor extenso na frente da traqueia, tornando-se praticamente

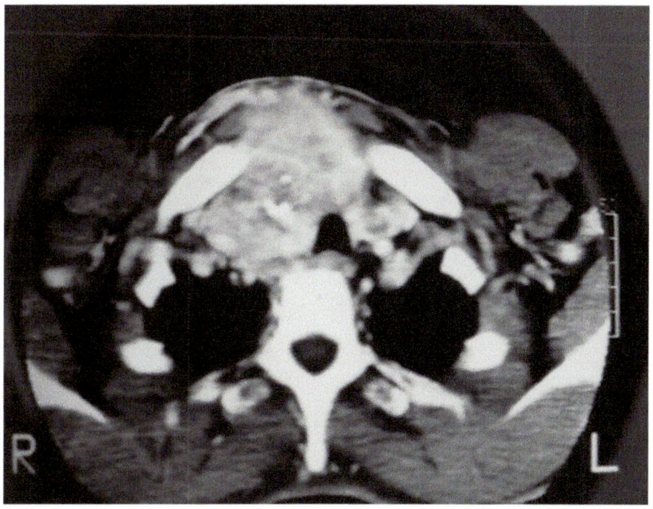

Fig. 28-3. Tumor extenso anterior à traqueia dificulta a identificação do lúmen traqueal e a inserção da cânula.

impossível identificar o lúmen traqueal. Também é difícil inserir o tubo de traqueostomia nesses pacientes devido à distância entre a pele e a traqueia (Fig. 28-3). A ressecção tumoral parcial pode ser necessária para melhor exposição. A melhor abordagem pode ser a cricotireotomia. Alguns pacientes podem necessitar ventilação com pressão positiva para manter as vias aéreas abertas. A intervenção nas vias aéreas com traqueostomia pode tornar-se uma questão filosófica para pacientes com doença incurável.[13]

CUIDADOS COM A TRAQUEOSTOMIA

Os cuidados com a traqueostomia iniciam-se no período intraoperatório, por meio de uma técnica cirúrgica adequada e revisão rigorosa da hemostasia. A fixação com cadarço deve ser feita pelo próprio cirurgião, permitindo a passagem confortável de um dedo indicador (Fig. 28-4). Compressa de silicone ou uma gaze dobrada deve ser colocada de cada lado, atrás de cada aba da cânula, para evitar trauma na pele.

Aspirações de secreções devem ser feitas com frequência, sempre que houver necessidade. A frequência depende da doença de base do paciente e da quantidade e consistência da secreção. A nebulização constante ou periódica por meio de inalações evita a formação de crostas na cânula. As cânulas de plástico com balão pneumático ou *cuff* evitam a aspiração de secreções ao redor da cânula e permitem a manutenção de ventilação sob pressão positiva sem escape do ar. Cânulas com peça interna (ou "intermediário") devem ser removidas e higienizadas, com remoção de crostas, sendo, a seguir, reposicionada, ao menos três vezes por dia. Para prevenir estenoses traqueais, deve-se insuflar o *cuff* o mínimo necessário para possibilitar a ventilação mecânica sem vazamento ao redor da cânula. A troca do cadarço deve ser pelo menos diária e deve ser realizada por dois profissionais, sendo que um deles deve certificar-se de que não ocorrerá saída acidental da cânula durante a troca, mantendo-a em posição, enquanto o outro faz propriamente a troca. A pele sob a cânula deve estar sempre protegida do atrito com a mesma por meio de uma compressa de gazes ou de material siliconado.[14,15]

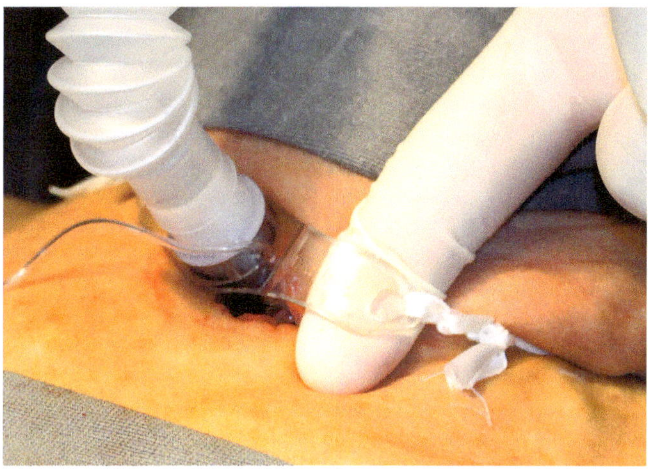

Fig. 28-4. O cadarço de fixação da cânula deve permitir a passagem confortável de um dedo indicador.

RETIRADA DA CÂNULA

Há duas formas de retirar a cânula, quando houver condições clínicas para isso: diminuição progressiva do calibre da cânula; e retirada da cânula e curativo oclusivo no orifício. Em poucas semanas, costuma ocorrer o fechamento espontâneo do orifício, sem a necessidade de qualquer intervenção cirúrgica adicional. Antes da retirada definitiva da cânula, deve-se avaliar a presença de estenose traqueal e/ou laríngea. Pode-se realizar a laringotraqueoscopia e também ocluir o orifício da cânula com rolha de borracha ou embolo da seringa, que poderá ser removida pelo próprio paciente ou cuidador em caso de desconforto respiratório. No caso de o paciente permanecer eupneico por um período de 24 horas, a cânula pode ser removida.[14]

REFERÊNCIAS BIBLIOGRÁFICAS

1. Hess DR. Tracheostomy tubes and related appliances. Respir Care. 2005;50(4):497-510.
2. Ahmed RA, Boyer TJ. Endotracheal tube. [Updated 2023 Jul 24]. *In:* StatPearls [Internet]. Treasure Island (FL): StatPearls Publishing; 2023 Jan. Available from: https://www.ncbi.nlm.nih.gov/books/NBK539747/#
3. Park S, Shin SW, Kim HJ, Byeon GJ, Yoon JU, Kim EJ, et al. Choice of the correct size of endotracheal tube in pediatric patients. Anesth Pain Med (Seoul). 2022;17(4):352-360.
4. Hess DR, Altobelli NP. Tracheostomy tubes. Respir Care. 2014;59(6):956-973.
5. Jarrett WA, Ribes J, Manaligod JM. Biofilm formation on tracheostomy tubes. Ear Nose Throat J. 2002;81(9):659-61.
6. Passy-Muir. Tracheostomy and Ventilator Swallowing and Speaking Valves Instruction Booklet. Disponível em: https://www.passy-muir.com/wp-content/uploads/2023/04/
7. Martin KA, Cole TDK, Percha CM, Asanuma N, Mattare K, Hager DN, et al. Standard versus accelerated speaking valve placement after percutaneous tracheostomy: a randomized controlled feasibility study. Ann Am Thorac Soc. 2021;18(10):1693-701.
8. Deppe M, Lebiedz P. Adipositas (permagna) – Besonderheiten bei der invasiven und nichtinvasiven Beatmung. Med Klin Intensivmed Notfmed. 2019;114:533-40.
9. Kuwabara Y, Yamakawa K, Okui S, Miyazaki E, Uezono S. Association between surgical tracheostomy and chronic tracheal stenosis: A retrospective, single-center study. Front Med (Lausanne). 2022;9:1050784.

10. Panuganti BA, Pang J, Francis DO, Klebaner D, Asturias A, Alattar A, et al. Clinicodemographic predictors of tracheotomy tube size and decannulation: a multiinstitutional retrospective cohort study on tracheotomy. Ann Surg. 2023;277:e1138-42.
11. Marshall RV, Haas PJ, Schweinfurth JM, Replogle WH. Tracheotomy outcomes in super obese patients. JAMA Otolaryngol Head Neck Surg. 2016;142:772-6.
12. El Solh AA, Jaafar W. A comparative study of the complications of surgical tracheostomy in morbidly obese critically ill patients. Crit Care. 2007;11(1):R3.
13. Xu J, Liao Z, Li JJ, Wu XF, Zhuang SM. The role of tracheostomy in anaplastic thyroid carcinoma. World J Oncol. 2015;6:262-4.
14. Dedivitis RA. Traqueostomia. In: Fukuda Y, ed. Guias de Medicina Ambulatorial e Hospitalar UNIFESP / Escola Paulista de Medicina – Otorrinolaringologia. Barueri: Manole; 2003. p. 337-45.
15. Trouillet JL, Collange O, Belafia F, Blot F, Capellier G, Cesareo E, et al. Tracheotomy in the intensive care unit: guidelines from a French expert panel. Ann Intensive Care. 2018;8(1):37.

FÍSTULA FARINGOCUTÂNEA: DEISCÊNCIA, DIFICULDADE INTRAOPERATÓRIA DE FECHAMENTO DE FARINGE E FARINGOSTOMAS

Thaila Pine Gondek ▪ Marco Aurélio Vamondes Kulcsar ▪ Fábio de Freitas Busnardo

PONTOS-CHAVE

1. Os principais fatores de risco para o desenvolvimento de fístula faringocutânea são: idade > 60 anos, tabagismo, doença pulmonar obstrutiva crônica, hipoalbuminemia, anemia, quimiorradioterapia prévia, diabetes melito, tumores de estádio T3 e T4, tumores de hipofaringe.
2. A melhor abordagem para esses casos é a prevenção no perioperatório, incluindo avaliação nutricional, cessação do tabagismo e planejamento cirúrgico adequado com atenção ao fechamento da faringostomia.
3. O refinamento técnico para o fechamento cirúrgico da neofaringe envolve sutura (vertical, horizontal, em "T" ou "Y") primária com menor tensão possível, uso de grampeadores em tumores completamente endolaríngeos e retalhos miocutâneos, a depender de cada caso.
4. O tratamento clínico da fístula faringocutânea com curativos compressivos, antibioticoterapia e dieta via sonda enteral é eficiente em 60-80% dos casos. Outras estratégias envolvem oxigenoterapia hiperbárica, injeção de toxina botulínica, medicações xerostômicas e terapia com pressão negativa.
5. O tubo de *bypass*, posicionado na neofaringe, pode ser utilizado para prevenção e tratamento das fístulas salivares.
6. O fechamento da fístula faringocutânea pode ser realizado com abordagens cirúrgicas invasivas (retalhos pediculados ou livres e/ou reparo endoscópico). Sempre que possível, melhorar o leito cirúrgico com medidas preventivas para melhores resultados.
7. O atraso no tratamento oncológico adjuvante, a internação prolongada e a elevação da morbimortalidade elevam os custos do tratamento de forma substancial para o sistema de saúde.

INTRODUÇÃO

A laringectomia total é um dos principais tratamentos para os tumores malignos de laringe e hipofaringe, principalmente em casos localmente avançados ou tumores recidivados. O tumor de laringe é o terceiro mais prevalente dentro dos tumores de cirurgia de cabeça e pescoço. Após a retirada da laringe e o fechamento da faringe teremos a neofaringe, e as complicações cirúrgicas relacionadas com a neofaringe podem ser: fístula faringocutânea, estenose e divertículo.[1]

A fístula faringocutânea é a complicação mais comum da laringectomia total, sendo muito temida e cujo tratamento é desafiador. O seu desenvolvimento se dá através de uma comunicação epitelizada entre a neofaringe e a pele do pescoço, pela qual a saliva e o conteúdo faríngeo podem vazar.[1,2]

A incidência estimada da fístula faringocutânea está entre 3% e 65%, essa estimativa não é bem definida nos estudos publicados, uma vez que a seleção dos pacientes e técnicas cirúrgicas empregadas são muito discrepantes entre eles.[3-6] Esta complicação eleva a morbidade e piora o prognóstico do paciente no pós-operatório, além de aumentar o custo do tratamento. Há aumento do tempo de internação, risco de sangramento, prejuízo na reabilitação da deglutição e da fonação, além de atraso no tratamento adjuvante.[4,6]

Há alguns fatores de risco associados a este tipo de complicação que podem ser controlados a fim de diminuir a sua ocorrência. O seu diagnóstico pode ser feito pela visualização de saída de saliva pela ferida operatória, vazamento pela região cervical após teste de azul de metileno e/ou dosagem elevada de amilase do conteúdo drenado.[6]

FATORES DE RISCO

Na literatura não está bem estabelecido quais fatores estão reconhecidamente relacionados com o desenvolvimento da fístula faringocutânea, os mais citados estão no Quadro 29-1.[4-6]

O aumento desta complicação pode estar associado à mudança do tratamento do câncer de laringe nas últimas décadas, com uma tendência mundial de tratamento inicial com radioterapia e quimioterapia em detrimento da cirurgia em casos de tumores de laringe localmente avançados. Estima-se que há aumento de 50% na incidência de fístula em pacientes submetidos a laringectomia de resgate, quando comparado com a laringectomia total como tratamento primário.[2]

Quadro 29-1. Fatores de risco para o desenvolvimento da fístula faringocutânea

▪ Idade acima de 60 anos	▪ Tabagismo	▪ Doença pulmonar obstrutiva crônica
▪ Hipoalbuminemia	▪ Anemia	▪ Quimiorradioterapia prévia
▪ Diabetes melito	▪ Tumores com estádio T3 e T4	▪ Tumores de hipofaringe
▪ Esvaziamento cervical concomitante	▪ Margens cirúrgicas comprometidas	▪ Infecção de ferida operatória
▪ Necessidade de transfusão sanguínea		

PREVENÇÃO

O preparo pré-operatório é fundamental para minimizar os fatores de riscos, sendo assim uma avaliação nutricional antes da cirurgia com melhora dos valores de albumina e hemoglobina deve ser realizada (tratado em capítulo específico). A orientação para cessar tabagismo no pré-operatório também deve ser reforçada. O planejamento cirúrgico adequado com atenção especial ao fechamento da faringostomia, também evidência melhores resultados pós-operatórios.[7,8]

O fechamento cirúrgico da faringostomia é um passo cirúrgico fundamental para a prevenção da fístula. Apesar da literatura ainda não ter bem estabelecidos os melhores tipos de fechamento da neofaringe, há alguns pontos importantes a serem levados em consideração. A sutura primária, quando possível, é a técnica ideal de fechamento. Ela pode ser feita de forma vertical, horizontal, em "T" ou "Y", sendo que um ponto crucial é realizar o fechamento cuja sutura fique com a menor tensão possível, uma vez que essa é uma das causas da fístula. Dentre as opções de sutura primária, o fechamento em "T" ou em "Y" possui uma trifurcação que é um ponto crítico da sutura e pode propiciar abertura. Entretanto, tumores que invadem o seio piriforme demandam uma faringectomia parcial, o que aumenta a tensão do fechamento da neofaringe se feito de forma vertical ou horizontal.[6,9,10]

O fechamento horizontal apresenta menor incidência de fístula do que o fechamento vertical, mas dependendo do defeito não é possível sua realização.[9,10]

O uso de grampeadores para o fechamento mecânico da faringe pode ser utilizado em tumores completamente endolaríngeos. É considerada uma técnica com redução da incidência de fístula, uma vez que a manipulação do tecido de mucosa é menor e por se tratar de uma técnica fechada, sem abertura da laringe, há menor contaminação.[6,7,9]

O fechamento horizontal com uso de retalhos em pacientes com indicação de laringectomia de resgate tem evidência de redução da incidência de fístulas no pós-operatório na literatura.[10] Os retalhos miocutâneos mais utilizados para este fim são: retalho peitoral maior, retalho supraclavicular, retalhos livres fasciocutâneos, retalhos de grande dorsal ou retalho cutâneo em ilha baseado na artéria facial.[8]

TRATAMENTO

O tratamento clínico é eficaz em 60% a 80% dos pacientes com fístula faringocutânea, ele deve ser feito para todos os pacientes através de curativos compressivos, uso de antibioticoterapia e dieta via sonda enteral.[10] O uso de outras estratégias não cirúrgicas, como o uso de oxigenoterapia hiperbárica, injeção de toxina botulínica ou terapia com pressão negativa (vácuo) também são efetivos.

Há alguns medicamentos adjuvantes para o auxílio na redução da produção de saliva, sendo elas drogas anticolinérgicas ou antidepressivos tricíclicos. Uma alternativa interessante é o uso da toxina botulínica, a sua infiltração no tecido da parótida propicia a redução da produção de saliva em até 80%, com início 3 dias após. Ainda é uma conduta considerada não padrão para o tratamento da fístula faringocutânea, porém é uma medida já realizada em paciente com sialorreia de causa neurológica, com bons resultados no controle da produção de saliva.[8]

O uso do curativo a vácuo pode auxiliar na formação do tecido de granulação. Ele promove a cicatrização através do aumento da vascularização e diminuição da estase, pode propiciar o fechamento da fístula ou melhorar o tecido local para planejar o fechamento com um retalho. O seu custo não é superior ao uso de curativos compressivos, uma vez que há menor necessidade de troca. Cabe ressaltar que, tecnicamente, o curativo a vácuo pode ser difícil de ser posicionado na região pela presença do traqueostoma e a presença de vasos expostos próximo da fístula faringocutânea contraindica o seu uso.[8,11]

O tubo de *bypass* para a saliva, conhecido como tubo de Montgomery, foi inicialmente utilizado em 1978 e desde então vem sendo analisado quanto a sua aplicação na prevenção e no tratamento das fístulas salivares.[3,12] O tubo possui o formato de um funil (Fig. 29-1) e é posicionado dentro da neofaringe comunicando a boca com o esôfago proximal, evitando a

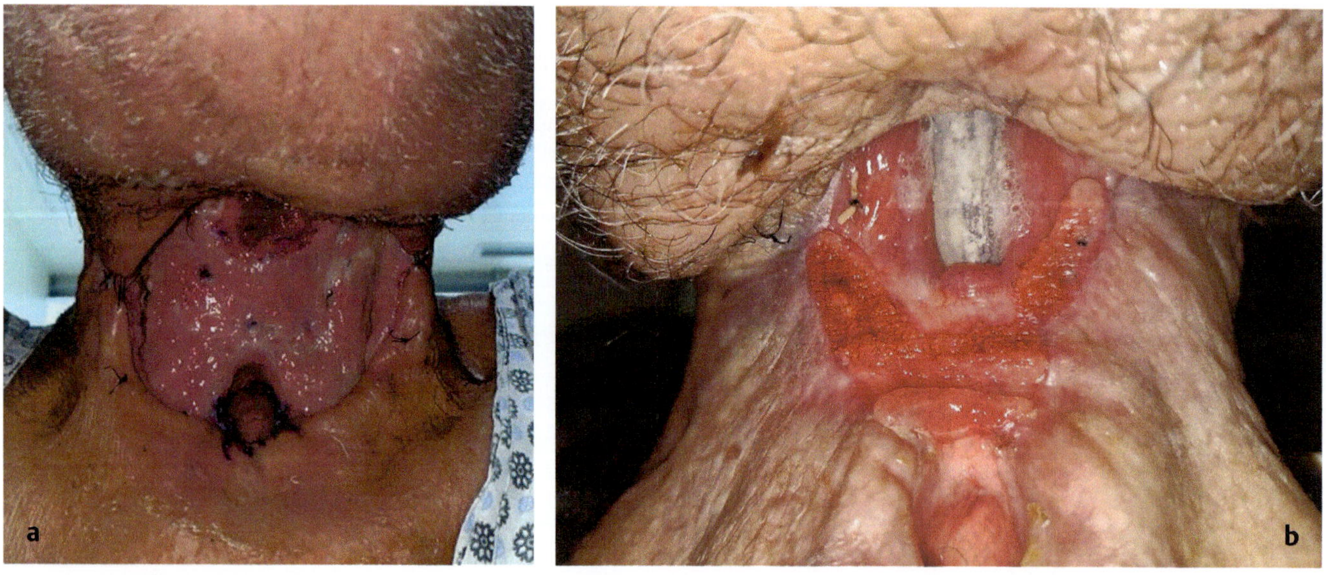

Fig. 29-1. Tubo de *bypass* para saliva (Montgomery). (a) Fístula faringocutânea antes do *bypass*. (b) Presença do tubo *bypass* e aspecto da fístula após 1 mês de uso.

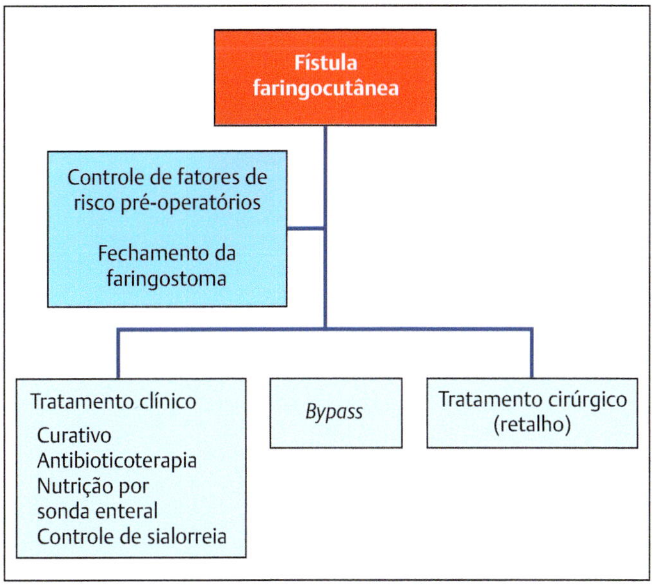

Fluxograma 29-1. Tratamento da fístula faringocutânea.

passagem de saliva e alimentos pela sutura. Tecnicamente ele é posicionado com uma fixação na base da língua e em pontos de reparo na pele, para não haver deslocamento. Ainda não é padronizado seu uso para todas as cirurgias de laringectomias de forma preventiva, uma vez que os trabalhos não conseguiram definir benefícios na incidência de fístula salivar.[3,8,12]

O fechamento da fístula também pode ser realizado através de abordagens invasivas/cirúrgicas, seja com uso de retalhos pediculados ou livres e/ou reparo endoscópico.[11] Entretanto, muitas vezes é necessário melhorar o leito cirúrgico com as medidas mencionadas anteriormente para melhores resultados.

REFERÊNCIAS BIBLIOGRÁFICAS

1. Chotipanich A, Wongmanee S. Incidence of Pharyngocutaneous Fistula After Total Laryngectomy and Its Relationship With the Shapes of Mucosa Closure: A Meta-Analysis. Cureus. 2022; 14(9):e28822. doi: 10.7759/cureus.28822.
2. Thompson CSG, Asimakopoulos P, Evans A, Vernham G, Hay AJ, Nixon IJ. Complications and predisposing factors from a decade of total laryngectomy. J Laryngol Otol. 2020;134(3):256-62. doi: 10.1017/S0022215120000341.
3. Crosetti E, Arrigoni G, Sprio AE, Succo G. "Fistula Zero" Project After Total Laryngectomy: The Candiolo Cancer Institute Experience. Front Oncol. 2021; 11:690703. doi: 10.3389/fonc.2021.690703.
4. Aires FT, Dedivitis RA, De Castro MAF, Ribeiro DA, Cernea CR, Brandão LG. Pharyngocutaneous fistula following total laryngectomy. Braz J Otorhinolaryngol. 2012; 78(6):94-8. doi: 10.5935/1808-8694.20120040.
5. Dedivitis RA, Aires FT, Cernea CR, Brandão LG. Pharyngocutaneous fistula after total laryngectomy: systematic review of risk factors. Head Neck. 2015; 37(11):1691-7. doi: 10.1002/hed.23804.
6. Šifrer R, Strojan P, Tancer I, Dolenc M, Fugina S, Zore SB, et al. The Incidence and the Risk Factors for Pharyngocutaneous Fistula following Primary and Salvage Total Laryngectomy. Cancers (Basel). 2023;15(8):1-10. doi: 10.3390/cancers15082246.
7. Lee YC, Fang TJ, Kuo IC, Tsai Y Te, Hsin LJ. Stapler closure versus manual closure in total laryngectomy for laryngeal cancer: A systematic review and meta-analysis. Clin Otolaryngol. 2021; 46(4):692-8.
8. Locatello LG, Licci G, Maggiore G, Gallo O. Non-surgical strategies for assisting closure of pharyngocutaneous fistula after total laryngectomy: A systematic review of the literature. J Clin Med. 2022;11(1):100. doi: 10.3390/jcm11010100.
9. Chotipanich A. Total Laryngectomy: A Review of Surgical Techniques. Cureus. 2021; 13(9):e18181. doi: 10.7759/cureus.18181.
10. Sanabria A, Olivera MP, Chiesa-Estomba C, Hamoir M, Kowalski LP, López F, et al. Pharyngeal Reconstruction Methods to Reduce the Risk of Pharyngocutaneous Fistula After Primary Total Laryngectomy: A Scoping Review. Adv Ther. 2023;40(9):3681-96. doi: 10.1007/s12325-023-02561-7.
11. Steinbichler TB, Wolfram D, Runge A, Hartl R, Dejaco D, Rauchenwald T, et al. Modified vacuum-assisted closure (EndoVAC) therapy for treatment of pharyngocutaneous fistula: Case series and a review of the literature. Head Neck. 2021;43(8):2377-84. doi: 10.1002/hed.26684.
12. Hone RWA, Rahman E, Wong G, Annan Y, Alexander V, Al-Lami A, et al. Do salivary bypass tubes lower the incidence of pharyngocutaneous fistula following total laryngectomy? A retrospective analysis of predictive factors using multivariate analysis. Eur Arch Oto-Rhino-Laryngology. 2017;274(4):1983-91. doi: 10.1007/s00405-016-4391-9.

CUIDADOS PALIATIVOS NA EMERGÊNCIA DE CABEÇA E PESCOÇO: ANÁLISE CRÍTICA DA GARANTIA DE VIA AÉREA EM TUMORES INCURÁVEIS

CAPÍTULO 30

Luis Felipe de Barros Ura ▪ Ledo Mazzei Massoni Neto

PONTOS-CHAVE

- Neoplasias incuráveis de cabeça e pescoço apresentam prognóstico reservado e alta carga de sintomas, incluindo falta de ar.
- O estabelecimento de uma via aérea neste contexto deve ser individualizado, considerando a irreversibilidade da doença, o prognóstico habitualmente curto e os impactos na qualidade de vida secundários à esta intervenção.
- Para tomar essa decisão compartilhada, deve-se realizar a Deliberação do Plano de Cuidados considerando aspectos técnicos, valores do paciente, percepção da equipe de saúde sobre as chances de sucesso da intervenção e discussão dos cenários possíveis com paciente e familiares.
- Independente da decisão final sobre realizar ou não a traqueostomia, o fato desta deliberação ter sido feita através de uma decisão compartilhada (respeitando autonomia do paciente e aspectos técnicos e éticos), compreende-se que aquela conduta representa o melhor cuidado para o paciente.

INTRODUÇÃO

As neoplasias malignas da topografia de cabeça e pescoço apresentam frequência elevada na população mundial (sendo a sétima neoplasia mais comum) e brasileira.[1] Segundo estimativas nacionais, as neoplasias de boca e laringe estão entre as 10 mais frequentes no sexo masculino, enquanto a de tireoide é a quinta mais frequente no sexo feminino.[2]

Apesar de uma queda na frequência de diagnósticos relatada em alguns países nos últimos anos, houve um aumento na porcentagem de diagnósticos realizados em estágios avançados e incuráveis da doença.[3] Tal situação limita o potencial de tratamentos modificadores de doença, bem como sua sobrevida.[4] Neste contexto, o objetivo do tratamento deve ser readequado buscando controle de sintomas, manutenção da funcionalidade a longo prazo (quando possível) e melhora da qualidade de vida, incluindo qualidade de morte (evitando-se a distanásia).[5]

Dentre os diversos pontos em discussão para manejo do paciente, a realização de traqueostomias em pacientes com tumores incuráveis gera questionamentos sobre seus potenciais benefícios e riscos envolvidos, bem como no impacto na qualidade de vida que este procedimento poderá causar.[6]

A evolução dos modelos de tomada de decisão abandonou a postura paternalista (a qual pregava a obediência inquestionável do paciente às condutas unilaterais indicadas pelo médico) em troca do padrão atual, com o envolvimento do paciente e familiares.[6,7] Isso adiciona fatores individuais que interferem na tomada de decisão. Apesar do tema ser recorrente em publicações científicas relacionadas com neoplasias avançadas de cabeça e pescoço,[8] raramente são identificados modelos para exemplificar o processo deliberativo frente a decisões como a realização de traqueostomia.

Ao final deste capítulo é apresentado um exemplo de paciente com neoplasia incurável, bem como uma proposta de método deliberativo para a tomada de decisão compartilhada.

EVOLUÇÃO DOS TUMORES INCURÁVEIS EM CABEÇA E PESCOÇO E A DECISÃO SOBRE A REALIZAÇÃO DE TRAQUEOSTOMIA

Apesar do risco de obstrução de via aérea estar relacionado com neoplasias em diversas topografias de cabeça e pescoço (p. ex., orofaringe e laringe), boa parte da literatura aborda a discussão de intervenções em via aérea no contexto do câncer anaplásico de tireoide. Esta doença apresenta prognóstico de sobrevida muito curto independente do seu estágio clínico,[9] e a discussão sobre a realização de traqueostomia apresenta aspectos ímpares, que se modificam conforme a situação clínica e a evolução da doença.

É necessária a priorização do estabelecimento de um plano de cuidados desde o diagnóstico de uma doença agressiva e potencialmente fatal. Idealmente, tal discussão deve ser realizada fora do contexto de emergência para adequada compreensão e deliberação de cuidados.[10]

No contexto de insuficiência respiratória aguda por obstrução de via aérea em paciente sem planejamento de cuidados estabelecido, é preconizada a traqueostomia para permitir melhora do quadro clínico para posterior abordagem de cuidados e possibilitar tratamentos, ainda que não curativos.[6]

Nos casos de pacientes sem obstrução de via aérea/insuficiência respiratória, não é recomendada a realização de traqueostomia profilática. Pacientes assintomáticos submetidos a este procedimento obterão apenas redução na qualidade de vida, sem benefício efetivo, exceto nos casos em que é esperada rápida evolução para obstrução da via aérea em decorrência de um tratamento proposto (p. ex., realização de radioterapia com possível edema local e obstrução de via aérea).[6]

Já em situações de difícil deliberação, é exigida rigorosa análise da situação, sendo prudente realizar este processo com o apoio de uma equipe multidisciplinar associada à atuação da equipe de Medicina Paliativa. Esta também é responsável pelos cuidados de pacientes com doenças potencialmente ameaçadoras à vida, e atua na prevenção e no manejo do sofrimento dos pacientes, visando melhor qualidade de vida desde o momento do diagnóstico até o contexto de final de vida.[11] A vinculação de uma equipe de Cuidados Paliativos apresenta significativa melhora no controle de sintomas e nos cuidados de final de vida destes pacientes.[12]

Ao longo da última década, inúmeros artigos e referências científicas têm ratificado a importância da decisão compartilhada para o processo decisório sobre a realização de traqueostomia em um paciente com neoplasia incurável. Mani *et al.*[13] relatam que a maioria dos pacientes (quando adequadamente consentidos e com autonomia preservada) optam pela não realização da traqueostomia. Entretanto, apesar da constância em relembrar a individualidade da decisão, não são encontradas metodologias que orientem o especialista a conduzir tal deliberação.

Para tal, é recomendado o modelo de deliberação proposto por Forte *et al.*,[14] com adaptações direcionadas para o contexto deste capítulo, e que pode ser resumido em quatro passos essenciais:

Primeiro Passo: Análise da Doença e suas Possíveis Intervenções

Identificam-se o diagnóstico (com necessidade de confirmação de tal e exclusão de falseadores ou diagnósticos diferenciais), a fase da doença, a evolução clínica esperada e o prognóstico do paciente. Neste momento, o uso de escalas prognósticas validadas em cirurgia de cabeça e pescoço é adequado para evitar vieses de avaliação. Em sequência, são avaliadas as perspectivas de tratamentos disponíveis e aplicáveis ao caso, considerando também seus potenciais efeitos adversos, complicações e riscos inerentes ao tratamento.

O objetivo inicial é identificar a situação clínica imposta pela doença.

Segundo Passo: Análise do Paciente, seus Valores e sua Compreensão sobre o Sofrimento

Focado na pessoa, usando comunicação empática para identificar os valores do paciente (que podem ser definidos como o "conjunto de objetivos, expectativas, predisposições e crenças que o paciente possui sobre possíveis decisões e seus impactos"), o que significa um sofrimento não tolerável, bem como sua compreensão sobre o diagnóstico e o prognóstico atual.

A empatia é aplicada através da escuta ativa, não exigindo uma tomada de posicionamento. O respeito à autonomia do paciente é fundamental.

Terceiro Passo: Avaliação da Equipe

Tem como objetivo contextualizar e ajuizar os riscos e probabilidades de desfechos das condutas (elencadas no passo um) para a situação específica do paciente (identificada no passo dois), conciliando tratamentos baseados em evidências com os valores do paciente e sua biografia. É o momento de avaliação de risco e benefício de condutas.

Ao final, apresenta-se um resumo de quais tratamentos a equipe considera aceitáveis, recomendados, potencialmente inapropriados ou fúteis, assim descritos por Vidal *et al.*:[15]

- *Aceitáveis:* considerando o embasamento científico e decisões técnicas.
- *Recomendados:* considerando tanto em embasamento científico quanto respeitando os valores e a biografia do paciente.
- *Potencialmente inapropriados:* onde existe possibilidade de alcance do objetivo desejado, mas cuja base ética é questionável (p. ex., traqueostomia no contexto de obstrução respiratória em final de vida em um paciente que sabidamente recusa tal procedimento).
- *Fúteis ou inapropriados:* onde não há possibilidade nenhuma de que seus objetivos fisiológicos sejam alcançados (p. ex., realização de traqueostomia para controle de dispneia causada por uma obstrução tumoral no nível da carina).

Quarto Passo: Processo Deliberativo

Avaliação através do relacionamento médico-paciente, buscando estabelecer objetivos de cuidado. Uma forma de facilitar a compreensão envolve identificar dois extremos situacionais, tais como "maximizar qualquer forma de prolongamento vital, ainda que com perda de qualidade de vida e outras possíveis consequências relacionadas com esta conduta", e "maximizar o alívio de sofrimento do paciente e manutenção de qualidade de vida, evitando prolongamento artificial e invasivo de sobrevida". Habitualmente, o plano de cuidados situa-se entre estes dois extremos.

Os objetivos de cuidado devem ser avaliados frente ao melhor e ao pior cenário identificáveis para o prognóstico do paciente.

O objetivo da deliberação é entrar em consenso sobre condutas possíveis, onde os valores do paciente sejam respeitados enquanto as condutas cientificamente embasadas e aceitáveis sejam realizadas.

CONCLUSÃO

O manejo dos pacientes com neoplasias incuráveis de cabeça e pescoço deve ser individualizado.

Devido ao seu prognóstico habitualmente restrito quanto à sobrevida, destaca-se a qualidade de vida como centro de cuidado, com benefício de individualização de condutas e acompanhamento pela equipe de cuidados paliativos.

Intervenções invasivas como traqueostomia apresentam possível benefício de melhora sintomática (em pacientes com obstrução ou suboclusão da via aérea), porém carregam risco de disfagia com possível perda de via oral, bem como alterações em comunicação e risco de complicações, além de serem potencialmente conflitantes com valores e objetivos de cuidado do paciente.

A decisão da realização deste procedimento passa pela discussão do plano de cuidados entre paciente e equipe de saúde, através de um processo que envolve decisão compartilhada entre paciente e familiares e equipe de saúde.

Nos casos de decisão por não realização de traqueostomia e evolução com dispneia como evento final de vida, a sedação paliativa representa conduta ética e adequada no contexto de controle de sintomas no final de vida.[16]

EXEMPLO DE DELIBERAÇÃO DE PLANO DE CUIDADOS

Caso Clínico

Mulher, 75 anos. Há 6 semanas apresenta massa em região cervical central (nível VI), de crescimento rápido, evoluindo com perda ponderal de 12 kg, disfagia para sólidos e disfonia. Nega dispneia. Apresenta antecedente de hipertensão arterial sistêmica e infarto agudo do miocárdio há 10 anos, submetida a revascularização miocárdica, sem episódios posteriores de angina. Apresentava necessidade de auxílio para a realização de atividades básicas de vida diária (vestir-se, deambula com auxílio de andador, porém permanecendo mais de 50% do dia sentada). Procurou cirurgião de cabeça e pescoço para investigação do quadro.

Ao exame, apresenta massa pétrea em nível VI, fixa, indolor, de aproximadamente 8 cm de diâmetro, com infiltração de pele local. Ausência de linfonodomegalias palpáveis em cadeia cervical lateral. Laringoscopia evidencia paralisia paramediana de prega vocal esquerda, bem como pequena irregularidade em região subglótica sem causar oclusão traqueal, suspeita para invasão local. Realizada investigação complementar com USG cervical, tomografia computadorizada de pescoço e tórax com contraste, evidenciando massa de contornos irregulares em topografia de tireoide, com limites pouco precisos e sem plano de clivagem com esôfago cervical. A lesão aproxima-se dos grandes vasos cervicais (carótida e jugular interna), porém sem sinais de invasão destas. Ausência de linfonodomegalias cervicais. Presença de nódulos pulmonares sugestivos de acometimento secundário. Exames laboratoriais apresentam: hipoalbuminemia (2,8) e leucocitose com razão linfócitos/neutrófilos > 30%. Realizada PAAF da lesão, com laudo sugestivo de carcinoma anaplásico de tireoide. Para a elaboração do Plano de Cuidados, envolvendo decisão compartilhada com o paciente:

Primeiro Passo: Análise da Doença e suas Possíveis Intervenções

A confirmação diagnóstica faz-se necessária para exclusão de diagnósticos diferenciais (p. ex., linfoma) e adequada avaliação da doença.

Seu estadiamento conforme AJCC oitava edição é IVC (neoplasia com metástase à distância), apresentando prognóstico estimado (no contexto de ausência de tratamento) de meses de sobrevida, potencialmente reduzido considerando comorbidades e funcionalidade da paciente.

O curso esperado de evolução clínica é rápida progressão de doença, com progressão dos sintomas.

Quanto às perspectivas de tratamento, a paciente apresenta metástases à distância, com lesão extensa, porém, sem critérios de irressecabilidade atual. Na literatura, aventa-se a possibilidade de ressecção da lesão (em contexto de cirurgia paliativa, visando controle de sintomas), bem como o tratamento sistêmico e radioterápico local.[6]

Segundo Passo: Análise do Paciente, seus Valores e sua Compreensão sobre o Sofrimento

É realizada reunião com paciente e familiares próximos para melhor compreensão, utilizando comunicação empática.

Biografia da paciente: viúva, mãe de 3 filhos, possui cinco netos. Mora com a filha caçula, genro e neto. É professora de formação, atualmente aposentada. Católica. Gosta de conversar e comer doces.

Paciente com baixa funcionalidade (PPS e KPS estimados em 50%, ECOG 3). Em discussão, identificam-se valores: manter-se funcional o máximo de tempo possível, preferencialmente com comunicação verbal e possibilidade de alimentação por via oral. Paciente compreende prognóstico, deseja manter-se próxima à família no contexto atual.

Como percepção de sofrimento não tolerável, paciente relata a dependência de aparelhos para conseguir respirar ou perda total de funcionalidade ("não gostaria de ficar totalmente dependente da ajuda de nada nem ninguém para viver"), bem como impossibilidade de falar ou alimentar-se ("é o prazer que me resta", sic).

Terceiro Passo: Avaliação da Equipe

No contexto de doença metastática, ainda que sem critérios de irressecabilidade, as revisões sistemáticas não apresentam benefício significativo em sobrevida na ressecção cirúrgica. Acrescenta-se que a radicalidade de tratamento (necessidade de ressecção esofágica, bem como demais estruturas infiltradas pela neoplasia) raramente apresenta benefício.[6]

Considerando contexto clínico da paciente (hipoalbuminemia, cardiopatia), o risco de complicações pós-operatórias adiciona impacto em morbidade e mortalidade através do tratamento.

A realização de traqueostomia aqui não traz benefício profilático, sendo possível fator de risco para implante tumoral local, bem como complicações associadas à manutenção do dispositivo.

O contexto de terapias sistêmicas pode reduzir a progressão local da doença, permitindo manter a funcionalidade atual por um período maior de tempo.

No processo deliberativo, considerando os fatores apresentados, é possível elencar condutas:

A) Aceitáveis considerando apenas a parte técnica ← realização de quimioterapia e radioterapia e/ou terapia-alvo.
B) Recomendáveis considerando tanto a parte técnica quanto os valores do paciente ← uso de *stents* para desobstrução ou *debulking* caso invasão de via aérea, evitando a realização de traqueostomia. Realização de tratamento sistêmico visando evitar progressão da doença e manutenção de qualidade de vida.
C) Potencialmente inapropriadas ← traqueostomia terapêutica em contexto de sintomas respiratórios, compreendendo o posicionamento da paciente sobre seu plano de cuidados, alta probabilidade da estomia tornar-se permanente e com perspectiva de perda de qualidade de vida e risco de complicações.
D) Fúteis, ou inaceitáveis, dentro do contexto técnico ← traqueostomia profilática; ou caso impossibilidade técnica de traqueostomia associada a insuficiência respiratória, a realização de IOT (neste contexto, sem clara perspectiva de extubação, tornando-se uma medida prolongadora de sofrimento/processo de morrer, também chamada de distanásia).

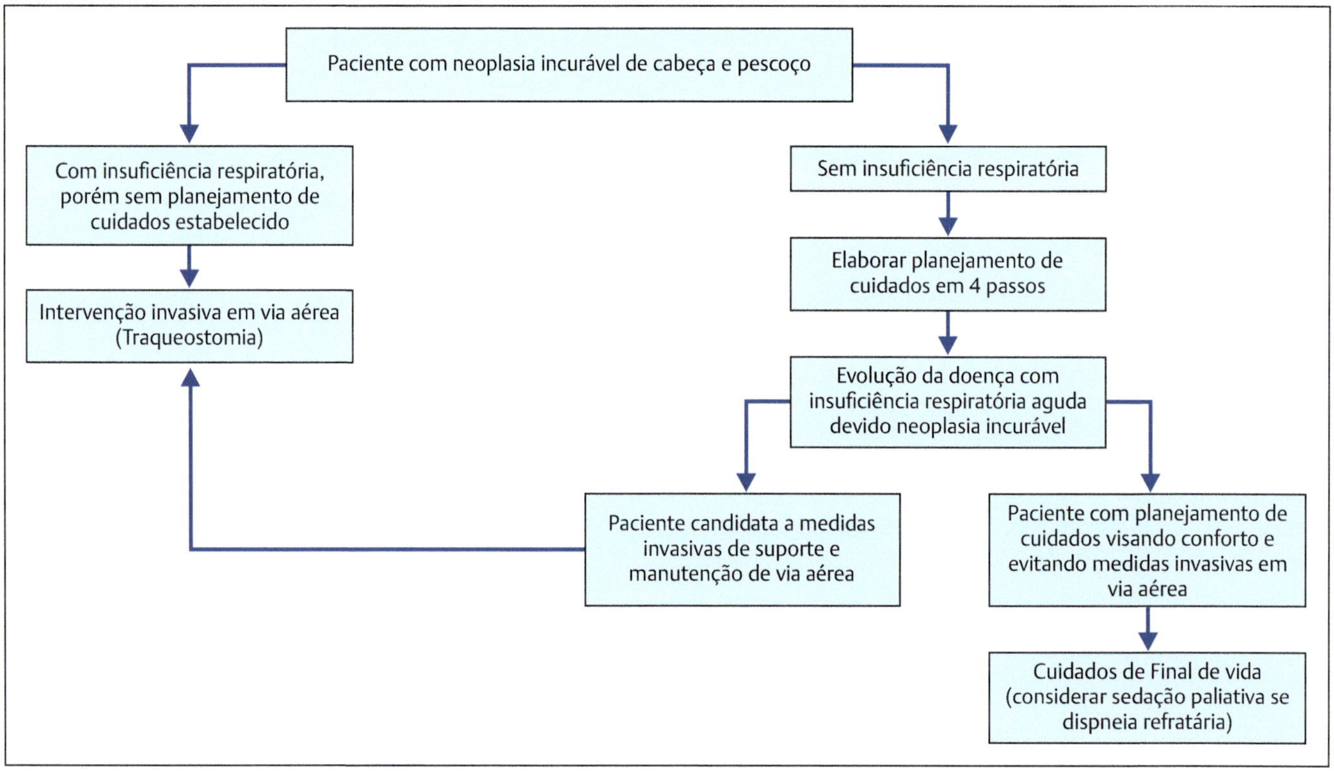

Fluxograma 30-1. Resumo.

Quarto Passo: o Processo Deliberativo

Considerando os extremos situacionais, a instituição de medidas invasivas visando primariamente prolongar a vida da paciente (a custo de sacrifício de qualidade de vida) é conflituosa com os valores da paciente; enquanto o oposto (priorização de controle de sintomas evitando qualquer intervenção) também não se apresenta adequado, visto evolução esperada com piora da disfagia ou mesmo desconforto respiratório. Entre esses dois extremos, considera-se viável o plano de cuidados que permita manutenção da qualidade de vida (incluindo procedimentos que permitam manutenção de via aérea pérvia sem o uso de traqueostomia, possibilitando que a paciente permaneça em casa próxima aos familiares, bem como patência da via digestiva sem o uso de gastrostomia permitindo alimentação de conforto) respeitando os valores da paciente.

Considerando o melhor cenário, identificamos a paciente com sintomas controlados por um tempo variável, mantendo qualidade de vida a depender da evolução da doença e de possíveis tratamentos sistêmicos associados.

No pior cenário, conforme a doença oncológica progride, apresenta-se a necessidade de internação em um ambiente que permita o controle de sintomas também de maneira medicamentosa, porém evitando medidas fúteis ou potencialmente inapropriadas que seriam contrárias ao plano de cuidados. No caso de evolução para dispneia terminal, a realização de sedação paliativa torna-se uma opção adequada no manejo de final de vida frente a intervenções invasivas como intubação orotraqueal.

REFERÊNCIAS BIBLIOGRÁFICAS

1. Barsouk A, Aluru JS, Rawla P, Saginala K, Barsouk A. Epidemiology, Risk Factors, and Prevention of Head and Neck Squamous Cell Carcinoma. Med Sci (Basel). 2023;11(2):42. doi: 10.3390/medsci11020042.
2. Instituto Nacional do Câncer. Estimativa 2023: incidência de câncer no Brasil. Rio de Janeiro: INCA; 2022.
3. Thompson-Harvey A, Yetukuri M, Hansen AR, Simpson MC, Adjei Boakye E, Varvares MA, et al. Rising incidence of late-stage head and neck cancer in the United States. Cancer. 2020;126(5):1090-1101. doi: 10.1002/cncr.32583. Epub 2019 Nov 13.
4. Zolkind P, Lee JJ, Jackson RS, Pipkorn P, Massa ST. Untreated head and neck cancer: Natural history and associated factors. Head Neck. 2021;43(1):89-97. doi: 10.1002/hed.26460. Epub 2020 Sep 11.
5. Chan T, Devaiah AK. Tracheostomy in palliative care. Otolaryngol Clin North Am. 2009;42(1):133-41, x. doi: 10.1016/j.otc.2008.09.002.
6. Bible KC, Kebebew E, Brierley J, Brito JP, Cabanillas ME, Clark TJ Jr, et al. 2021 American Thyroid Association Guidelines for Management of Patients with Anaplastic Thyroid Cancer. Thyroid. 2021;31(3):337-386. doi: 10.1089/thy.2020.0944.
7. Beers E, Lee Nilsen M, Johnson JT. The Role of Patients: Shared Decision-Making. Otolaryngol Clin North Am. 2017;50(4):689-708. doi: 10.1016/j.otc.2017.03.006.
8. Davies L, Rhodes LA, Grossman DC, Rosenberg MC, Stevens DP. Decision making in head and neck cancer care. Laryngoscope. 2010;120(12):2434-45. doi: 10.1002/lary.21036.
9. Dong W, Okamoto T, Ji X, Xiang J, Zhang D, Zhang P, et al. Conditional Survival Rate Estimates for Anaplastic Thyroid Cancer Beyond the First Year: An Analysis of SEER Data (2004-2019). Thyroid. 2023;33(4):523-526. doi: 10.1089/thy.2022.0339.

10. Roland NJ, Bradley PJ. The role of surgery in the palliation of head and neck cancer. Curr Opin Otolaryngol Head Neck Surg. 2014;22(2):101-8. doi: 10.1097/MOO.0000000000000031.
11. Heinonen T, Loimu V, Saarilahti K, Saarto T, Mäkitie A. End-of-life care pathway of head and neck cancer patients: single-institution experience. Eur Arch Otorhinolaryngol. 2018;275(2):545-551. doi: 10.1007/s00405-017-4843-x.
12. Shuman AG, Yang Y, Taylor JM, Prince ME. End-of-life care among head and neck cancer patients. Otolaryngol Head Neck Surg. 2011;144(5):733-9. doi: 10.1177/0194599810397603.
13. Mani N, McNamara K, Lowe N, Loughran S, Yap BK. Management of the compromised airway and role of tracheotomy in anaplastic thyroid carcinoma. Head Neck. 2016;38(1):85-8. doi: 10.1002/hed.23857. Epub 2015 Jan 27.
14. Forte DN, Kawai F, Cohen C. A bioethical framework to guide the decision-making process in the care of seriously ill patients. BMC Med Ethics. 2018;19(1):78. doi: 10.1186/s12910-018-0317-y.
15. Vidal EIO, Kovacs MJ, Silva JJD, Silva LMD, Sacardo DP, Bersani ALF, et al. Position statement of ANCP and SBGG on shared decision-making in palliative care. Cad Saude Publica. 2022 Sep 23;38(9):e00130022. doi: 10.1590/0102-311XPT130022.
16. Mosenthal AC, Dunn GP, editors. Surgical Palliative Care, Integrating Palliative Care. New York: Oxford Academic; 2019.

CAPÍTULO 31

CORPOS ESTRANHOS DE NARIZ, OUVIDO E GARGANTA

André Alcantara Csordas ▪ Gilberto Formigoni

O conteúdo deste capítulo (págs. 243 a 246), encontra-se disponível on-line.

Para acessá-lo, aponte a câmera do seu smartphone ou tablet para a imagem acima.

PARTE VI INVESTIGAÇÃO, TRATAMENTOS E COMPLICAÇÕES

ABORDAGENS DA FACE E DO PESCOÇO: FÍSTULA LIQUÓRICA, PNEUMOENCÉFALO E INFECÇÃO APÓS ABORDAGEM CIRÚRGICA DE BASE DE CRÂNIO E TRAUMA

André Vicente Guimarães ▪ Hugo Sterman Neto ▪ Richard Louis Voegels

PONTOS-CHAVE

1. 80% das fístulas liquóricas cerebrais (FLC) resultam de trauma não cirúrgico e ocorrem em 20% das fraturas da base do crânio. Quando não traumáticas, podem ser secundárias a tumor intracraniano, hipertensão intracraniana idiopática ou doença congênita.
2. A confirmação da FLC pode ser feita por meio de pesquisa de β-2 transferrina ou β traço-proteína. Sinais indiretos incluem pneumocrânio, edema em mucosa dos seios da face ou líquido represado em partes moles.
3. O tratamento pode ser inicialmente conservador para pacientes estáveis, FLC pós-operatória ou pós-traumática não complicada, com repouso no leito, cabeceira elevada, acetazolamida, evitar esforço (Valsalva) e, em alguns casos, derivação do líquido cefalorraquidiano.
4. O tratamento cirúrgico é indicado para FLC em fraturas expostas do crânio, FLC não traumática com sintomas persistentes e fraturas da base do crânio com defeitos ósseos maiores. O reparo cirúrgico precoce (< 7 dias) reduz o risco de meningite.
5. A antibioticoprofilaxia da meningite nos casos de FLC é discutível, porém a vacinação pneumocócica é recomendada.
6. O tratamento do pneumoencéfalo visa interromper o orifício fistuloso, com casos específicos, utilizando oxigênio suplementar para acelerar a reabsorção.
7. Pode ser desafiadora a distinção entre infecção da base do crânio atípica, doença inflamatória e processos neoplásicos; biópsias podem ser necessárias para confirmação, especialmente em casos de dúvida.

INTRODUÇÃO

A abordagem cirúrgica das doenças da base do crânio requer o envolvimento de uma equipe composta por cirurgiões de cabeça e pescoço, otorrinolaringologistas, neurocirurgiões, cirurgiões plásticos, oftalmologistas, radio-oncologistas, oncologista clínico, anestesistas e especialistas em reabilitação para minimizar taxas de complicações e mortalidade.

O paciente submetido à operação da base do crânio por via externa, endonasal ou combinada, bem como no trauma, está sujeito a potenciais complicações, tais como: a fístula liquórica, pneumoencéfalo e infecção (osteomielite, meningite, cerebrite, tromboflebite dos seios, abscesso de partes moles e cerebral).

O trauma cranioencefálico (TCE) em adultos resulta em fratura de crânio entre 6 e 12% e a base do crânio responde por 20%.[1] A fossa craniana anterior é a mais acometida (47%), seguida da média (22-37%) e da posterior (0,2-3%).[2,3] A detecção precoce dessas complicações é a chave para redução da morbimortalidade. Neste capítulo, exploraremos o manejo para diagnóstico e tratamento dessas complicações.

FÍSTULA LIQUÓRICA CRANIANA: DESAFIOS E ESTRATÉGIAS

O volume do líquido cefalorraquidiano (LCR) é estimado em 125 a 150 mL somado a 25 mL no sistema ventricular e o *turnover* diário está entre 450 e 550 mL no adulto.[4]

A fístula liquórica (FL) é definida como a comunicação do espaço subaracnóideo com meio extradural. A confirmação diagnóstica da FL craniana e sua localização topográfica ainda é desafiadora e crucial para o planejamento terapêutico.[5]

Diagnóstico Clínico da Fístula Liquórica Cerebral

O trauma craniofacial ainda é responsável por 90% dos casos de fístula liquórica (FL) nos adultos, sendo a base anterior do crânio a topografia mais acometida. A FL manifesta-se em 50% dos casos nas primeiras 48 horas, 70% em uma semana, porém, a manifestação após semanas ou meses pode ocorrer devido a microfraturas, resultando em necrose e absorção óssea ampliando e expondo lesões da meninge.[6] A fístula rinogênica é a mais prevalente definida como a comunicações entre as fossas nasais e o espaço subaracnóideo.

O diagnóstico da FL é obtido de forma combinada: semiologia, bioquímica e radiologia.

Os sinais e sintomas clássicos são rinoliquorreia (Fig. 32-1a) ou otorreia aquosa cristalina ou serossanguinolenta (sinal do duplo halo, Fig. 32-1b), geralmente unilateral, podendo estar associados a sintomas neurológicos, tais como cefaleia, zumbido e sinais de irritação meníngea (Quadro 32-1). A presença do LCR na faringe remete a uma sensação gustativa de salgado.

Quando a fístula liquórica cerebral (FLC) drena para a orelha média com baixo fluxo e, estando íntegra a membrana timpânica, o LCR sairá através das tubas auditivas (rinoliquorreia paradoxal). Parte do LCR ficará represado na orelha média não sendo perceptível. Nesses casos, a meringotomia resultará em otorreia de fluxo contínuo com risco de meningite.

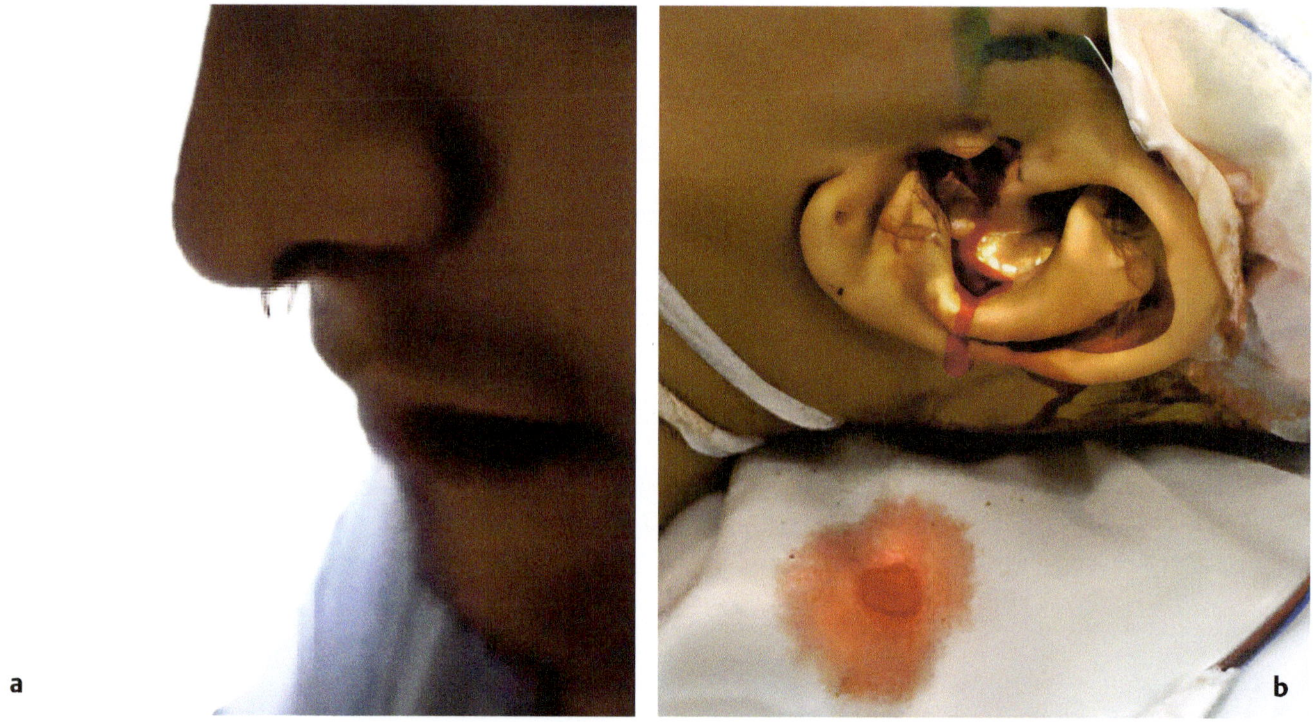

Fig. 32-1. (a) Rinorreia cristalina unilateral. (b) Otorreia sanguinolenta após trauma craniano. Sinal do duplo Halo (sangue misturado com liquor).

Quadro 32-1. Avaliação clínica inicial na suspeita de fístula liquórica

Quadro clínico

- Otorreia ou rinorreia unilateral, posicional ou de esforço (a lateralidade do débito pode não se correlacionar com o lado da origem da FLC)
- Débito pode estar ausente ou oculto
- Sintomas de gotejamento pós-nasal (gosto salgado)
- Síndrome de hipotensão liquórica (mais comum em fístulas raqueanas)
- Meningite recorrente (mais raro nas fístulas pós-traumáticas)
- Antecedente de cirurgia ou traumatismo craniano

Exame físico

- Avaliar localização do débito, aspecto e fluxo
- Manobra provocativa: prece maometana
- Sinal do duplo halo (Fig. 33-1b)
- Fita de glicemia: atenção à contaminação com sangue (falso-positivo)[7]

Diagnóstico Laboratorial da Fístula Liquórica Cerebral

A confirmação da FLC nem sempre é fácil, podendo ser utilizada a dosagem da glicose no líquido suspeito, sendo sugestivo se for 2/3 da glicemia. Todavia, se houver sangue pode resultar em falso-positivo.[7]

Exames mais específicos são identificação da β2-transferrina ou da β traço-proteína na secreção. Esse último, a execução é mais rápida e menos custosa. Valores inferiores a 1,31 mg/L afastam a possibilidade de FLC e acima de 1,69 mg/L reforçam o diagnóstico de FLC.[5] Na confirmação da FLC, prossegue-se para a identificação da origem do extravasamento.

Localizando a Fístula Liquórica Cerebral

A tomografia computadorizada de alta resolução (TCAR) dos seios paranasais (Fig. 32-2a, b) e do osso temporal (Fig. 32-2c) é normalmente suficiente para identificar defeitos ósseos únicos, porém, em algumas situações, pode ser complementada com a ressonância magnética (RM) (Fig. 32-2d).[8,9] Há alguns achados que podem corroborar com diagnóstico da FLC, tais como: defeito ósseo associado a opacificação de seios paranasais ou coleção subgaleal, pneumoencéfalos (Fig. 32-3a-c) meningocele e meningoencefalocele (Fig. 32-3d).[10]

Exames invasivos são excepcionalmente necessários.

A cisternotomografia é a injeção de contraste iodado isosmolar intratecal, sendo útil na suspeita de lesões múltiplas (Fig. 32-4).[8] Se a FLC for intermitente, porém ativa, a TCAR ainda é o exame de imagem de primeira linha de escolha.[8] Se a FLC suspeita estiver inativo no momento da imagem, considerar cisternografia.

A cisternocintilografia (radionucleotídeos) é utilizada, em caso de dúvida se há FLC, pois tem baixo poder de localização.

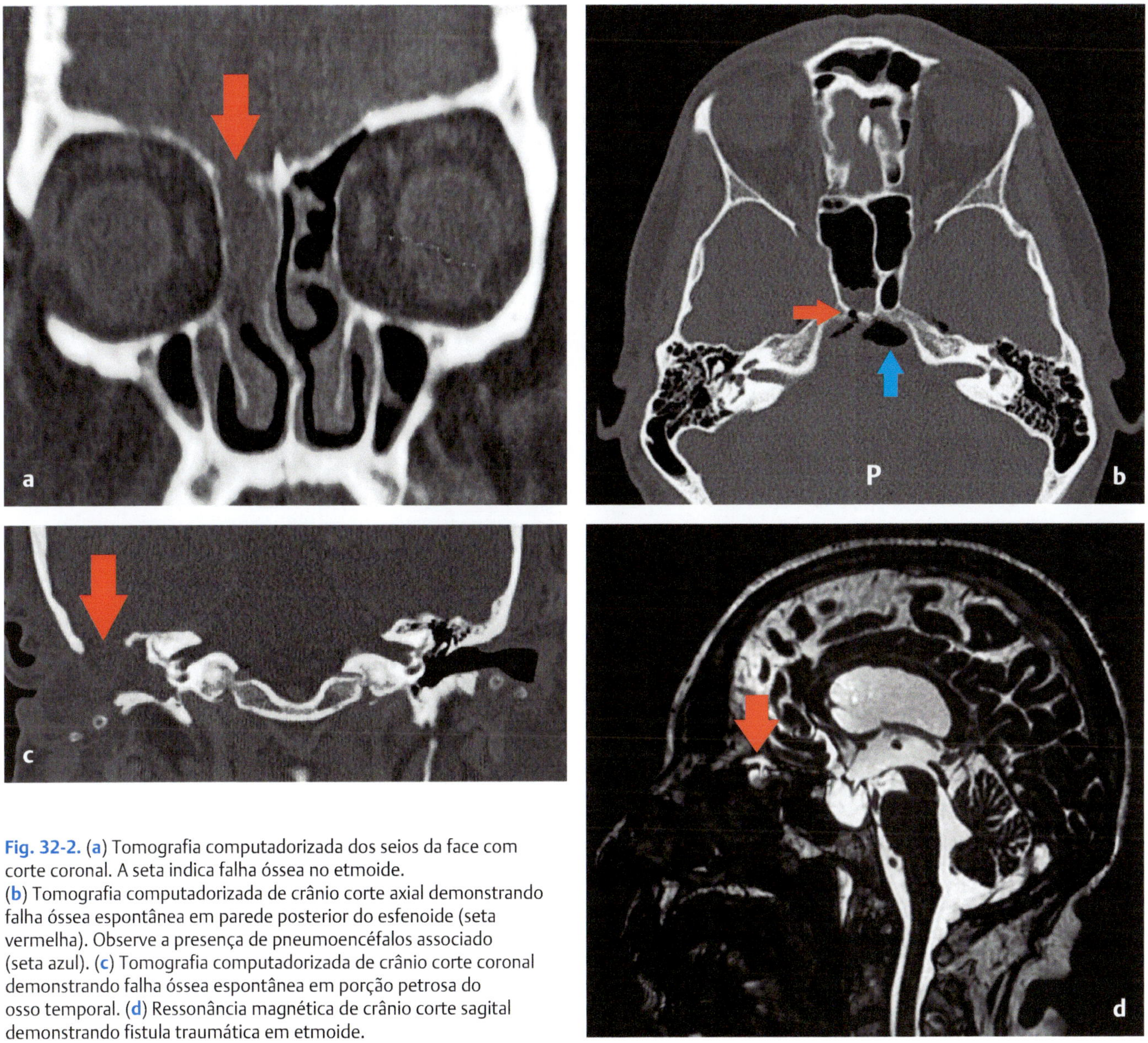

Fig. 32-2. (a) Tomografia computadorizada dos seios da face com corte coronal. A seta indica falha óssea no etmoide. (b) Tomografia computadorizada de crânio corte axial demonstrando falha óssea espontânea em parede posterior do esfenoide (seta vermelha). Observe a presença de pneumoencéfalos associado (seta azul). (c) Tomografia computadorizada de crânio corte coronal demonstrando falha óssea espontânea em porção petrosa do osso temporal. (d) Ressonância magnética de crânio corte sagital demonstrando fistula traumática em etmoide.

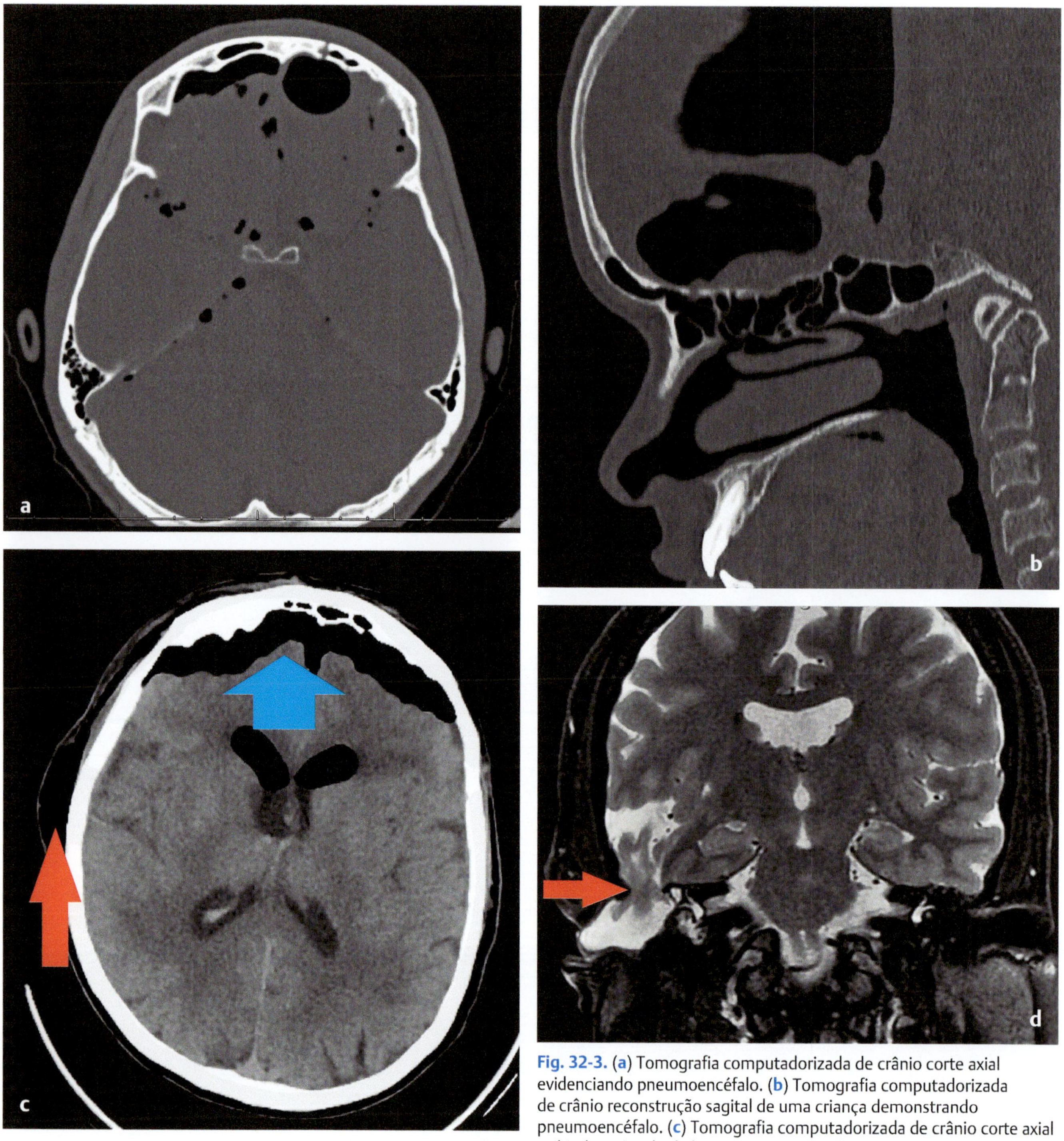

Fig. 32-3. (a) Tomografia computadorizada de crânio corte axial evidenciando pneumoencéfalo. (b) Tomografia computadorizada de crânio reconstrução sagital de uma criança demonstrando pneumoencéfalo. (c) Tomografia computadorizada de crânio corte axial exibindo acúmulo de liquor em partes moles (seta vermelha) associado a grande pneumoencéfalo em fossa anterior (seta azul). (d) Ressonância magnética de crânio corte coronal constatando meningoencefalocele.

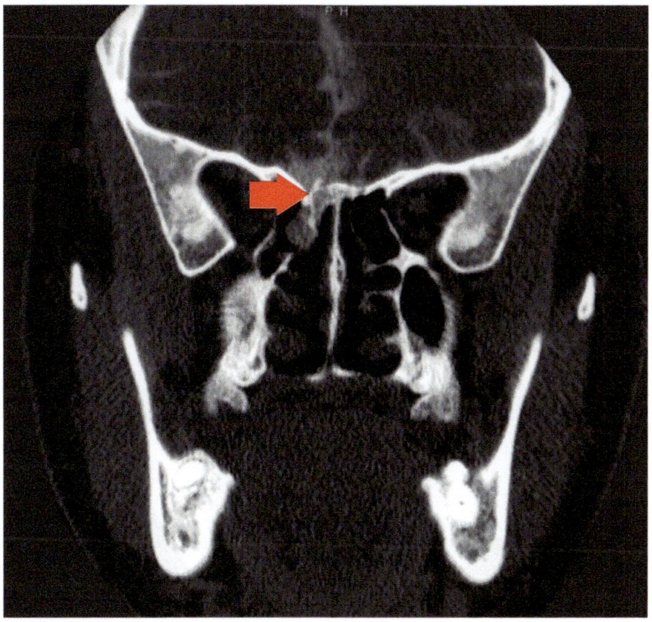

Fig. 32-4. Tomografia computadorizada dos seios da face com corte coronal após injeção de contraste intratecal. Observe a fístula (seta) em etmoide direito.

Diagnóstico Diferencial da Fístula Liquórica Cerebral

O diagnóstico clínico diferencial para pacientes com rinorreia clara crônica inclui rinite alérgica sazonal, não alérgica perene e vasomotora. Essas entidades são mais prevalentes que FLC, porém podem estar presentes concomitantemente, assim como na otorreia causada por infecções da orelha média ou fístulas perilinfáticas.

Classificação da Fístula Liquórica Cerebral

Embora haja diversas classificações de FL, sendo a maioria com base em fisiopatologia e etiologia, porém o ideal é que auxilie no diagnóstico e tratamento. A classificação mais utilizada é a de Ommaya de 1964 revista em 1968.[11,12] O Fluxograma 32-1 exibe a etiologia da FLC, pois a conduta é dependente da mesma.

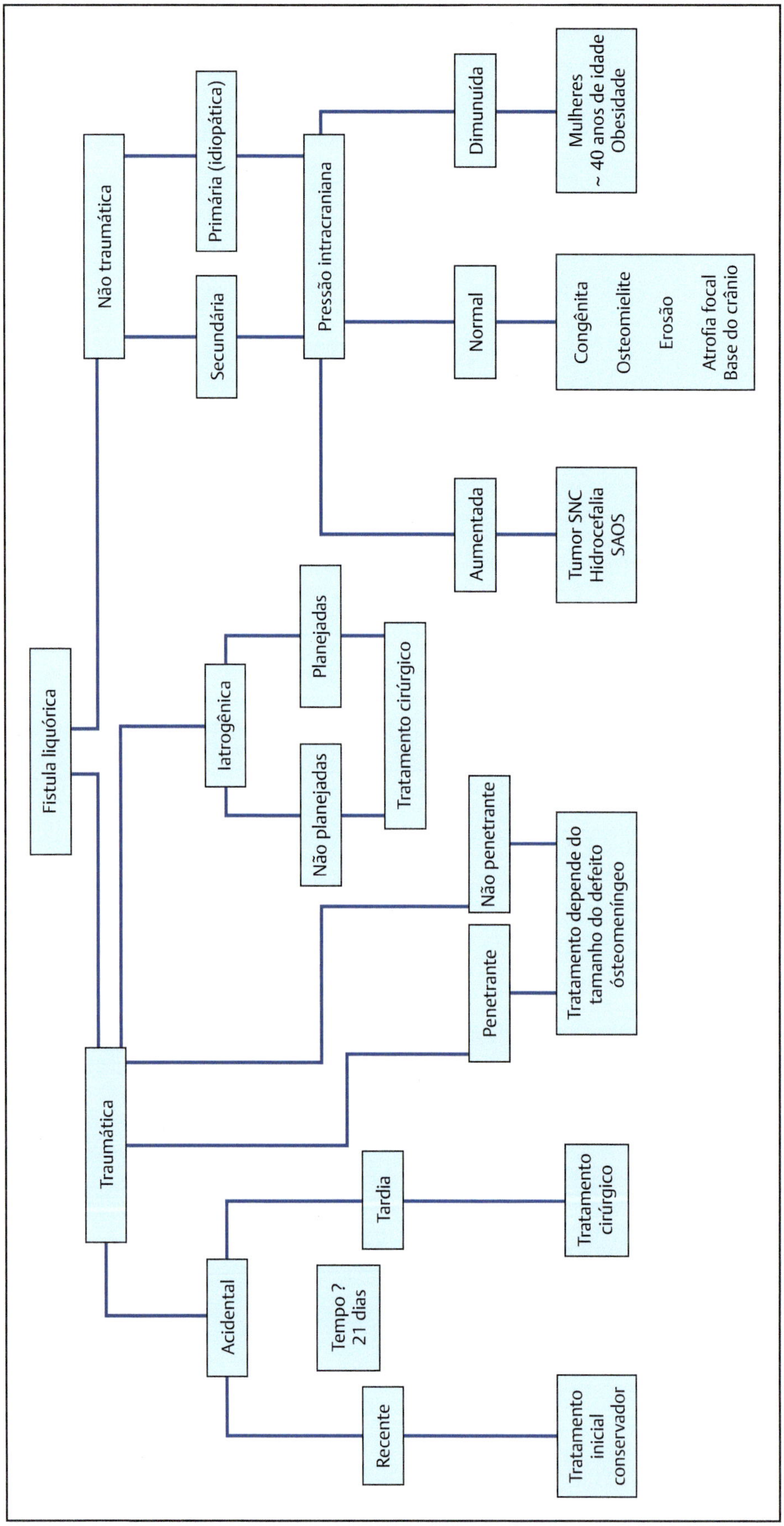

Fluxograma 32-1. Etiologia das fístulas liquóricas e tratamento. SAOS: síndrome da apneia obstrutiva do sono; SNC: sistema nervoso central.

FÍSTULA LIQUÓRICA OTOGÊNICA

A otorreia liquórica (OL) ocorre quando existe uma comunicação patológica entre o espaço subaracnóideo com as áreas pneumatizadas do osso temporal (Fig. 32-2d).

Apesar de não haver um sistema de classificação utilizado pela maioria dos autores, a fístula liquórica otogênica espontânea foi classificada em graus I-III segundo Neely.[13]

Tratamento da Fístula Liquórica Cerebral

Não há um consenso para o tratamento, podendo ser conservador ou cirúrgico. A conduta terapêutica inicial depende da sua etiologia, temporalidade e localização. Além disso, a experiência e recursos de cada instituição devem ser considerados. A FL rinogênica tem preferência pelo tratamento cirúrgico, sendo a via endonasal a mais utilizada atualmente (Fig. 32-5). Em 2016, Phang *et al.* revisaram a literatura inglesa e implementaram algoritmos de diagnóstico e tratamento da FLC.[14]

A drenagem do LCR tem sido amplamente utilizada mesmo quando poderia ser evitada e, por vezes, atrasando uma abordagem cirúrgica resolutiva. É importante lembrar que qualquer FLC pode ser assintomática e com complicações potencialmente letais. A meningite bacteriana é a principal causa de morbidade e mortalidade nesses pacientes, sendo muitas vezes o primeiro sinal clínico da doença.

Dessa forma, o diagnóstico precoce de um defeito dural, bem como a sua localização e tratamento, são obrigatórios. Existem algumas localizações de FLC mais prevalentes: teto do etmoide anterior ou posterior, o sulco olfatório, o teto e a parede lateral do seio esfenoidal e a parede posterior do seio frontal.[15]

No geral, FLC da base anterior e crônicas tendem a ser de recomendação cirúrgica. Todavia, a FLC otogênica aguda é de tratamento inicial conservador.[16]

O manejo de pacientes com FLC envolve também o tratamento sintomático da cefaleia, tontura ou outros sintomas neurológicos além do tratamento direcionado para fístula liquórica e possíveis complicações.

A profilaxia da meningite com uso da vacina pneumocócica conjugada é recomendada. No entanto, o uso de antibioterapia profilática em fratura da base de crânio, com ou sem FL, ainda é controverso mesmo com revisão sistemática atualizada em 2015.[17,18]

O tratamento conservador conta com medidas que evitem aumento da pressão intracraniana até que se forme tecido cicatricial (fibrose) envolvendo o defeito na dura-máter (endocrânio) e a regeneração da mucosa (exocrânio). São elas: repouso no leito, com a cabeceira elevada a 30º, hidratação, controle da pressão arterial, evitar a tosse com uso de sedativos, espirros, vômito, manobra de Valsalva, uso de óleo mineral para permitir a evacuação sem esforço e uso de acetazolamida. Recomenda-se que o tratamento conservador **não** ultrapasse 7 dias, pois a incidência de infecção do sistema nervoso central aumenta significativamente.

A origem dessas falhas pode ser **traumática** (subdividida em trauma penetrante ou fechado; acidental ou iatrogênica) e **não traumática** (também nomeada de **espontânea**).

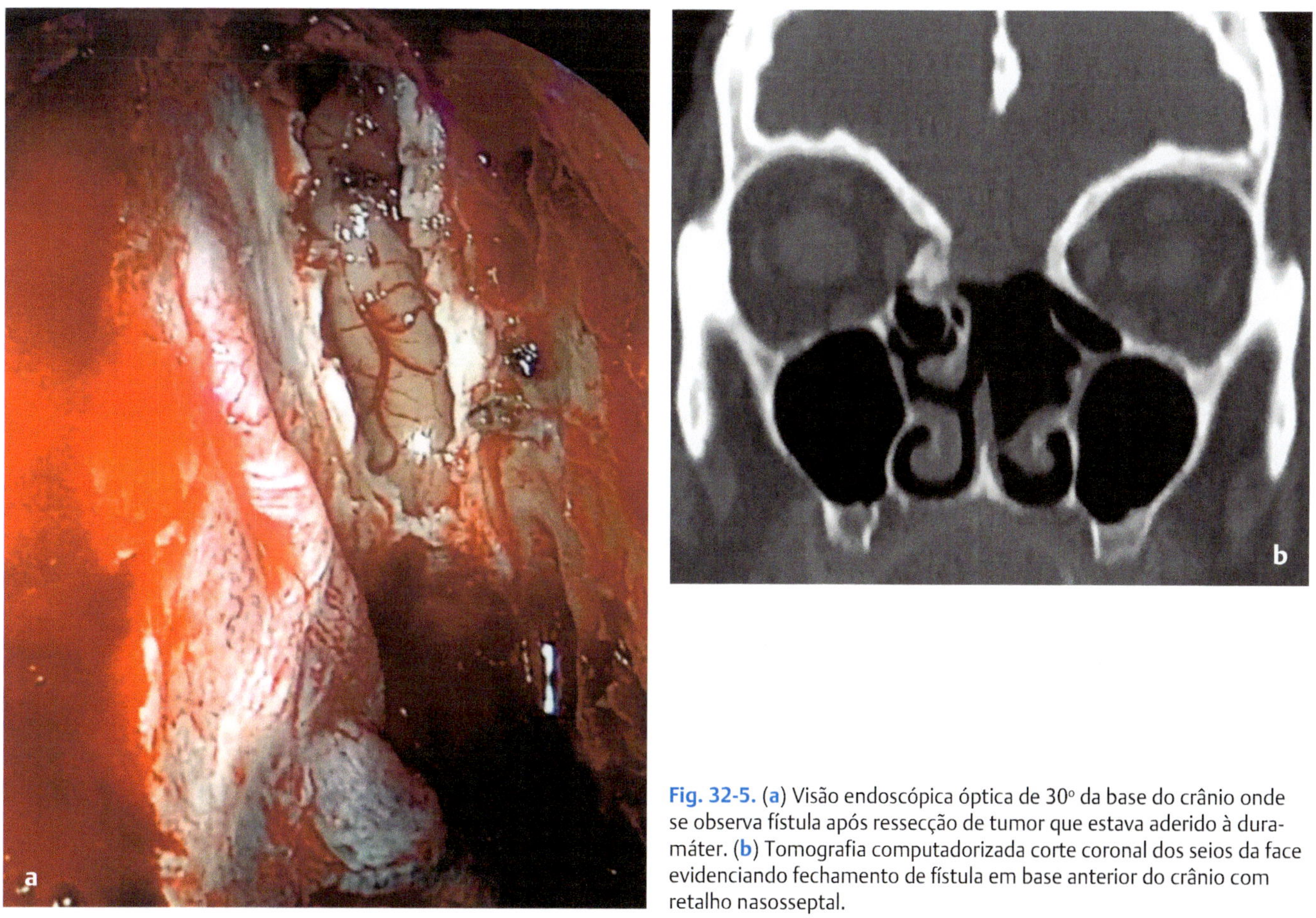

Fig. 32-5. (a) Visão endoscópica óptica de 30º da base do crânio onde se observa fístula após ressecção de tumor que estava aderido à dura-máter. (b) Tomografia computadorizada corte coronal dos seios da face evidenciando fechamento de fístula em base anterior do crânio com retalho nasosseptal.

A FL não traumática necessita da investigação da pressão liquórica por meio da manometria liquórica (pressão de abertura e fechamento), estando aumentada em tumores e hidrocefalia. Nesse caso, a FL é secundária e o tratamento deverá ser da doença de base etiológica.

O acesso endoscópico endonasal para tratamento de doenças benignas intra e extradural está também sujeito a essas complicações. Em procedimentos extradurais, a ocorrência de fístula iatrogênica é inferior a 0,5%.[19] Geralmente, ocorre na base anterior do crânio por movimento de tração da concha média ou uso do bisturi elétrico junto ao teto da fossa nasal. Embora o cirurgião fique surpreso no intraoperatório ao observar a FL, o reparo deve ser imediato associado ao uso de antibiótico. Portanto, após o susto, é fundamental a remoção de osso de forma a expor toda dura-mater ao redor do defeito (Fig. 32-5a), permitindo a utilização de algumas técnicas para o reparo de acordo com tamanho da lesão.[20] Nessa situação, a FL costuma ter poucos milímetros. Entre as opções estão: enxertos de mucosa da concha inferior ou do septo nasal seja somente *onlay*, ou combinada (*inlay* e *onlay*) ou retalho de concha média. No caso de fístulas mais amplas, o uso de enxerto de fáscia lata ou retalho do septo nasal (Hadad-Bassagaisteguy) é indicado.[21] Para fístulas em abordagem do clivo, quando pequenas, o uso da técnica de *gasketseal* é uma opção prática podendo ser associada a retalhos.[22] Em acesso transesfenoidal para tumor selar (adenoma hipófise), quando não há fístula, o uso de enxerto de gordura visa minimizar a meningocele para o seio esfenoide. Já quando ocorre FLC, o uso de enxerto de gordura de modo que transpasse parcialmente o defeito da meninge de forma justa (*plug*) e permanecendo locado, é o indicado. Pode ser complementado com retalho ou enxerto mucoso. O uso de "colas" ou "selante dural" não substitui o fechamento com material biológico conforme descrito. O uso de matriz dural a base de colágeno é uma opção para uso *inlay*, evitando o uso da fáscia lata, porém, o custo desse material deve ser ponderado.

No tratamento da FLC por acesso endoscópico endonasal, pode-se deparar com dificuldade de identificação topográfica. O uso da fluoresceína intratecal é reservada para casos nos quais se deseja aumentar a acurácia localizatória intraoperatória, havendo 90% de sucesso.[23]

Existem versões deste medicamento aprovadas pela FDA no mercado para uso em "angiografia fluoresceínica diagnóstica ou angioscopia da retina e vasculatura da íris.[24] O uso intratecal é *off label*, embora haja um estudo multicêntrico italiano demonstrando segurança quando a dose de fluoresceína não é superior a 50 mg (10 mL de LCR em 0,5 mL fluoresceína 10%).[15]

A conduta conservadora em FL espontânea, com uso da acetazolamida, é uma opção viável à operação.[25] Todavia, as fístulas traumáticas têm uma incidência significativa de meningite quando não operadas.[26] A indicação de fechamento da fístula por abordagem, principalmente endonasal segundo Allensworth *et al.*[27] demonstra uma redução de infecção intracraniana de 22,7% para 0,8%, também comprovado por Hegazy *et al.*[28]. As FLC traumáticas têm 8 vezes mais risco de meningite após 7 dias e quando diagnosticadas tardiamente, sendo que 70% já tiveram meningite. Além disso, observou-se uma relação inversa entre o índice de massa corporal (IMC) e o risco de complicações, uma descoberta que apoia a sabedoria convencional de que as fugas de LCR de baixo fluxo estão associadas a um maior risco de complicações. Finalmente, descobriu-se que o risco de complicações era maior quando a FL ocorria no seio esfenoide e frontal.[27]

O uso de antibiótico em FLC traumática reduziu de 10% para 2,5% em metanálise de seis trabalhos englobando 324 pacientes.[29] Logo, a identificação precoce da FLC e o manejo adequado são cruciais para prevenir complicações adicionais. No fechamento da fístula cirúrgica e pós-traumática da base anterior do crânio por via aberta também pode ser utilizado o retalho da gálea pediculado uni ou bilateral (preferencialmente) nos vasos supratrocleares (Fig. 32-6).

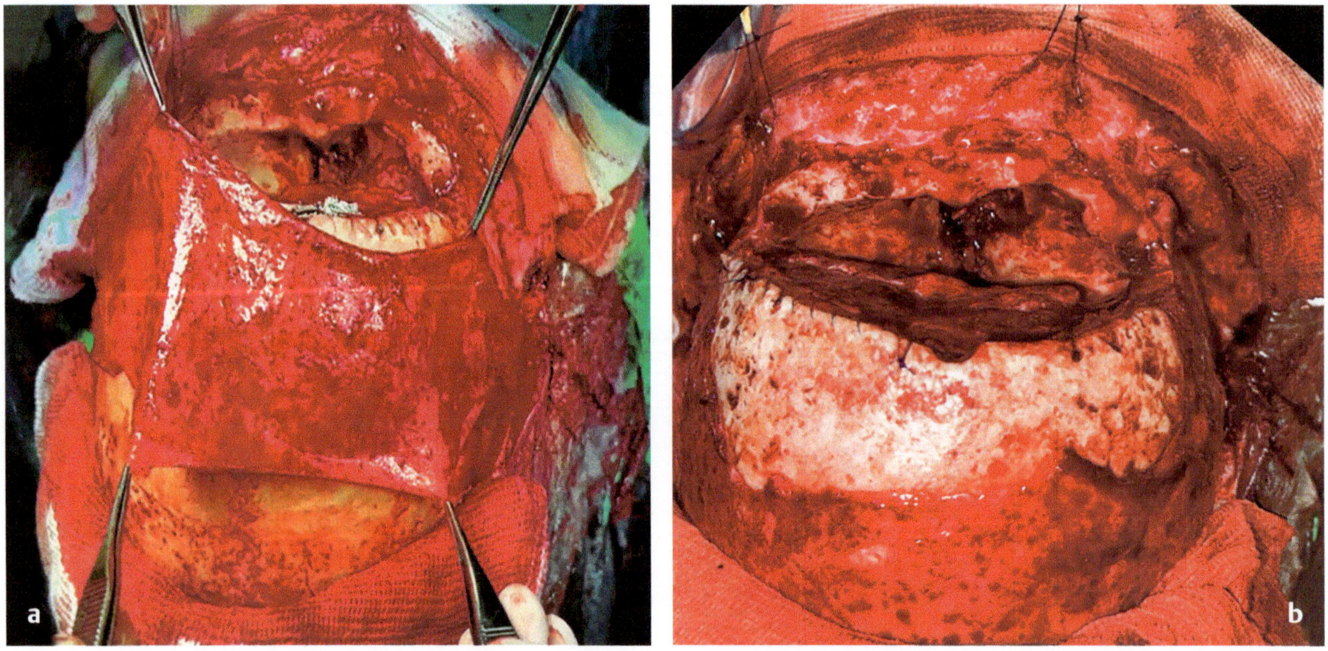

Fig. 32-6. (a) Visão do campo cirúrgico de craniotomia com uso de retalho de gálea para fechamento de fístula da fossa anterior. (b) Visão do campo cirúrgico de craniotomia com retalho de gálea posicionado.

PNEUMOENCÉFALO E PNEUMOCRÂNIO – DA ETIOLOGIA À INTERVENÇÃO

Pneumocrânio refere-se à presença de ar dentro da cavidade craniana como um todo, sendo que o pneumoencéfalo refere-se à presença de ar diretamente dentro dos espaços cerebrais (subdural). O pneumocrânio é uma potencial complicação após procedimentos cirúrgicos, como infecção ou hipertensão intracraniana. Na grande maioria dos casos é um achado isento de significado clínico maior ou risco: muito comum em pós-operatório neurocirúrgico da convexidade (craniotomias e trepanações) e podem ter volumes variados, dependendo da posição do paciente durante a cirurgia e elevação da cabeça, porém são assintomáticos e reabsorvem com o tempo.

A presença de pneumoencéfalo entre 1-10 dias após cirurgia endoscópica endonasal estendida da base do crânio é preditor de FL pós-operatória, quando localizado na convexidade, fissura inter-hemisférica, região selar, região parasselar e região perimesencefálica (OR 4,9, p = 0,006) principalmente na abordagem endoscópica da fossa posterior.[30]

Entretanto, em pós-operatórios de base de crânio ou fraturas de base de crânio, deve-se observar o comportamento temporal da coleção aérea e sintomas dos indivíduos: aumentos podem ser um sinal epifenomenológico de fístula liquórica. A ocorrência de pneumocrânio hipertensivo com necessidade de tratamento invasivo é rara.[31]

Ao identificar a coleção aérea no espaço intracraniano, é importante presumir a localização:

- Epidural.
- Intravascular (arterial ou venosa).
- Intradural/subaracnóideo.

Frequentemente, o quadro clínico é mais compatível com hipotensão liquórica (cefaleia e alteração da consciência e vigília que pioram com elevação do decúbito) do que com hipertensão intracraniana (pioram com redução do decúbito), visto que a presença do ar é um sinal indireto da existência de uma fístula liquórica.

O tratamento visa interromper o orifício fistuloso (vide fístula liquórica). Em casos muito específicos, pode ser utilizado aporte de oxigênio suplementar para acelerar o processo de reabsorção.

INFECÇÕES PÓS-ABORDAGEM CIRÚRGICA: UMA PERSPECTIVA ABRANGENTE

As infecções representam uma ameaça significativa após a abordagem cirúrgica da face e base do crânio, demonstrando as estratégias de prevenção e tratamento. Destacaremos a importância da drenagem adequada, antibioticoterapia específica e técnicas cirúrgicas avançadas na gestão dessas complicações.

Complicações pós-operatórias mais relatadas em cirurgia da base do crânio são: fístula liquórica, meningite, alterações visuais, infarto cerebral, hemorragia subdural, abscesso epidural, osteomielite, hidrocefalia, rinossinusite crônica, mucocele nasossinusal, hematoma, epistaxe e morte. A probabilidade destas complicações depende de três fatores:

A) Natureza e extensão da lesão.
B) Modalidade de tratamento proposto (operação via aberta, endoscópica, combinada, reconstruções, radioterapia, quimioterapia, imunoterapia) e experiência da equipe interdisciplinar.
C) Condições clínicas do paciente (comorbidades).

Lembramos que de uma forma geral são procedimentos de muitas horas, envolvendo ressecção da neoplasia e reconstrução. Dessa forma, acessos combinados (transfacial e craniano) permitem a ressecção em monobloco do tumor localmente avançado, graças ao emprego do retalho microcirúrgico (RMC) associado a material metálico de osteossíntese. O retalho da gálea é muito utilizado, porém, somente para correção de defeitos das fossas anterior e média (Fig. 32-6). O retalho do músculo temporal, embora pequeno por ser útil no fechamento das fossas média e posterior. O preenchimento dos defeitos da face, incluindo periorbitário necessita do RMC. Diferente dos retalhos regionais, a perda do retalho microcirúrgico é sempre total, e sua necrose, foco infeccioso, podendo estar associado a FL.

Osteonecrose, osteomielite ou osterradionecrose podem ocorrer tardiamente, porém, em casos oncológicos tratados o cuidado de afastar recidiva é fundamental.

Em resumo a equipe médica tem um trabalho desafiador para diferenciar entre infecção da base do crânio atípica, uma doença inflamatória, e processos neoplásicos da base do crânio. Um quadro clínico típico e achados de imagem juntamente com uma resposta positiva à antibioticoterapia pode ser suficiente para evitar a necessidade de biópsias inicialmente. Em caso de dúvida, biópsias deverão ser realizadas para descartar malignidade.

A análise multivariada encontrou patologia maligna, intracraniana, extensão e radioquimioterapia prévia como preditores para o desenvolvimento de uma complicação tardia.[32]

REFERÊNCIAS BIBLIOGRÁFICAS

1. Lemole M, Behbahani M. Retrospective Study of Skull Base Fracture: A Study of Incidents, Complications, Management, and Outcome Overview from Trauma-One-Level Institute over 5 Years. J Neurol Surg Part B Skull Base. 2013; 74(S 01).
2. Meco C, Oberascher G. Comprehensive algorithm for skull base dural lesion and cerebrospinal fluid fistula diagnosis. Laryngoscope. 2004;114(6):991-9.
3. Ochalski PG, Spiro RM, Fabio A, Kassam AB, Okonkwo DO. Fractures of the clivus: a contemporary series in the computed tomography era. Neurosurgery. 2009;65(6):1063-9.
4. Brown PD, Davies SL, Speake T, Millar ID. Molecular mechanisms of cerebrospinal fluid production. Neuroscience. 2004;129(4):955-68.
5. Giannetti AV, Santiago AP de M, Crosara PFTB, Guimarães RES. Fístula liquórica da base anterior do crânio: classificação, clínica e diagnóstico. J Bras Neurocir. 2011;72-81.
6. Zlab MK, Moore GF, Daly DT, Yonkers AJ. Cerebrospinal fluid rhinorrhea: a review of the literature. Ear Nose Throat J. 1992;71(7):314-7.
7. Chan DTM, Poon WS, Ip CP, Chiu PWY, Goh KYC. How Useful is Glucose Detection in Diagnosing Cerebrospinal Fluid Leak? The Rational Use of CT and Beta-2 Transferrin Assay in Detection of Cerebrospinal Fluid Fistula. Asian J Surg. 2004; 27(1):39-42.
8. Hiremath SB, Gautam AA, Sasindran V, Therakathu J, Benjamin G. Cerebrospinal fluid rhinorrhea and otorrhea: A multimodality imaging approach. Diagn Interv Imaging. 2019;100(1):3-15.
9. Alonso RC, de la Peña MJ, Caicoya AG, Rodriguez MR, Moreno EA, de Vega Fernandez VM. Spontaneous skull base

meningoencephaloceles and cerebrospinal fluid fistulas. Radiographics. 2013;33(2):553-70.
10. Scoffings DJ. Imaging of Acquired Skull Base Cerebrospinal Fluid Leaks. Neuroimaging Clin N Am. 2021;31(4):509-22.
11. Ommaya AK. Cerebrospinal fluid rhinorrhea. Neurology. 1964;14(2):106-13.
12. Ommaya AK, Di Chiro G, Baldwin M, Pennybacker JB. Non-traumatic cerebrospinal fluid rhinorrhoea. J Neurol Neurosurg Psychiatry. 1968;31(3):214-25.
13. Neeley JG. Classification of spontaneous cerebrospinal fluid middle ear effusion: Review of forty-nine cases. Otolaryngol - Head Neck Surg. 1985;93(5):625-34.
14. Phang SY, Whitehouse K, Lee L, Khalil H, McArdle P, Whitfield PC. Management of CSF leak in base of skull fractures in adults. Br J Neurosurg. 2016;30(6):596-604.
15. Italian multicentre study on intrathecal fluorescein for craniosinusal fistulae. Acta Otorhinolaryngol Ital. 2008;28(4):159-63.
16. Prosser JD, Vender JR, Solares CA. Traumatic Cerebrospinal Fluid Leaks. Otolaryngol Clin North Am. 2011;44(4):857-73.
17. Ratilal BO, Costa J, Pappamikail L, Sampaio C. Antibiotic prophylaxis for preventing meningitis in patients with basilar skull fractures. Cochrane Database Syst Rev. 2015 Apr 28;2015(4):CD004884.
18. Kuehl R, Büchler A, Widmer AF, Battegay M. Digging Out the Evidence-How Strong Is the IDSA Recommendation Against Antibiotic Prophylaxis in Basilar Skull Fracture and Cerebrospinal Fluid Leakage? Clin Infect Dis. 2018;66(8):1319-20.
19. Krings JG, Kallogjeri D, Wineland A, Nepple KG, Piccirillo JF, Getz AE. Complications of primary and revision functional endoscopic sinus surgery for chronic rhinosinusitis. Laryngoscope. 2014;124(4):838-45.
20. Filho BCA, Butugan O, de Melo Pádua FG, Voegels RL. Endoscopic repair of CSF rhinorrhea: experience of 44 cases. Braz J Otorhinolaryngol. 2005;71(4):472-6.
21. Hadad G, Rivera-Serrano CM, Bassagaisteguy LH, Carrau RL, Fernandez-Miranda J, Prevedello DM, et al. Anterior pedicle lateral nasal wall flap: A novel technique for the reconstruction of anterior skull base defects. Laryngoscope. 2011;121(8):1606-10.
22. Garcia-Navarro V, Anand VK, Schwartz TH. Gasket Seal Closure for Extended Endonasal Endoscopic Skull Base Surgery: Efficacy in a Large Case Series. World Neurosurg.2013;80(5):563-8.
23. Jolly K, Gupta KK, Banota A, Ahmed SK. The Effectiveness and Safety of Intrathecal Fluorescein in the Management of Cerebrospinal Fluid Leaks. American Journal of Rhinology & Allergy. 2021;35(6):879- 884.
24. Questions and Answers About FDA's Enforcement Action Against Unapproved Fluorescein Injection | FDA. Available at: https://www.fda.gov/drugs/unapproved-drugs/questions-and-answers-about-fdas-enforcement-action-against-unapproved-fluorescein-injection#table1
25. Tilak AM, Koehn H, Mattos J, Payne SC. Preoperative management of spontaneous cerebrospinal fluid rhinorrhea with acetazolamide. Int Forum Allergy Rhinol. 2019;9(3):265-9.
26. Bernal-Sprekelsen M, Alobid I, Mullol J, Trobat F, Tomas-Barberian M. Closure of cerebrospinal fluid leaks prevents ascending bacterial meningitis. Rhinology. 2005;43:277-281.
27. Allensworth JJ, Rowan NR, Storck KA, Woodworth BA, Schlosser RJ. Endoscopic repair of spontaneous skull base defects decreases the incidence rate of intracranial complications. Int Forum Allergy Rhinol. 2019;9(10):1089-96.
28. Hegazy HM, Carrau RL, Snyderman CH, Kassam A, Zweig J. Transnasal endoscopic repair of cerebrospinal fluid rhinorrhea: a meta-analysis. Laryngoscope. 2000;110(7):1166-72.
29. Brodie HA. Prophylactic antibiotics for posttraumatic cerebrospinal fluid fistulae. A meta-analysis. Arch Otolaryngol Head Neck Surg. 1997;123(7):749-52.
30. Banu MA, Szentirmai O, Mascarenhas L, Salek AA, Anand VK, Schwartz TH. Pneumocephalus patterns following endonasal endoscopic skull base surgery as predictors of postoperative CSF leaks. J Neurosurg. 2014;121(4):961-75.
31. Cunqueiro A, Scheinfeld MH. Causes of pneumocephalus and when to be concerned about it. Emerg Radiol. 2018;25(4):331-40.
32. Ringel B, Livneh N, Carmel-Neiderman NN, Horowitz G, Margalit N, Fliss DM, et al. Averting Delayed Complications of Open Anterior Skull Base Surgery. J Neurol Surg B Skull Base. 2021;82(4):450-5.

MANEJO DE COMPLICAÇÕES RELACIONADAS COM ENXERTOS, RETALHOS PEDICULADOS E RETALHOS MICROCIRÚRGICOS EM RECONSTRUÇÃO DE CABEÇA E PESCOÇO

CAPÍTULO 33

Rogério Rafael da Silva Mendes ▪ Rafael Tutihashi
Fabio de Freitas Busnardo ▪ Rolf Gemperli

O conteúdo deste capítulo (págs. 259 a 264), encontra-se disponível on-line.

Para acessá-lo, aponte a câmera do seu smartphone ou tablet para a imagem acima.

TRAUMA DE FACE: EXTRUSÃO E FRATURAS DE MATERIAL DE SÍNTESE E FRATURAS ÓSSEAS NÃO TRAUMÁTICAS

Nivaldo Alonso ▪ Rolf Gemperli ▪ Daniel Almeida Rocha Valente

O conteúdo deste capítulo (págs. 265 a 272), encontra-se disponível on-line.

Para acessá-lo, aponte a câmera do seu smartphone ou tablet para a imagem acima.

MANEJO DA OSTEORRADIONECROSE E NECROSE DOS MAXILARES INDUZIDA POR MEDICAÇÃO

André Caroli Rocha ▪ Alexandre Bezerra dos Santos
Flavio Wellington da Silva Ferraz ▪ Patricia Verónica Aulestia Viera

PONTOS-CHAVE

1. Reconhecer pacientes de risco para desenvolvimento de necroses ósseas dos maxilares por meio de uma anamnese direcionada.
2. Conhecer os critérios clínicos para estabelecimento do diagnóstico dos diferentes tipos de necroses ósseas.
3. Entender a complexidade do caso.
4. Individualizar o tratamento, utilizando uma ou mais modalidades terapêuticas.
5. Reservar intervenções mais invasivas para casos em que os tratamentos mais conservadores falharam e para pacientes que suportem tais intervenções.
6. Limitar expectativas do profissional e do paciente, reconhecendo que alguns casos serão manejados paliativamente, visando controle de sintomas.
7. Valorizar a prevenção da ocorrência das necroses nos pacientes de risco.

A osteorradionecrose (ORN) é uma sequela tardia grave do tratamento radioterápico dos tumores malignos de cabeça e pescoço. Historicamente, a incidência de ORN tem sido tão alta quanto 15%, no entanto, com a introdução da avaliação odontológica pré-radioterapia obrigatória e a melhora na saúde bucal, vem se observando um interesse maior pela prevenção e consequente diminuição da incidência.[1,2]

A ORN foi descrita pela primeira vez por Regaud (1922), que observou fibrose no osso esterno após a terapia radioterápica de câncer de mama, mas foi Marx quem em 1983 descreveu a fisiopatologia da ORN: radicais livres produzidos pela ação da radiação ionizante criam um ambiente com hipovascularização, hipocelularidade e hipóxia (*3H Theory – hypoxia, hypocellularity and hypovascularity*), o que prejudica a regeneração e vitalidade do tecido ósseo.[3] Posteriormente, esta teoria foi aprimorada por Delanian (1998), propondo uma hipótese alternativa de um modelo de fibrose induzida por radiação (no periósteo e espaços medulares).[1,4]

A ORN é definida como osso irradiado exposto, sem cura por mais de 3 meses e sem evidência de recorrência de câncer (Fig. 35-1).[2] Pode estar associada a dor, trismo, drenagem de secreção purulenta, parestesia, fistulação da mucosa ou pele para o ambiente externo, odor fétido e até fratura patológica. O quadro pode ser crônico e assintomático, ou agudo e sintomático, e não apresenta tendência a cicatrização espontânea. As características radiográficas variam desde aparência normal até áreas osteolíticas localizadas ou extensas, sequestro e fratura.[2,5]

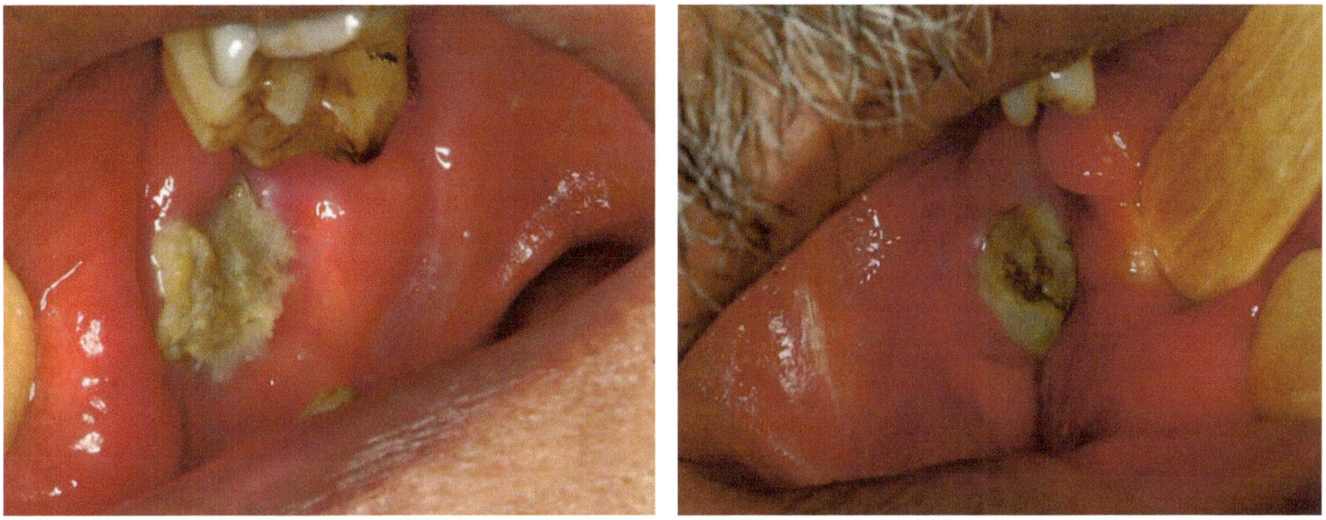

Fig. 35-1. Exposição óssea intraoral bilateral em paciente de 73 anos, masculino, com história de carcinoma espinocelular (CEC) de orofaringe tratado com radioterapia. Obteve diagnóstico de osteorradionecrose.

A ORN pode ser desencadeada de forma espontânea, principalmente relacionada com altas doses de irradiação, acima de 50 Gy, ou de forma traumática, como consequência de traumas induzidos por próteses mal adaptadas, biópsias que envolvem tecido ósseo e extrações dentárias realizadas pouco tempo antes ou depois da radioterapia, especialmente na região de molares inferiores.[2]

Os tratamentos para a ORN podem ser conservadores, para casos de lesões iniciais com pouca ou nenhuma sintomatologia, o que inclui a manutenção da higiene bucal e cuidados locais como a irrigação com antissépticos (clorexidina 0,12%), antibióticos sistêmicos para combater quadros de infecção aguda (amoxicilina, associada ou não ao clavulanato potássico, e clindamicina para os pacientes alérgicos à penicilina, que são os antibióticos de eleição), e desbridamento não cirúrgico ou sequestrectomia óssea na região necrosada. O uso do *laser* de baixa potência associado ou não à terapia fotodinâmica, a oxigenoterapia hiperbárica, a terapia farmacológica PENTOCLO (descrita nos parágrafos subsequentes) e a terapia por ultrassom também são apontados como adjuvantes ao tratamento da ORN.[2,6]

Em estágios mais avançados em que se faz presente a necrose óssea acompanhada de sintomatologia dolorosa persistente e sinais clínicos como trismo, fístula cutânea e fratura patológica, é necessário o tratamento radical, que envolve o uso de antibióticos em combinação com procedimentos cirúrgicos para remoção total do osso não vital e posterior avaliação para reconstrução com retalhos microvascularizados.[7]

A partir da teoria da fibrose proposta por Delanian (1998),[8] uma abordagem farmacológica foi sugerida. Inicialmente, isso acontecia por meio de dois medicamentos, PENtoxifilina e TOcoferol (PENTO) que posteriormente incluiu um terceiro: CLOdronato, levando ao que é comumente referido como protocolo PENTOCLO (pentoxifilina 400 mg duas vezes ao dia, tocoferol 1.000 UI uma vez ao dia e clodronato de sódio 800 mg duas vezes ao dia). Esta combinação tem o objetivo de melhorar as propriedades sanguíneas e a oxigenação tecidual local, a fim de ativar o processo de reparação. O protocolo de manejo medicamentoso proposto por Delanian *et al.* (2011) incluía o uso de corticosteroides,[9] antifúngicos e antibióticos (terapia de descontaminação) prévios à administração do PENTOCLO. Estudos posteriores desviaram-se deste regime com várias permutações mantendo PENTO e antibióticos como o mínimo.[1,8,9]

A pentoxifilina é uma droga capaz de reduzir a viscosidade sanguínea, facilitando sua chegada aos tecidos fibróticos e assim oxigenando melhor a região. O tocoferol (vitamina E) é um agente antioxidante que atua na captação de radicais livres de oxigênio e estimula a proliferação de osteoblastos. Já o clodronato é o único bifosfonato não angiogênico e o único membro desta classe com propriedades de estimulação de osteoblastos. Além disso, reduz a atividade dos osteoclastos e a proliferação de macrófagos e fibroblastos.[1]

As evidências científicas demonstram que o uso do PENTOCLO tem um importante papel na resolução e/ou interrupção da progressão da ORN, com melhora dos sintomas em todos os estágios da lesão. Além disso, pode ser empregado como tratamento pré-cirúrgico para estabilização e até melhora da condição local dos tecidos, enquanto o paciente aguarda o momento oportuno para ser submetido ao procedimento cirúrgico. No entanto, trata-se de um tratamento de longa duração, por volta de 6 meses, o que envolve colaboração e um custo financeiro para o paciente.[1,6]

O trabalho de uma equipe multiprofissional é de suma importância para fornecer o melhor tratamento e qualidade de vida ao paciente. O cirurgião de cabeça e pescoço deve manter o seguimento oncológico, identificando qualquer sinal de recidiva ou progressão da doença de base. O cirurgião dentista e o cirurgião bucomaxilofacial têm papel importante na prevenção, no diagnóstico precoce e no tratamento da ORN. O cirurgião plástico é responsável pelos procedimentos reconstrutivos microcirúrgicos. Pacientes que apresentam trismo devem receber acompanhamento precoce por fisioterapeutas para melhor controle da função mastigatória. Nutricionistas, fonoaudiólogos, psicólogos e psiquiatras, também fazem parte da equipe.

OSTEONECROSE DOS MAXILARES ASSOCIADA AO USO DE MEDICAMENTOS

Descrita pela primeira vez em 2003, a osteonecrose dos maxilares associada ao uso de medicamentos (*MRONJ – medication related osteonecrosis do the jaw*) é uma complicação que surge como efeito colateral do uso de determinados fármacos empregados para o tratamento de câncer, osteoporose e outras doenças ósseas.[10] O quadro de MRONJ se caracteriza pela exposição óssea nos maxilares (ou fístula intra ou extraoral cuja sondagem toca o osso), presente no mínimo por 8 semanas, em pacientes que usaram ou estão usando medicamentos antirreabsortivos ou antiangiogênicos (Fig. 35-2). Para chegar ao diagnóstico de MRONJ, os pacientes não podem ter histórico de radioterapia local ou doença metastática nos maxilares.[11]

A MROJ é mais comumente associada ao uso de bisfosfonatos (BP) e denosumab, mas já foi vista a associação com lenalidomida, prednisolona, dexametasona, docetaxel, paclitaxel, letrozol, metotrexato, imatinibe, teriparatida, palbociclibe, pomalidomida, rádio-223, nivolumabe e cabozantinibe.[10] O mecanismo exato

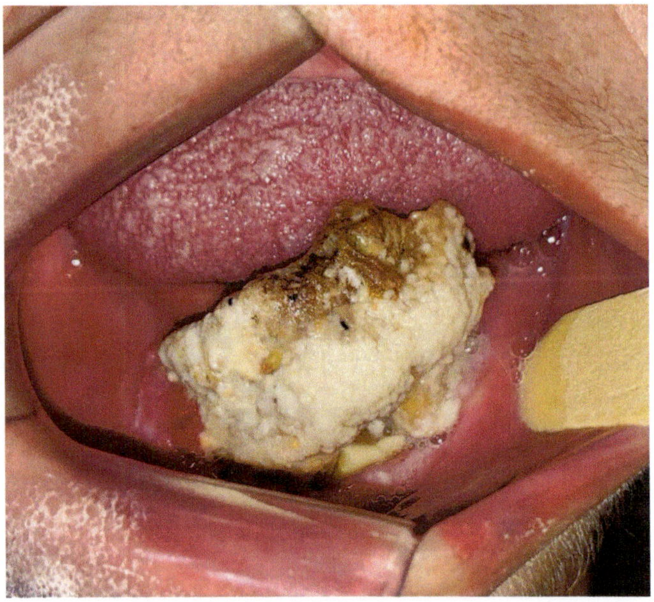

Fig. 35-2. Extensa área de osso exposto necrótico em mandíbula de paciente de sexo feminino, 67 anos, diabética, em uso de alendronato para tratamento de osteoporose há 7 anos. Obteve diagnóstico de osteonecrose medicamentosa.

Quadro 35-1. Estágios da MRONJ segundo a Associação Americana de Cirurgiões Orais e Maxilofaciais (AAMOS)[17]

Estágio 0
▪ Sem evidência clínica de osso necrótico exposto ▪ Presença de sintomas inespecíficos como odontalgia ou dor óssea sem causa odontogênica, dor sinusal, espessamento da parede sinusal, edema ou mobilidade dentária não explicada por doença periodontal crônica ▪ Os exames de imagem podem mostrar reabsorção óssea alveolar não relacionada com doença periodontal crônica, osteoesclerose, ausência de neoformação óssea nos alvéolos de extração, e espessamento do ligamento periodontal
Estágio 1
▪ Osso exposto e necrótico com evidente presença de fístula que chega até o osso em pacientes assintomáticos e sem evidência de infecção e inflamação ▪ Os achados radiográficos mencionados para o estágio 0 podem estar presentes
Estágio 2
▪ Osso exposto e necrótico, ou fístula que atinge o osso, com evidência de infecção e/ou inflamação
Estágio 3
▪ Osso exposto e necrótico ou fístula que penetra no osso, com evidência de infecção e um ou mais dos seguintes itens: • Osso necrótico ou osteólise além do osso alveolar (borda inferior e ramo mandibular, zigoma e seio maxilar) • Fratura patológica • Fístula extraoral • Comunicação bucossinusal ou buconasal

pelo qual esses medicamentos causam MRONJ não é totalmente compreendido. Acredita-se que eles possam interferir no processo normal de remodelação e reparo ósseo.[11]

Procedimentos que provocam exposição óssea, como as exodontias, a instalação de implantes dentários e outras cirurgias dentoalveolares, são um importante fator de risco associado à ocorrência de osteonecrose medicamentosa.[12,13] MRONJ é mais comum na mandíbula (73%) do que na maxila (22,5%), embora também possa ocorrer simultaneamente em ambas (4,5%).[14,15] Comorbidades e seus tratamentos também podem aumentar o risco de desenvolver MRONJ, como a quimioterapia, uso de corticosteroides, tabagismo, hemodiálise, diabetes e hipotireoidismo.[15,16]

De acordo com a gravidade dos sinais e sintomas, a Associação Americana de Cirurgiões Orais e Maxilofaciais (AAMOS) classificou a MRONJ em quatro estágios (Quadro 35-1).[17]

Tratamento

O propósito do tratamento da MRONJ é alcançar a cura da doença por meio de métodos cirúrgicos ou não cirúrgicos, melhorando a qualidade de vida e causando a menor morbidade possível. A escolha entre os tratamentos deve ser individualizada e de acordo com as necessidades de cada paciente. Estratégias não cirúrgicas podem ser benéficas em todas as fases da MRONJ, especialmente quando comorbidades impedem o tratamento cirúrgico. Essas medidas podem levar à estabilização da doença ou à cura em fases iniciais. Por outro lado, a terapia cirúrgica é, com frequência, apontada como uma opção viável e com altas taxas de sucesso em todos os estágios de MRONJ.[17]

Cuidados locais da ferida como limpeza do osso exposto com clorexidina 0,12% ou 0,2%, melhora da higiene oral, cuidados odontológicos, prescrição de antibióticos sistêmicos, analgésicos e sequestrectomia são indicados como tratamento inicial para todos os estágios de MRONJ.[17] Coropciuc *et al.*, 2017 reportaram cura de 67% para MRONJ em estágio 1, 64% (30/47) para MRONJ em estágio 2 e de 60% (3/5) para MRONJ em estágio 3, após o tratamento não cirúrgico.[18]

Outras modalidades não cirúrgicas incluem a fotobiomodulação (*laser* de baixa potência), terapia fotodinâmica, ozônio, câmara hiperbárica e uso de concentrados de plaquetas. Porém, estes métodos devem ser considerados como terapias adjuvantes.[17]

O protocolo medicamentoso com pentoxifilina e tocoferol (PENTO) também vem sendo considerado como uma importante terapia adjuvante, e por vezes até curativa. Uma revisão sistemática demonstrou que o protocolo PENTO isolado (52%) ou em associação com intervenção cirúrgica foi efetivo em reduzir o tamanho da lesão em todos os casos e promover resolução da exposição óssea em 61% dos casos.[19] A posologia mais comumente indicada é de pentoxifilina 400 mg e tocoferol 500 UI, ambos de 12/12 h por um intervalo de tempo que varia de poucos meses a 1 ano de acordo com o caso.

AAOMS indica o tratamento cirúrgico para lesões em estágio 3 ou em todos os estágios de lesões refratárias ao tratamento conservador.[11,17] Contudo, a Força Tarefa Europeia em Osteonecrose Medicamentosa dos Maxilares publicou um consenso contrapondo alguns pontos estabelecidos pela AAOMS, principalmente em relação a indicação do tratamento cirúrgico.[20] Recomendações deste consenso incluem:

1. O tratamento cirúrgico é superior ao não cirúrgico em promover a cicatrização da mucosa, bem como no alívio de sintomas ou sinais radiográficos que indicam necrose óssea.
2. Se o objetivo do tratamento for a redução dos sintomas, especialmente a dor, e o controle da infecção, o tratamento não cirúrgico pode ser uma opção terapêutica válida. Isso parece especialmente indicado para pacientes idosos debilitados e pacientes oncológicos em cuidados paliativos.
3. Intervenção cirúrgica precoce em doença localizada pode prevenir a progressão e a necessidade de uma cirurgia extensa subsequente. Considerar a cirurgia precoce.[20]

O tratamento não cirúrgico foi comparado ao tratamento cirúrgico, em alguns estudos, no qual foi demonstrada a superioridade do tratamento cirúrgico em relação à cicatrização completa da exposição óssea, cura da MRONJ.[20] Favia *et al.*, 2018 reportaram cura em 100% das MRONJ em estágio 1 e estágio 2, e 86% das lesões em estágio 3 após o tratamento cirúrgico. Contudo, com o tratamento não cirúrgico não foi possível observar cura dos pacientes, somente foi observada estabilização da doença ou a regressão.[21] Uma revisão sistemática demostrou que tratamentos não cirúrgicos obtiveram cura da MRONJ em 33% das lesões em estágio 1, 24% em estágio 2 e 0% em estágio 3. Quando a sequestrectomia e/ou debridamento superficial foram adicionados ao tratamento, a cura foi encontrada em 72% das lesões em estágio 1, 79% em estágio 2 e 27% em estágio 3. Ademais, o tratamento com ressecção marginal ou ressecção segmentar a taxa de cura da MRONJ foi de 87% no estágio 1, 96% no estágio 2 e 81% no estágio 3.[22]

A AAOMS, na atualização de 2022 do *position paper*, preconiza o tratamento cirúrgico com ressecção segmentar para lesões mandibulares e com maxilectomia parcial para lesões maxilares, em casos de ONM em estágios 2 e 3. Importante ressaltar que o objetivo transcirúrgico do procedimento é conseguir margens de tecido ósseo sadio, identificado clinicamente através de um osso sangrante.[17] Contudo, é possível viabilizar margens de tecido ósseo sadio sem necessariamente criar defeitos de continuidade óssea, através da técnica de ostectomia periférica. Otto *et al.*, 2016 obtiveram cura em 94% dos pacientes com MRONJ em todos os estágios, através da ostectomia periférica guiada por fluorescência, sem a necessidade ressecções segmentares ou maxilectomias.[23] Além disso, devemos considerar

Quadro 35-2. Tratamento proposto por Otto *et al.*, 2018[24]

Estágio 1	▪ Terapias conservadoras e melhora da higiene oral ▪ Tratar doença dentária e periodontal ativa ▪ Bochechos com antibióticos tópicos ▪ Considerar o tratamento cirúrgico para remover osso necrótico
Estágio 2	▪ Terapias descritas para o estágio 1 ▪ Tratamento cirúrgico para remover osso necrótico ▪ Antibióticos sistêmicos para tratar infecção ativa ▪ Tratar os sintomas em caso de contraindicação cirúrgica
Estágio 3	▪ Terapias descritas para o estágio 1 ▪ Tratamento cirúrgico para remover osso necrótico ▪ Em casos extensos, considerar a ressecção com reconstrução ▪ Antibióticos sistêmicos para tratar infecção ativa

a dificuldade de reconstrução óssea após a ressecção segmentar em pacientes oncológicos.

Em resumo, sugerimos a utilização das recomendações propostas por Otto *et al.*, 2018 para o tratamento da MRONJ (Quadro 35-2).[24] Sempre que possível, a técnica cirúrgica de escolha deve eliminar o osso necrótico, evitando causar a solução de continuidade óssea. Wilde *et al.*, 2011 descreveu uma técnica cirúrgica na qual se realiza a dissecção do retalho mucoperiosteal, remoção de todo osso infectado e necrótico e arredondamento das margens ósseas com alveolótomos e brocas rotatórias, incisão do periósteo e mobilização suficiente do retalho para conseguir um fechamento por primeira intenção.[25]

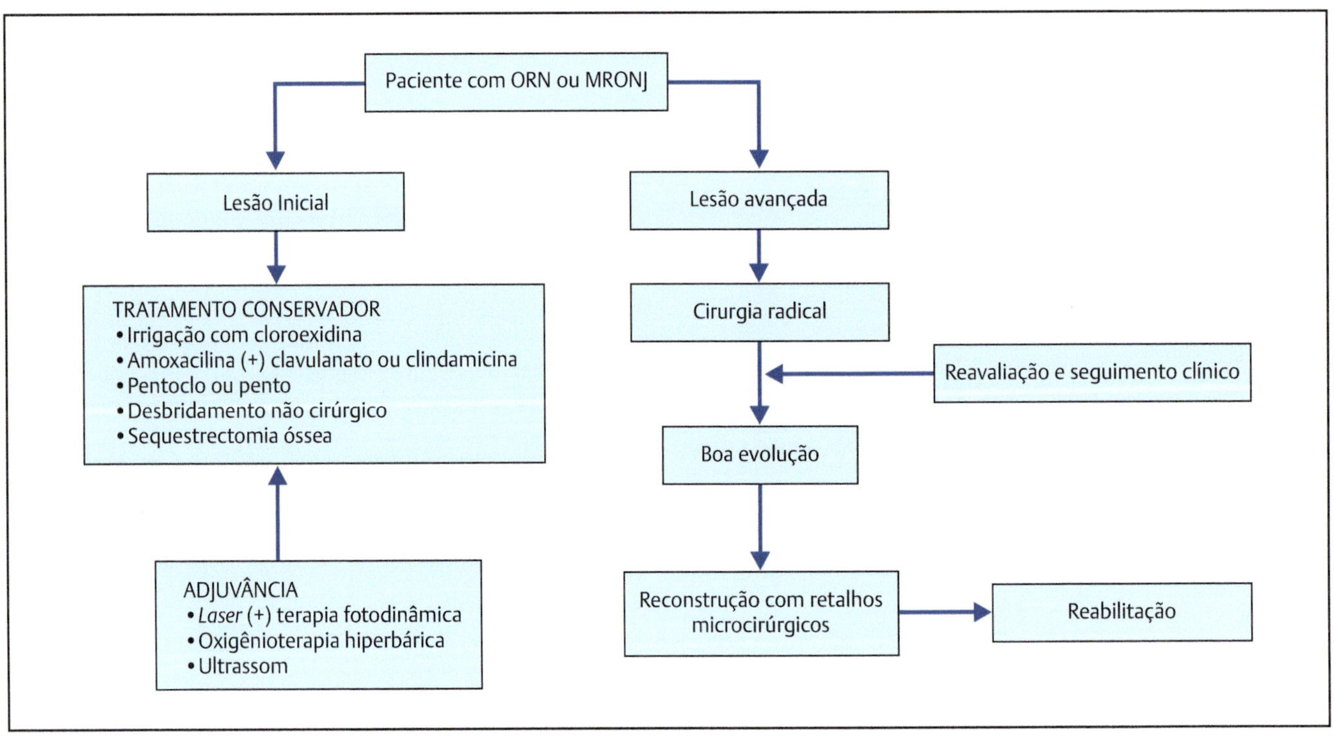

Fluxograma 35-1. Fluxograma de atendimento dos pacientes com ONR e MROJN segundo o estágio da doença. ORN: osteorradionecrose; MROJN: *medication related osteonecrosis do the jaw*; PENTOCLO: pentoxifilina 400 mg/2x dia + tocoferol 1.000 UI/dia + clodronato de sódio 800 mg/2x dia.

REFERÊNCIAS BIBLIOGRÁFICAS

1. Patel S, Patel N, Sassoon I, Patel V. The use of pentoxifylline, tocopherol and clodronate in the management of osteoradionecrosis of the jaws. Radiother Oncol. 2021;156:209-216.
2. Chronopoulos A, Zarra T, Ehrenfeld M, Otto S. Osteoradionecrosis of the jaws: definition, epidemiology, staging and clinical and radiological findings. A concise review. Int Dent J. 2018;68(1):22-30.
3. Marx R. Osteoradionecrosis: a new concept of its pathophysiology. J Oral Maxillofac Surg. 1983;41(5):283-288.
4. Delanian S. Striking regression of radiation-induced fibrosis by a combination of pentoxifylline and tocopherol. Br J Radiol. 1998;71(848):892-894.
5. Reuther T, Schuster T, Mende U, Kübler A. Osteoradionecrosis of the jaws as a side effect of radiotherapy of head and neck tumour patients--a report of a thirty year retrospective review. Int J Oral Maxillofac Surg. 2003;32(3):289-95.
6. Kolokythas A, Rasmussen J, Reardon J, Feng C. Management of osteoradionecrosis of the jaws with pentoxifylline-tocopherol: a systematic review of the literature and meta-analysis. Int J Oral Maxillofac Surg. 2019;48(2):173-180.
7. Dhanda J, Pasquier D, Newman L, Shaw R. Current Concepts in Osteoradionecrosis after Head and Neck Radiotherapy. Clin Oncol (R Coll Radiol). 2016;28(7):459-466.
8. Delanian S, Depondt J, Lefaix J. Major healing of refractory mandible osteoradionecrosis after treatment combining pentoxifylline and tocopherol: a phase II trial. Head Neck. 2005;27(2):114-23.
9. Delanian S, Chatel C, Porcher R, Depondt J, Lefaix J. Complete restoration of refractory mandibular osteoradionecrosis by prolonged treatment with a pentoxifylline-tocopherol-clodronate combination (PENTOCLO): a phase II trial. Int J Radiat Oncol Biol Phys. 2011;80(3):832-9.
10. Ahdi H, Wichelmann T, Pandravada S, Ehrenpreis E. Medication-induced osteonecrosis of the jaw: a review of cases from the Food and Drug Administration Adverse Event Reporting System (FAERS). BMC Pharmacol Toxicol. 2023;24(1):15.
11. Ruggiero SL, Dodson TB, Fantasia J, Goodday R, Aghaloo T, Mehrotra B, et al. American Association of Oral and Maxillofacial Surgeons position paper on medication-related osteonecrosis of the jaw--2014 update. J Oral Maxillofac Surg. 2014;72(10):1938-56.
12. Tardast A, Sjoman R, Loes S, Abtahi J. Bisphosphonate associated osteomyelitis of the jaw in patients with bony exposure: prevention, a new way of thinking. J Appl Oral Sci. 2015;23(3):310-14.
13. Soundia A, Hadaya D, Esfandi N, de Molon RS, Bezouglaia O, Dry SM, et al. Osteonecrosis of the jaws (ONJ) in mice after extraction of teeth with periradicular disease. Bone. 2016;90:133-141.
14. Saad F, Brown JE, Van Poznak C, Ibrahim T, Stemmer SM, Stopeck AT, et al. Incidence, risk factors, and outcomes of osteonecrosis of the jaw: integrated analysis from three blinded active-controlled phase III trials in cancer patients with bone metastases. Ann Oncol. 2012;23(5):1341-47.
15. AlRowis R, Aldawood A, AlOtaibi M, Alnasser E, AlSaif I, Aljaber A, et al. Medication-Related Osteonecrosis of the Jaw (MRONJ): A Review of Pathophysiology, Risk Factors, Preventive Measures and Treatment Strategies. Saudi Dent J. 2022;34(3):202-10.
16. Hoff AO, Toth BB, Altundag K, Johnson MM, Warneke CL, Hu M, et al. Frequency and risk factors associated with osteonecrosis of the jaw in cancer patients treated with intravenous bisphosphonates. J Bone Miner Res. 2008; 23(6):826-36.
17. Ruggiero SL, Dodson TB, Aghaloo T, Carlson ER, Ward BB, Kademani D. American Association of Oral and Maxillofacial Surgeons' Position Paper on Medication-Related Osteonecrosis of the Jaws-2022 Update. J Oral Maxillofac Surg. 2022;80(5):920-943
18. Coropciuc RG, Grisar K, Aerden T, Schol M, Schoenaers J, Politis C. Medication-related osteonecrosis of the jaw in oncological patients with skeletal metastases: conservative treatment is effective up to stage 2. Br J Oral Maxillofac Surg. 2017;55(8):787-792.
19. Cavalcante R, Tomasetti G. Pentoxifylline and tocopherol protocol to treat medication-related osteonecrosis of the jaw: A systematic literature review. J Craniomaxillofac Surg. 2020;48(11):1080-1086.
20. Schiodt M, Otto S, Fedele S, Bedogni A, Nicolatou-Galitis O, Guggenberger R, et al. Workshop of European task force on medication-related osteonecrosis of the jaw-Current challenges.Oral Dis. 2019;25(7):1815-1821.
21. Favia G, Tempesta A, Limongelli L, Crincoli V, Maiorano E. Medication-related osteonecrosis of the jaw: Surgical or non-surgical treatment? Oral Dis. 2018;24(1-2):238-242.
22. Rupel K, Ottaviani G, Gobbo M, Contardo L, Tirelli G, Vescovi P, et al. A systematic review of therapeutical approaches in bisphosphonates-related osteonecrosis of the jaw (BRONJ). Oral Oncol. 2014; 50(11):1049-1057.
23. Otto S, Ristow O, Pache C, Troeltzsch M, Fliefel R, Ehrenfeld M, et al. Fluorescence-guided surgery for the treatment of medication-related osteonecrosis of the jaw: A prospective cohort study. J Craniomaxillofac Surg. 2016;44(8):1073-1080.
24. Otto S, Pautke C, Van den Wyngaert T, Niepel D, Schiødt M. Medication-related osteonecrosis of the jaw: Prevention, diagnosis and management in patients with cancer and bone metastases. Cancer Treat Rev. 2018;69(177):177-187.
25. Wilde F, Heufelder M, Winter K, Hendricks J, Frerich B, Schramm A, et al. The role of surgical therapy in the management of intravenous bisphosphonates-related osteonecrosis of the jaw. Oral Surg Oral Med Oral Pathol Oral Radiol Endod. 2011;111(2):153-63.

BIÓPSIAS NA URGÊNCIA E EMERGÊNCIA: LIMITAÇÕES E BENEFÍCIOS

Gilberto Mendes Menderico Júnior ▪ Hudson Sá Sodré

PONTOS-CHAVE

- Métodos de avaliação de patologia no centro cirúrgico, como exame intraoperatório de congelação e ROSE (*Rapid On-site Evaluation*), ajudam na análise imediata do material coletado.
- Artefatos e problemas comuns em coletas de urgência incluem fulguração, necrose tumoral, artefatos de esmagamento e hemorragia.
- Sugestões para melhorar a qualidade da amostra incluem evitar termocautério próximo à área, usar pinças adequadas, evitar coleta em áreas específicas, obter quantidade suficiente de material e acondicionar imediatamente em solução fixadora.
- Coleta de material para análise anatomopatológica e microbiológica de doenças inflamatórias na urgência/emergência.
- Comunicação adequada entre cirurgião e patologista é vital para investigações específicas, como estudos histoquímicos e culturas em situações de urgência e emergência.

A anatomia patológica é uma especialidade que tem como objetivo o estudo das alterações morfológicas dos órgãos, tecidos e células, secundárias às doenças. Dentre suas atribuições, está a patologia cirúrgica que tem como objetivo o exame dos materiais obtidos em cirurgias, sejam estas por ressecções radicais ou biópsias das lesões para o diagnóstico da doença que acomete o paciente. Na maioria das vezes, esses procedimentos ocorrem em situações eletivas, porém, em alguns casos, o material é obtido em uma intervenção de urgência e emergência, não obstante em locais, horários e situações não ideais.[1]

As urgências e emergências que atingem o território cervicofacial decorrem em especial de obstrução das vias aéreas e do trato gastrointestinal ou hemorragias por neoplasias oriundas do trato aerodigestivo superior e, menos comumente, de origem linfoide ou tireoideana. Além disso, também são comuns em prontos-socorros avaliações de origem inflamatória ou neoplásica de linfonodomegalias cervicais e infecções que atingem o território cervicofacial.

Este capítulo tem como objetivo fornecer uma visão abrangente das indicações para realização de biópsias em urgência e emergência, dos diversos métodos de coleta de material para anatomia patológica e patologia clínica, além das atuais técnicas que o patologista pode utilizar para contribuir com um diagnóstico mais rápido e eficiente em situações que exigem celeridade.[2,3]

NEOPLASIAS

O câncer de cabeça e pescoço é a sexta doença maligna mais comum em todo o mundo, sendo que quase 90% destas neoplasias são classificadas como carcinoma de células escamosas (CEC), tendo como principais sítios primários a cavidade oral, a faringe e a laringe. As taxas de sobrevivência para CEC em cabeça e pescoço são altas quando o tratamento é realizado em estágios iniciais, podendo atingir 75% em 5 anos. No entanto, muitos pacientes apresentam doença metastática no momento do diagnóstico, resultando em uma sobrevivência reduzida.[4] Dessa forma, a realização da biópsia em situações de urgência e emergência envolvendo cabeça e pescoço é de extrema importância para um diagnóstico preciso e início oportuno do tratamento adequado.

Pacientes oncológicos também podem apresentar intercorrências agudas causadas pelo câncer ou induzidas por seu tratamento que requerem rápida intervenção, já que envolvem risco de vida iminente ou risco de dano grave permanente. Dentre esses eventos, apesar de incomum, pacientes portadores do CEC de cabeça e pescoço podem apresentar a obstrução das vias aéreas como sintoma inicial, com necessidade de traqueostomia. Essa pode ser a oportunidade para a realização da biópsia da lesão, através de exame sob narcose da cavidade oral e da orofaringe, ou por laringoscopia de suspensão em lesões oriundas da laringe e da hipofaringe.[3]

A realização da coleta nesta situação de urgência e emergência tem a vantagem da agilidade no diagnóstico definitivo e início do tratamento, contudo, são mais comuns os problemas listados abaixo, que podem comprometer a análise microscópica:

- Artefatos gerados por fulguração pelo termocautério.
- Necrose de coagulação de natureza tumoral.
- Artefatos de esmagamento.
- Hemorragia.

Tais situações podem ser minimizadas pela presença do médico patologista no centro cirúrgico no momento da coleta, com a realização do exame intraoperatório de congelação e ROSE (*Rapid On-site Evaluation*).[5–7] Com acurácia em torno de 94-98%, esses métodos permitem a análise imediata do material coletado e a representação da patologia em questão na amostra para posterior análise microscópica do material já preparado em parafina.[7,8]

A avaliação da adequabilidade da amostra é uma tarefa importante, visto que aumenta as chances da obtenção de uma amostra satisfatória para o diagnóstico, mesmo em situações não ideais. Em geral, uma amostra é considerada satisfatória quando é suficiente para explicar a causa subjacente da lesão amostrada, sendo o exemplo mais comum a presença de células malignas em um esfregaço da amostra de uma massa tumoral (Fig. 36-1). Em casos com diagnósticos malignos, muitas vezes são necessárias amostras adicionais para realização de estudos auxiliares visando apoiar o diagnóstico e possibilitar a posterior classificação dos tumores, e isto deve ser sinalizado pelo patologista durante o procedimento.

O ROSE é uma ferramenta diagnóstica utilizada para avaliar as características citomorfológicas de esfregaços de punção aspirativa por agulha fina (PAAF) ou de *imprints* e raspados de material de biópsias. Através deste método, o patologista pode fornecer uma orientação em tempo real sobre a qualidade e representatividade do material por meio de avaliação citológica rápida.[9]

O exame de congelação é considerado uma ferramenta importante na avaliação diagnóstica anatomopatológica. No entanto, vale ressaltar que possui algumas desvantagens, uma vez que pode levar a desgaste da amostra e gerar artefatos que podem prejudicar a avaliação morfológica do material em parafina.

Além disso, durante o exame de congelação, o patologista pode fornecer um diagnóstico preliminar de acordo com os achados morfológicos observados (Fig. 36-2), e consequentemente garantir que a amostra que será processada pelo método usual (parafinização) forneça material suficiente para o diagnóstico (Fig. 36-3).

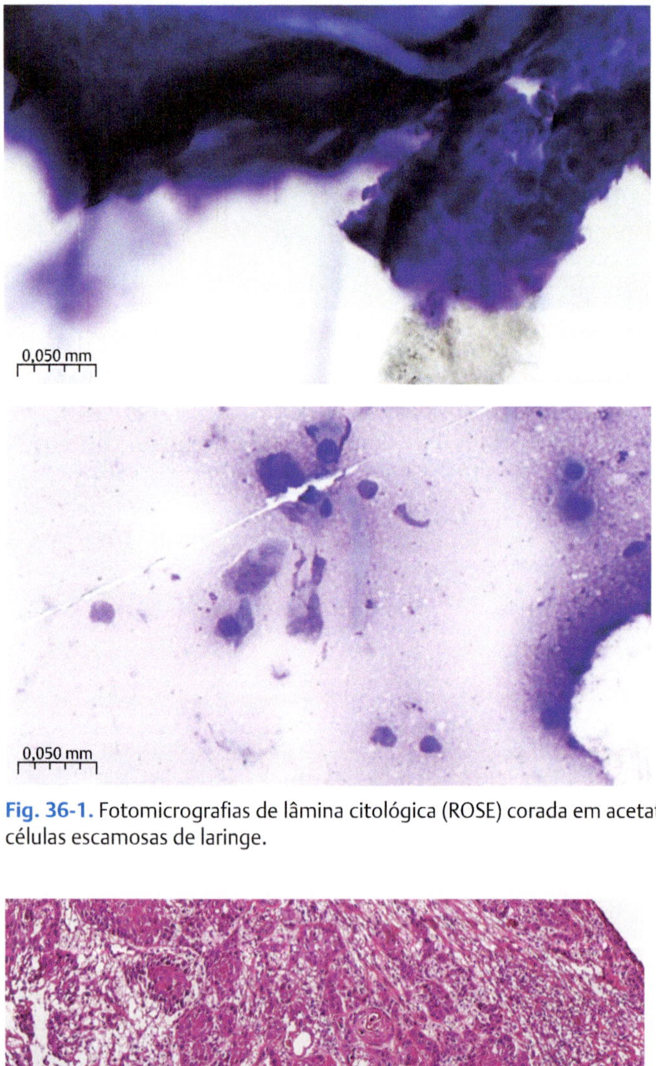

Fig. 36-1. Fotomicrografias de lâmina citológica (ROSE) corada em acetato de tionina evidenciando blocos e células atípicas de um carcinoma de células escamosas de laringe.

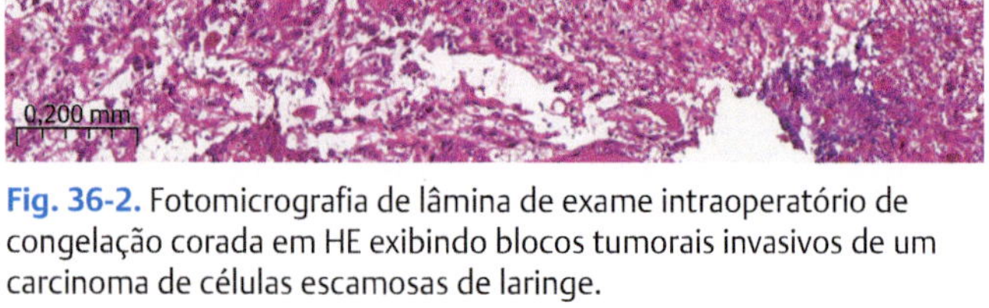

Fig. 36-2. Fotomicrografia de lâmina de exame intraoperatório de congelação corada em HE exibindo blocos tumorais invasivos de um carcinoma de células escamosas de laringe.

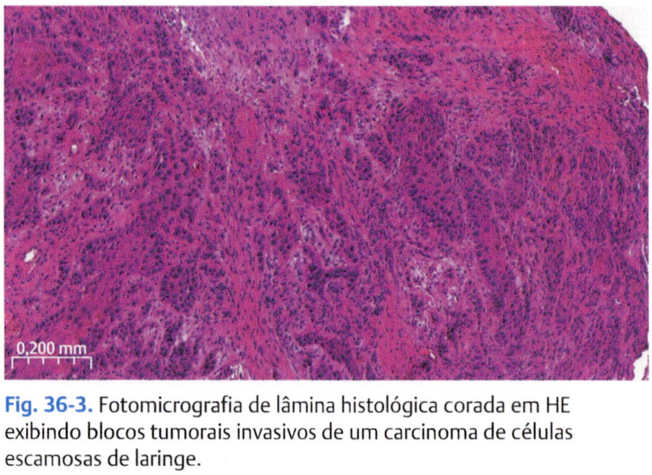

Fig. 36-3. Fotomicrografia de lâmina histológica corada em HE exibindo blocos tumorais invasivos de um carcinoma de células escamosas de laringe.

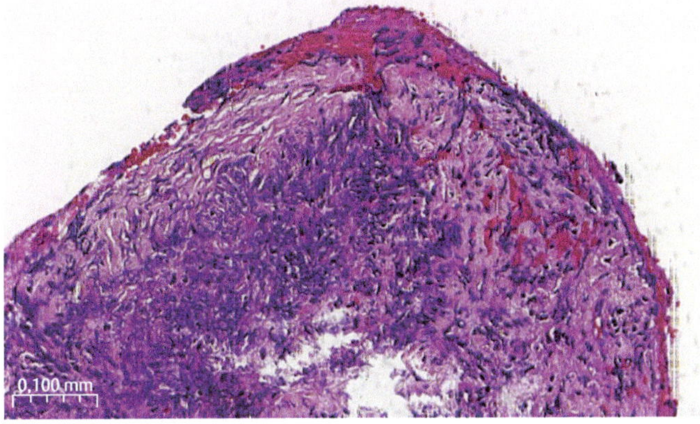

Fig. 36-4. Fotomicrografia de lâmina histológica corada em hematoxilina e eosina (HE) exibindo intensos artefatos de fulguração (eletrocautério) e esmagamento.

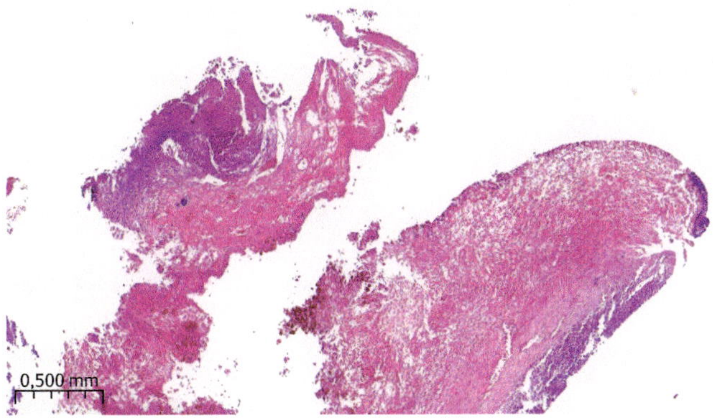

Fig. 36-5. Fotomicrografia de lâmina histológica corada em HE exibindo material extensamente necrótico proveniente de biópsia de sinusectomia maxilar esquerda.

Vale destacar que, durante o procedimento, o patologista pode indicar a necessidade de coleta de material para culturas, citogenética, citometria de fluxo e outros estudos especiais, que devem ser realizados em material sem fixação. Essa informação é extremamente valiosa em avaliações de linfonodomegalias cervicais, tanto em lesões de origem inflamatória, quanto neoplásica.[10,11]

Porém, em muitos serviços de urgência e emergência em nosso país, notamos a dificuldade da presença do médico patologista, por fatores como a distância de grandes centros, horários da ocorrência e outros problemas. Nos casos da ausência desse, algumas condutas tomadas pelo cirurgião podem melhorar a qualidade e a garantia da adequabilidade da amostra na análise após parafinização:

- Evitar o uso de termocautério próximo às áreas representadas (Fig. 36-4).
- Uso de pinça de Medina ou outra com saca-bocado, para evitar o esmagamento da amostra, em caso de uso de pinça com dentes ou fórcipes.
- Evitar coleta em áreas de injeção de anestésicos locais, que podem criar artefatos de dissecção dos tecidos.
- Evitar a coleta do centro de lesões ulceradas ou áreas friáveis que possam apresentar necrose tumoral.
- Obter a maior quantidade de material, desde que não represente risco para o paciente.
- Acondicionar imediatamente a amostra em solução fixadora (p. ex., formaldeído) em 15-20 vezes o volume do espécime.
- Preencher a solicitação do anatomopatológico com o maior número de informações do paciente e da doença suspeitada, visando melhor comunicação com o patologista.[12]

DOENÇAS INFLAMATÓRIAS E INFECCIOSAS

Os processos infecciosos que acometem o território cervicofacial são distúrbios comuns nos serviços de urgência e podem evoluir com complicações graves. Embora essas complicações possam ocorrer em indivíduos saudáveis, pacientes idosos, portadores de doenças crônicas e imunocomprometidos são os mais vulneráveis. Apesar de a maioria dos casos não possuir indicação de biópsia, algumas situações específicas podem beneficiar-se da coleta de material biológico para realização de cultura, e até mesmo de amostra para exame anatomopatológico, como é o caso de infecções bacterianas resistentes e infecções fúngicas invasivas.

Os processos inflamatórios e infecciosos que acometem cabeça e pescoço podem estar associados a significativa morbimortalidade, devido à proximidade anatômica dos locais acometidos com a órbita e o cérebro, além do potencial envolvimento das vias aéreas superiores e do mediastino. Muitas vezes, o tratamento destas infecções requer abordagem multidisciplinar, incluindo a avaliação por médico patologista.[13,14]

Durante a avaliação intraoperatória, é fundamental reconhecer e classificar as lesões em inflamação/infecção, lesão hematopoiética e outros tumores, visando uma triagem das amostras para exames adicionais necessários. As amostras de lesões inflamatórias/infecciosas geralmente exibem quantidade significativa de células inflamatórias, presença de necrose (Fig. 36-5), e ausência de células malignas evidentes. Para tais casos, o momento da coleta é fundamental para o diagnóstico etiológico final do processo patológico e algumas atitudes são fundamentais:

- Coleta do material para exame intraoperatório de congelação, ROSE e parafinização.
- Coleta do material adicional para possíveis estudos histoquímicos complementares (p. ex., coloração para pesquisa de estruturas fúngicas ou bacilo álcool ácido resistente, em suspeitas de infecção fúngica invasiva ou tuberculose, respectivamente).
- Especialmente em pacientes imunossuprimidos, deve haver a adequada comunicação cirurgião-patologista para pesquisa de lesões virais (p. ex. herpes-vírus e citomegalovírus) através de ROSE ou exame intraoperatório de congelação.
- Coleta de amostra adicional e acondicionamento em tubo estéril para cultura.

REFERÊNCIAS BIBLIOGRÁFICAS

1. Funkhouser WK. Pathology: The Clinical Description of Human Disease. In: Molecular Pathology [Internet]. Elsevier; 2009. p. 197-207. Available from: https://linkinghub.elsevier.com/retrieve/pii/B9780123744197000111
2. Cervantes A, Chirivella I. Oncological emergencies. Ann Oncol [Internet]. 2004 Oct;15:iv299-306. Available from: https://linkinghub.elsevier.com/retrieve/pii/S092375341953188X
3. Chu P, Lee T, Chang S. Impact and management of airway obstruction in patients with squamous cell carcinoma of the

larynx. Head Neck [Internet]. 2011 Jan 6;33(1):98-102. Available from: https://onlinelibrary.wiley.com/doi/10.1002/hed.21401
4. American Cancer Society. Cancer Facts & Figures 2015. Atlanta Am Cancer Soc. 2015;20.
5. Taqi S, Sami S, Sami L, Zaki S. A review of artifacts in histopathology. J Oral Maxillofac Pathol [Internet]. 2018;22(2):279. Available from: https://journals.lww.com/10.4103/jomfp.JOMFP_125_15.
6. Santana RP, Morais NS, Samary YRS, Bezerra ALR, Takano DM. Evaluation of the accuracy of frozen section in different anatomical sites. J Bras Patol e Med Lab [Internet]. 2018;54(5). Available from: http://www.gnresearch.org/doi/10.5935/1676-2444.20180053.
7. Witt BL. Rapid On Site Evaluation (ROSE): A Pathologists' Perspective. Tech Vasc Interv Radiol [Internet]. 2021 Sep;24(3):100767. Available from: https://linkinghub.elsevier.com/retrieve/pii/S1089251621000482.
8. Hidalgo GS, Longatto FA, Oyafuso MS, Silva SRM. Diagnóstico do Exame por Congelação em Patologia Cirúrgica - Análise de 1,532 casos. Acta Oncológica Bras. 1992;12:54-8.
9. Cai G, Adeniran AJ, editors. Rapid On-site Evaluation (ROSE) [Internet]. Cham: Springer International Publishing; 2019. Available from: http://link.springer.com/10.1007/978-3-030-21799-0.
10. Argani P C-M. A.Intraoperative Frozen Sections: Diagnostic Pitfal. Demos Medical Publishing; 2013.
11. Taxy JB, Husain AN, Montag AG. Biopsy interpretation: The frozen section. Lippincott Williams & Wilkin; 2014.
12. Jain N. Essentials Before Sending Biopsy Specimens: A Surgeon's Prespective and Pathologists Concern. J Maxillofac Oral Surg [Internet]. 2011 Dec 6;10(4):361-4. Available from: http://link.springer.com/10.1007/s12663-011-0234-9.
13. Russell MD, Russell MS. Urgent Infections of the Head and Neck. Med Clin North Am [Internet]. 2018 Nov;102(6):1109-20. Available from: https://linkinghub.elsevier.com/retrieve/pii/S0025712518300750.
14. Rana RS, Moonis G. Head and Neck Infection and Inflammation. Radiol Clin North Am [Internet]. 2011 Jan;49(1):165-82. Available from: https://linkinghub.elsevier.com/retrieve/pii/S0033838910001399.

PARTE VII EMERGÊNCIAS CLÍNICAS EM CABEÇA E PESCOÇO

CAPÍTULO 37

TIREOTOXICOSE

Suemi Marui ■ Marcos Roberto Tavares

O conteúdo deste capítulo (págs. 285 a 290), encontra-se disponível on-line.

Para acessá-lo, aponte a câmera do seu smartphone ou tablet para a imagem acima.

CAPÍTULO 38

HIPOPARATIREOIDISMO

Débora Lúcia Seguro Danilovic ▪ Felipe Augusto Brasileiro Vanderlei

PONTOS-CHAVE

1. O hipoparatireoidismo pode acontecer em qualquer cirurgia que aborde o compartimento centra/visceral do pescoço e é a complicação mais frequente no pós-operatório da tireoidectomia total.
2. Conhecimento anatômico e técnica cirúrgica apurada são primordiais para minimizar as complicações cirúrgicas.
3. A dosagem precoce de PTH pode auxiliar na identificação dos pacientes em maior risco.
4. Identificar os pacientes em risco, avaliar sinais e sintomas e iniciar tratamento precoce prevenirá o desenvolvimento de quadros graves e até fatais de hipocalcemia.
5. O tratamento é feito com suplementação de cálcio e vitamina D. Nos casos graves/muito sintomáticos há necessidade de suplementação endovenosa de cálcio.

O hormônio da paratireoide (PTH) regula o cálcio sérico atuando diretamente no osso e rim e indiretamente, pela ação da vitamina D, no trato gastrointestinal. Podemos definir o hipoparatireoidismo, de forma simples, como a impossibilidade das glândulas paratireoides em manter a homeostase do cálcio.[1] A urgência relacionada com deficiência do PTH (hipoparatireoidismo) é a hipocalcemia, ou seja, nível sérico de cálcio abaixo da normalidade. A manutenção da estabilidade dos níveis de cálcio extracelular é muito importante devido à grande sensibilidade de diversos órgãos, como o sistema nervoso central, músculos e sistema endócrino, entre outros, às pequenas variações da calcemia.[2] A hipocalcemia, possui amplo espectro de manifestações clínicas, desde sintomas inespecíficos como mal-estar ou parestesia nos quadros leves, até convulsões e parada cardiorrespiratória, com risco de morte, nos quadros mais graves.[3] A queda dos valores séricos do cálcio é a complicação mais comum e está entre as potencialmente mais perigosas após tireoidectomia total.[4] É essencial que os diversos profissionais de saúde que participam dos cuidados aos pacientes em emergências clínicas, saibam suspeitar, diagnosticar e tratar de forma adequada os pacientes com hipocalcemia decorrente do hipoparatireoidismo.

PARATIREOIDES

As glândulas paratireoides foram identificadas pela primeira vez em 1850 por Richard Owen, biólogo do zoológico de Londres, em um rinoceronte indiano.[5] Em 1880, o estudante de medicina Sueco, Ivar Sandström, nomeou as glândulas como paratireoides, após identificá-las em cachorros, gatos, coelhos, bois, cavalos e, posteriormente, em humanos.[6]

Geralmente em número de quatro, as paratireoides são minúsculas glândulas, com aproximadamente 5 mm no maior diâmetro e com origem no endoderma. As glândulas superiores são derivadas da quarta bolsa faríngea e as inferiores da terceira. Devido ao maior trajeto de migração durante a vida embrionária, as glândulas inferiores possuem maior variabilidade de localização anatômica.[7]

Apesar de eventual distância anatômica, as paratireoides superiores e inferiores são irrigadas preferencialmente por ramos da artéria tireoidiana inferior, mas as paratireoides superiores podem também receber irrigação de ramos da artéria tireoidiana superior (Fig. 38-1).

O conhecimento anatômico e embriológico das glândulas paratireoides é crucial para evitar complicações pós-operatórias durante abordagens do compartimento central do pescoço.[8]

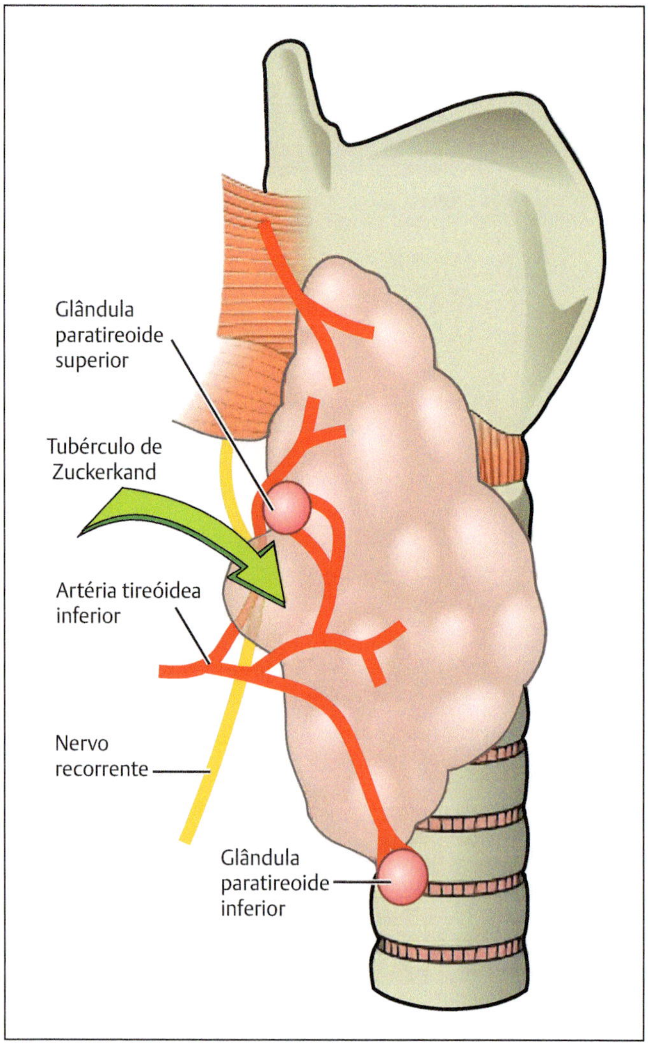

Fig. 38-1. Vascularização das glândulas paratireoides. (Fonte: Kowalski LP, Bento RF, Voegels RL, Araujo Filho VJF. Guia Prático de Otorrinolaringologia e Cirurgia de Cabeça e Pescoço. Rio de Janeiro: Thieme Revinter; 2024.)

HORMÔNIO DA PARATIREOIDE

O PTH, isolado e purificado pela primeira vez em 1959, é um peptídeo com 84 aminoácidos, produzido, a partir de formas precursoras, nas células principais das glândulas paratireoides. Possui uma porção aminoterminal (H_2N 1-34) necessária para sua atividade biológica e outra, carboxiterminal (35-84 COOH) sem função biológica conhecida. A função do PTH é controlar a concentração de cálcio ionizado no sangue e fluidos extracelulares. Além das paratiroides, outros órgãos como os ossos, rins e intestino, também participam da homeostase do cálcio.[9]

As glândulas paratiroides possuem receptores de superfície, sensíveis à concentração de cálcio, que controlam a síntese e secreção do PTH. Este hormônio aumenta o cálcio sanguíneo, mobilizando o cálcio do osso e aumentando o seu *turnover*. No rim, o PTH aumenta a reabsorção tubular de cálcio, diminui a de fósforo e aumenta a conversão de 25(OH)vitamina D (calcidiol) para 1,25$(OH)_2$ vitamina D (calcitriol) que, no intestino, aumenta a absorção de cálcio.[9]

A molécula intacta de PTH tem meia-vida muito curta, por volta de 2 minutos, e seu metabolismo é feito principalmente no fígado (70%) e nos rins (20%).

Atualmente dispomos de métodos com resultados rápidos para avaliar a concentração sérica do PTH, o que contribui bastante nos cuidados dos pacientes em risco de desenvolver hipoparatireoidismo e, consequente, hipocalcemia.

ETIOLOGIA

O hipoparatireoidismo tem como principal causa a lesão direta das glândulas paratireoides, podendo ocorrer durante abordagens do compartimento central/visceral do pescoço, como cirurgias de tireoide, paratireoide e cirurgias radicais para neoplasias malignas no pescoço. Durante esses procedimentos, pode haver lesão direta, ressecção de uma ou mais paratireoides ou apenas alteração no suprimento sanguíneo levando a perda, temporária ou definitiva, de função das glândulas paratireoides.[10,11] Outras causas, menos comuns, incluem destruição das paratireoides imunomediada, destruição das glândulas por infiltração neoplásica, irradiação do pescoço e doenças genéticas que afetam o desenvolvimento das paratireoides ou a produção do PTH.[11] Dentro dos objetivos desse livro e capítulo, focaremos principalmente nas emergências, que estão, principalmente, relacionadas com os procedimentos cirúrgicos.

EPIDEMIOLOGIA

A incidência de hipoparatireoidismo e hipocalcemia pós-tireoidectomia varia bastante na literatura (0,33% a 65%), principalmente, devido à variedade de definições e critérios utilizados nos diferentes centros.[4,11] O hipoparatireoidismo transitório (que se resolve em até 6 meses) é certamente comum, porém, na grande maioria dos pacientes, é resolvido após algumas semanas de observação e suplementação de cálcio e vitamina D. Os pacientes em maior risco são aqueles submetidos à tireoidectomia total e paratireoidectomia total se comparados aos indivíduos tratados com procedimentos parciais. Quando há necessidade de esvaziamento cervical para a retirada de linfonodos do compartimento central do pescoço, o risco de hipoparatireoidismo transitório e persistente (mantido após 6 meses depois do procedimento) também aumenta.[12,13]

QUADRO CLÍNICO

Na hipocalcemia aguda, os sintomas mais comuns estão relacionados com a irritabilidade neuromuscular, mas podem ser bastante variáveis e dependem, em parte, da velocidade na mudança da calcemia, do valor do cálcio sérico e da sensibilidade do paciente. Para o mesmo valor de cálcio sérico, pacientes distintos podem ter muitos ou nenhum sintoma.[10] As principais manifestações clínicas são parestesia, dormência ou formigamento nas extremidades (perioral, mãos e pés), espasmos musculares evoluindo até tetania, convulsões, laringoespasmo e parada cardiorrespiratória, caso não seja feito o tratamento adequado.

Alguns pacientes podem ser assintomáticos ou apresentar queixas vagas como mal-estar. Nesses indivíduos, o exame clínico com observação dos sinais de Chvostek ou Trousseau sugerem o diagnóstico e a necessidade de medida do cálcio sérico. O sinal de Chvostek pode estar presente em até 25% dos indivíduos normais, o de Trousseau é mais específico, sendo observado em apenas 1% dos indivíduos saudáveis.[14]

Nos pacientes com hipocalcemia crônica, parestesia, dormência e sensação de formigamento são as manifestações clínicas mais frequentes, especialmente no contexto da hipoparatireoidismo persistente após procedimento cirúrgico.[14] Esses pacientes podem apresentar complicações tardias do hipoparatireoidismo, como cálculos renais, nefrocalcinose, calcificações no sistema nervoso central, depressão, transtorno bipolar e catarata. Também a longo prazo, os pacientes com hipocalcemia apresentam maior risco de doenças cardiovasculares.

Do ponto de vista laboratorial, os pacientes com hipoparatireoidismo geralmente apresentam PTH e cálcio sérico baixos com fósforo acima ou próximo do limite superior da normalidade. O nadir do cálcio ocorre após 24 horas do procedimento cirúrgico, mas, como o PTH tem meia-vida muito curta, a queda ocorre precocemente e a medida do PTH pode ser usada para predizer o paciente em maior risco de desenvolver sintomas de hipocalcemia.[1,11,15]

TRATAMENTO

O objetivo principal é o controle dos sintomas e das complicações relacionadas com hipocalcemia, evitando a hipercalcemia, mantendo a cálcio sérico próximo do limite inferior da normalidade e o fósforo sérico normal. Para isso há necessidade de suplementação de cálcio e, em alguns pacientes, também de vitamina D.

Nos serviços com disponibilidade de PTH com resultado no pós-operatório imediato, pode-se fazer a triagem dos pacientes em maior risco de desenvolver sintomas de hipocalcemia. No Serviço de Cirurgia de Cabeça e Pescoço do Hospital das Clínicas da Faculdade de Medicina da Universidade de São Paulo, utilizamos o limite inferior da normalidade do método, em exame colhido 1 hora após a cirurgia, para determinar pacientes em maior risco. Estes recebem suplementação de cálcio com ou sem vitamina D baseado no valor do PTH. Outros protocolos podem ser utilizados, como a coleta seriada de cálcio ou medida do PTH em outros momentos com resultados satisfatórios ou até a suplementação de cálcio e vitamina D para todos os pacientes. O importante é utilizar o método mais adequado para cada serviço.[11,15-19]

No pós-operatório, é importante observar os sinais e sintomas de hipocalcemia. Conhecendo riscos e quadro clínico inicial é bastante incomum o aparecimento de hipocalcemia severa, manifestada clinicamente com tetania, convulsões, laringoespasmo, brocoespasmo, bradicardia, prolongamento do intervalo QT até insuficiência cardíaca. Para esses pacientes com crise hipocalcêmica, há necessidade de cálcio endovenoso. O gluconato de cálcio 10% é o sal mais utilizado e contém aproximadamente 90 mg de cálcio elementar em 10 mL de solução. Deve-se administrar 10 a 20 mL de gluconato de cálcio 10% diluídos em 100 mL de soro fisiológico lentamente (20 a 30 minutos), pois a infusão rápida pode causar flebite ou induzir a arritmia cardíaca. O efeito do cálcio endovenoso diminui após 2 horas, portanto, em pacientes de risco, há necessidade de infusão endovenosa contínua de cálcio. Uma sugestão é preparar uma solução com 10 ampolas de gluconato de cálcio 10% em 1 litro de soro fisiológico ou soro glicosado 5%. Geralmente os pacientes necessitam de 0,5 a 1,5 mg/kg de cálcio elementar por hora. A velocidade de infusão vai depender dos sintomas e medida do cálcio sérico que deve ser medido periodicamente (cada 6 a 8 horas) com objetivo de ficar próximo ao limite inferior da normalidade. Suplementação oral de cálcio e calcitriol deve ser iniciada junto com a endovenosa, desde que o paciente tenha condição de ingerir a medicação.[11,20]

Pacientes assintomáticos ou com sintomas leves de hipocalcemia, podem ser tratados de acordo com os níveis séricos de cálcio total. Nas hipocalcemias mais graves (cálcio total < 7,5 mg/dL), iniciar bomba de infusão contínua de gluconato de cálcio e repetir dosagem sérica de cálcio após 6 horas. Se calcemia > 8,5 mg/dL, reduzir infusão em 50% até suspensão, se cálcio sérico entre 7,5-8,5 mg/dL, manter a mesma velocidade de infusão e, se cálcio < 7,5 mg/dL, aumentar a velocidade de infusão. Simultaneamente, introduzir carbonato de cálcio oral em doses de 2 a 3 g de cálcio elementar, fracionado em 3 a 4 vezes ao dia, e calcitriol 0,5 a 0,75 mcg cada 8 horas, programando, se possível, redução gradual cada 48 horas. Níveis séricos de cálcio total e fósforo devem ser reavaliados, pelo menos, a cada 12 horas, permitindo ajuste da suplementação. Nas hipocalcemias mais leves (cálcio total 7,5 a 8 mg/dL), principalmente se paciente sintomático, deve-se introduzir carbonato de cálcio oral em doses de 2 a 3 g de cálcio elementar ao dia, fracionado, e calcitriol 0,25 a 0,5 mcg cada 12 horas. Com a normalização dos níveis séricos de cálcio, pode se considerar redução gradual da suplementação de cálcio e calcitriol. A retirada gradativa pode ser feita de forma ambulatorial, esperando a recuperação das paratireoides.

Importante também monitorizar a magnésio sérico, pois a hipomagnesemia dificulta a correção da hipocalcemia.

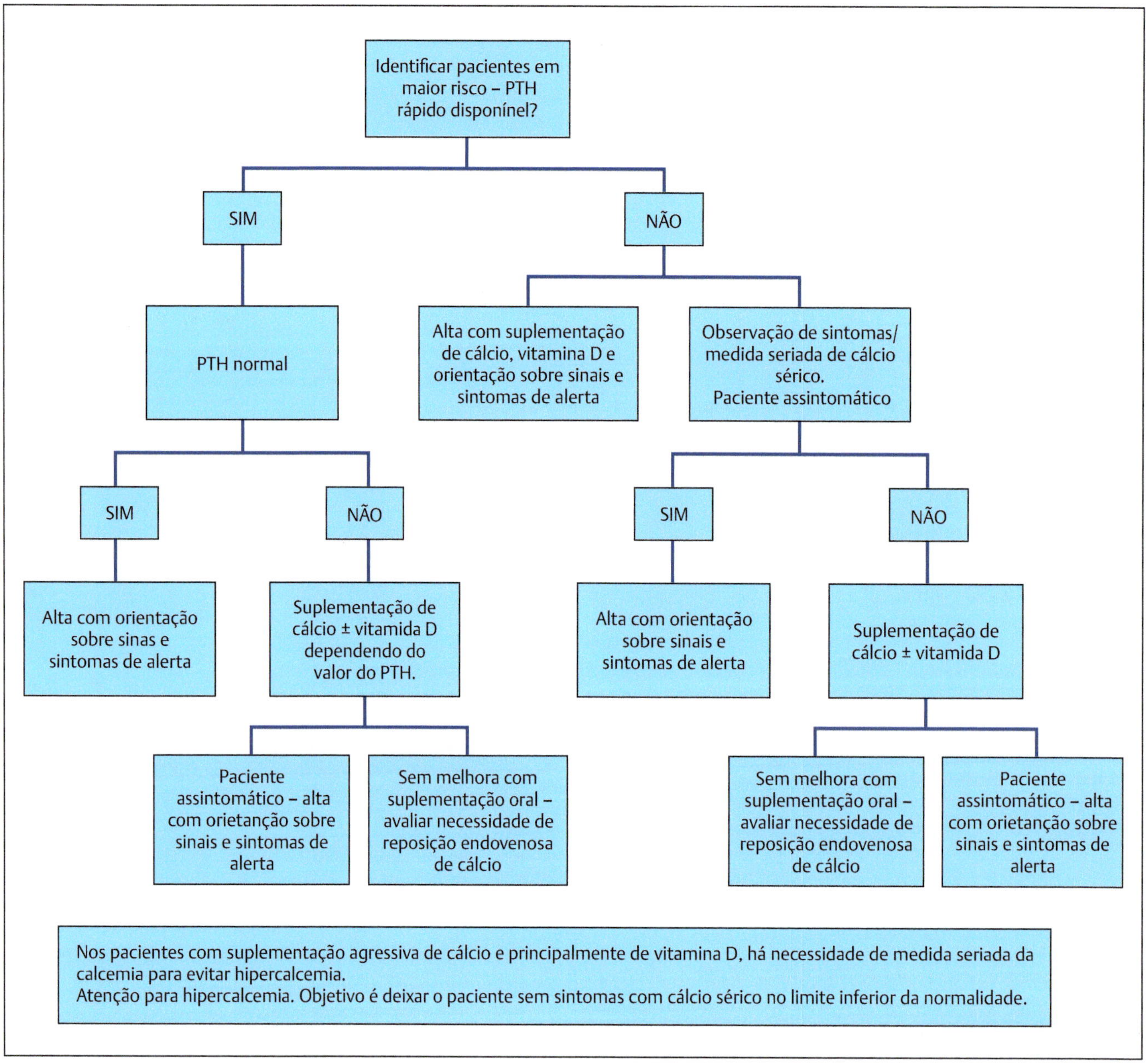

Fluxograma 38-1. Manejo do paciente com hipocalcemia.

REFERÊNCIAS BIBLIOGRÁFICAS

1. Walker Harris V, Jan De Beur S. Postoperative Hypoparathyroidism: Medical and Surgical Therapeutic Options. Thyroid. 2009;19(9):967-973.
2. Bilezikian JP, Brandi ML, Cusano NE, Mannstadt M, Rejnmark L, Rizzoli R, et al. Management of hypoparathyroidism: Present and future. J Clin Endocrinol Metab. 2016;101(6):2313-2324.
3. Bove-Fenderson E, Mannstadt M. Hypocalcemic disorders. Best Pract Res Clin Endocrinol Metab. 2018;32(5):639-656.
4. Mehanna HM, Jain A, Randeva H, Watkinson J, Shaha A. Postoperative hypocalcemia--the difference a definition makes. Head Neck. 2009;32(3):279-283.
5. Owen R. On the anatomy of the Indian Rhinoceros (Rh. Unicornis, L). Trans Zool Soc L. 1862;4:31-58.
6. Sandström I. On a new gland in man and several mammals (glandulae parathyroideae). Ups Läk Förh. 1880;15:441.
7. Peissig K, Condie BG, Manley NR. Embryology of the Parathyroid Glands. Endocrinol Metab Clin North Am. 2018;47(4):733-742.
8. Bliss RD, Gauger PG, Delbridge LW. Surgeon's approach to the thyroid gland: Surgical anatomy and the importance of technique. World J Surg. 2000;24(8):891-897.
9. Potts JT. Parathyroid hormone: past and present. J Endocrinol. 2005;187(3):311-325.
10. Bilezikian JP. Hypoparathyroidism. J Clin Endocrinol Metab. 2020;105(6):1722-1736.
11. Maeda SS, Moreira CA, Borba VZC, Bandeira F, Farias MLF, Borges JLC, et al. Diagnosis and treatment of hypoparathyroidism: a position statement from the Brazilian Society of Endocrinology and Metabolism. Arch Endocrinol Metab. 2018;62(1):106-124.
12. Pereira JA, Jimeno J, Miquel J, Iglesias M, Munné A, Sancho JJ, et al. Nodal yield, morbidity, and recurrence after central

neck dissection for papillary thyroid carcinoma. Surgery. 2005;138(6):1095-1101.

13. White ML, Gauger PG, Doherty GM. Central Lymph Node Dissection in Differentiated Thyroid Cancer. World J Surg. 2007;31(5):895-904. 6
14. Pepe J, Colangelo L, Biamonte F, Sonato C, Danese VC, Cecchetti V, et al. Diagnosis and management of hypocalcemia. Endocrine. 2020;69(3):485-495.
15. Vanderlei FA, Vieira JG, Hojaij FC, Cervantes O, Kunii IS, Ohe MN, et al. Parathyroid hormone: an early predictor of symptomatic hypocalcemia after total thyroidectomy. Arq Bras Endocrinol Metab. 2012;56(3):168-172.
16. Alhefdhi A, Mazeh H, Chen H. Role of Postoperative Vitamin D and/or Calcium Routine Supplementation in Preventing Hypocalcemia After Thyroidectomy: A Systematic Review and Meta-Analysis. Oncologist. 2013;18(5):533-542.
17. Lombardi CP, Raffaelli M, Princi P, Santini S, Boscherini M, De Crea C, et al. Early prediction of postthyroidectomy hypocalcemia by one single iPTH measurement. Surgery. 2004;136(6):1236-1241.
18. Lombardi CP, Raffaelli M, Princi P, Dobrinja C, Carrozza C, Di Stasio E, et al. Parathyroid hormone levels 4 hours after surgery do not accurately predict post-thyroidectomy hypocalcemia. Surgery. 2006;140(6):1015-1016.
19. Noordzij JP, Lee SL, Bernet VJ, Payne RJ, Cohen SM, McLeod IK, et al. Early prediction of hypocalcemia after thyroidectomy using parathyroid hormone: an analysis of pooled individual patient data from nine observational studies. J Am Coll Surg. 2007;205(6):748-754.
20. Walker Harris V, Jan De Beur S. Postoperative hypoparathyroidism: medical and surgical therapeutic options. Thyroid. 2009;19(9):967-973.

EMERGÊNCIA HIPERCALCÊMICA

CAPÍTULO 39

Regina Matsunaga Martin ▪ Fábio Luiz de Menezes Montenegro

PONTOS-CHAVE

Classificação da hipercalcemia quanto à sua gravidade

- Hipercalcemia leve:
  - Ca total acima do limite da normalidade até 11,9 mg/dL (2,99 mmol/L); ou
  - Ca iônico acima do limite da normalidade até 7,9 mg/dL (1,99 mmol/L).
- Hipercalcemia moderada:
  - Ca total de 12 a 13,9 mg/dL (3 a 3,49 mmol/L); ou
  - Ca iônico de 8,0 a 9,99 mg/dL (2 a 2,49 mmol/L).
- Hipercalcemia grave ou emergência hipercalcêmica:
  - Ca total ≥ 14 mg/dL (3,5 mmol/L);
  - Ca iônico ≥ 10 mg/dL (2,5 mmol/L).

Etiologias das hipercalcemias

- Dependentes de PTH (PTH > 30 pg/mL):
  - Hiperparatireoidismo primário (principal causa deste grupo);
  - Hiperparatireoidismo terciário;
  - Produção ectópica de PTH por tumores malignos (extremamente rara).
- Independentes de PTH (PTH < 20 pg/mL):
  - Hipercalcemia da malignidade (principal causa deste grupo): por PTHrP elevado, lesão óssea lítica ou excesso de calcitriol;
  - Intoxicação exógena por vitamina D (colecalciferol ou calcitriol);
  - Doenças granulomatosas infecciosas, inflamatórias ou causadas por corpo estranho (p. ex., injeções de cosméticos);
  - Imobilização (particularmente em jovens);
  - Doenças endócrinas adquiridas (tireotoxicose, feocromocitoma, insuficiência adrenal e acromegalia) e genéticas (mutação ativadora do receptor de PTH e a deficiência da 24 hidroxilase).

Quadro clínico da emergência hipercalcêmica

- Poliúria (por resistência reversível à ação do hormônio antidiurético) com consequente desidratação, polidipsia podendo evoluir para injúria renal aguda ou piora de função renal; náuseas, vômitos e episódios de pancreatite alitiásica;
- Fraqueza muscular, hiporreflexia, letargia até confusão mental e coma;
- Alterações do ritmo cardíaco tais como prolongamento do intervalo PR, encurtamento do intervalo QT, alargamento do complexo QRS e arritmias;

Manejo da emergência hipercalcêmica

- Medidas essenciais:
  - Hidratação intravenosa para correção da volemia;
  - Drogas antirreabsortivas ósseas;
  - Bisfosfonatos parenterais (pamidronato ou ácido zoledrônico);
  - Denosumabe.
- Medidas adicionais:
  - Diuréticos de alça;
  - Calcitonina;
  - Cinacalcete;
  - Glicorticoides;
  - Cetoconazol;
  - Diálise.
- Tratamento da causa primária:
  - Paratireoidectomia;
  - Tratamento do câncer.

INTRODUÇÃO

O cálcio é um elemento essencial à vida dos seres humanos por participar na sinalização intracelular, condução nervosa, contração muscular, secreção de hormônios, mineralização óssea, entre tantos outros processos biológicos.[1]

Apenas 1% do cálcio corporal encontra-se no meio extracelular, podendo ser dosado no sangue sob a forma de cálcio total ou iônico (cálcio biologicamente ativo). Em condições fisiológicas, em torno de 50% do cálcio total encontra-se ionizado; o restante está ligado à albumina e a imunoglobulinas (40-45%) ou complexado com ânions (5-10%). Variações no pH sanguíneo, assim como do conteúdo proteico, podem alterar os valores de cálcio iônico e sérico respectivamente.[1]

De modo geral, as concentrações normais de cálcio total e iônico variam de 8,5 a 10,5 mg/dL (2,12 a 2,62 mmol/L) e 4,8 a 5,6 mg/dL (1,20 a 1,40 mmol/L), respectivamente, podendo haver pequenas variações conforme o ensaio utilizado na dosagem.[1]

DIAGNÓSTICO

Define-se hipercalcemia quando as dosagens de cálcio sérico encontram-se acima de dois desvios-padrão da média da população. Os sintomas e sinais de hipercalcemia são determinados pela gravidade da hipercalcemia e pela taxa de incremento das concentrações de cálcio. A presença de sintomas e sinais de hipercalcemia sugere casos mais graves.

Por outro lado, hipercalcemia leve e crônica costuma ser assintomática e descoberta incidentalmente.[1]

Embora não haja uma classificação universalmente aceita para se definir hipercalcemia leve, moderada e grave, a mais utilizada define hipercalcemia leve quando os valores de cálcio total estão acima do limite da normalidade até 11,9 mg/dL (2,99 mmol/L) ou cálcio iônico acima do limite da normalidade até 7,9 mg/dL (1,99 mmol/L); hipercalcemia moderada para valores de cálcio de 12 a 13,9 mg/dL (3 a 3,49 mmol/L) ou cálcio iônico de 8 a 9,99 mg/dL (2 a 2,49 mmol/L) e hipercalcemia grave para valores de cálcio total igual ou superior a 14 mg/dL (3,5 mmol/L) ou cálcio iônico igual ou superior a 10 mg/dL (2,5 mmol/L).[2]

EPIDEMIOLOGIA

A hipercalcemia afeta cerca de 1% da população geral e em torno de 2% dos pacientes oncológicos. Aproximadamente 90% dos indivíduos com hipercalcemia apresentam como etiologia o hiperparatireoidismo primário (HPP) ou a hipercalcemia da malignidade.[1,3,4] Tendo em vista este cenário, na avaliação do paciente com hipercalcemia é importante determinar sua duração (aguda ou crônica), apresentação (sintomática ou assintomática) e gravidade. Enquanto a pré-existência de doença oncológica deve direcionar para a hipercalcemia da malignidade, o relato de uso de vitamina D, doenças granulomatosas e afins, direcionam o raciocínio para intoxicação por vitamina D e/ou excesso de calcitriol.[1]

No exame físico de um paciente com hipercalcemia, a detecção de massa palpável na região cervical deve levantar a suspeita de carcinoma de paratireoide, assim como a presença de linfadenomegalia sugere a possibilidade de doenças granulomatosas ou linfoma. Fraturas patológicas e lesões ósseas devem ser investigadas quanto à possibilidade de metástases ósseas ou tumores marrons comuns em casos de hiperparatireoidismo grave e até mesmo fraturas vertebrais por osteomalácia secundária a um HPP grave. Histórico familiar de hipercalcemia levanta suspeita de hiperparatireoidismo primário genético, por exemplo.[1]

Em relação à dosagem laboratorial, recomenda-se confirmar a hipercalcemia com uma segunda medida. Baixos níveis de albumina podem mascarar uma hipercalcemia, enquanto níveis elevados de albumina podem resultar em pseudo-hipercalcemia; nesses casos, a medida de cálcio iônico é mais acurada, mas também é possível a utilização da fórmula do cálcio corrigido para melhor avaliação do cálcio total onde: cálcio corrigido = cálcio total dosado + [(4,0 – albumina) × 0,8], sendo que a unidade de medida da albumina deve ser expressa em g/dL e do cálcio total em mg/dL. Algoritmos para o ajuste de albumina são largamente utilizados, mas sua acurácia é limitada na presença de doença renal, distúrbios ácido-base e alterações aniônicas. Nestas situações, prefere-se a dosagem do cálcio iônico.[1]

ETIOLOGIA

Diante da hipercalcemia, o próximo passo é a dosagem do paratormônio (PTH) que permitirá discriminar sua etiologia em causas PTH dependentes e PTH independentes.[1,4] Habitualmente são utilizados ensaios de segunda geração para a dosagem de PTH e classificamos hipercalcemia PTH dependente quando os valores de PTH encontram-se acima de 30 pg/mL. Hipercalcemia com PTH abaixo de 20 pg/mL configuram as hipercalcemias PTH independentes.[1,4] Hipercalcemia com PTH entre 20 e 30 pg/mL pertencem a uma zona cinzenta e devem ser avaliados evolutivamente.

A principal causa de hipercalcemia PTH dependente é o hiperparatireoidismo primário (HPP) que pode ser classificado em esporádico (80-85% dos casos), familial ou genético (10-15% dos casos) e o carcinoma de paratireoide que corresponde a aproximadamente 1% dos casos.[5]

O hiperparatireoidismo primário genético pode ser sindrômico ou não sindrômico. As etiologias sindrômicas são causadas por mutações germinativas inativadoras em genes supressores tumorais (a saber, *MEN1*, *CDKN1B*, *MAX* e *CDC73* que causam respectivamente as neoplasias endócrinas múltiplas (NEM) tipo 1, 4 e 5 e a síndrome do hiperparatireoidismo associada a tumor de mandíbula – esta última com risco 15 vezes maior de desenvolvimento de carcinoma de paratireoide) ou no gene *RET* que determina a NEM tipo 2. De todas essas causas, a mais prevalente é a NEM tipo 1.[5]

Entre as etiologias não sindrômicas temos a hipercalcemia hipocalciúrica familiar (HHF) tipo 1, 2 e 3 causada respectivamente por mutações inativadoras em heterozigose nos genes *CASR*, *GNA11* e *AP2S1*. Não se sabe qual a prevalência da HHF na população geral, visto que é uma condição geralmente assintomática e flagrada após a detecção de hipercalcemia em exames laboratoriais solicitados de rotina. No entanto, seu reconhecimento é importante porque geralmente se trata de uma condição benigna sem necessidade de tratamento cirúrgico; exceção à regra é a condição de hiperparatireoidismo neonatal grave causado por mutações inativadoras em homozigose ou em heterozigose composta no *CASR* resultando em hipercalcemia grave no período neonatal e que pode ser fatal se não reconhecida e tratada a tempo. Mais recentemente, mutações ativadoras no gene *GCM2* têm sido descritas como causa de hiperparatireoidismo familial isolado.[5]

Além do HPP, outras causas de hipercalcemia PTH dependente incluem o hiperparatireoidismo terciário e a produção ectópica de PTH por tumores malignos, condição extremamente rara.[1] O HPP é a etiologia mais comum de hipercalcemia identificada em pacientes ambulatoriais, cursando geralmente com hipercalcemia leve ou moderada e concentrações elevadas de PTH, ou PTH inapropriadamente normal. Apenas cerca de 20% dos casos de HPP são sintomáticos e podem manifestar-se em decorrência da crise hipercalcêmica, mais comumente no carcinoma de paratireoide e mais raramente nos casos de HPP esporádicos e familiais.[5]

Por sua vez, a principal causa de hipercalcemia PTH independente é a malignidade, sendo mais frequentemente encontrada em pacientes hospitalizados e apresenta pior prognóstico. Historicamente, os mecanismos que explicam a hipercalcemia neste grupo de pacientes são: A) produção de PTHrP (proteína relacionada com o paratormônio) pelo tumor maligno (a saber: tumores epiteliais de cabeça e pescoço, neoplasias de pulmão, rim e mama entre outros) sendo o mecanismo mais frequente; B) aumento da atividade da 1 alfa hidroxilase por neoplasias hematológicas (especialmente os linfomas), resultando em aumento das concentrações séricas de 1,25 diidroxi-vitamina D (calcitriol) sendo o mais raro e, C) lesões osteolíticas (particularmente causadas pelo mieloma múltiplo, neoplasias de mama, pulmão e rim entre outros). Os dois primeiros mecanismos também são conhecidos como mecanismo humoral.[1,3]

Além da hipercalcemia da malignidade, outras causas de hipercalcemia PTH independente incluem:

A) Intoxicação exógena por vitamina D sendo mais comum por uso de doses extra fisiológicas inadvertidas de colecalciferol e menos frequente por dose excessiva de calcitriol.
B) Doenças granulomatosas infecciosas, inflamatórias ou causadas por corpo estranho (p. ex., injeção de óleo de parafina, silicone e outros cosméticos).
C) Imobilização (particularmente em jovens).
D) Doenças endócrinas adquiridas (tireotoxicose, feocromocitoma, insuficiência adrenal e acromegalia) e genéticas como a síndrome de Jansen (mutação ativadora do receptor de PTH) e a deficiência da 24 hidroxilase sendo este último grupo bastante raro.[1] Inúmeras outras condições mais raras são relatadas na literatura médica.[6]

A hipercalcemia leve é tipicamente assintomática ou caracterizada por sintomas inespecíficos como obstipação intestinal, distúrbios de humor, alteração de sono e outros sintomas inespecíficos. Por sua vez, a hipercalcemia moderada pode ser bem tolerada, particularmente se apresentar curso insidioso e crônico.[1] No entanto, a hipercalcemia grave ou de surgimento repentino geralmente é sintomática, cursando com poliúria (resistência reversível à ação do hormônio antidiurético) com consequente desidratação e polidipsia. Do ponto de vista gastrointestinal, resultam em náuseas, vômitos e até mesmo episódios de pancreatite alitiásica. Os vômitos e poliúria não compensados, particularmente em indivíduos idosos ou mais vulneráveis, agravam a desidratação, podendo levar a estados torporosos, bem como injúria renal aguda. Fraqueza muscular, hiporreflexia, letargia e confusão mental também podem ser observadas, além de alterações do ritmo cardíaco tais como prolongamento do intervalo PR, encurtamento do intervalo QT, alargamento do complexo QRS, e arritmias.[1] Estas manifestações caracterizam a emergência hipercalcêmica que é uma condição de ameaça à vida, devendo ser prontamente tratada muitas vezes antes mesmo de sabermos a sua etiologia.[1]

A maioria dos pacientes com hipercalcemia grave estão gravemente desidratados, levando à redução da taxa de filtração glomerular e limita a capacidade dos rins em excretar cálcio. Por isso, a medida inicial do tratamento requer hidratação vigorosa independente da etiologia com infusão intravenosa (IV) de solução salina isotônica de 200 a 300 mL/hora com objetivo de produção de urina de 100 a 150 mL/hora. A oferta de sódio no túbulo renal distal promove excreção de cálcio.[1]

Na tentativa de aumentar a excreção de cálcio, o uso de diuréticos de alça como a furosemida tem sido empregado depois que a volemia é corrigida. No entanto, além de poder causar distúrbios eletrolíticos, uma revisão, incluindo ensaios clínicos randomizados controlados, um estudo prospectivo, revisões sistemáticas e meta-análises, mostrou resultados limitados ou ausência de evidência do uso da furosemida no controle da hipercalcemia.[7] Por outro lado, sua utilização pode ser útil em pacientes cardiopatas e/ou comprometimento renal significativo para o manejo da volemia.[4] A administração de infusão de solução salina com ou sem diurético de alça geralmente reduz 1 a 2 mg/dL dos valores do cálcio total, mas seu efeito é transitório a menos que medidas adicionais sejam adotadas.[3]

Na emergência hipercalcêmica, a reabsorção óssea também está invariavelmente aumentada quer seja pelos elevados níveis de PTH (nos casos dependentes de PTH), quer seja em consequência dos valores aumentados de PTHrP, calcitriol ou por lesão lítica óssea (nos casos de independentes de PTH) tornando-se essencial a utilização de drogas antirreabsortivas ósseas.[1,3,4]

CONDUTA

Bisfosfonatos parenterais (pamidronato e ácido zoledrônico) são inibidores potentes da reabsorção óssea permitindo melhor controle da hipercalcemia; podem ser iniciados concomitantemente ou pouco após iniciada a hidratação visto que estas drogas requerem 24 a 36 horas para reduzirem a calcemia.[1,4]

Uma dose de ácido zoledrônico 4 mg tem eficácia superior ao pamidronato 90 mg no tratamento da hipercalcemia moderada ou grave conforme avaliação de dois estudos controlados randomizados (RCTs) totalizando 287 pacientes com hipercalcemia da malignidade promovendo queda mais acentuada da calcemia e por um tempo mais prolongado (30 dias com ácido zoledrônico e 17 dias com pamidronato).[8] RCTs para o tratamento da hipercalcemia por outras causas não são disponíveis, mas séries e relatos de casos suportam resultados semelhantes para a crise hipercalcemia do HPP ou por outras causas.[1]

Na recorrência da hipercalcemia, o ácido zoledrônico e o pamidronato podem ser administrados novamente após cerca de 7 dias ou se a hipercalcemia persistir e medidas mais específicas não puderem ser iniciadas.[1]

Febre e mialgia (sintomas *flu-like*) são efeitos colaterais comumente relatados logo após a infusão de bisfosfonatos parenterais e são transitórios. Bisfosfonatos parenterais também são associados à glomeruloesclerose segmental focal e necrose tubular aguda, mas raramente resultam em insuficiência renal e diálise; porém, a ocorrência de doença renal pré-existente aumenta esta susceptibilidade.[1] Por este motivo, essas medicações são contraindicadas em pacientes com *clearance* de creatinina abaixo de 30 mL/min/1,73 m². Por outro lado, é importante reconhecer que a hipercalcemia grave agrava a função renal, particularmente quando associada à desidratação, e que o uso dos bisfosfonatos, ao melhorar a calcemia, costuma melhorar a função renal. Portanto, ao assegurarmos uma hidratação adequada, utilizando doses menores (3 mg de ácido zoledrônico ou 15 a 60 mg de pamidronato) e/ou reduzindo velocidade de infusão dos bisfosfonatos, o risco de lesão renal causado pelo medicamento deve ser reduzido e se torna uma opção para os pacientes com função renal comprometida.[1]

A calcitonina inibe a reabsorção óssea e aumenta a excreção renal de cálcio. Como seu início de ação é imediato e seu efeito é observado em poucas horas, costuma ser indicada para uso simultaneamente à hidratação enquanto se aguarda a ação dos bisfosfonatos parenterais, cujo efeito é notado após 24 a 48 horas da sua administração. Seu uso costuma ser descontinuado após 48 horas quando se desenvolve taquifilaxia e costuma ser pouco empregada no nosso meio por pouca disponibilidade e resultados modestos.[1,4]

O denosumabe é um anticorpo monoclonal humano que se liga ao RANKL (*receptor activator of nuclear factor κB ligand*) impedindo a ligação do RANKL ao RANK (*receptor activator of nuclear factor κB*) promovendo inibição significativa da atividade osteoclástica e reduzindo drasticamente a reabsorção óssea. Como essa droga não é eliminada pelos rins e não apresenta toxicidade renal, é considerado tratamento de escolha para os pacientes com função renal comprometida que não podem receber bisfosfonatos.[3]

Duas pequenas séries de casos totalizando 14 indivíduos com HPP e crise hipercalcêmica mostraram que o denosumabe 60 mg subcutâneo (SC) conseguiu reduzir a calcemia eficientemente em pacientes sem condições clínicas de serem submetidos a paratireoidectomia.[1]

Para pacientes oncológicos refratários à hipercalcemia com bisfosfonatos, recomenda-se denosumabe na dose de 120 mg. Denosumabe 120 mg se mostrou superior ao ácido zoledrônico 4 mg a cada 4 semanas na prevenção da hipercalcemia em um estudo envolvendo 1.026 mulheres com câncer de mama. Também é mais efetivo para o carcinoma de paratireoide com hipercalcemia refratária.[1]

Embora o denosumabe seja considerado droga de escolha para pacientes com *clearance* de creatinina abaixo de 30 mL/min/1,73 m², não existem dados que indiquem que o denosumabe seja preferencial ao bisfosfonatos parenterais no tratamento da hipercalcemia aguda.[1] Como pacientes com deficiência de vitamina D e/ou doença renal crônica (DRC) apresentam risco aumentado de hipocalcemia após uso de denosumabe, recomenda-se a dose de 60 mg ou dose titulada por peso (0,3 mg/kg), particularmente em pacientes virgens de tratamento com bisfosfonatos e com hipercalcemia moderada.[1]

Os glicocorticoides inibem a absorção intestinal de cálcio, aumentam a excreção renal de cálcio, inibem a 1 alfa hidroxilase e aumentam a 24 hidroxilase. Por esses motivos são indicados no tratamento da hipercalcemia por intoxicação por vitamina D, doenças granulomatosas não infecciosas e em linfomas com níveis elevados de calcitriol. Normalmente utilizam-se 20 a 40 mg/dia de prednisona; em alguns casos, doses maiores podem ser requeridas. Os efeitos são observados dentro de 24 a 72 horas do início do tratamento.[1,4]

O cetoconazol é um antifúngico que, por inibir a produção de calcitriol, também é utilizado em casos de hipercalcemia mediada por granulomas (p. ex., sarcoidose, tuberculose, injeção de cosméticos) assim como em casos genéticos de deficiência da 24 hidroxilase. O cetoconazol é uma alternativa aos glicocorticoides ou pode ser utilizado concomitante com os glicocorticoides em doses menores. Indivíduos com hipercalcemia mediada por excesso de calcitriol devem limitar o consumo dietético de cálcio e vitamina D e evitar exposição solar. Doentes com hipercalcemia relacionada com tumores sólidos níveis de calcitriol elevado costumam apresentar menor resposta aos bisfosfonatos e/ou denosumabe e o uso de glicocorticoides ou cetoconazol pode ser útil.[1,3,4]

Em casos dramáticos, a hemodiálise (assim como diálise peritoneal) com um dialisado com baixo ou nenhum cálcio é geralmente reservada para os casos de hipercalcemia refratária com valores de cálcio total acima de 18 mg/dL com sintomas neurológicos, e em pacientes com falência cardíaca ou renal que não toleram hidratação.[1]

Por fim, uma medida terapêutica auxiliar no controle da hipercalcemia e mais recentemente empregada é o cinacalcete. Trata-se de um calcimimético que aumenta a sensibilidade do CaSR (receptor sensível ao cálcio) sendo destinado aos casos de hipercalcemia mediados por PTH, particularmente quando a paratireoidectomia não é possível. Foi desenvolvido para o controle da hipercalcemia em pacientes renais crônicos com autonomia paratireoidea e posteriormente utilizado nos casos de carcinoma de paratireoide metastático e HPP em tratamento conservador.[1,5,9] As evidências do seu uso na crise hipercalcêmica são limitadas e costuma ser utilizado como medida adicional após hidratação e inibição da reabsorção óssea.[1]

O cinacalcete é uma medicação oral cuja dose inicial recomendada é de 30 mg/dia e a dose máxima de 90 mg 4 vezes ao dia (360 mg/dia) descrita em pacientes com carcinoma de paratireoide.[1,9] Infelizmente, doses acima de 120 mg/dia não são toleradas por náuseas, vômitos e fadiga – efeitos colaterais que se confundem com sintomas da própria hipercalcemia.[1] A associação de ácido zoledrônico e/ou denosumabe ao cinacalcete nos casos de carcinoma de paratireoide metastático para controle da hipercalcemia é comum, podendo permitir a redução de dose do cinacalcete reduzindo seus efeitos colaterais.[9] Embora pareça paradoxal, há relatos do uso de cinacalcete em pacientes com hipercalcemia da malignidade com controle transitório da hipercalcemia.[1,3]

Em resumo, o manejo da emergência hipercalcêmica requer essencialmente:

A) Correção de volume depletado.
B) Inibição da reabsorção óssea.
C) Tratamento da doença de base responsável pela hipercalcemia.

O Quadro 39-1 resume as principais medidas utilizadas no manejo da hipercalcemia grave.

Quadro 39-1. Tratamento da hipercalcemia grave

Agente	Mecanismo de ação	Dose em adultos	Ajuste para disfunção renal	Início de ação	Eficácia no controle da calcemia[a]	Potencias efeitos adversos
Hidratação com soro fisiológico 0,9%	Aumento da taxa de filtração glomerular e da carga filtrada de cálcio com consequente aumento da excreção de cálcio	200-300 mL/h (titular infusão conforme diurese)	Reduzir velocidade de infusão se cursar com hipervolemia	Imediato	22%[10]	Hipervolemia
Furosemida (diurético de alça)	Aumento da excreção de cálcio	20-40 mg IV	NA	horas	ND	Hipocalemia, hipomagnesemia e piora da função renal
Calcitonina	Inibição da reabsorção óssea e aumento da excreção de cálcio	4 UI/kg SC (máximo de 8 UI/kg)	NA	4-6 h	30,7%[11]	Alergia, náusea, reações cutâneas locais, rubor, erupção cutânea, prurido
Pamidronato (bisfosfonato)	Inibição da reabsorção óssea	60-90 mg IV em 2 h	15-30 mg IV em 4-6 h	1-2 dias	69,7%[8]	Febre, mialgia, fadiga, dor óssea, hipocalcemia, hipofosfatemia, uveíte e disfunção renal
Ácido zoledrônico (bisfosfonato)	Inibição da reabsorção óssea	4 mg IV em 15 min	2-3 mg IV em 30-60 min	1-2 dias	88,4%[8]	Febre, mialgia, fadiga, dor óssea, hipocalcemia, hipofosfatemia, uveíte e disfunção renal
Denosumabe	Inibição da reabsorção óssea	60-120 mg SC	60 mg ou 0,3 mg/kg SC	4 dias	64% em hipercalcemia refratária a bisfosfonato[12]	Hipocalcemia, hipofosfatemia, rubor e infecção
Prednisona (glicocorticoide)	Redução da absorção intestinal, aumento da metabolização do calcitriol e aumento da excreção de cálcio	20-40 mg oral	NA	2-5 d	47%[13]	Hiperglicemia, hipertensão, miopatia, infecção, perda óssea e necrose avascular se crônica
Diálise	Remoção do cálcio iônico do fluido extracelular	NA	NA	horas	ND	NA

[a] Refere-se à resposta do cálcio ao tratamento, definida de forma variável; os dados derivam de diferentes ensaios com diferentes critérios de entrada, resultados etc.., portanto, deve-se ter cautela na comparação das taxas de eficácia

[b] Evitar o uso, a menos que haja alto risco de hipervolemia; se necessário, use somente após correção da volemia

NA: Não se aplica; ND: não disponível

Adaptado de Walker et al.[1]

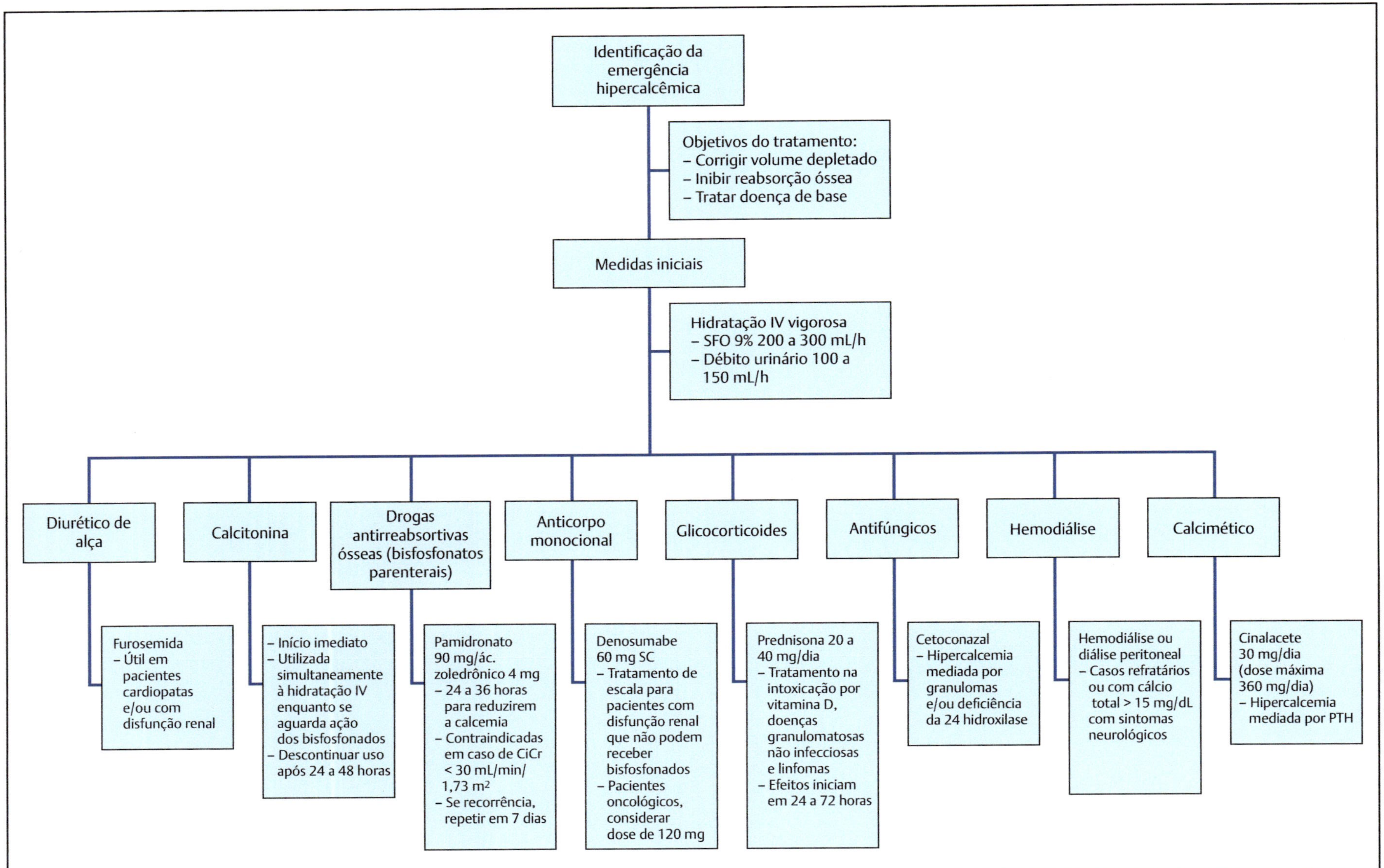

Fluxograma 39-1. Manejo do paciente com emergência hipercalcêmica.

REFERÊNCIAS BIBLIOGRÁFICAS

1. Walker MD, Shane E. Hypercalcemia: A Review. JAMA. 2022;328(16):1624-36.
2. Carroll MF, Schade DS. A practical approach to hypercalcemia. Am Fam Physician. 2003;67(9):1959-66.
3. Guise TA, Wysolmerski JJ. Cancer-Associated Hypercalcemia. N Engl J Med. 2022;386(15):1443-51.
4. Minisola S, Pepe J, Piemonte S, Cipriani C. The diagnosis and management of hypercalcaemia. BMJ. 2015;350:h2723.
5. Bilezikian JP, Khan AA, Silverberg SJ, Fuleihan GE, Marcocci C, Minisola S, et al. Evaluation and Management of Primary Hyperparathyroidism: Summary Statement and Guidelines from the Fifth International Workshop. J Bone Miner Res. 2022;37(11):2293-2314.
6. Motlaghzadeh Y, Bilezikian JP, Sellmeyer DE. Rare Causes of Hypercalcemia: 2021 Update. J Clin Endocrinol Metab. 2021;106(11):3113-28.
7. LeGrand SB, Leskuski D, Zama I. Narrative review: furosemide for hypercalcemia: an unproven yet common practice. Ann Intern Med. 2008;149(4):259-63.
8. Major P, Lortholary A, Hon J, Abdi E, Mills G, Menssen HD, et al. Zoledronic acid is superior to pamidronate in the treatment of hypercalcemia of malignancy: a pooled analysis of two randomized, controlled clinical trials. J Clin Oncol. 2001;19(2):558-67.
9. Cetani F, Pardi E, Torregrossa L, Borsari S, Pierotti L, Dinoi E, et al. Approach to the Patient With Parathyroid Carcinoma. J Clin Endocrinol Metab. 2023;109(1):256-268.
10. Gucalp R, Theriault R, Gill I, Madajewicz S, Chapman R, Navari R, et al. Treatment of cancer-associated hypercalcemia. Double-blind comparison of rapid and slow intravenous infusion regimens of pamidronate disodium and saline alone. Arch Intern Med. 1994;154(17):1935-44.
11. Warrell RP, Israel R, Frisone M, Snyder T, Gaynor JJ, Bockman RS. Gallium nitrate for acute treatment of cancer-related hypercalcemia. A randomized, double-blind comparison to calcitonin. Ann Intern Med. 1988;108(5):669-74.
12. Hu MI, Glezerman IG, Leboulleux S, Insogna K, Gucalp R, Misiorowski W, et al. Denosumab for treatment of hypercalcemia of malignancy. J Clin Endocrinol Metab. 2014; 99(9):3144-52.
13. Kristensen B, Ejlertsen B, Holmegaard SN, Krarup-Hansen A, Transbøl I, Mouridsen H. Prednisolone in the treatment of severe malignant hypercalcaemia in metastatic breast cancer: a randomized study. J Intern Med. 1992;232(3):237-45.

SIALOADENITE NÃO ABSCEDADA – PÓS-RADIOIODOTERAPIA, VIRAL E CALCULOSA

CAPÍTULO 40

George Barberio Coura ▪ Renan Aguera Pinheiro ▪ Renato Nabutaka Gotoda

SIALOADENITE NÃO ABSCEDADA: PÓS-RADIOIODOTERAPIA

A sialoadenite é um importante efeito colateral após terapias com iodo radioativo. É consequência da exposição das células das glândulas salivares a radiação, visto que a concentração do iodo radioativo pelas mesmas pode chegar a até 700 vezes a concentração em sangue. O mecanismo de concentração não é totalmente compreendido, podendo haver papel da proteína de membrana de cotransporte sódio-iodo – porém, sendo independente do estímulo por TSH, e com indícios que sugerem que as células da serosa concentram mais radioiodo que as células da mucosa. Independente do mecanismo, é fato que quanto maior a atividade de radioiodo administrada, maior será a exposição das glândulas salivares à radiação e mais esperados serão os efeitos adversos.[1] Mais recentemente, estudos apontam que polimorfismos genéticos podem estar associados a sialoadenite, em especial tardia após 6 meses da radioiodoterapia, fato que pode levar à luz do porquê alguns pacientes apresentam queixas ou sequelas com menores atividades de radioiodo que outros pacientes.[2]

Um ponto interessante de ser levantado é que existem múltiplas formas de avaliar o dano causado pelo iodo radioativo nas glândulas salivares – porém, é inexistente uma padronização de qual é a melhor metodologia. Inclusive, nos escassos estudos sobre esta complicação, ocorrem amplas variações de métodos investigativos e também de parâmetros em cada método, dificultando a comparação de resultados entre os estudos. Incluem-se como metodologias empregadas na avaliação de sialoadenite pós-radioiodoterapia a medição de fluxo salivar, questionários para avaliar queixas dos pacientes, além de exames de imagem tais como cintilografia de glândulas salivares e ultrassonografia – cada um desses sujeito a críticas e limitações. A escolha individual de cada serviço deve contemplar o acesso, a experiência local e a confiabilidade na reprodutibilidade dos exames. A ultrassonografia costuma ser um método de baixo custo e amplamente acessível, mas é importante a boa padronização no método de realização e experiência na interpretação dos achados pelos executantes para servir de acompanhamento dos pacientes submetidos a radioiodoterapia.[3]

Como consequência dos múltiplos métodos para determinação de sialoadenite pós-radioiodoterapia, vemos nos estudos que abordam essa complicação uma incidência que pode variar de 2% a 67%. Cada estudo também aborda o problema de uma visão diferente e individualmente podem mostrar potencial correlação com diversos fatores, incluindo-se atividade de radioiodo administrada a cada dose ou acumulada em várias doses, tempo de acompanhamento da complicação, uso de medidas preventivas e até a investigação de queixa anterior a radioiodoterapia.[1]

Em casos de efeitos colaterais a qualquer tratamento, antecipar sua ocorrência e adotar estratégias para minimizar ou evitar danos costuma ser útil. Na radioiodoterapia isso não é diferente, podendo-se adotar medidas antes, durante e após o tratamento para cada tipo de complicação, incluindo a sialoadenite. As medidas preventivas mais importantes encontradas na literatura incluem, previamente ao tratamento, claras e objetivas explicações ao paciente e a suspensão prévia de medicações anticolinérgicas. Imediatamente após a administração do iodo radioativo, incluem como medidas a hidratação adequada, estimulando a eliminação do excesso do radioiodo do organismo, além de medidas com propósito de reduzir o tempo de permanência e a concentração do radioiodo por glândulas salivares, incluindo-se o uso de estimulantes salivares como suco de limão e balas azedas, massagem das glândulas salivares e uso de medicações. Também é possível usar de medidas para reduzir a inflamação induzida pela radiação em momentos mais precoces ou tardios, como o uso de anti-inflamatórios. Porém, novamente a falta de padronização de quando, como e em quem utilizar cada uma destas medidas preventivas torna seus resultados incertos e ainda abertos a debate em literatura médica, não havendo consenso sobre um protocolo-padrão. Como principais consequências da sialoadenite pós-radioiodoterapia, temos xerostomia, estomatites, caries dentárias e obstruções de ductos salivares.[1]

Considerando que com alguma frequência realizamos pesquisas de corpo inteiro antes da iodoterapia e que sempre realizamos a pesquisa de corpo inteiro após a administração de radioiodo com intuito ablativo, adjuvante ou terapêutico, poderíamos cogitar utilizar dados de observação de concentração de radioiodo em glândulas salivares em cada indivíduo para estimar o potencial de evolução com sialoadenite. Mas observamos que a captação do radioiodo em glândulas salivares nas pesquisas de corpo inteiro pré e pós-radioiodo nem sempre se correlacionam com a evolução do dano em glândulas salivares, o que dificulta a identificação de qual paciente pode necessitar de maior intenção de prevenção ou medicações e intervenções para controle de dano.[4] O tratamento da sialoadenite pós-radioiodo também carece de padronização e inclue uso de medicações anti-inflamatórias e, no caso de obstruções de ductos salivares, a utilização adicional de sialoendoscopia.[5]

SIALOADENITE VIRAL AGUDA NÃO ABSCEDADA

A sialoadenite é uma condição inflamatória que afeta as glândulas salivares, podendo ser de etiologia bacteriana, obstrutiva, autoimune, mas principalmente por infecções virais.[6] Os agentes etiológicos mais comumente associados são: paramixovírus, *influenza*, *parainfluenza* SARS-CoV-2, citomegalovírus (CMV), vírus da imunodeficiência humana (HIV), coxsackievírus, echovírus, adenovírus e Epstein-Barr (EBV).[6-9] Tal condição pode manifestar-se como aguda, subaguda ou crônica. No caso das sialoadenites virais, a ocorrência aguda é a mais observada, tendo resolução entre 7 a 14 dias.[6]

A infecção pela caxumba (paramixovírus) é a causa mais frequente. Este tipo de infecção pode ocorrer em todas as idades, em indivíduos imunologicamente suscetíveis e expostos aos agentes etiológicos, ocorrendo, porém, em sua maioria até os 15 anos de idade devido a exposição prévia na infância ou vacinação.[6,10] É essencial considerar esses vírus no diagnóstico diferencial da inflamação das glândulas salivares, pois eles desempenham um papel significativo no desenvolvimento da sialoadenite. Por outro lado, fatores como idade avançada, estado nutricional e de saúde, traumas, anormalidades anatômicas e o uso de medicamentos específicos que reduzem o fluxo salivar estão associados à ocorrência de sialoadenite bacteriana.[6]

Embora a inflamação da glândula parótida seja a mais comum, a inflamação da glândula submandibular também é observada, embora com menos frequência.[6,10,11] Além disso, outra condição inflamatória importante a ser considerada é a sialoadenite necrosante subaguda (SANS), que se trata de uma doença inflamatória inespecífica que afeta glândulas salivares menores na cavidade oral, sendo sua causa exata ainda desconhecida. É uma condição relativamente rara, com poucos casos relatados na literatura médica. Consiste em um processo autolimitado, com a maioria dos casos resolvendo-se dentro de 2 a 3 semanas.[12]

O diagnóstico da sialoadenite de etiologia viral é baseado na apresentação clínica, no histórico médico e nos achados do exame físico. O quadro clínico se apresenta com início rápido de dor e edema na glândula salivar afetada. As glândulas parótidas e submandibulares são as mais comumente acometidas. A caxumba é frequentemente precedida por uma infecção viral na boca ou no nariz, que provoca viremia e infecções hematogênicas das glândulas salivares. Além das glândulas salivares, os testículos, as meninges, o pâncreas e as glândulas mamárias podem ser afetados. O período de incubação é de cerca de 3 semanas, seguido de 1 a 2 dias de febre, calafrios, dor de cabeça e dor na mandíbula ao mastigar. Em seguida, ocorre edema de rápida evolução e doloroso da glândula parótida. As glândulas submandibulares também podem ser envolvidas. Em 30% a 40% dos pacientes infectados, não se observam sintomas clínicos. O vírus pode ser isolado da saliva durante a primeira semana da manifestação clínica da doença. Nesse período, observa-se leucopenia com linfocitose relativa e elevação das amilases séricas. O diagnóstico sorológico pode ser feito usando uma reação de ligação ao complemento ou um aumento de quatro vezes no título de anticorpos, geralmente no final da segunda semana. Além da vacinação, não há tratamento eficaz para a caxumba.[10,13]

Técnicas de imagem, como tomografia computadorizada (TC), podem ser usadas para avaliar a extensão do envolvimento da glândula e para avaliar complicações, como a formação de abscesso.[14] Exames laboratoriais podem ser realizados para avaliar sinais de infecção, como contagem elevada de leucócitos e marcadores inflamatórios. Também pode ocorrer leucopenia com linfocitose relativa.[10] A punção aspirativa com agulha fina (PAAF) pode ser realizada com o intuito de se obter amostra para análise posterior, especialmente nos casos em que há suspeita de malignidade ou outras condições subjacentes.[14] O diagnóstico diferencial inclui outras causas de inchaço das glândulas salivares, como cálculos nas glândulas salivares, tumores e doenças autoimunes, como a doença de Sjögren.[6,10,11,15,16]

Os achados de imagem são úteis para diagnosticar e avaliar a extensão do envolvimento glandular. Várias modalidades de imagem, incluindo tomografia computadorizada (TC), ultrassonografia (US) e ressonância magnética (RM) desempenham importante papel no diagnóstico. A TC pode revelar aumento da glândula salivar afetada, como a glândula parótida ou submandibular, com realce e atenuação heterogêneos, consistentes com sialoadenite. Também pode ajudar a identificar complicações como a formação de abscessos ou a presença de cálculos nas glândulas salivares. A US pode ser usada para avaliar o tamanho e a morfologia da glândula salivar afetada, demonstrando aumento glandular, áreas hipoecoicas representando inflamação e aumento da vascularização. A RM pode fornecer imagens detalhadas das glândulas salivares e estruturas circundantes, ilustrando o aumento glandular, edema e inflamação.[14] Esses achados de imagem, combinados com a apresentação clínica e outros testes diagnósticos, são cruciais para o diagnóstico e o manejo adequados desta condição

O tratamento e o manejo da sialoadenite aguda não abcedada de etiologia viral envolvem uma combinação de medidas de suporte e intervenções específicas. As medidas de suporte incluem hidratação, controle da dor e compressas mornas locais para aliviar os sintomas e promover conforto. Anti-inflamatórios não esteroidais (AINEs) ou analgésicos podem ser prescritos para controlar a dor e reduzir a inflamação. A hidratação adequada é importante para manter o fluxo salivar e evitar a desidratação, que pode agravar os sintomas. Em casos específicos, medicamentos antivirais podem ser considerados. O agente antiviral específico dependerá do patógeno viral identificado. Em alguns casos, antibióticos podem ser prescritos se houver evidência de infecção bacteriana concomitante ou se houverem complicações, como formação de abscesso.[10,11,15] O monitoramento da evolução é importante para avaliar a resposta ao tratamento, garantir a resolução dos sintomas e detectar qualquer sinal de complicação. A educação do paciente sobre boas práticas de higiene bucal, hidratação adequada e medidas para promover o fluxo salivar pode ser fornecida para evitar futuros episódios de sialoadenite. A escolha das estratégias de tratamento e manejo dependerá da gravidade dos sintomas, da causa subjacente e dos fatores individuais do paciente. Uma abordagem multidisciplinar envolvendo cirurgiões de cabeça e pescoço, otorrinolaringologistas e infectologistas pode ser necessária para um cuidado mais abrangente.

Em síntese, a sialoadenite aguda viral aguda é uma condição que causa desconforto e edema significativos das glândulas salivares. Isso geralmente é atribuído às infecções virais, como descrevemos. A apresentação clínica dessa condição inclui dor e edema da glândula salivar afetada e as modalidades de imagem são úteis para auxiliar no diagnóstico e na avaliação. O tratamento geralmente envolve medidas de suporte, medicamentos antivirais e intervenções para restaurar o fluxo salivar normal caso necessário. É importante fornecer acompanhamento regular e educação do paciente para monitoramento e prevenção. Uma abordagem multidisciplinar é crucial para um atendimento integral do paciente (Fluxograma 40-1).

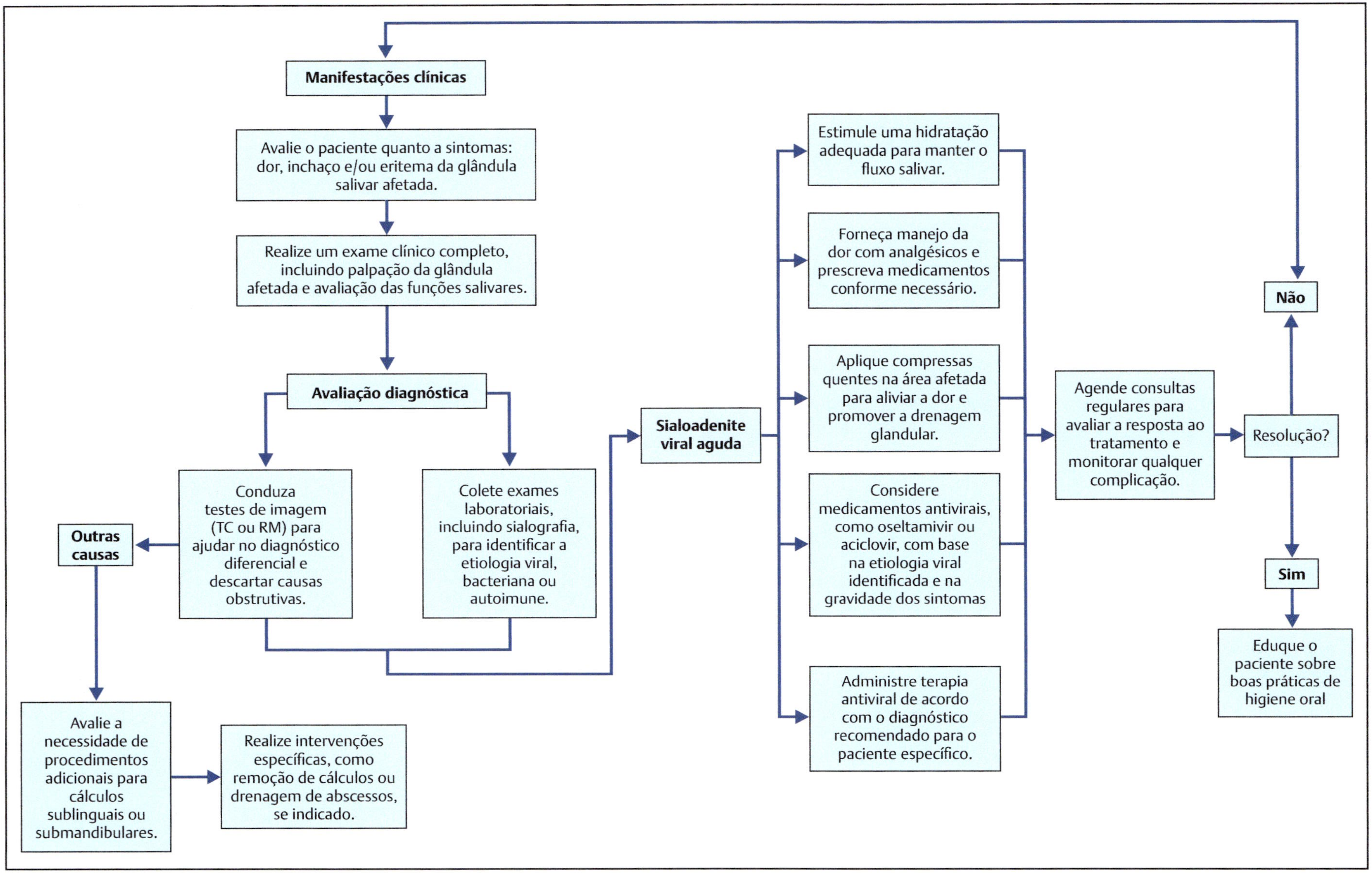

Fluxograma 40-1. Algoritmo para manejo e tratamento da sialoadenite viral aguda. Nota: O algoritmo fornecido é uma orientação geral e deve ser adaptado à condição individual do paciente e à etiologia viral específica. As decisões de tratamento devem ser tomadas com base na apresentação clínica e nas evidências disponíveis do paciente.

SIALOLITÍASE

A sialolitíase é uma afecção benigna que pode afetar as glândulas salivares maiores com a formação de cálculos e consequentemente, a obstrução do fluxo salivar. Representa a causa de aumento de glândula salivar mais frequente com incidência variando de 1:10.000 a 1:30.000 nos Estados Unidos e entre 28 a 49 casos por milhão por ano na Inglaterra.[17,18]

A formação dos cálculos não está bem estabelecida, mas acredita-se que eles podem ter fatores etiológicos diferentes na glândula submandibular e na glândula parótida.

O ducto de Wharton é mais longo, calibroso e tortuoso, apresentando uma porção vertical contra a gravidade que atravessa o musculo milo-hióideo promovendo um menor fluxo que favorece a estase salivar. Além disso, a saliva da glândula submandibular apresenta uma composição mais viscosa e com maior concentração de sais, diferente da glândula parótida que apresenta uma saliva mais fluida. Portanto, acredita-se que a estase salivar seja a causa inicial para o desenvolvimento dos cálculos da glândula submandibular enquanto processos inflamatórios crônicos seriam responsáveis pelo desenvolvimento de cálculos na glândula parótida.

Sendo assim, os cálculos de glândula submandibular, principalmente no ducto, são radiopacos em 90% dos casos e na glândula parótida, mais próxima do hilo e no parênquima glandular, sendo radiolúcidos em 90% dos casos.[19]

Os casos de sialolitíase costumam se caracterizar por episódios repetidos de aumento súbito da glândula acometida, antes ou durante a alimentação, podendo durar alguns minutos ou horas sendo autolimitados e sem sinais flogísticos associados. Quando tem o surgimento de eritema e calor local, deve-se suspeitar de quadro infeccioso associado.

A suspeita dos casos de sialolitíase pode ser feita inicialmente pelo quadro clínico característico com exame físico mostrando ausência de fluxo de saliva pelo ducto acometido e, dependendo do tamanho e da posição do cálculo, pode ser visível (na extremidade distal dos ductos) ou palpável (no soalho de boca ou na mucosa jugal) (Fig. 40-1).

Para o diagnóstico da sialolitíase, pode-se realizar inicialmente o ultrassom de glândulas salivares, podendo diagnosticar 90% dos cálculos acima de 2 mm[20] e a dilatação do ducto salivar antes do ponto de obstrução, além de informações quanto a edema ou sinais infecciosos. Se o ultrassom não conseguir mostrar a causa do aumento da glândula acometida, pode-se realizar uma tomografia computadorizada com contraste no intuito de evidenciar não apenas o cálculo como a dilatação dos ductos salivares e sinais de infecção. A ressonância magnética também é um ótimo exame diagnóstico pois pode utilizar a saliva como meio de contraste em T2, evidenciando a dilatação do ducto e o local de obstrução, sem a necessidade de injeção de contraste iodado. A radiografia simples do soalho de boca foi muito utilizada para o diagnóstico antes do advento das novas tecnologias, assim como a sialografia contrastada, que pode diagnosticar 95-100% dos cálculos – porém, devido a dificuldades técnicas para realizar os exames, estão cada vez mais em desuso.

O tratamento inicial dos quadros obstrutivos de glândulas salivares consiste em calor local, hidratação, sialogogos e massagem da glândula acometida. Em caso de suspeita de infecção associada, deve-se iniciar antibioticoterapia.

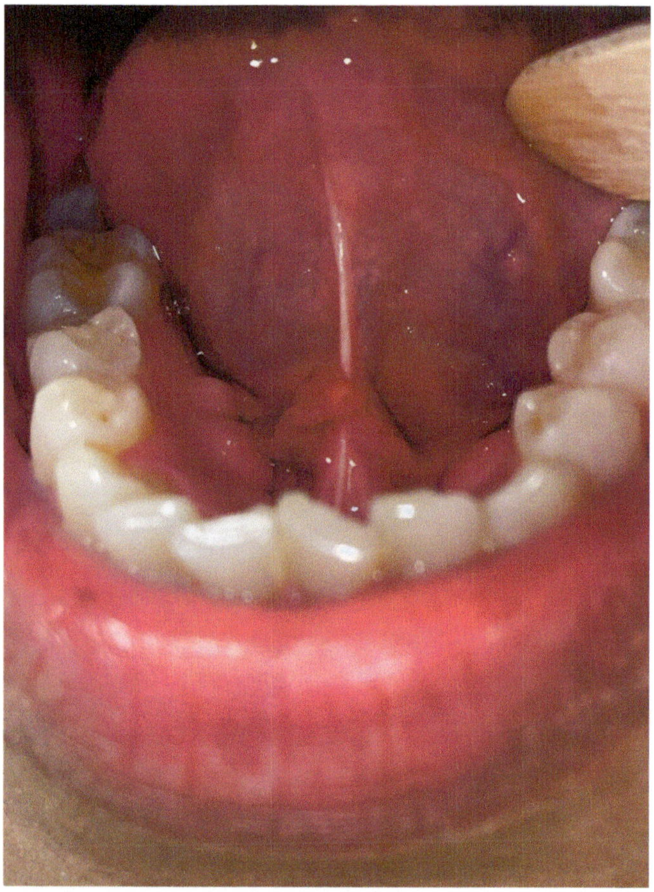

Fig. 40-1. Cálculo impactado na papila da glândula submandibular direita.

O tratamento cirúrgico da sialolitíase depende da glândula acometida, do tamanho e da posição do cálculo. Nos casos de sialolitíase submandibular, quando o cálculo é pequeno e está a menos de 2 cm da papila, é possível tentar ordenhar o ducto de Warthon no soalho da boca para expulsar o cálculo pela papila. Se o cálculo for maior, pode ser retirado por incisão transoral do ducto e, se for mais posterior, pode-se optar pela retirada da glândula. Na glândula parótida, a ordenha é mais difícil devido à presença frequente de estenoses ductais associadas.

A sialoendoscopia veio como forma de tratamento visando a preservação das glândulas acometidas. Trata-se da introdução de um endoscópio semirrígido pela papila do ducto salivar com a identificação do cálculo e sua retirada com uso de *baskets*. Em casos de cálculos maiores, podem-se fragmentar os cálculos previamente com litotripsia extracorpórea ou durante a sialoendoscopia utilizando-se brocas, *laser* ou litotripsia intraductal com a retirada dos fragmentos maiores com o *basket* ou espontaneamente em casos de fragmentos muito pequenos. Além disso, pode-se realizar a chamada técnica combinada ou híbrida quando se localiza o cálculo por sialoendoscopia e faz-se uma incisão no ducto para a retirada do cálculo. Dependendo da glândula acometida e da posição do cálculo, esta incisão pode ser transoral ou cutânea, sobre o cálculo.

Outra vantagem da sialoendoscopia é o tratamento de estenoses e a retirada de *plugs* mucosos sob visão direta, que são outras causas de sintomas obstrutivos das glândulas salivares.

REFERÊNCIAS BIBLIOGRÁFICAS

1. Van Nostrand D. Sialoadenitis secondary to ^{131}I therapy for well-differentiated thyroid cancer. Oral Dis. 2011;17(2):154–61.
2. Denisenko NP, Kachanova AA, Sychev IV, Shuev GN, Perfilieva OM, Mukhamadiev RH, et al. Genetic markers associated with adverse reactions of radioiodine therapy in thyroid cancer patients. Drug Metab Pers Ther. 2023;38(3):255–65.
3. Lima GAS, López RVM, Ozório GA, de Freitas RMC, Willegaignon J, Sapienza MT, et al. Ultrasonography Echotexture as a surrogate for Sialadenitis secondary to 131I Radioiodine Therapy for differentiated Thyroid Cancer: a review and metaanalysis. Clinics (Sao Paulo). 2020;75:e1843.
4. Simões Lima GA, López RVM, de Freitas RMC, Willegaignon J, Sapienza MT, Chammas MC, et al. Evaluation of Parotid Salivary Gland Echo Texture by Ultrasound Examinations and Correlation With Whole-Body Scintigraphy After Radioiodine Therapy in Patients With Differentiated Thyroid Carcinoma. J Ultrasound Med Off J Am Inst Ultrasound Med. 2020;39(9):1811–8.
5. Kowalczyk DM, Jordan JR, Stringer SP. Cost-effectiveness of sialendoscopy versus medical management for radioiodine-induced sialadenitis. Laryngoscope. 2018;128(8):1822–8.
6. Bradley PJ. Microbiology and Management of Sialadenitis. Curr Infect Dis Rep. 2002;4(3):217–24.
7. Chern A, Famuyide AO, Moonis G, Lalwani AK. Sialadenitis: A Possible Early Manifestation of COVID-19. Laryngoscope. 2020;130(11):2595–7.
8. Riad A, Kassem I, Badrah M, Klugar M. Acute parotitis as a presentation of COVID-19? Oral Dis. 2022;28 Suppl 1:968–9.
9. Stafford JA, Moore CA, Mark JR. Acute sialadenitis associated with 2017-2018 influenza A infection: A case series. Laryngoscope. 2018;128(11):2500–2.
10. Youssef S, Hachem RY, Raad I. Infection of the Salivary and Lacrimal Glands. In: Schlossberg D, organizador. Clinical Infectious Disease [Internet]. Cambridge: Cambridge University Press; 2008 [citado 3 de junho de 2024]. p. 65–72. Disponível em: https://www.cambridge.org/core/books/clinical-infectious-disease/infection-of-the-salivary-and-lacrimal-glands/1CD5E6DE009E74E32666E2B152063953
11. Delli K, Spijkervet FKL, Vissink A. Salivary gland diseases: infections, sialolithiasis and mucoceles. Monogr Oral Sci. 2014;24:135–48.
12. Fowler CB, Brannon RB. Subacute necrotizing sialadenitis: report of 7 cases and a review of the literature. Oral Surg Oral Med Oral Pathol Oral Radiol Endod. 2000;89(5):600–9.
13. Larsen CG, Francis CL, Hamill CS. Pediatric Salivary Disorders. In: Gillespie MB, Walvekar RR, Schaitkin BM, Eisele DW, organizadores. Gland-Preserving Salivary Surgery: A Problem-Based Approach [Internet]. Cham: Springer International Publishing; 2018 [citado 3 de junho de 2024]. p. 127–36. Disponível em: https://doi.org/10.1007/978-3-319-58335-8_12
14. Abdel Razek AAK, Mukherji S. Imaging of sialadenitis. Neuroradiol J. 2017;30(3):205–15.
15. Blitzer A. Inflammatory and obstructive disorders of salivary glands. J Dent Res. 1987;66 Spec No:675–9.
16. Brook I. Diagnosis and management of parotitis. Arch Otolaryngol Head Neck Surg. 1992;118(5):469–71.
17. Hammett JT, Walker C. Sialolithiasis. In: StatPearls [Internet]. Treasure Island (FL): StatPearls Publishing; 2024 [citado 3 de junho de 2024]. Disponível em: http://www.ncbi.nlm.nih.gov/books/NBK549845/
18. Escudier MP, McGurk M. Symptomatic sialoadenitis and sialolithiasis in the English population, an estimate of the cost of hospital treatment. Br Dent J. 1999;186(9):463–6.
19. Flint PW, Francis HW, Haughey BH, Lesperance MM, Lund VJ, Robbins KT, et al., organizadores. Cummings otolaryngology: head and neck surgery. Seventh edition. Philadelphia, PA: Elsevier; 2021. 3 p.
20. Jäger L, Menauer F, Holzknecht N, Scholz V, Grevers G, Reiser M. Sialolithiasis: MR sialography of the submandibular duct--an alternative to conventional sialography and US? Radiology. 2000;216(3):665–71.

TRATO DIGESTIVO – TIPOS DE DIETA E VIA DE ALIMENTAÇÃO NO TRAUMA E NOS TUMORES OBSTRUTIVOS

Isabelle Fernandes Kulcsar ▪ Roberto Rasslan ▪ Leandro Luongo Matos

O conteúdo deste capítulo (págs. 311 a 314), encontra-se disponível on-line.

Para acessá-lo, aponte a câmera do seu smartphone ou tablet para a imagem acima.

MANEJO INTRA E PÓS-OPERATÓRIO IMEDIATO DA FÍSTULA LINFÁTICA E QUILOTÓRAX

André Fernandes d'Alessandro ▪ Lana Leimi Sano Okada

PONTOS-CHAVE

- Ducto torácico é o maior ducto linfático do corpo.
- O ducto linfático direito drena o restante do corpo.
- A fístula linfática ocorre quando há ruptura ou lesão dos vasos linfáticos, resultando em extravasamento de linfa.
- As causas incluem traumas penetrantes e procedimentos cirúrgicos cervicais.
- Após esvaziamentos cervicais, ocorre em 0,5 a 6% dos casos.

Manejo das Fístulas

- Características das fístulas linfáticas cervicais:
  - Maioria no lado esquerdo do pescoço, surgindo de 3 a 5 dias de pós-operatório.
  - Débito diário geralmente menor que 1.000 mL.
  - Diagnóstico pode ser necessário por radiologia ou avaliação bioquímica.
- Complicações:
  - Quilotórax concomitante, desnutrição e sepse.
- Tratamento:
  - Curativo compressivo e dieta rica em triglicérides de cadeia média.
  - Dieta parenteral e jejum oral, análogos da somatostatina (octreotide).
  - Abordagem cirúrgica indicada em caso de falha do tratamento conservador com altos débitos diários.
  - Métodos incluem fechamento simples das fístulas, embolização do ducto torácico, uso de retalhos musculares locais, selantes de fibrina, ou combinação dessas estratégias.

INTRODUÇÃO

O ducto torácico, o maior ducto linfático do corpo, termina especificamente na junção da veia subclávia esquerda com a veia jugular homolateral. É responsável pela drenagem da linfa de ambos os membros inferiores, abdômen, hemitórax esquerdo, membro superior esquerdo e região cervical esquerda. A drenagem linfática do restante corpo entra no sistema circulatório através do ducto linfático direito.[1]

Ocorre fístula linfática quando há uma ruptura ou lesão nos vasos linfáticos, originando um extravasamento de linfa para outras partes do corpo onde não deveria estar presente. Podem ocorrer por diversas causas, como traumas fechados, traumas penetrantes e procedimentos cirúrgicos cervicais diversos.[2] Apesar de não ser a mais comum, é uma das possíveis complicações após realização de esvaziamentos cervicais, variando entre os estudos de 0,5 a 6% dos casos,[3-6] principalmente dos compartimentos laterais do pescoço, não excluindo a possibilidade de ocorrer em procedimentos do compartimento central ou até pequenas linfadenectomias cervicais para diagnóstico.[7]

ANATOMIA

O ducto torácico é o maior ducto linfático de nosso corpo, com 45 cm de comprimento e diâmetro variando de 2 a 5 mm, sendo responsável por 75% da drenagem linfática do corpo. O ducto linfático direito, menos proeminente que o ducto torácico, apresenta 2 mm de diâmetro e drena regiões importantes cervicais, sendo também passível de ocorrências de fístulas linfáticas.[8-11]

FORMAS DE TRATAMENTO E MANEJO DAS FÍSTULAS

Diversos estudos mostram que as fístulas linfáticas cervicais são, em grande maioria, no lado esquerdo do pescoço, surgem de 3 a 5 dias de pós-operatório, têm aspecto leitoso com débito diário menor que 1.000 mL (Fig. 42-1).[4,6,12]

Algumas fístulas podem surgir com abaulamento cervical em caso de retirada do dreno anterior ao seu surgimento (Fig. 42-2), sendo necessário diagnóstico radiológico ou avaliação bioquímica do líquido cervical.[13,14]

Apesar de pouco frequente, uma complicação possível da fístula quilosa cervical é o surgimento de quilotórax concomitante, sendo inclusive bilateral em alguns casos, em geral sendo necessário fazer drenagem do tórax (Fig. 42-3).[15]

O tratamento inicial é realizado com curativo compressivo e dieta rica em triglicérides de cadeia média; não funcionando, parte-se para dieta parenteral associada a jejum via oral e mais recentemente introdução de análogos da somatostatina (octreotide).[4,6,15]

Em caso de falha do tratamento conservador, com altos débitos diários da fístula, opta-se pela abordagem cirúrgica.[12,15]

Vale ressaltar, que até pelos poucos casos que encontramos na literatura e a raridade da necessidade de abordagem cirúrgica, não existe nenhum tratamento padrão-ouro no ato operatório.

Existem trabalhos que mostram fechamentos simples das fístulas com a identificação do vaso linfático aberto, outros com abordagens concomitantes com embolização do ducto torácico, utilização de retalhos musculares locais, selantes de fibrina, e alguns com utilização destas estratégias concomitantes.[7,8,12,15]

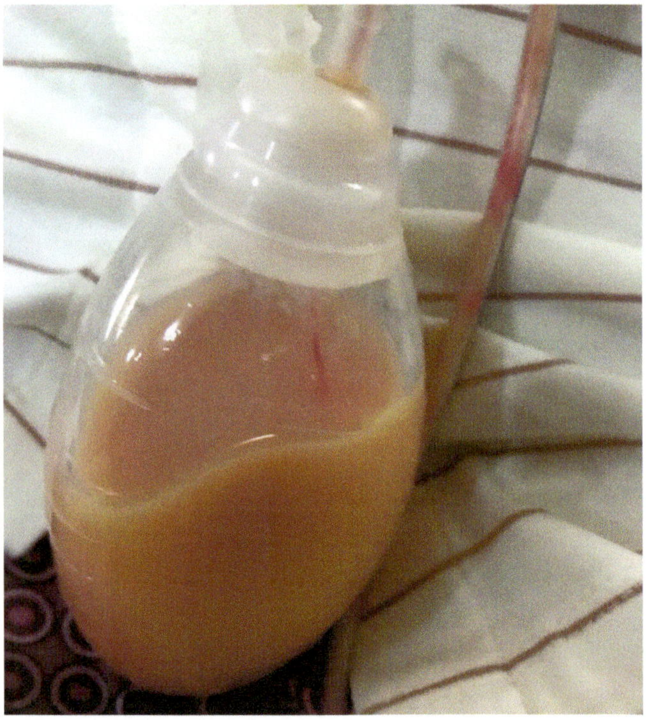

Fig. 42-1. Aspecto leitoso da fístula linfática.

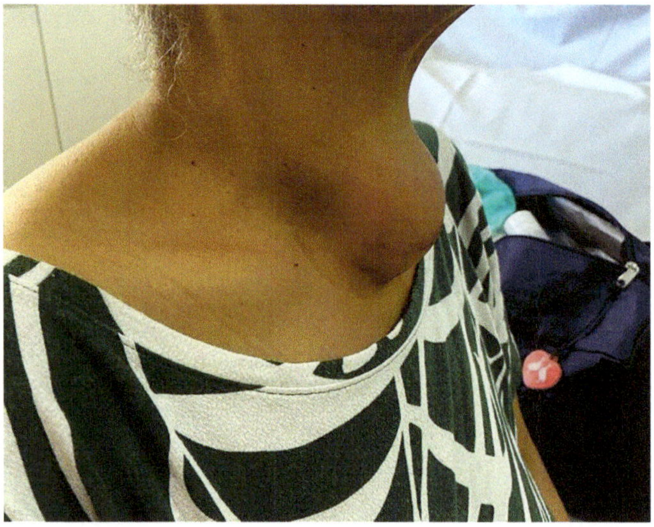

Fig. 42-2. Abaulamento cervical por fístula linfática retida após a retirada do dreno cervical.

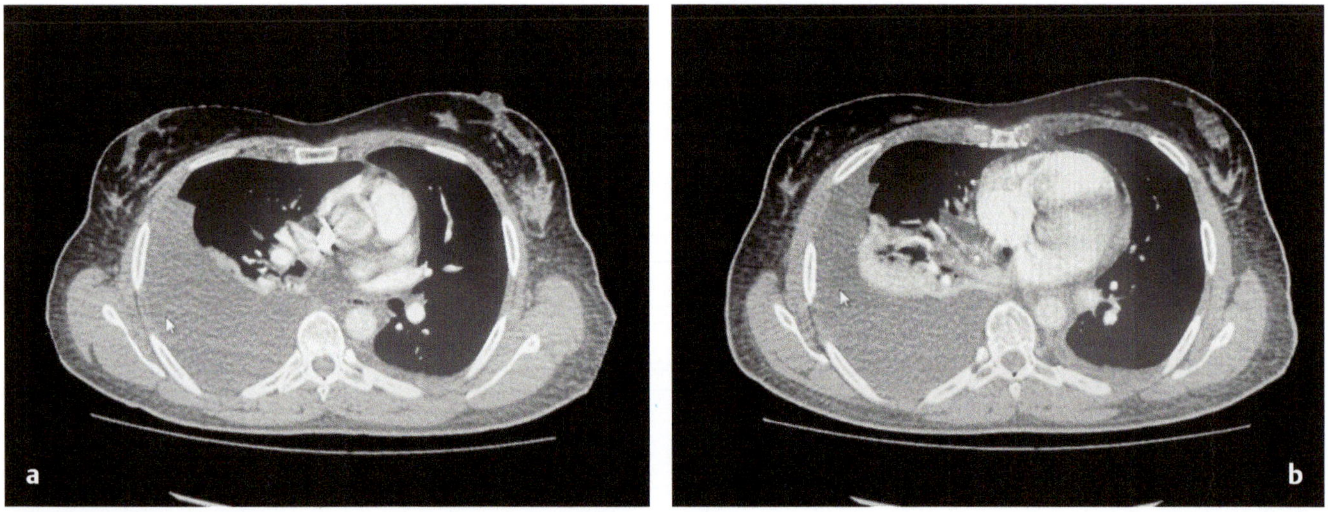

Fig. 42-3. (a, b) Imagens tomográficas evidenciando extenso quilotórax à direita.

CONCLUSÃO

Apesar de pouco frequentes, as fístulas linfáticas cervicais são potencialmente danosas ao paciente e podem levar a complicações de difícil manejo no pós-operatório de cirurgias cervicais.

O tratamento conservador com dieta especial, ou dieta parenteral associada a análogos da somatostatina mostram serem eficientes e suficientes para tratamento da maioria dos casos, porém em casos de falha no tratamento e fístulas de alto débito se faz necessário abordagens cirurgias ou invasivas (Fluxograma 42-1). Devido à grande parte das casuísticas mundiais serem pequenas e dada a particularidade de cada caso, existem diversos métodos com eficácia semelhante e abordagens cirúrgicas completamente distintas e muitas vezes individuais para o caso atendido.

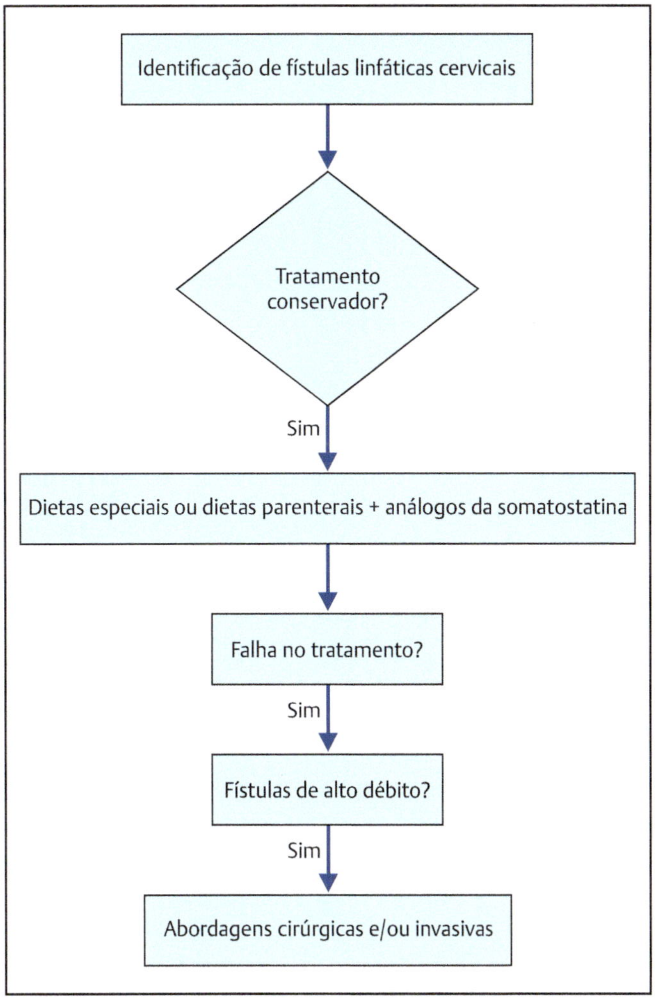

Fluxograma 42-1. Diagnóstico e manejo das fístulas cervicais.

REFERÊNCIAS BIBLIOGRÁFICAS

1. Cernea CR, Hojaij FC, De Carlucci D Jr, Tavares MR, Araújo-Filho VJ, Silva-Filho GB, et al. Abdominal compression: a new intraoperative maneuver to detect chyle fistulas during left neck dissections that include level IV. Head Neck. 2012;34(11):1570-3.
2. Duarte N, Frade M. Fístula linfática cervical de alto débito: descrição de um caso e revisão da literatura. Sinapse. 2015;15(2):23-26.
3. Campisi CC, Boccardo F, Piazza C, Campisi C. Evolution of chylous fistula management after neck dissection. Curr Opin Otolaryngol Head Neck Surg. 2013;21(2):150-6.
4. Rodier JF, Volkmar PP, Bodin F, Frigo S, Ciftci S, Dahlet C. Thoracic duct fistula after thyroid cancer surgery: towards a new treatment? Case Rep Oncol. 2011;4(2):255-9.
5. Lee YS, Nam KH, Chung WY, Chang HS, Park CS. Postoperative complications of thyroid cancer in a single center experience. J Korean Med Sci. 2010;25(4):541-5.
6. Chan JY, Wong EW, Ng SK, van Hasselt CA, Vlantis AC. Conservative management of postoperative chylous fistula with octreotide and peripheral total parenteral nutrition. Ear Nose Throat J. 2017;96(7):264-267.
7. Erdemir A, Dökdök M, Raşa K. Thoracic Duct Embolization for Postoperative Lymphatic Fistula. Case Rep Surg. 2022:7510793.
8. Chen E, Itkin M. Thoracic duct embolization for chylous leaks. Semin Intervent Radiol. 2011;28(1):63-74.
9. Netter FH. Atlas of Human Anatomy. 5th ed. Philadelphia: Elsevier Saunders; 2010.
10. Riquet M, Le Pimpec Barthes F, Souilamas R, Hidden G. Thoracic duct tributaries from intrathoracic organs. Ann Thorac Surg. 2002;73(3):892-8; discussion 898-9.
11. Iwanaga J, Lofton C, He P, Dumont AS, Tubbs RS. Lymphatic System of the Head and Neck. J Craniofac Surg. 2021;32(5):1901-1905.
12. Gier HH, Balm AJ, Bruning PF, Gregor RT, Hilgers FJ. Systematic approach to the treatment of chylous leakage after neck dissection. Head Neck. 1996;18(4):347-51.
13. Pui MH, Yueh TC. Lymphoscintigraphy in chyluria, chyloperitoneum and chylothorax. J Nucl Med. 1998;39(7):1292-6.
14. Sachs PB, Zelch MG, Rice TW, Geisinger MA, Risius B, Lammert GK. Diagnosis and localization of laceration of the thoracic duct: usefulness of lymphangiography and CT. AJR Am J Roentgenol. 1991;157(4):703-5.
15. Salgado C, Oliveira L, Jezini III F. Quilotórax bilateral após esvaziamento cervical: um raro relato de caso. Revista Eletrônica Acervo Saúde. 2020;12:e4590.

CAPÍTULO 43

MUCOSITE NO TRATAMENTO ADJUVANTE DO CÂNCER DE CABEÇA E PESCOÇO

Thaís Bianca Brandão ▪ Aurélio Teixeira Souza ▪ Gilberto Castro Junior

PONTOS-CHAVE

1. Pacientes com carcinoma espinocelular localmente avançado de cabeça e pescoço frequentemente passam por cirurgia como intervenção primária.
2. A radioterapia é comumente usada isoladamente ou em combinação com a terapia sistêmica como tratamento adjuvante para esses tumores.
3. Considerada uma emergência médica devido ao potencial de morbimortalidade em casos graves, a mucosite oral é uma complicação comum do tratamento adjuvante em cânceres de cabeça e pescoço.
4. Os cuidados orais básicos, o seguimento odontológico sistematizado, a fotobiomodulação, o uso de benzidamina, o controle da dor, o suporte nutricional e a prevenção de infecções são essenciais no gerenciamento da mucosite oral.
5. Existe uma falta de compreensão da interação entre o hospedeiro, o microambiente tumoral e as especificidades do tratamento, o que limita a eficácia das intervenções.
6. Com um melhor entendimento dessa interação complexa, espera-se o desenvolvimento de intervenções mais eficazes e personalizadas para reduzir o impacto da mucosite oral na qualidade de vida dos pacientes com câncer de cabeça e pescoço e melhorar a adesão ao tratamento.

O termo "câncer de cabeça e pescoço" (CCP) refere-se a um grupo heterogêneo de neoplasias que acometem a região do lábio, da cavidade oral, da nasofaringe, dos seios paranasais, da orofaringe, da hipofaringe, da laringe e das glândulas salivares.

Pacientes com carcinoma espinocelular localmente avançado de cabeça e pescoço, tipo histológico mais comum, são comumente tratados com cirurgia como intervenção primária.[1] A radioterapia (RDT), por sua vez, tem sido empregada de maneira isolada ou concomitante à terapia sistêmica no tratamento adjuvante desses tumores, com intenção curativa.[1] Importante ressaltar que a escolha do tratamento considera o sítio primário, o estágio TNM, a histologia do tumor, a detecção do papilomavírus humano (HPV), bem como o *status* da *performance* do paciente, comorbidades e fatores sociais, além de recursos materiais e humanos disponíveis.

A despeito de todos os avanços no tratamento do câncer, as toxicidades inerentes às terapias antineoplásicas continuam limitando o tratamento, em termos de diminuição da eficácia, o qual pode levar a uma menor aderência ao tratamento e, em casos mais severos, ao comprometimento da sobrevida do paciente. Neste contexto, a mucosite oral (MO) é uma das toxicidades que exigem intervenção precoce por representar uma complicação com potencial de risco de morte, caracterizando uma emergência médica.

Para evitarmos desfechos graves, devemos entender que alguns grupos de indivíduos demandam prioridade no contexto preventivo e de atenção contínua durante o tratamento oncológico. O objetivo deste capítulo é apresentar a relevância da MO presente no tratamento adjuvante em CCP, considerando as principais populações descritas como de maior risco para complicação em sua apresentação grave, bem como discutir protocolos atuais de prevenção e tratamento.

MUCOSITE ORAL E FATORES PROGNÓSTICOS

A MO tem sido um dos efeitos colaterais mais consistentes dos regimes de tratamentos sistêmicos anticâncer, e da radiação, em cabeça e pescoço. Trata-se de uma condição grave e debilitante, caracterizada por eritema, edema e ulcerações da mucosa oral (Fig. 43-1); comumente está associada a dor, disfagia, odinofagia e bacteremia.[2-4] Os riscos de infecção, uso de antibióticos e hospitalização também são maiores em pacientes com mucosite oral, assim como o risco de pneumonia por aspiração, hipotetizado como o fator causador de mortes tóxicas devido à síndrome de mucosite, disfagia e sepse por aspiração.[5]

Escalas com base na apresentação clínica, nos sintomas e na função, foram desenvolvidas para a graduação de MO e,

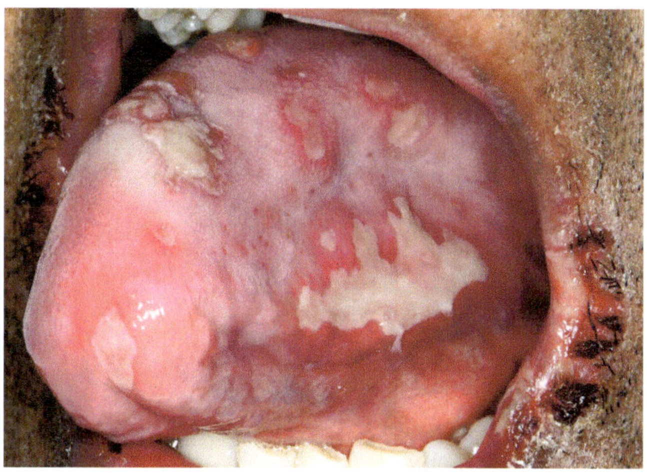

Fig. 43-1. Paciente com mucosite severa. Múltiplas lesões (algumas confluentes), dor intensa e impossibilidade de alimentação via oral.

Quadro 43-1. Escalas clínicas de avaliação de mucosite oral utilizadas para pacientes em tratamento de câncer na região de cabeça e pescoço

Escala	Grau 0	Grau 1	Grau 2	Grau 3	Grau 4	Grau 5
WHO, 1979*	Nenhuma alteração	Presença de eritema	Presença de eritema e úlceras; alimentação de sólidos tolerada	Presença de úlceras; alimentação líquida	Paciente não consegue se alimentar por via oral	-
NCI CTCAE (V.5.0, 2009)**		Assintomático ou sintomas leves – intervenção não indicada	Dor moderada ou úlcera que não interfere na alimentação por via oral – indicada modificação da dieta	Dor severa, interferindo na alimentação por via oral	Risco de morte – indicada intervenção urgente	Morte
RTOG, 1995***	Nenhuma alteração	Dor leve, sem necessidade de analgésico	Mucosite que pode produzir uma secreção serossanguinolenta inflamatória; pode sentir dor moderada que requer analgesia	Úlceras confluentes e dor severa; requer uso de analgésico	Úlcera, hemorragia ou necrose	

WHO: World Health Organization; NCI CTCAE: National Cancer Institute Common Terminology Criteria for Adverse Events; RTOG: Radiation Therapy Oncology Group/ Cooperative Group Common Toxicity Criteria
* World Health Organization 1979. Handbook for reporting results of cancer treatment. World Health Organization, Geneve, p. 15-22
** US Department of Health and Human Services, 2009. Common terminology criteria for adverse events (CTCAE) version 4.0. National Institutes of Health, National Cancer Institute 4(03)
*** Cox JD, Stetz J, Pajak TF. Toxicity criteria of the Radiation Therapy Oncology Group (RTOG) and the European Organization for Research and Treatment of Cancer (EORTC). Int J Radiat Oncol Biol Phys 1995;31(5):1341-6

periodicamente, são revisadas. Com elas objetiva-se favorecer o diagnóstico precoce, a fim de evitar seus desfechos locais e sistêmicos mais graves, e tornar a comunicação menos subjetiva e mais efetiva.[6] O Quadro 43-1 apresenta as descrições dos graus de MO de acordo com as principais escalas utilizadas.

Alguns fatores relacionados à doença e ao indivíduo têm sido relacionados com maior incidência ou severidade de MO, como a positividade para HPV, tumores de cavidade oral e orofaríngea, sexo feminino, má higiene oral, desnutrição, diabetes, tabagismo, hipossalivação, síndromes genéticas e alterações laboratoriais como citopenias sanguíneas, além de insuficiência renal.[4] No entanto, as evidências na literatura ainda são inconsistentes para apoiar, de maneira definitiva, cada uma dessas hipóteses devido à interação multidirecional, complexa e pouco compreendida entre o hospedeiro, o microambiente tumoral e as especificidades do tratamento.[6,7]

RADIOTERAPIA COMO MODALIDADE DE TRATAMENTO ADJUVANTE E MUCOSITE ORAL

A radioterapia (RDT) como terapia adjuvante é indicada aos pacientes de alto risco de recorrência após a cirurgia primária (estadio avançado, características histológicas de alto risco, invasão do espaço perineural ou linfovascular, múltiplos linfonodos positivos, extravasamento extracapsular da doença nodal, margens positivas e quaisquer preocupações sobre a adequação da ressecção cirúrgica).[8]

Na RDT em CCP, a MO ainda representa um dos desafios do tratamento. A literatura revela que quase a totalidade dos pacientes que farão RDT na região terá algum grau de mucosite, sendo que mais de 60% com graus severos.[4,9,10] Além disso, 20% desses pacientes descontinuam o tratamento; estima-se, portanto, que cerca de um em cada três pacientes receberão uma dose de RDT abaixo do ideal.[11]

O impacto negativo da MO radioinduzida é detectado em diversos domínios como piora de *status* da *performance*, além de perda ponderal e nos questionários de qualidade de vida, incluindo piora de atividade, recreação, deglutição, saliva, humor e ansiedade.[12]

No que diz respeito à técnica e MO, a radioterapia tridimensional conformacional (CRT) é uma técnica de menor complexidade e com pior desempenho na distribuição de dose de radiação, com consequente aumento de toxicidades e radiação nos tecidos normais. Já a radioterapia com intensidade modulada (IMRT) é, atualmente, a modalidade mais comumente adotada em CCP com melhor desempenho na distribuição de dose em relação à técnica anterior.[13] A arcoterapia volumétrica modulada (VMAT) e a radioterapia guiada por imagem (IGRT) são técnicas mais modernas que a IMRT e apresentam redução dos efeitos colaterais. Na linha emergente de evolução, a terapia de prótons, ainda não disponível no Brasil, representa uma modalidade com o potencial de aumentar ainda mais os resultados desse tipo de tratamento com entrega de menor toxicidade.[14]

No âmbito de preditores clínicos para o risco de MO radioinduzida para CCP, o nível mais forte de evidência está relacionado à intensidade do tratamento em decorrência do volume do tumor primário e do órgão-alvo expostos a doses mais altas de radiação.[6]

TERAPIA SISTÊMICA NA ADJUVÂNCIA E MUCOSITE ORAL

Os protocolos de adjuvância com tratamento sistêmico são empregados para tumores com alto risco de recorrência sempre associados à RDT. A cisplatina é a droga-padrão nessa adjuvância por apresentar melhores resultados de sobrevida na literatura.[15-17] Os benefícios de tal terapia são indiscutíveis, e o problema reside nas toxicidades limitantes como mielossupressão, insuficiência renal, deficiência auditiva, náusea/vômito e mucosite.[1,15,16,18]

Alternativamente, o cetuximabe, um anticorpo monoclonal, é utilizado como tratamento para pacientes que não possuem tolerância às toxicidades graves induzidas pela platina.[19] O uso do anticorpo tem sido associado a menor incidência dos efeitos colaterais citados com o uso da cisplatina, mas aumento na incidência de mucosite, toxicidade cutânea e infecção.[18,19]

Com relação à mucosite em sua apresentação mais severa (igual ou superior ao grau III), os estudos revelam uma incidência de até 23% para o uso da cisplatina *versus* 56% para o uso do cetuximabe.[1,14,19,20] Estes dados direcionam medidas preventivas e necessidade de acompanhamento mais rigoroso para a mucosite oral nos pacientes que farão uso dessa terapia-alvo.

A carboplatina semanal em baixa dose também tem sido indicada para o tratamento em pacientes inelegíveis à cisplatina com uma incidência de mucosite oral com grau igual ou maior a III superior a 45%.[21,22] Este número também gera alerta para maior atenção nos protocolos de mucosite oral dos pacientes. Outras drogas, como 5-fluoruracil, taxanos, inibidores de mTOR, entre outros, podem ser usadas durante o tratamento, não necessariamente adjuvante, e apresentam potencial de causar MO.

TRATAMENTO DE MUCOSITE ORAL SEVERA

Apesar do entendimento contemporâneo de que a MO tem início e progressão multidimensionais, o seu complexo e não desvendado mecanismo ainda direciona os protocolos de tratamento para o modelo mais simples de base inflamatória proposto por Sonis.[23]

Os cuidados orais de higiene demonstram resultados indiretos na redução de desfechos clínicos mais graves da MO, visto que a microbiota oral tem o potencial de estimular a resposta inflamatória local do hospedeiro e de disseminar sistemicamente esses microrganismos.[4] O uso de antissépticos bucais, como a clorexidina, é uma medida complementar à higiene oral e de relevância para o controle da microbiota oral e o conforto do paciente. Outros cuidados orais básicos como educação do paciente, cuidados orais multiprofissionais, tratamento odontológico de adequação de meio bucal prévio ao tratamento do câncer, e uso de enxaguatórios bucais também são indicados, pois implicam benefícios indiretos na prevenção de MO.[4]

O uso tópico de mel e glutamina, para pacientes em tratamento com RDT isolada ou associada a terapia sistêmica, tem sido sugerido, mas ainda sem grande evidência na literatura.[4] No contexto do uso do mel, é válido citar alertas na literatura internacional quanto ao risco de cárie de radiação em populações oncológicas tratadas por RDT.[24]

A dor é um dos principais fatores responsáveis pela interrupção do tratamento adjuvante no CCP por MO. Ela é responsável não somente pela perda de aderência do paciente ao tratamento, como por causar desidratação e desnutrição. Medicações como doxepina, morfina e fentanil são indicadas neste cenário clínico.[4,25] A gabapentina tem sido sugerida em alguns estudos pela redução da necessidade do uso de opioides e sondas de alimentação entérica, bem como para a melhora da qualidade de vida, apesar de não mostrar impacto significativo na incidência ou gravidade da MO.[26] Com propriedades anestésicas e anti-inflamatórias, o uso tópico da benzidamina tem mostrado evidência científica para a prevenção de MO radioinduzida.[4] Uma das hipóteses para isto é a potencial redução da dor que influenciaria na adesão dos pacientes à RDT.[27]

O uso do *laser* de baixa intensidade, em uma modalidade chamada de fotobiomodulação (FBM), é considerado o maior avanço recente na busca por uma estratégia eficaz de gerenciamento da MO.[4] Os estudos demonstram eficácia considerável na redução da incidência, gravidade e dor associada.[2,28-30] Sua indicação baseia-se não somente no tratamento, como na prevenção de MO. Pensando em aplicabilidade, baseada em custo-efetividade e segurança oncológica, os estudos confirmam a FBM como uma terapia de grande viabilidade.[2,31-33] As evidências científicas já disponíveis, obtidas por meio de estudos clínicos observacionais, transversais e revisões sistemáticas, confirmam os resultados positivos dessa terapia, inclusive para o tratamento de MO em suas apresentações mais severas.

Soluções à base de dexametasona (0,1 mg/mL) e gel à base de clobetasol (0,05%) demonstram resultados satisfatórios no tratamento de estomatites induzidas por terapia-alvo e imunoterapia. Seguindo este princípio, tais medicamentos são indicados para o tratamento de mucosite oral em pacientes tratados com RDT concomitante ao cetuximabe.

Cuidados orais de higiene → **Uso de mel e glutamina** → **Controle da dor** → **Fotobiomodulação (FBM)** → **Medicamentos específicos**

Cuidados orais de higiene
- Higiene oral regular.
- Uso de antissépticos bucais (como clorexidina) para controle da microbiota oral.
- Educação do paciente sobre cuidados orais multiprofissionais.
- Tratamento odontológico prévio para adequação do meio bucal.
- Uso de enxaguatórios bucais.

Uso de mel e glutamina
- Considerar o uso tópico de mel e glutamina, especialmente em pacientes em tratamento com radioterapia isolada ou combinada.

Controle da dor
- Uso de medicações para controle da dor, como doxepina, morfina, fentanil e gabapentina.
- Considerar o uso tópico de benzidamina devido às suas propriedades anestésicas e anti-inflamatórias.

Fotobiomodulação (FBM)
- Considerar o uso de FBM (fotobiomodulação) como terapia para redução da incidência, gravidade e dor associada à mucosite oral.
- Avaliar a viabilidade econômica e a segurança oncológica da FBM.

Medicamentos específicos
- Utilizar soluções à base de dexametasona e gel à base de clobetasol para o tratamento de estomatites induzidas por terapia-alvo e imunoterapia, especialmente em pacientes tratados com radioterapia concomitante ao cetuximabe.

Fluxograma 43-1. Principais estratégias de prevenção e tratamento de mucosite oral.

CONSIDERAÇÕES FINAIS

A MO grave continua sendo um efeito colateral importante da RDT no CCP, sendo considerada uma emergência médica por representar risco de morte em suas apresentações mais graves e debilitantes.

Os cuidados orais básicos, o seguimento odontológico sistematizado e com base em escalas de avaliação, o uso da FBM e da benzidamina, o controle da dor, o suporte nutricional, a prevenção de infecções e a abordagem multidisciplinar ainda são considerados os pilares fundamentais do gerenciamento clínico da MO.

Na linha de preditores clínicos, as técnicas de RDT com melhor distribuição de dose têm produzido menor incidência de quadros mais severos da apresentação de MO. A associação de terapia sistêmica a RDT também tem mostrado maior incidência de MO mais severas, com especial atenção para o uso do cetuximabe.

Ainda há uma lacuna de conhecimento quanto à interação multidirecional entre o hospedeiro, o microambiente tumoral e as especificações técnicas do tratamento. É possível que futuros entendimentos desta complexa interação gerem o desenvolvimento de intervenções mais eficazes e personalizadas para que a MO na adjuvância em CCP não cause mais um impacto tão relevante na qualidade de vida desses pacientes e não represente uma limitação para a adesão e a viabilidade do tratamento.

REFERÊNCIAS BIBLIOGRÁFICAS

1. Kiyota N, Tahara M, Homma A. Current status and future perspective of postoperative treatment for locally advanced squamous cell carcinoma of the head and neck. Jpn J Clin Oncol. 2024.
2. Brandão TB, Morais-Faria K, Ribeiro ACP, Rivera C, Salvajoli JV, Lopes MA, et al. Locally advanced oral squamous cell carcinoma patients treated with photobiomodulation for prevention of oral mucositis: retrospective outcomes and safety analyses. Support Care Cancer. 2018;26(7):2417-23.
3. de Oliveira MCQ, Lebre Martins BNF, Santos-Silva AR, Rivera C, Vargas PA, Lopes MA, et al. Dental treatment needs in hospitalized cancer patients: a retrospective cohort study. Support Care Cancer. 2020;28(7):3451-7.
4. Elad S, Cheng KKF, Lalla RV, Yarom N, Hong C, Logan RM, et al. MASCC/ISOO clinical practice guidelines for the management of mucositis secondary to cancer therapy. Cancer. 2020;126(19):4423-31.
5. Muzumder S, Srikantia N. Toxicity syndrome and early competing deaths in head-and-neck cancer undergoing radiation therapy: Observation and hypothesis. Med Hypotheses. 2020;143:110145.
6. Wardill HR, Sonis ST, Blijlevens NMA, Van Sebille YZA, Ciorba MA, Loeffen EAH, et al. Prediction of mucositis risk secondary to cancer therapy: a systematic review of current evidence and call to action. Support Care Cancer. 2020;28(11):5059-73.
7. Lorini L, Perri F, Vecchio S, Belgioia L, Vinches M, Brana I, et al. Confounding factors in the assessment of oral mucositis in head and neck cancer. Support Care Cancer. 2022;30(10):8455-63.
8. Wang K, Zanation AM, Chera BS. The Role of Radiation Therapy in the Management of Sinonasal and Ventral Skull Base Malignancies. Otolaryngol Clin North Am. 2017;50(2):419-32.
9. Iovoli AJ, Turecki L, Qiu ML, Khan M, Smith K, Yu H, et al. Severe Oral Mucositis After Intensity-Modulated Radiation Therapy for Head and Neck Cancer. JAMA Netw Open. 2023;6(10):e2337265.
10. Correa MEP, Cheng KKF, Chiang K, Kandwal A, Loprinzi CL, Mori T, et al. Systematic review of oral cryotherapy for the management of oral mucositis in cancer patients and clinical practice guidelines. Support Care Cancer. 2020;28(5):2449-56.
11. Berger K, Schopohl D, Bollig A, Strobach D, Rieger C, Rublee D, et al. Burden of Oral Mucositis: A Systematic Review and Implications for Future Research. Oncol Res Treat. 2018;41(6):399-405.

12. Maria OM, Eliopoulos N, Muanza T. Radiation-Induced Oral Mucositis. Front Oncol. 2017;7:89.
13. Mody MD, Rocco JW, Yom SS, Haddad RI, Saba NF. Head and neck cancer. Lancet. 2021;398(10318):2289-99.
14. Romesser PB, Cahlon O, Scher ED, Hug EB, Sine K, DeSelm C, et al. Proton Beam Reirradiation for Recurrent Head and Neck Cancer: Multi-institutional Report on Feasibility and Early Outcomes. Int J Radiat Oncol Biol Phys. 2016;95(1):386-95.
15. Bernier J, Domenge C, Ozsahin M, Matuszewska K, Lefèbvre JL, Greiner RH, et al. Postoperative irradiation with or without concomitant chemotherapy for locally advanced head and neck cancer. N Engl J Med. 2004;350(19):1945-52.
16. Bernier J, Cooper JS, Pajak TF, van Glabbeke M, Bourhis J, Forastiere A, et al. Defining risk levels in locally advanced head and neck cancers: a comparative analysis of concurrent postoperative radiation plus chemotherapy trials of the EORTC (#22931) and RTOG (# 9501). Head Neck. 2005;27(10):843-50.
17. Cooper JS, Pajak TF, Forastiere AA, Jacobs J, Campbell BH, Saxman SB, et al. Postoperative concurrent radiotherapy and chemotherapy for high-risk squamous-cell carcinoma of the head and neck. N Engl J Med. 2004;350(19):1937-44.
18. de Castro G, Alves GV, Castro AF, Chaves ALF, De Marchi P, de Oliveira TB, et al. Criteria for eligibility to cisplatin in the curative treatment of head and neck cancer: Consensus opinion from a panel of experts. Crit Rev Oncol Hematol. 2018;131:30-4.
19. Mei M, Chen YH, Meng T, Qu LH, Zhang ZY, Zhang X. Comparative efficacy and safety of radiotherapy/cetuximab. Ther Adv Med Oncol. 2020;12:1758835920975355.
20. Bonner JA, Harari PM, Giralt J, Cohen RB, Jones CU, Sur RK, et al. Radiotherapy plus cetuximab for locoregionally advanced head and neck cancer: 5-year survival data from a phase 3 randomised trial, and relation between cetuximab-induced rash and survival. Lancet Oncol. 2010;11(1):21-8.
21. Hamauchi S, Yokota T, Onozawa Y, Ogawa H, Onoe T, Kamijo T, et al. Safety and efficacy of concurrent carboplatin plus radiotherapy for locally advanced head and neck cancer patients ineligible for treatment with cisplatin. Jpn J Clin Oncol. 2015;45(12):1116-21.
22. Ueki Y, Ohshima S, Yokoyama Y, Takahashi T, Shodo R, Yamazaki K, et al. Multicenter prospective phase II trial of concurrent chemoradiotherapy with weekly low-dose carboplatin for cisplatin-ineligible patients with advanced head and neck squamous cell carcinoma. Int J Clin Oncol. 2024;29(1):20-6.
23. Sonis ST. Oral mucositis in cancer therapy. J Support Oncol. 2004;2(6 Suppl 3):3-8.
24. Santos-Silva AR, Rosa GB, Eduardo CP, Dias RB, Brandao TB. Increased risk for radiation-related caries in cancer patients using topical honey for the prevention of oral mucositis. Int J Oral Maxillofac Surg. 2011;40(11):1335-6; author reply 235.
25. Kusiak A, Jereczek-Fossa BA, Cichońska D, Alterio D. Oncological-Therapy Related Oral Mucositis as an Interdisciplinary Problem-Literature Review. Int J Environ Res Public Health. 2020;17(7).
26. Judge LF, Farrugia MK, Singh AK. Narrative review of the management of oral mucositis during chemoradiation for head and neck cancer. Ann Transl Med. 2021;9(10):916.
27. Bossi P, Tellone V, Di Loreto G, Fioravanti S, Salvatori E, Comandini A. Phase IV study on the use of benzydamine mouthwash in radiation-induced oral mucositis in patients with head and neck cancer. Front Oncol. 2024;14:1345129.
28. Shen B, Zhou Y, Wu D, Liu J. Efficacy of photobiomodulation therapy in the management of oral mucositis in patients with head and neck cancer: A systematic review and meta-analysis of randomized controlled trials. Head Neck. 2024;46(4):936-50.
29. Gouvêa de Lima A, Villar RC, de Castro G, Antequera R, Gil E, Rosalmeida MC, et al. Oral mucositis prevention by low-level laser therapy in head-and-neck cancer patients undergoing concurrent chemoradiotherapy: a phase III randomized study. Int J Radiat Oncol Biol Phys. 2012;82(1):270-5.
30. de Pauli Paglioni M, Alves CGB, Fontes EK, Lopes MA, Ribeiro ACP, Brandão TB, et al. Is photobiomodulation therapy effective in reducing pain caused by toxicities related to head and neck cancer treatment? A systematic review. Support Care Cancer. 2019;27(11):4043-54.
31. Kauark-Fontes E, Rodrigues-Oliveira L, Epstein JB, Faria KM, Araújo ALD, Gueiros LAM, et al. Cost-effectiveness of photobiomodulation therapy for the prevention and management of cancer treatment toxicities: a systematic review. Support Care Cancer. 2021;29(6):2875-84.
32. Rodrigues-Oliveira L, Kowalski LP, Santos M, Marta GN, Bensadoun RJ, Martins MD, et al. Direct costs associated with the management of mucositis: A systematic review. Oral Oncol. 2021;118:105296.
33. Kauark-Fontes E, Migliorati CA, Epstein JB, Treister NS, Alves CGB, Faria KM, et al. Extraoral photobiomodulation for prevention of oral and oropharyngeal mucositis in head and neck cancer patients: interim analysis of a randomized, double-blind, clinical trial. Support Care Cancer. 2022;30(3):2225-36.

PARTE VIII AVALIAÇÃO POR IMAGEM

CAPÍTULO 44

IMAGEM NA EMERGÊNCIA TRAUMÁTICA E INFECCIOSA EM CABEÇA E PESCOÇO

Hugo Luis de Vasconcelos Chambi Tames ▪ Eloísa Maria Santiago Gebrim
Regina Lúcia Elia Gomes

PONTOS-CHAVE

- Na avaliação do trauma, a tomografia computadorizada é o método de escolha, pois pode detectar pequenas fraturas com precisão.
- O uso do contraste na avaliação do trauma faz-se necessário se houver suspeita de lesão vascular, sendo necessário solicitar uma angiotomografia. Esta avaliação se torna mais importante nos casos de ferimentos penetrantes.
- A tomografia computadorizada com contraste é o método de escolha para a avaliação das infecções cervicais. O uso do contraste permite a delimitação de eventual abscesso associado.
- A ressonância magnética com contraste apresenta maior sensibilidade na avaliação de complicação ou extensão intracraniana de processos infecciosos de face e pescoço.

TRAUMA

Os traumas da cabeça e do pescoço podem resultar de uma variedade de eventos. A avaliação rápida e precisa é crucial para guiar o tratamento e melhorar os resultados para o paciente. O diagnóstico por imagem desempenha um papel fundamental nesse processo, permitindo a identificação de lesões estruturais e fornecendo informações detalhadas para orientar a decisão clínica.

As modalidades de imagem comumente utilizadas incluem radiografia simples, tomografia computadorizada (TC) e ressonância magnética (RM). A radiografia cervical é frequentemente realizada inicialmente para avaliar a coluna cervical e identificar fraturas ou luxações ósseas evidentes. No entanto, a sensibilidade dessa modalidade é limitada para algumas lesões, especialmente as lesões de partes moles. A TC é frequentemente considerada o método de escolha, pois fornece imagens detalhadas dos ossos e das partes moles, permitindo a detecção de lesões mais sutis, sendo particularmente útil na avaliação de fraturas da coluna vertebral, lesões vasculares, lesões da laringe, traqueia e esôfago (Fig. 44-1 e Quadro 44-1), bem como no diagnóstico de hematomas e coleções. A RM é mais sensível para avaliar lesões das partes moles, incluindo lesões ligamentares e lesões da medula espinhal, sendo valiosa em situações em que há suspeita de lesões neurológicas ou quando a TC não fornece informações suficientes.

A escolha da modalidade de imagem dependerá da natureza específica do trauma, das suspeitas clínicas e das condições do paciente. A abordagem multidisciplinar, envolvendo radiologistas, cirurgiões e outros profissionais de saúde é crucial para uma avaliação abrangente e eficaz do trauma. O avanço contínuo das tecnologias de imagem contribuirá para melhorar ainda mais a precisão diagnóstica e, consequentemente, os resultados clínicos para pacientes com trauma.

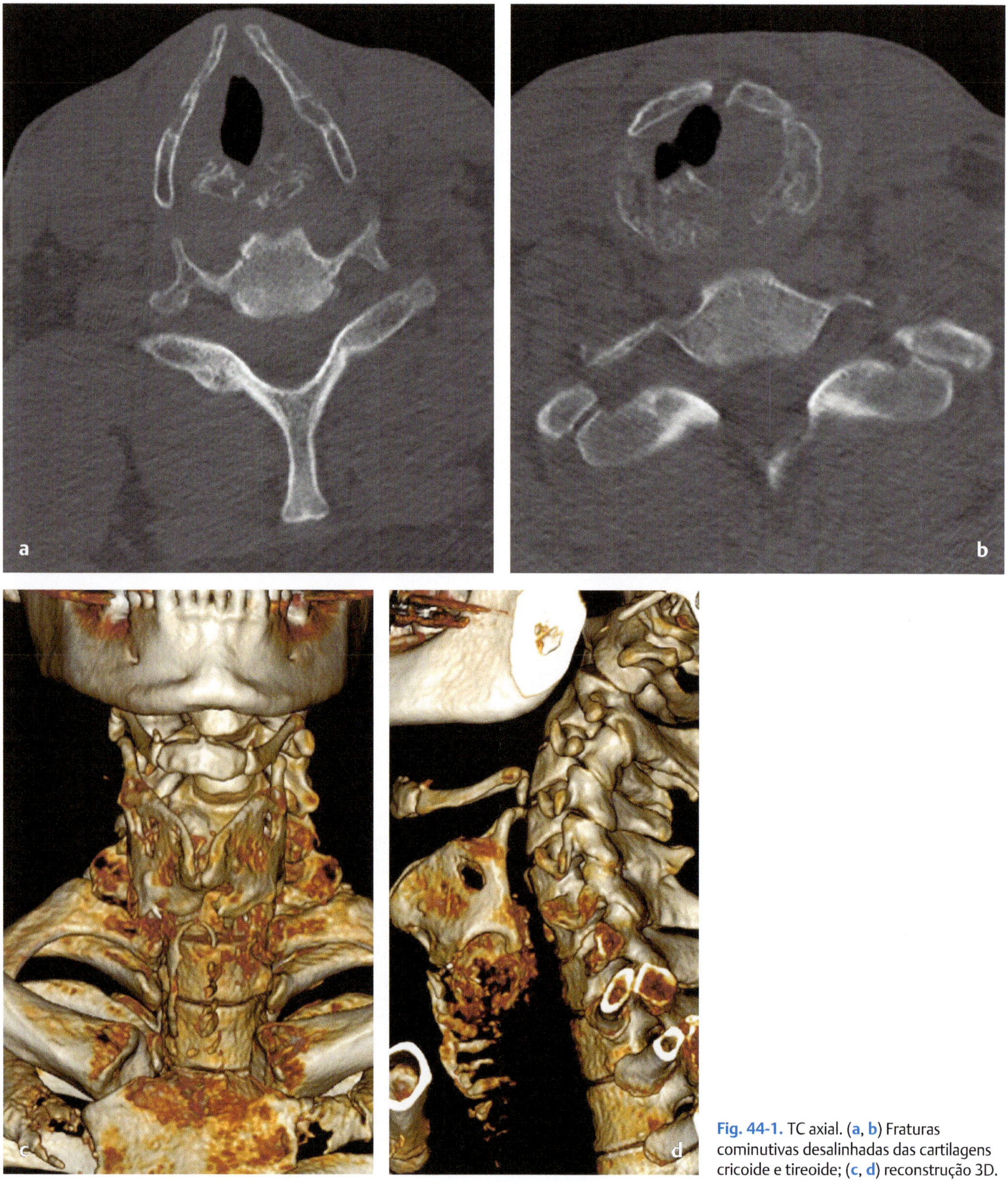

Fig. 44-1. TC axial. (**a**, **b**) Fraturas cominutivas desalinhadas das cartilagens cricoide e tireoide; (**c**, **d**) reconstrução 3D.

Quadro 44-1. Abordagem das estruturas na TC no paciente com trauma

	Abordagem	Avaliar na TC
A	**A**r	Integridade da mucosa das vias aéreas e enfisema, formação de hematoma submucoso ou nas estruturas adjacentes, integridade do osso hioide, das cartilagens laríngeas e da traqueia e da membrana tireo-hióidea
B	**B**oa respiração	
C	**C**irculação	Possível extravasamento ativo do meio de contraste arterial ou venoso, oclusão arterial, dissecção, aneurisma/pseudoaneurisma, fístula arteriovenosa
D	**D**éficits	Fratura na coluna cervical, ar e/ou hematoma no canal medular ou na musculatura perivertebral; suspeita de lesão do plexo braquial (RM se necessário)
E	**E**tc.	Esôfago, glândulas salivares e tireoide

Trauma Facial

Em pacientes com trauma facial, a TC multidetectores é o exame de imagem de primeira escolha, pois pode detectar e caracterizar até mesmo fraturas pequenas e suas complicações associadas a rapidez e precisão, o que ajuda no gerenciamento clínico e no planejamento cirúrgico.

Conceitualizado quando o trauma de baixa velocidade era predominante, o sistema de classificação de Le Fort tornou-se menos relevante, tendo mais importância nos portadores de má-oclusão dentária. Nas fraturas do tipo Le Fort, há uma ruptura entre as placas pterigoides e a região posterior da maxila, e são classificadas em três padrões básicos que podem ser combinados e associados a diversas complicações. As fraturas desalinhadas do complexo zigomático-maxilar frequentemente ampliam o ângulo da parede orbitária lateral, resultando em aumento do volume orbitário, às vezes com enoftalmia. Nas fraturas orbitárias, o aprisionamento dos músculos retos inferiores pode levar à diplopia, por isso é importante avaliar seu posicionamento e morfologia e também podem resultar em lesões no globo ocular ou no nervo infraorbitário (Fig. 44-2). Fraturas do seio frontal que se estendem através de sua parede posterior podem ter comunicação com a fossa craniana anterior, resultando em fístula liquórica ou sangramento intracraniano.[1] É útil simplificar a estrutura esquelética em quatro pares de reparos anatômicos horizontais (maxilar transverso superior e inferior, mandibular transverso superior e inferior) e quatro pares verticais (maxilar medial, lateral e posterior, e mandibular posterior), porque esta visão conceitual enfatiza as relações funcionais entre os diferentes ossos da face. Para os otorrinolaringologistas, a divisão da face mais utilizada é em terços superior, médio e inferior (Fig. 44-3).[2]

Na maioria das lesões faciais em geriatria os pacientes tendem a ter fraturas do terço médio da face, com mínimo deslocamento, que não necessitam de intervenção cirúrgica. É mais provável que envolvam o nariz, a órbita e o complexo zigomático-maxilar resultantes de impactos anteriores ou laterais, enquanto pacientes adultos não geriátricos são mais propensos a sofrer fraturas da mandíbula (Fig. 44-3). Idosos são mais propensos a ter lesões traumáticas associadas no encéfalo, na coluna e nas extremidades, e há maior risco para complicações.[3]

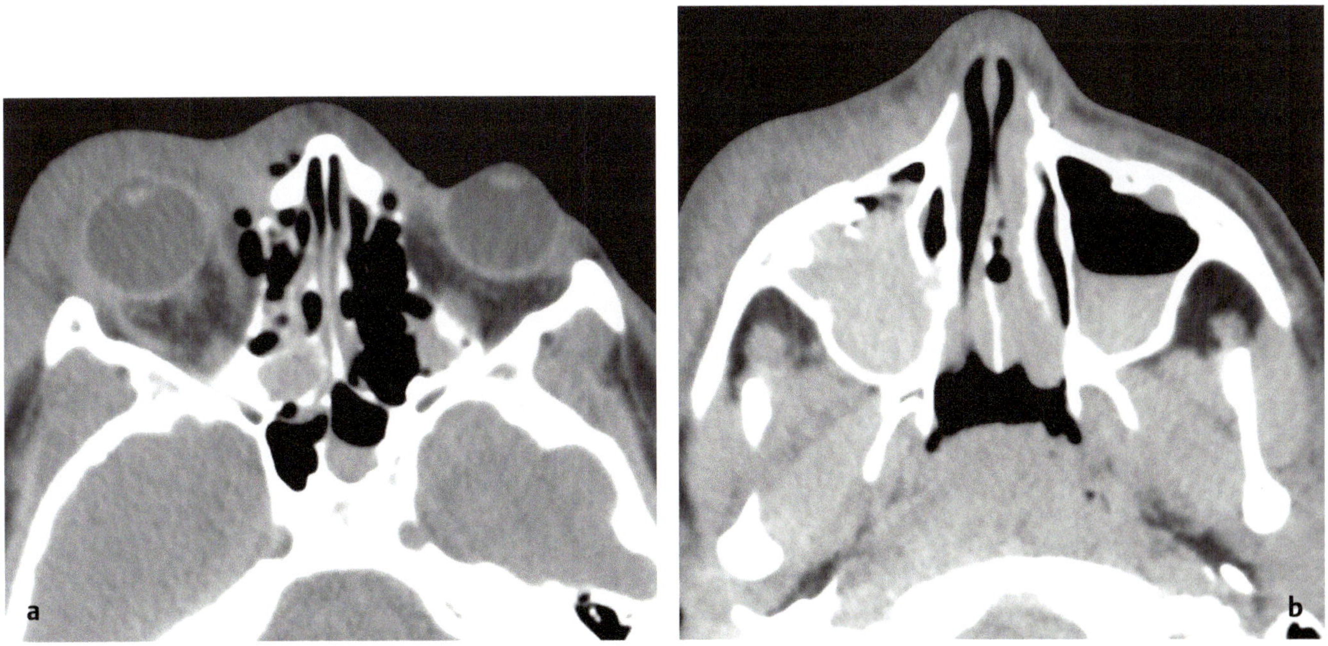

Fig. 44-2. TC com cortes axiais na janela de partes moles (**a**, **b**), axial (**c**) e coronal (**d**) na janela óssea, com reconstruções 3D (**e**, **f**). Trauma orbitário à direita com hematoma pré-septal, enfisema, *hemossinus* bimaxilar e fraturas cominutivas de ambos os assoalhos orbitários, comprometendo o canal infraorbitário à direita, bem como a parede lateral da órbita. *(Continua)*

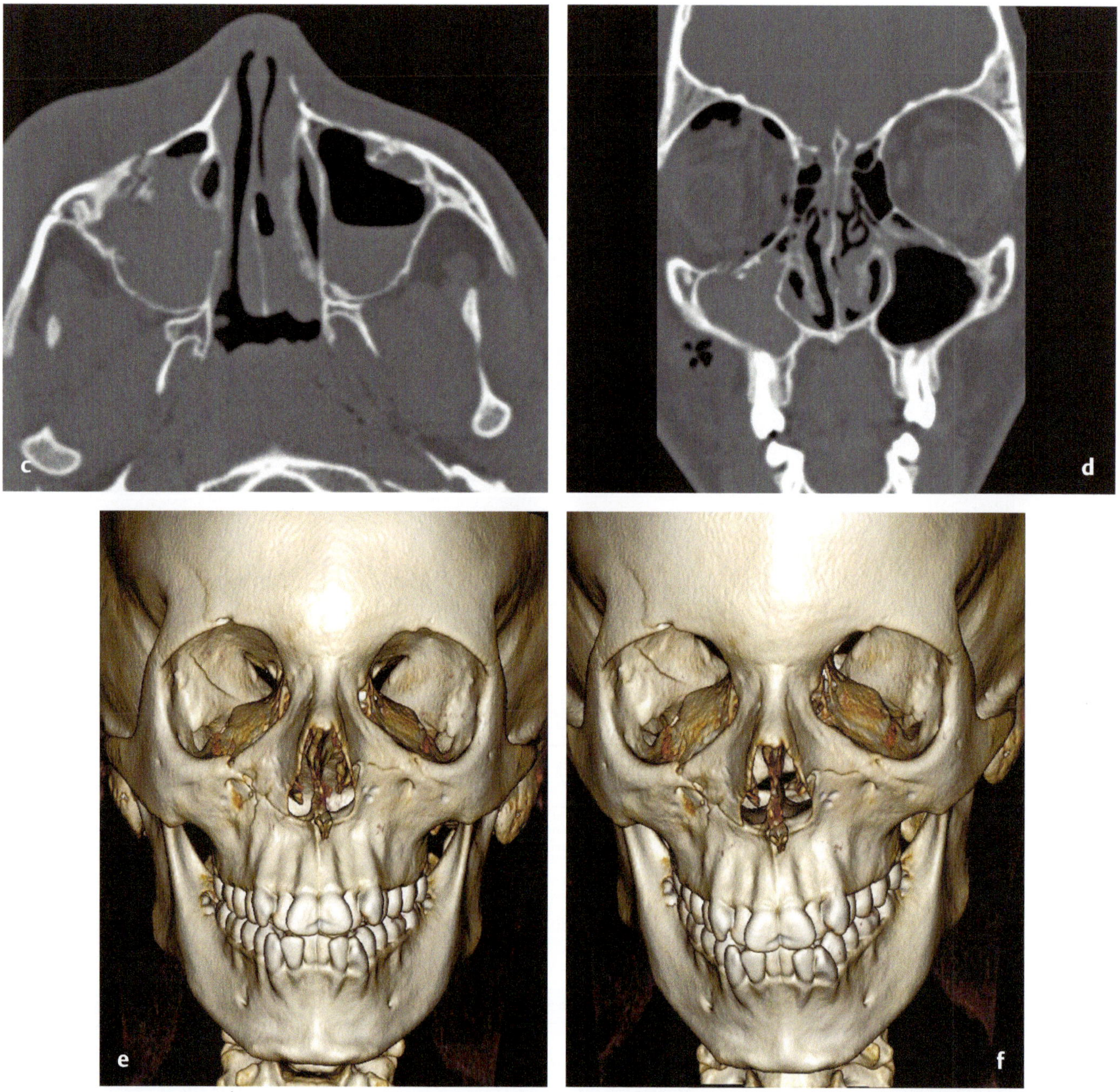

Fig. 44-2. *(Cont.)*

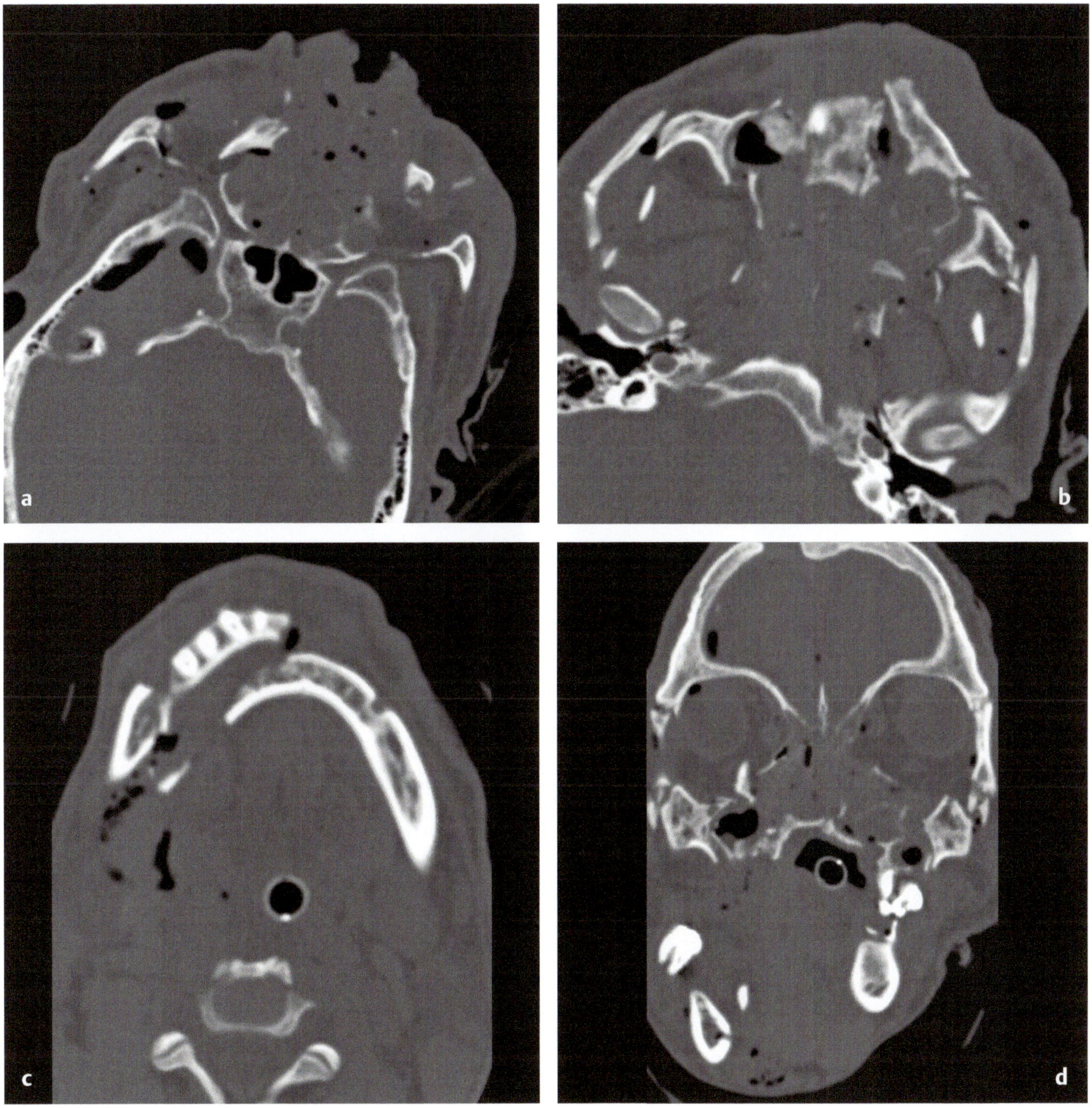

Fig. 44-3. TC com cortes axiais (a-c) e reconstruções coronais (d, e) e 3D (f) evidencia politrauma com fraturas cominutivas dos dois terços inferiores da face, inclusive das lâminas pterigóideas. *(Continua)*

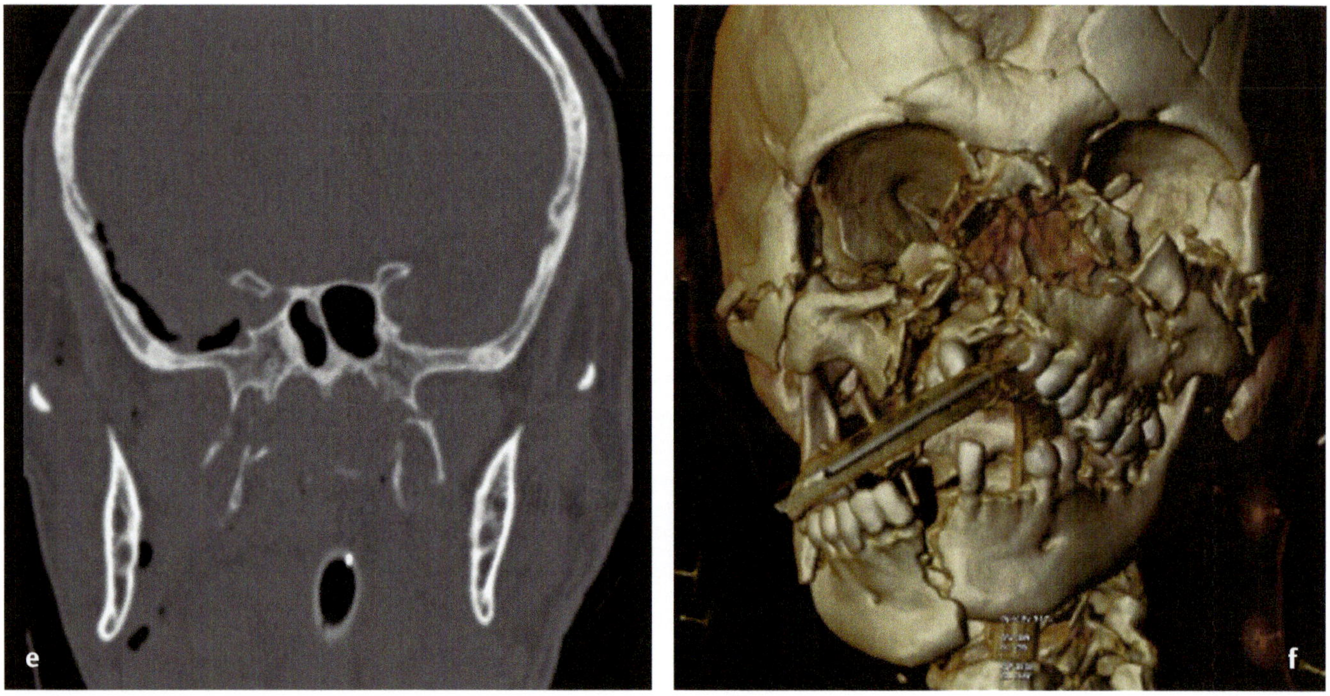

Fig. 44-3. *(Cont.)*

Trauma do Pescoço

Em geral, lesões traumáticas na cabeça e no pescoço têm potencial para risco de vida (vide classificação ABCDE no Quadro 44-1). Particularmente os corpos estranhos, que, dependendo de sua localização e extensão da penetração em relação ao músculo platisma, com ou sem empalamento, podem vir a apresentar lesão de grandes vasos, vias aéreas ou problemas neurológicos. O impacto profundo do corpo estranho e os danos a estruturas vitais também apresentam complicações para sua remoção.[1] A classificação em zonas ainda é utilizada (Quadro 44-2), embora haja também o conceito “no zone”.

Em pacientes pediátricos, corpos estranhos são normalmente ingeridos, inalados ou manualmente inseridos, dependendo da faixa etária. Estudos de imagem podem aumentar significativamente a chance de detecção.[4]

A avaliação por imagem deve ser adaptada ao material esperado do corpo estranho (madeira, vidro, metal, dentes, detritos etc.) para minimizar o risco de resultados falso-negativos,[1] como mostra o Quadro 44-3. A radiografia convencional é mais utilizada para detectar corpos estranhos radiopacos, sendo rápida e disponível na maioria dos hospitais, porém, a TC é considerada o padrão-ouro para a pesquisa de corpos estranhos,[4] exceto madeira. É realizada com contraste para visualizar as estruturas vasculares e descartar dissecção arterial se a RM estiver contraindicada devido a corpos estranhos ferromagnéticos. Hemorragia requer uma angiotomografia. Se o objeto não for visível por imagem, ver sinais indiretos, tais como bolhas de ar, edema das partes moles ou abscesso. A avaliação intraoperatória com navegação ou aparelho de raios X por braço C fornecem excelente suporte adicional para localização, bem como para remoção de detritos/partículas das partes moles, incluindo projéteis de arma de fogo e de arma branca.[1]

Após a cirurgia reconstrutiva para trauma de cabeça e pescoço, os métodos de imagem são úteis para avaliar a integridade do *hardware*, os objetivos da cirurgia e as possíveis complicações. Materiais de implante comuns incluem

Quadro 44-2. Zonas 1 a 3

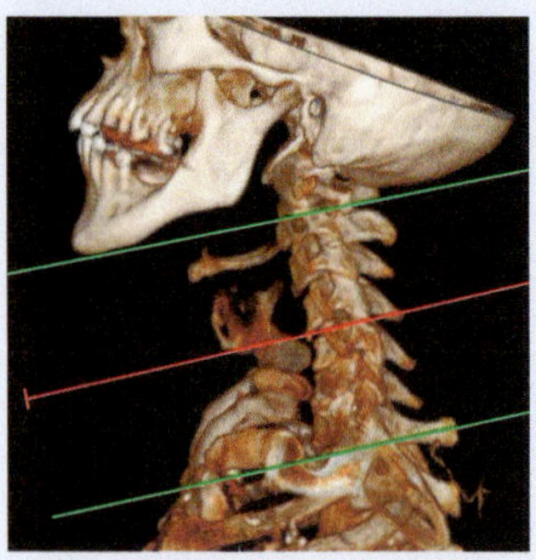

Zona	Limites anatômicos	Estruturas
1	Do esterno à cartilagem cricoide	Cartilagem, artérias e veias subclávias, veias braquicefálica e jugular, medula espinal, nervos laríngeo recorrente e vago, traqueia, esôfago e ducto torácico
2	Da cricoide ao ângulo da mandíbula	Artérias carótidas e vertebrais, veias jugulares, medula espinal, nervos laríngeo recorrente e vago, hipofaringe e esôfago
3	Do ângulo da mandíbula à base do crânio	Artérias carótidas e vertebrais, veias jugulares, medula espinal, nervos glossofaríngeo, vago, espinal acessório e hipoglosso e tronco simpático

Quadro 44-3. Corpos estranhos e indicação dos métodos de imagem

Corpos estranhos	RX	USG	TC	RM
Vidro, metal, pedra	Sim	Sim, se superficial	Sim	Considerar todo metal como ferromagnético e não indicar este método
Madeira	Não	Sim, se superficial	Sim (hipoatenuante)	Sim, se profunda
Plástico	Não	Sim	Às vezes	Às vezes
Material orgânico	Não	Às vezes	Sim	Às vezes

enxerto ósseo, matriz óssea desmineralizada e proteína morfogenética óssea [BMP]), titânio, fibra de carbono, cerâmica, plásticos como polietileno e polieteretercetona (PEEK), *nylon* e silicone.[5]

INFECÇÃO

Nas emergências inflamatórias e infecciosas cervicais, a TC com contraste é o método de imagem de escolha. A administração do contraste permite a avaliação das alterações inflamatórias com maior conspicuidade e a detecção de complicações como o abscesso. Nos casos em que não é possível a administração do contraste iodado, a RM pode auxiliar, pois utiliza o contraste paramagnético e é um método superior para avaliação das partes moles. Em pacientes gestantes, onde a administração do contraste não pode ser realizada, a RM do pescoço sem contraste, apesar de limitada, é útil, pois a sequência de difusão auxilia na detecção de abscesso, que apresenta hipersinal na difusão e baixo sinal no mapa ADC.

Faringe

O diagnóstico da faringite é clínico e o papel da imagem é reservado a pacientes que não respondem ao tratamento ou em casos de suspeita de complicação. Os achados na TC demonstram aumento das dimensões das tonsilas afetadas e realce heterogêneo, apresentando um padrão estriado.

Eventualmente pode ocorrer a supuração com a formação de um abscesso periamigdaliano, localizado entre a cápsula tonsilar e o músculo constritor da faringe, caracterizado por uma formação hipoatenuante com realce periférico/capsular, associado a densificação dos planos mioadiposos regionais. Caso não seja tratado, o abscesso pode apresentar extensão para os espaços cervicais profundos adjacentes, como o parafaríngeo, mastigatório, submandibular e retrofaríngeo/*danger*. A TC com contraste tem uma especificidade de cerca de 75% para o diagnóstico de abscesso, entretanto, a diferenciação de flegmão para abscesso verdadeiro pode ser difícil em casos mais agudos onde ainda não houve a formação do realce capsular (Fig. 44-4).[6]

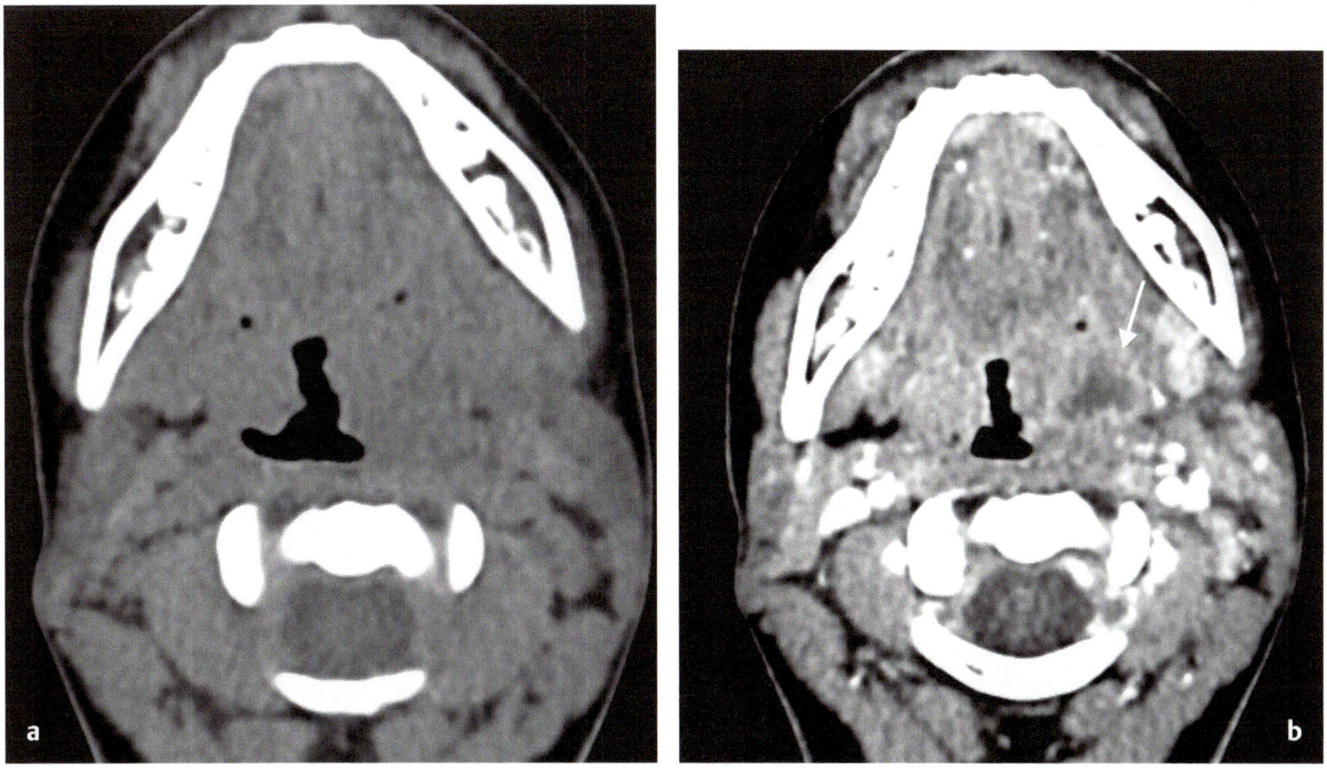

Fig. 44-4. Cortes axiais de TC na janela de partes moles em paciente com diagnóstico clínico de amigdalite que inicialmente tinha recusado o contraste. (**a**) Demonstra espessamento das tonsilas palatinas, pouco maior à esquerda. (**b**) Após a administração do contraste é possível delimitar o abscesso periamigdaliano esquerdo com precisão.

Uma grave complicação que pode ocorrer associada à faringite com ou sem abscesso é a tromboflebite da veia jugular interna com êmbolos sépticos à distância, mais comumente observados nos pulmões. O conjunto de achados é denominado síndrome de Lemierre. Os achados de imagem demonstram os sinais descritos de faringite, associado a ausência de contrastação da veia jugular interna e opacidades pulmonares com distribuição periférica, por vezes cavitadas.

Espaço Retrofaríngeo

O espaço retrofaríngeo/*danger* deve ser avaliado com cuidado pois representa uma rota de disseminação direta de processos infecciosos do pescoço ao mediastino. O abscesso retrofaríngeo pode ocorrer por extensão direta de um abscesso originado em outro espaço, como o abscesso periamigdaliano ou, mais comumente, decorrer da supuração de uma linfadenite retrofaríngea. Discite, osteomielite e inoculação direta de foco infeccioso por trauma, representam outras causas menos comuns.

A TC com contraste permite a adequada diferenciação entre linfadenite, edema/efusão ou um abscesso verdadeiro. A linfadenite apresenta uma localização retrofaríngea lateral na região supra-hióidea, e não deve ser confundida com abscesso periamigdaliano ou parafaríngeo, localizados mais anteriormente. O edema/efusão do espaço retrofaríngeo é caracterizado por acúmulo de material hipoatenuante ocupando de maneira homogênea este espaço, sem efeito expansivo significativo e sem realce capsular, em contraponto ao abscesso que apresenta maior efeito expansivo e realce capsular. A utilização do contraste é fundamental para auxiliar na delimitação do abscesso (Fig. 44-5).[7]

Cavidade Oral

Infecções na cavidade oral frequentemente estão relacionadas com doença periodontal ou periapical. Processo infeccioso acometendo o segundo ou terceiro molar apresentam extensão mais comumente para o espaço submandibular, pois as raízes destes dentes se estendem abaixo da inserção do músculo milo-hióideo, enquanto processo infeccioso que afeta os dentes mais anteriores apresenta extensão ao espaço sublingual, por apresentar raízes acima da inserção do milo-hióideo. A rotura da cortical da mandíbula pode ocorrer na face vestibular ou, mais comumente, na face lingual, que apresenta menor espessura. Em casos de abaulamento mandibular ou cervical, a TC com contraste está indicada para a avaliação de abscesso.[6,8]

A angina de Ludwig é um processo infeccioso caracterizado por celulite que acomete o assoalho da cavidade oral, que costuma progredir para extensão bilateral e para as partes moles da cavidade oral. Sua causa mais comum é relacionada com doença periapical, periodontal ou pericoronarite (infecção da gengiva junto a um terceiro molar parcialmente erupcionado). Com a progressão da infecção, pode ocorrer a elevação da língua, reduzindo a coluna aérea faríngea. A imagem é útil para avaliar a patência da coluna aérea e avaliar se há abscesso associado.

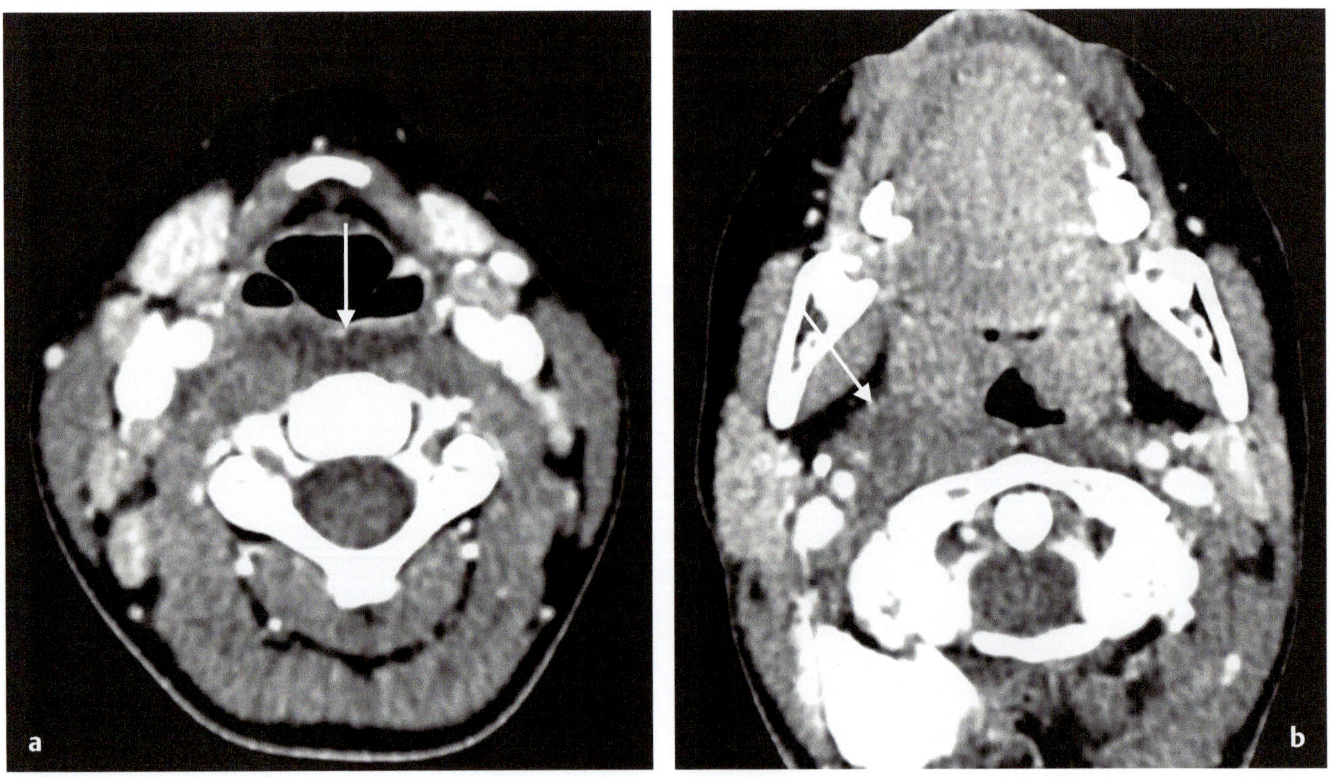

Fig. 44-5. (a) Cortes axiais de TC com contraste de três pacientes diferentes demonstra acúmulo líquido no espaço retrofaríngeo/*danger*, sem realce capsular ou efeito expansivo significativo. (b) Linfadenite retrofaríngea lateral direita, com conteúdo hipoatenuante. *(Continua)*

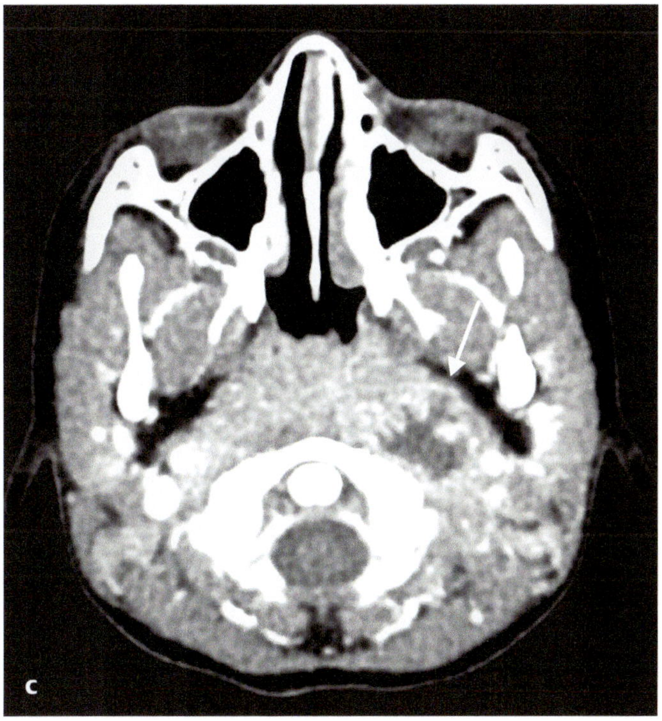

Fig. 44-5. *(Cont.)* (c) Coleção irregular com realce capsular na região retrofaríngea lateral esquerda, compatível com linfonodo abscedado.

Seios da Face e Órbitas

A celulite pré-septal (periorbitária) é o processo inflamatório/infeccioso que acomete as partes moles superficiais ao septo orbitário. Geralmente tem origem na pele e anexos ou de processos infecciosos dentários. A celulite pós-septal (orbitária) acomete os tecidos da órbita profundamente ao septo orbitário, tendo como sua principal causa a sinusite. Os achados de imagem demonstram densificação dos planos mioadiposos e aumento do realce, que podem ser observados na TC e na RM da face. O uso do contraste é útil para a detecção de abscesso subperiosteal, mais comumente localizado adjacente à lâmina papirácea se sinusite etmoidal e ao teto da órbita se sinusite frontal (Fig. 44-6). Se houver suspeita de complicação intracraniana, a RM é o método de escolha, pois apresenta maior sensibilidade.

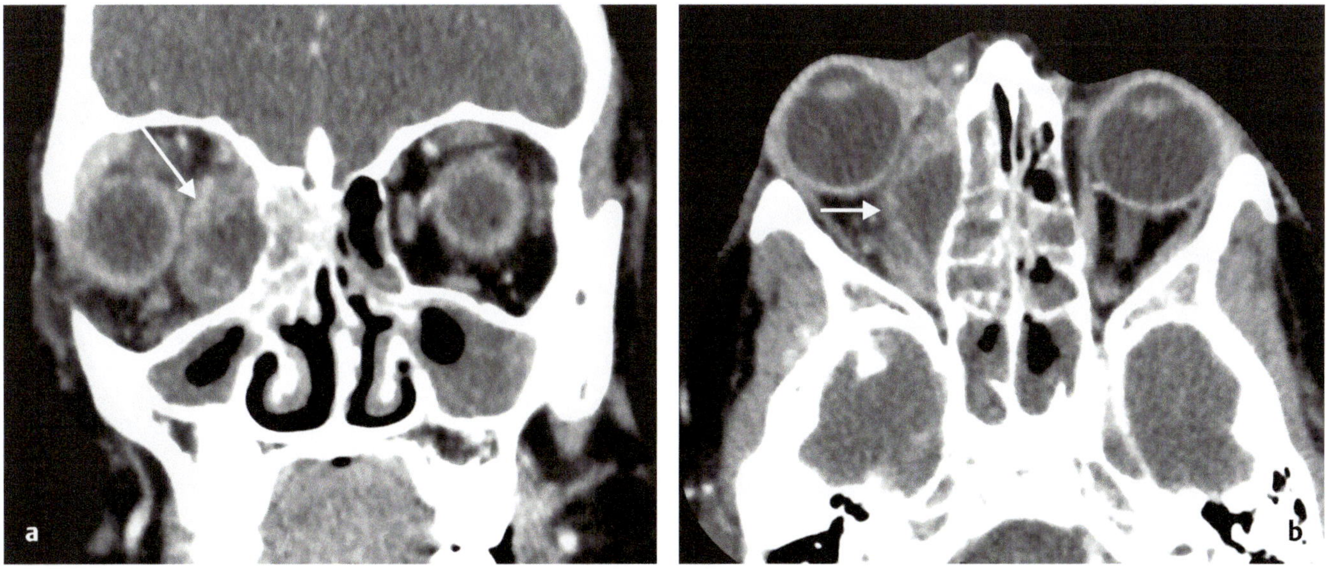

Fig. 44-6. Cortes coronal (a) e axial (b) de TC com contraste em paciente com diagnóstico de sinusite e proptose ocular à direita. As imagens demonstram espessamento mucoso difuso das cavidades paranasais, com velamento do trabeculado etmoidal à direita, destacando-se abscesso orbitário subperiosteal adjacente à lâmina papirácea, determinando proptose ocular.

Sinusite Fúngica Invasiva

A sinusite fúngica invasiva ocorre predominantemente em pacientes imunossuprimidos, tipicamente decorrente de aspergilose ou mucormicose. É caracterizada pela invasão da infecção além da mucosa sinusal, podendo ter extensão para a órbita, compartimento intracraniano e planos mioadiposos regionais, como a gordura retroantral. Na TC é possível observar densificação da gordura adjacente ao seio acometido ou erosão óssea. A RM da face com contraste é o exame de escolha, conseguindo demonstrar com maior acurácia a extensão do processo infeccioso (Fig. 44-7). Um achado clássico na RM é a necrose da concha nasal caracterizada por ausência do realce habitual da mucosa (*black turbinate sign*).[9]

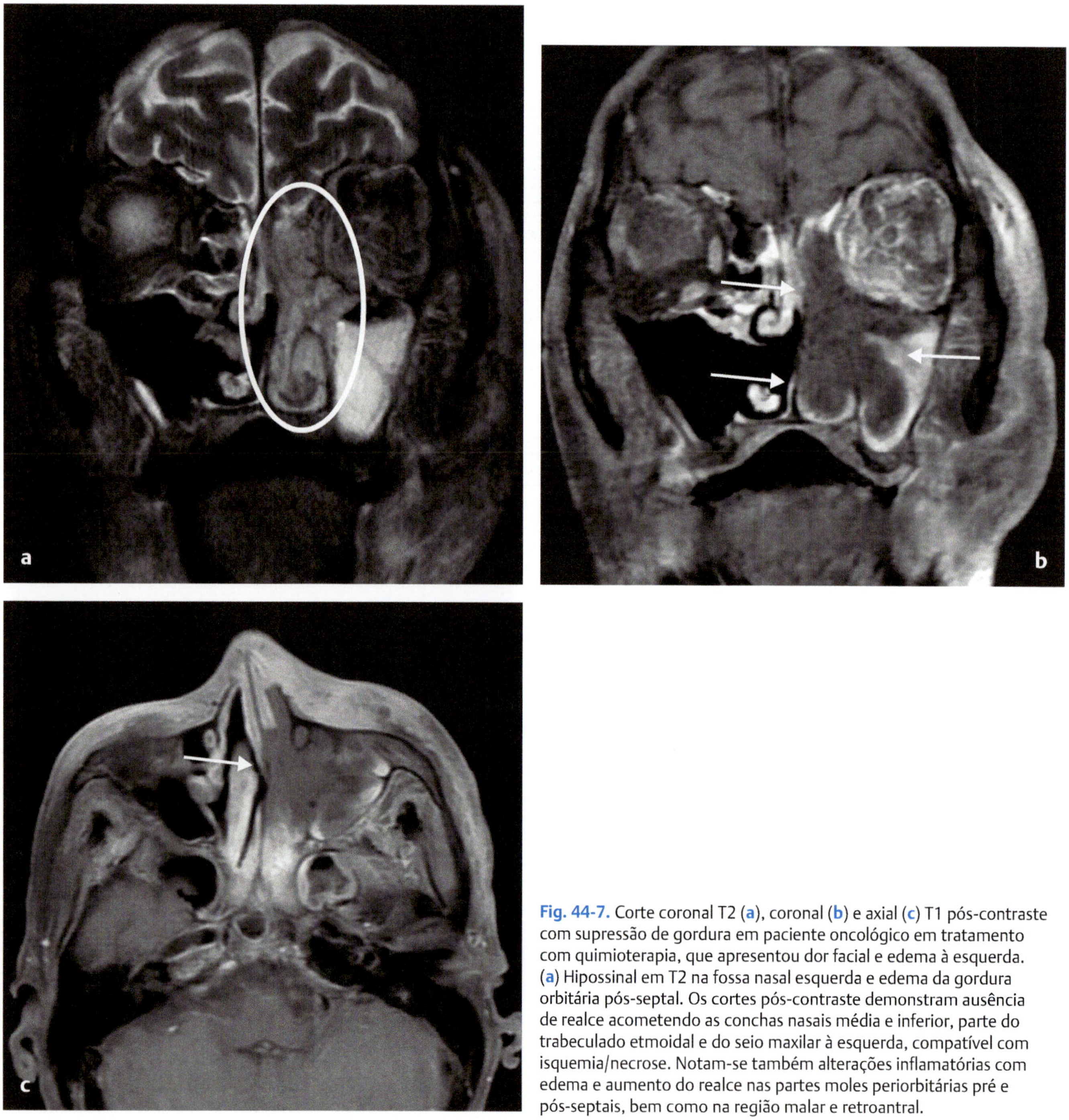

Fig. 44-7. Corte coronal T2 (a), coronal (b) e axial (c) T1 pós-contraste com supressão de gordura em paciente oncológico em tratamento com quimioterapia, que apresentou dor facial e edema à esquerda. (a) Hipossinal em T2 na fossa nasal esquerda e edema da gordura orbitária pós-septal. Os cortes pós-contraste demonstram ausência de realce acometendo as conchas nasais média e inferior, parte do trabeculado etmoidal e do seio maxilar à esquerda, compatível com isquemia/necrose. Notam-se também alterações inflamatórias com edema e aumento do realce nas partes moles periorbitárias pré e pós-septais, bem como na região malar e retroantral.

Outras Infecções

A fasceíte necrotizante é um processo infeccioso grave e rapidamente progressivo acometendo os planos fasciais da face e do pescoço. A TC com contraste é o método de escolha devido a maior disponibilidade e rápida aquisição das imagens, apresentando alta sensibilidade para a detecção de focos gasosos. O achado característico na imagem são focos gasosos em permeio a coleções fluidas que se estendem ao longo dos planos fasciais, porém este achado nem sempre está presente.[10]

A miíase é um tipo de dermatozoonose causada pela deposição de larvas de dípteros. Na cabeça e no pescoço ocorre mais comumente nas orelhas, órbitas, cavidade oral, nariz e seios paranasais, linfonodos e no leito de traqueostomia. Os achados de imagem demonstram densificação dos planos mioadiposos regionais decorrentes de alterações inflamatórias, sinais de perda tecidual e necrose com focos gasosos em permeio e áreas hipoatenuantes de conformação linear no tecido afetado, podendo estar preenchido por gás, representando o trajeto das larvas. A imagem é útil para avaliar a extensão profunda da infecção e complicações associadas.[11]

CONSIDERAÇÕES FINAIS

Os métodos de imagem representam uma importante ferramenta auxiliar na avaliação das emergências em cabeça e pescoço. A TC é um ótimo método para avaliação do trauma e pesquisa de corpo estranho devido a sua disponibilidade e rápida aquisição das imagens. Também é o exame de escolha nas alterações infecciosas, com a injeção do contraste endovenoso, que auxilia na avaliação de complicações, como o abscesso. A RM apresenta maior resolução de partes moles, sendo indicada para a avaliação de extensão intracraniana de processos inflamatórios ou infecciosos, além de poder ser utilizada como alternativa à TC quando há contraindicação ao contraste iodado.

REFERÊNCIAS BIBLIOGRÁFICAS

1. Voss J, Thieme N, Doll C, Hartwig S, Adolphs N, Heiland M, et al. Penetrating foreign bodies in head and neck trauma: a surgical challenge. Craniomaxillofac Trauma Reconstr. 2018;11(3):172-82.
2. Roselló EG, Granado AMQ, Garcia MA, Martí SJ, Sala GL, Mármol BB, et al. Facial fractures: classification and highlights for a useful report. Insights Imaging. 2020;11(49):1-15.
3. Sandstrom CK, Nunez DB. Head and neck injuries: special considerations in the elderly patient. Neuroimaging Clin. 2018;28(3):471-81.
4. Voss JO, Maier C, Wüster J, Beck-Broichsitter B, Ebker T, Vater J, et al. Imaging foreign bodies in head and neck trauma: a pictorial review. Insights Imaging. 2021;12(1):1-16.
5. Kwofie M, Policeni B. Reconstructive Surgeries After Head And Neck Trauma: Imaging Appearances. In: Seminars in Roentgenology. Elsevier; 2023.
6. Capps EF, Kinsella JJ, Gupta M, Bhatki AM, Opatowsky MJ. Emergency imaging assessment of acute, nontraumatic conditions of the head and neck. Radiographics. 2010;30(5):1335-52.
7. Hoang JK, Branstetter IV BF, Eastwood JD, Glastonbury CM. Multiplanar CT and MRI of collections in the retropharyngeal space: Is it an abscess? Am J Roentgenol. 2011;196(4):426-32.
8. Stein JM, Xian J. Imaging of Head and Neck Infections. Neuroimaging Clin N Am. 2023 Feb;33(1):185-206.
9. Kurokawa M, Kurokawa R, Baba A, Kim J, Tournade C, Mchugh J, et al. Deadly Fungi: Invasive Fungal Rhinosinusitis in the Head and Neck. RadioGraphics [Internet]. 2022 Sep 30;42(7):220059.
10. Becker M, Zbären P, Hermans R, Becker CD, Marchal F, Kurt A-M, et al. Necrotizing fasciitis of the head and neck: role of CT in diagnosis and management. Radiology. 1997;202(2):471-6.
11. de Arruda JAA, de Oliveira Silva LV, Silva PUJ, de Figueiredo EL, Callou G, Mesquita RA, et al. Head and neck myiasis: a case series and review of the literature. Oral Surg Oral Med Oral Pathol Oral Radiol. 2017;124(5):e249-56.

ÍNDICE REMISSIVO

Entradas acompanhadas por um *f* ou *q* itálico indicam figuras e quadros, respectivamente.

D

L

M

N